高等学校"十四五"医学规划新形态教材

妇产科护理学

Fuchanke Hulixue

主 编 李一美 张凤英

副主编 武 倩 潘颖丽 靳 晶 程建云

编 委（按姓氏拼音排序）

程建云	新疆医科大学第一附属医院	黄秀华	安徽医科大学第一附属医院
靳 晶	内蒙古医科大学	李一美	温州医科大学附属第二医院
潘颖丽	中国医科大学附属第四医院	彭宪钗	河北医科大学第二医院
全 莉	宁夏医科大学	王洪萍	温州医科大学附属第二医院
王连红	遵义医科大学	吴浪涛	贵州中医药大学第一附属医院
武 倩	重庆医科大学附属第一医院	张凤英	安徽医科大学第一附属医院
张明娜	首都医科大学	张英艳	齐齐哈尔医学院
郑 琼	浙江大学	周昔红	中南大学湘雅二医院

中国教育出版传媒集团

高等教育出版社·北京

内容提要

《妇产科护理学》共 22 章,包括产科护理、妇科护理、生殖健康促进及计划生育等内容。主要介绍妇产科的基础知识,妇女在妊娠、分娩及产褥期的正常生理变化及护理,妇女在妊娠、分娩及产褥期出现的病理情况及护理,妇科常见疾病如女性生殖器官炎症、女性生殖器损伤和发育异常、女性生殖器肿瘤、女性生殖内分泌异常及其他特有疾病的护理,不孕症与辅助生殖技术及计划生育的护理,妇产科常用护理技术、特殊的诊疗技术及手术的护理。每章护理部分的内容,按照护理程序进行编写,培养学生临床整体护理的能力。配套的数字课程设置了教学 PPT、重要知识点的微课、本章小结、自测题和复习思考题、拓展阅读等资源,供学生自主学习,促进学生进一步理解、巩固并能运用所学知识,拓展学生的知识面。

本教材可供高等学历继续教育护理学专业专升本学生和助产专业、妇幼保健专业学生使用,也可供从事临床妇产科护理工作的护理人员参考。

图书在版编目(CIP)数据

妇产科护理学 / 李一美,张凤英主编 . -- 北京:高等教育出版社,2023.12

ISBN 978-7-04-061334-6

Ⅰ. ①妇… Ⅱ. ①李… ②张… Ⅲ. ①妇产科学 – 护理学 Ⅳ. ① R473.71

中国国家版本馆 CIP 数据核字(2023)第 211784 号

策划编辑 瞿德竑 崔 萌　责任编辑 瞿德竑　封面设计 张雨微　责任印制 刁 毅

出版发行	高等教育出版社	网　址	http://www.hep.edu.cn
社　址	北京市西城区德外大街4号		http://www.hep.com.cn
邮政编码	100120	网上订购	http://www.hepmall.com.cn
印　刷	中农印务有限公司		http://www.hepmall.com
开　本	889mm×1194mm　1/16		http://www.hepmall.cn
印　张	26		
字　数	650 千字	版　次	2023年12月第1版
购书热线	010-58581118	印　次	2023年12月第1次印刷
咨询电话	400-810-0598	定　价	66.00元

新形态教材·数字课程（基础版）

妇产科护理学

主编　李一美　张凤英

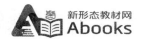

新形态教材网 Abooks

关于我们 | 联系我们　　登录/注册

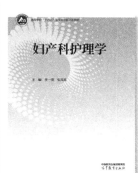

妇产科护理学

李一美　张凤英

开始学习　　　收藏

　　妇产科护理学数字课程与纸质教材一体化设计，紧密配合。数字课程包括重要知识点的微课、拓展阅读、教学PPT、本章小结、自测题和复习思考题及解析等，在提升课程教学效果的同时，为学生学习提供思维与探索的空间。

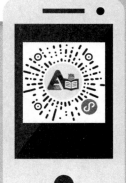

http://abooks.hep.com.cn/61334

高等学历继续教育护理学专业
系列教材建设委员会

以南丁格尔灯光为信，以希波克拉底誓言为约。百余年来，"提灯女神"的特有灯光不断汇聚，驱散了伤者的阴云，燃起了患者对生命的炽烈渴望。为更好继承与发扬南丁格尔精神，培养出更多高质量的护理人才，充分发挥教材建设在人才培养中的基础性作用，促进护理学专业的教育教学改革，温州医科大学牵头多所医学院校的护理同仁，共同打造以临床护理岗位需求为导向、以提升岗位胜任力为核心、符合现代护理教育发展趋势、信息技术与教育教学深度融合的针对护理学专业的新形态系列教材。

当前护理学专业系列教材缺乏针对提升学生自主学习和理论联系实际解决临床问题能力的内容，教材案例往往缺乏临床真实情境，部分内容拘泥于临床典型症状，限制学生思维的发展，难以满足高等护理教育与医院临床实践的需求。本系列教材结合护理工作程序，在保持注重教材基本理论知识、基本思维方法和基本实践技能的基础上，突出教学内容的精炼、易学、实用等特色，着力于学生职业能力和素质培养训练。

本系列教材紧扣国家护士执业资格考试要求及护理人员培训要求，以临床情境贯穿教材，采用"纸质教材＋数字课程"的形式，突出医学理论与护理实践相结合、护理能力与人文精神相结合、职业素质与医德素养相结合，以启发学生理解和分析问题为本，培养学生的创造性思维，以及发现和解决问题的能力。系列教材涵盖《护理学基础》《健康评估》《内科护理学》《外科护理学》《妇产科护理学》《儿科护理学》《精神科护理学》《急危重症护理学》《急救护理学》《社区护理学》《老年护理学》《康复护理学》《护理心理学》《护理人际沟通与礼仪》《护理科研与论文写作》共 15 种，数字课程内容丰富，包括教学 PPT、彩图、自测题、动画、微视频、微课、基础与临床链接、典型案例及拓展学习内容等，充分满足学生泛在学习。

　　在此，特别鸣谢北京协和医学院、中南大学、延边大学、首都医科大学、中国医科大学、重庆医科大学、安徽医科大学、新疆医科大学、齐齐哈尔医学院等院校同仁对本系列教材编写工作的大力支持。

高等学历继续教育护理学专业
系列教材建设委员会
2022 年 11 月

▶▶▶ 前　言

为适应医学模式的转变及护理学学科的发展，围绕护理学专业专升本人才培养目标，编写了这本适合全国高等学历继续教育护理学专业专升本学生的新形态教材。该教材将纸质教材与数字资源紧密结合，注重信息技术与教育教学深度融合。编写上坚持科学性、先进性、启发性、创新性、实用性、简洁性原则，强调医学伦理与护理实践相结合，护理能力与人文精神相结合，职业素质与道德素养相结合，充分发挥培养人才的作用。

《妇产科护理学》共 22 章。第一章介绍妇产科护理学发展历史；第二章介绍女性的解剖与生理；第三章至第十二章系统介绍产科学知识及护理内容，第十三章概述妇科病史采集与检查；第十四章至第十八章介绍女性生殖系统疾病及护理知识；第十九章和第二十章分别介绍不孕症及计划生育知识；第二十一章和第二十二章分别介绍妇产科常用护理技术及特殊诊疗和手术病人的护理。

《妇产科护理学》编写注重创新，具有一定的特色。纸质教材与数字资源以图书和数字课程两部分呈现。纸质部分每章设有学习目标，引导学生掌握本章最基本及最重要的理论知识及技能，并提出相应的素质要求。每章通过情境案例导入，引导学生进入正文学习，培养学生理论联系实践、解决临床实际护理问题的能力。数字课程包括教学 PPT、动画、重要章节知识点的微视频或微课、拓展阅读、操作流程、课程思政案例，还包括本章小结、自测题、复习思考题及解析过程。通过数字课程使学生学习更加直观，能抓住重点，并了解医学新技术、新进展相关知识。

《妇产科护理学》教材编写中突出学生需要掌握的最基本、最重要的内容，便于学生更好地适应临床工作，培养学生批判性思维及在临床工作中善于思考，提高发现及解决问题的能力；教材注重立德树人，培养德才兼备的人才，体现以人为本的整体护理理念。

本教材由来自全国 14 所高等医学院校从事妇产科护理学教学和临床一线的 16 位专家学者共同编写而成。本教材除了供全国高等学历继续教育护理学专业专升本学生使用外，也可供在职护士及各层次护理专业教学使用。

　　本教材在编写过程中得到高等教育出版社及参编院校同仁的大力支持和帮助，保证了教材及配套资源的顺利完成，在此深表感谢。由于时间仓促，能力有限，疏漏和不当之处，热诚欢迎兄弟院校同道及广大读者批评、指正。

李一美　张凤英

2023 年 8 月

▶▶▶ 目 录

▶▶▶ 第一章

绪　论

【学习目标】

知识：

1. 熟悉妇产科护理学的范畴。

2. 了解妇产科护理学的发展及发展趋势。

3. 了解妇产科护理学的特点和学习方法。

技能：

1. 以整体护理观，按照护理程序对病人实施个性化专业性的护理。

2. 运用以家庭为中心的产科护理模式开展临床护理。

素质：

学习妇产科护理学的知识，为不同阶段的女性生殖健康服务。

妇产科护理学作为护理学的一个亚学科，是建立在基础医学和临床医学、人文社会科学基础上的一门综合性应用学科，不仅具有独立和日趋完整的护理及相关理论体系，而且具有独特的专业特点，其与妇产科学的发展密不可分。对于护理专业本科学生而言，妇产科护理学是临床必修课程之一。

一、妇产科护理学的范畴

妇产科护理学是现代护理的重要组成部分，是研究女性生殖系统在不同时期发生的生理和病理变化，诊断和处理女性现存和潜在的健康问题，为女性健康提供服务的护理学科。护理的对象包括生命各阶段不同健康状态的女性，以及相关的家庭和社会成员。其范畴基本根据妇产科学的发展现状和范畴而定。产科护理学是研究妊娠期、分娩期及产褥期全过程中孕产妇、胎儿及新生儿所发生的生理、病理和社会心理变化，对其现存或潜在的健康问题进行预防和护理。产科护理学主要包括产科学基础、生理产科学护理、病理产科学护理和胎儿监护及新生儿护理。妇科护理学是研究非妊娠期女性生殖系统的生理、病理及病人心理变化，并对其现存或潜在的健康问题进行预防和护理。妇科护理学主要包括妇科学基础、女性生殖器官炎症、女性生殖器损伤和发育异常、女性生殖器肿瘤、女性生殖内分泌异常及其他特有疾病。生育调节及保健包括生育时期的选择、生育数量和间隔的控制及非意愿妊娠的预防和处理等。

二、妇产科护理学的发展

妇产科护理学的形成与发展建立在妇产科学和护理学发展的基础上。自有人类以来，就有人参与照顾妇女的生育过程，这就是早期的产科及产科护理雏形。中国古代重视产育，在2 000多年前的中医巨著《黄帝内经》中对女性解剖生理、妊娠的诊断和一些妇产科疾病已有记载。隋朝的巢元方著有《诸病源候论》，是当时中医病因病理学之巨著，其中就有关于妇产科疾病的病因和病理方面的阐述。唐代医药学家孙思邈所著的《千金要方》及《千金翼方》，对养胎、妊娠、临产、产后护理和疾病的治疗等皆有较详尽的分析和论述，书中还记有葱管导尿法，是当时护理操作技术的一大突破。唐朝大中六年（852年）昝殷所著《经效产宝》是我国现存最早的一部产科专著，对妊娠、难产、产后等各种疾患做了叙述。至宋朝产科独立分科，成为当时的九科之一。从宋朝到清朝的大约1 000年间，中医有关妇产科的研究发展较快，不乏妇产科专著，如《妇人大全良方》《医宗金鉴·妇科心法要诀》等，使中医妇产科的理论更为系统和条理化。

在西方，大约在公元前1500年，古埃及Ebers古书中就记载了古埃及民间对缓解分娩阵痛的处理、胎儿性别的判断及妊娠诊断方法，也有关于分娩、流产、月经及一些妇科疾病处理方法的描述。公元前460年，"医学之父"希波克拉底（Hippocrates）所著的《希氏文集》已涉及妇女怀孕生产的内容。之后创立了克斯学校，建立了培养医师的标准，首次对助产妇女进行了培训。中世纪欧洲出现了专职的助产士。1609年法国助产士Bourgeois出版了最早的助产术专著。大约在17世纪英国Chamberlen发明了产钳，至18世纪中叶普遍使用。19世纪剖宫产技术得到开展，使孕产妇和新生儿的死亡率下降。妇科学的发展与外科学密切相关。随着无菌技术和麻醉学的发展，妇科的经腹手术如子宫切除术、子宫颈癌手术治疗等相继实施并日趋成熟，至20世纪40年代腹腔镜技术应用于临床，使腹部手术发生了巨大改变。迄今绝大多数妇科手术均能在腹腔镜下完成。

我国现代妇产科学的发展主要从19世纪初西方传入我国，尤其在中华人民共和国成立后，在党和政府的领导下得到了迅猛的发展。20 世纪 50 年代的大规模子宫颈癌普查普治，使其患病率和死亡率逐年下降。"两病"（子宫脱垂、尿瘘）的治疗成绩斐然，极大地提高了妇女的身体健康水平和生活质量。产科方面，积极进行助产培训，推广新法接生，分娩的地点从家中转入医院，大大减少了孕产妇和围产儿的死亡率。1970 年以来，我国开始引入围产医学，从根本上更新了产科的理论和观念。围产保健制度的建立，母子的统一管理、遗传咨询和产前诊断、围产监护等理论研究和技术，以及与此相应的"母亲安全""爱婴医院"等活动，都大大地提高了产科质量，我国孕产妇死亡率和围产儿死亡率达到了世界中等以上的发达国家水平。1995 年颁布的《母婴保健法》把母婴保健工作法制化，使妇女和儿童能享受到法律保障的保健服务。妇科肿瘤诊治方面，从子宫颈癌、子宫内膜癌、卵巢癌到绒癌，都得到了很大的发展。特别是开展了大规模的子宫颈癌筛查和防治，形成了中国特色的、适合发展中国家的筛查方案。60 年代初开始，由宋鸿钊教授领导的团队取得了根治绒癌的成就。不仅有宫颈细胞学的发展，还有人乳头瘤病毒（HPV）检测技术的发展，以及 HPV 疫苗的引进及研发等。子宫内膜异位症是生育年龄妇女的常见病，最近 20 多年被进行了大量研究，包括发病机制和疾病管理。盆底功能障碍性疾病的诊治研究也开展得很好，随着中国社会老龄化的到来，围绝经期管理盆底健康将受到越来越多的关注。中国的妇科内镜手术已经迈入世界先进行列。生殖方面，以张丽珠教授为首的体外授精 – 胚胎移植技术和其他辅助生殖技术是中国妇产科学界为中国妇女做出的贡献，生殖医学相关的基础研究也在国际上占有重要地位。

在现代妇产科学得到快速发展的同时，也要求和促进了妇产科护理学的发展。随着医学模式从单纯的疾病模式转变为生物 – 心理 – 社会医学模式，妇产科护理学经历了以疾病为中心、以病人为中心及以人的健康为中心的护理。早期以疾病为中心的医学指导思想成为指导妇产科临床护理实践的基本理论，此期的特点是护理对象是病人，护理场所是医院，妇产科护士的护理方式是执行医嘱并完成各项护理技术操作。至 20 世纪 50 ~ 70 年代，基于"人和环境的相互关系学说"和世界卫生组织（WHO）提出的"健康"的定义，即"健康不仅是身体上没有疾病和缺陷，还要有完整的心理状态和良好的社会适应能力"，改变了人们对健康的认识，由此妇产科护理工作的模式从疾病护理转为以病人为中心的护理，此期的主要特征是护理除了各项技术性操作外，更增加了关于"人"的研究，护士承担的角色除了是护理者，同时也是教育者、研究者和管理者。护理从医疗的从属地位转为合作关系。护理工作者们通过自身的实践与研究，又建立了许多护理模式，如 Orem 自我护理模式、Roy 的适应模式等，所有这些形成了护理学的理论框架与知识体系。20 世纪 70 年代后期，基于疾病谱和健康观的改变，WHO 提出的"2000 年人人享有卫生保健"的战略目标极大地推动了护理事业的发展，以"人的健康为中心"的护理理念使护理对象从病人扩展到对健康者的预防保健。妇产科护士的工作场所不仅局限于医院，还扩大到家庭、社区等，护理方式为以护理程序为框架的整体护理，其目标是根据人的生理、心理、社会、文化、精神等方面的需要，提供适合于不同个体需要的最佳护理，妇产科护士的职能更趋多样和全面。

拓展阅读 1-1
我国助产专业的发展

三、妇产科护理学发展趋势

（一）以家庭为中心的产科护理

开展以"家庭为中心的产科护理"，鼓励家庭成员积极参与孕妇的整个生育过程和对新生儿的照护。从妊娠开始，孕妇及家庭成员一起参与孕期的健康教育，产生一些健康行为，促进孕期健康，减少孕期并发症。分娩时，医院提供家庭化分娩的环境，鼓励家属参与整个分娩过程，为产妇提供心理上的支持，满足其情感需求，并为产妇提供各项措施，提高其分娩的舒适度，增加其对分娩的正性体验。产后积极指导家庭成员进行新生儿的照护及母乳喂养，并进行有效的健康教育，促进产妇产后快速康复。做好出院前指导及出院后的延伸服务，包括互联网＋护理和上门护理，实现为产妇和新生儿从医院到家庭的连续性健康照护。以"家庭为中心的产科护理"有利于促进产妇及其家属与护士建立良好的信赖关系，促进家庭成员之间互相依赖，帮助父母及时适应角色，增强父母对照护新生儿的信心。

（二）以人的健康为中心的整体护理

整体护理的目标是根据人的生理、心理、社会和文化等多方面的需求，实施个性化、专业化及连续性的护理，以获得最佳的护理效果。随着医疗技术的发展，许多新的医疗设备及新技术应用于临床，如远程的胎心电子监护、机器人手术，人工智能引入医学进行疾病的诊疗决策等，在护理方面不仅需配合这些新技术的应用，更需重视人的心理、社会文化方面的需求，积极提供人性化的照护和个性化的健康教育。随着国家计划生育政策的调整，鼓励妇女生育二胎及三胎，高龄及高危孕产妇增加，护理人员需要从孕前开始贯穿整个孕期、分娩期及产后为孕产妇提供连续的健康咨询和照护，减少孕产妇及其家庭人员的焦虑，减少因妊娠分娩因素引起的并发症，促进孕产妇的健康。

（三）以循证为最佳依据的护理实践

随着现代护理学的不断发展，妇产科护理从传统经验式护理转向循证护理。护理人员在制订及实施护理计划的过程中，应用最佳的护理研究证据，将护理经验与客观证据相结合，同时参照病人的具体期望，最终给病人提供科学的、符合病人期望的护理实践。

（四）中医技术在妇产科护理中的应用

中医护理在祖国医学整体观、辩证观的理论指导下，强调"三分治，七分养"，坚持"防重于治"的原则。在妇产科的临床护理实践中，可以将中医护理的基础理论和各项中医适宜技术运用到妇女各阶段的保健、妊娠分娩、新生儿护理、妇女疾病的防治及手术病人的术后护理等。

四、妇产科护理学的特点与学习方法

妇产科护理学虽然主要涉及女性生殖系统，但与整体密不可分。在女性所处的各种环境发生变化或者女性其他系统发生变化的同时，生殖系统可能也会随之变化，如正常月经来潮和排卵不仅是子宫和卵巢的变化，且受大脑皮质和下丘脑－腺垂体－卵巢轴等一系列神经内分泌调节，其中任何一个环节异常均可导致月经异常或不孕。反之，女性生殖系统发生变化也可使其他器官或系统发生变化，例如妊娠对各器官及系统产生的影响，绝经对骨代谢和心血管疾病等发病风险的影响。产科与妇科之间的疾病可以互相影响，如分娩所致的骨盆底软组织损伤可导致生殖器脱垂的发生，输卵管炎症可引起输卵管妊娠、不孕等，卵巢肿瘤和子宫肌瘤可能造成妊娠与分娩的不良结局。一些内科和外科疾病也与妇产科疾病及妊娠产生相互影响。

妇产科护理学是一门实践性很强的学科，为人类健康服务的应用性学科。因此妇产科护理学的学习必须注重理论与实践相结合，一方面要认真学习理论知识，另一方面必须要参加临床实践，灵活地将理论知识与临床护理实践相结合。对于专升本护理专业的学生而言，在学习过程中，通过案例，树立整体护理观，按照护理程序的方法，从整体角度出发，评估病人在生理、心理、社会等各方面对健康的反应和对护理的需求，采取个体化的护理措施，以达到解决实际问题、促进人的健康的目的，从而提高护理质量。

　　妇产科护理主要的护理对象是女性，在护理过程中应体现尊重，并注意保护病人的隐私，包括身体和心理方面。由于妇产科有些护理操作可能存在影响母婴健康的风险，操作前需知情告知。

（李一美）

数字课程学习

　　📥 教学PPT　　💬 本章小结　　✍️ 自测题　　🖥️ 复习思考题及解析

▶▶▶ 第二章

女性生殖系统解剖与生理

【学习目标】

知识：

1. 掌握女性内、外生殖器官的构成及解剖特点；月经及其临床表现。

2. 掌握骨盆和骨盆底的解剖特点及临床意义。

3. 熟悉女性生殖系统邻近器官及其临床意义；卵巢的功能及周期性变化；子宫内膜的
   周期性变化及月经周期的调节。

4. 了解女性一生各时期的生理特点。

技能：

1. 能够运用所学知识进行月经期的健康指导。

2. 能够指导妇女计算排卵期。

素质：

1. 能认识到女性生殖系统解剖与生理是学习妇产科护理学的基础。

2. 能尊重女性，自觉保护隐私。

女性生殖系统包括内、外生殖器及相关组织。骨盆和分娩密切相关。女性生殖系统既有自己独特的生理功能，又与其他系统的功能相互联系、互相影响。

第一节　女性生殖系统解剖

情境导入

刘女士，25 岁，已婚，临床诊断为"黄体破裂"。

请思考：

1. 黄体破裂后血液最可能聚积在哪里？
2. 若进行诊断性穿刺，应选择哪个穿刺部位？

一、外生殖器

女性外生殖器又称外阴（vulva），是女性生殖器官的外露部分，前为耻骨联合，后为会阴（图 2-1），包括阴阜、大阴唇、小阴唇、阴蒂和阴道前庭。

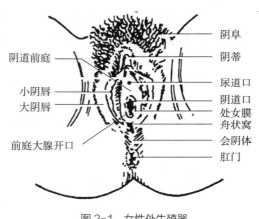

图 2-1　女性外生殖器

（一）阴阜

阴阜（mons pubis）为耻骨联合前面隆起的脂肪垫。青春期该部皮肤开始生长呈倒三角形分布的阴毛。阴毛为女性第二性征之一，其疏密、色泽存在种族和个体差异。

（二）大阴唇

大阴唇（labium majus）为两股内侧一对隆起的皮肤皱襞，起自阴阜，止于会阴。大阴唇外侧面为皮肤，皮层内有皮脂腺和汗腺，青春期长出阴毛；内侧面皮肤湿润似黏膜。大阴唇有很厚的皮下脂肪层，内含丰富的血管、淋巴管和神经，外伤后容易形成血肿。未产妇女的两侧大阴唇自然合拢，产后向两侧分开，绝经后大阴唇逐渐萎缩，阴毛变稀少。

（三）小阴唇

小阴唇（labium minus）为位于大阴唇内侧的一对薄皱襞。表面湿润，色褐、无毛，富有神经末梢，故极敏感。两侧小阴唇前端相互融合，再分为前后两叶包绕阴蒂，前叶形成阴蒂包皮，后叶形成阴蒂系带。大、小阴唇的后端会合，在正中线形成一条横皱襞，称为阴唇系带。

（四）阴蒂

阴蒂（clitoris）位于小阴唇顶端的联合处，类似男性的阴茎海绵体组织，性兴奋时勃起。阴蒂分为三部分：前端为阴蒂头，暴露于外阴，富含神经末梢，对性刺激敏感；中为阴蒂体；后为两个阴蒂脚。

（五）阴道前庭

阴道前庭（vaginal vestibule）为两侧小阴唇之间的菱形区，前为阴蒂，后为阴唇系带。在此区域内，前方有尿道口，后方有阴道口。阴道口与阴唇系带之间有一浅窝，称舟状窝（fossa navicularis），又称阴道前庭窝，经产妇因分娩时阴唇系带撕伤，此窝消失。此区内有以下各结构：

1. 前庭球（vestibular bulb） 又称球海绵体，位于前庭两侧，由具有勃起性的静脉丛组成，表面为球海绵体肌覆盖。

2. 前庭大腺（major vestibular gland） 又称巴氏腺（Bartholin gland），位于大阴唇后部，被球海绵体肌覆盖，大小如黄豆，左右各一。腺管细长达 1~2 cm，向内侧开口于前庭后方小阴唇与处女膜之间的沟内。性兴奋时分泌黄白色黏液以滑润阴道。正常情况下不能触及此腺，若腺管口闭塞，可形成脓肿或囊肿。

3. 尿道口（urethral orifice） 位于阴蒂头的下方及前庭的前部，圆形，尿道口后壁有一对并列腺体，称为尿道旁腺，其分泌物有滑润尿道口的作用。尿道旁腺开口小，容易有细菌潜伏。

4. 阴道口及处女膜（vaginal orifice and hymen） 阴道口位于尿道口后方，前庭的后部。阴道口覆盖一层较薄的黏膜，称为处女膜。膜中央有一小孔，孔的形状、大小及膜的厚薄因人而异。处女膜可因性交撕裂或其他损伤破裂，经阴道分娩后仅留有处女膜痕。

二、内生殖器

女性内生殖器包括阴道、子宫、输卵管及卵巢，后两者常被称为子宫附件（uterine adnexa）（图 2-2）。

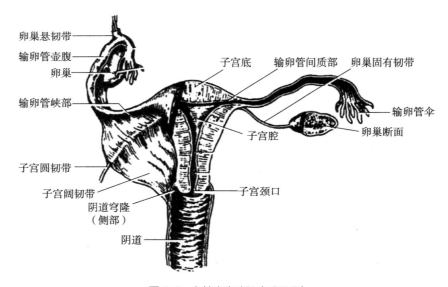

图 2-2　女性内生殖器（后面观）

（一）阴道

阴道（vagina）是性交器官，也是排出月经血和娩出胎儿的通道。

1. 位置和形态　阴道位于真骨盆下部中央，为一上宽下窄的通道，前壁与膀胱和尿道邻接，长 7~9 cm，后壁与直肠贴近，长 10~12 cm。上端包绕宫颈，下端开口于阴道前庭后部。环绕子宫颈周围的组织称为阴道穹隆（vaginal fornix），按其位置分为前、后、左、右四部分，其中后穹隆最深，与盆腔最低的直肠子宫陷凹紧密相邻，临床可经此处进行穿刺或引流。

2. 组织结构　阴道壁由黏膜层、肌层和纤维层构成。阴道壁有很多横纹皱襞及外覆弹力纤维，具有较大伸展性，平时阴道前后壁互相贴合，自然分娩时皱襞展平，阴道扩张，以利于胎儿通过。由于富有静脉丛，故局部受损易出血或形成血肿。在性激素的作用下，阴道黏膜有周期性变化。幼女及绝经后妇女的阴道黏膜上皮甚薄，皱襞少，伸展性小，容易受创伤及感染。

（二）子宫

子宫（uterus）是产生月经和孕育胎儿的空腔器官。

1. 位置和形态　子宫位于骨盆腔中央，呈倒置的梨形，前面扁平，后面稍凸出，其大小、形态依年龄或生育情况而变化。成人的子宫质量为 50~70 g，长 7~8 cm，宽 4~5 cm，厚 2~3 cm，宫腔的容积约 5 mL。子宫上部较宽，称子宫体，其上端隆突部分，称子宫底。子宫底两侧为子宫角，与输卵管相通。子宫的下部较窄，呈圆柱状，称子宫颈。成人子宫体与子宫颈的比例为 2:1；婴儿期为

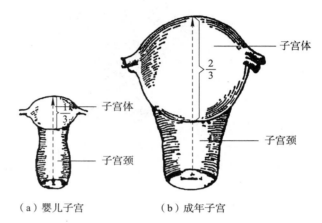

（a）婴儿子宫　　　（b）成年子宫

图 2-3　不同年龄子宫体与子宫颈发育的比例

1:2（图 2-3）。子宫体与子宫颈之间形成的最狭窄部分，称子宫峡部，在非孕期约长 1 cm。子宫峡部的上端因解剖上较狭窄，称为解剖学内口；下端因黏膜组织在此处由宫腔内膜转变为宫颈黏膜称为组织学内口。子宫颈内腔呈梭形，称子宫颈管，成年妇女长 2.5~3.0 cm，其下端称为子宫颈外口，开口于阴道。宫颈下端伸入阴道内的部分称宫颈阴道部，在阴道以上的部分称宫颈阴道上部（图 2-4）。

2. 组织结构

（1）子宫体：子宫壁由 3 层组织组成，由内向外分为子宫内膜层、肌层和浆膜层。子宫内

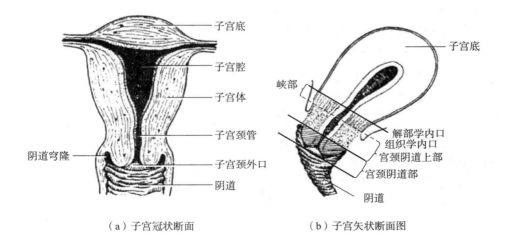

（a）子宫冠状断面　　　（b）子宫矢状断面图

图 2-4　子宫各部

膜分为功能层（包括致密层与海绵层）和基底层两部分，基底层与子宫肌层紧贴，功能层从青春期开始，受卵巢激素影响发生周期性变化。子宫肌层是子宫壁最厚的一层，由平滑肌束及弹性纤维组成，大致分为3层：外层多纵行，内层环行，中层多为各方交织如网（图2-5）。肌层中含血管，子宫收缩时可以压迫贯穿肌纤维间质的血管起到止血作用。浆膜层最薄，为覆盖宫底部及其前后面的脏腹膜，与肌层紧贴。在子宫前面，近子宫峡部处脏腹膜向前反折覆盖膀胱，形成膀胱子宫陷凹。在子宫后面，脏腹膜沿子宫壁向下，至子宫颈后方及阴道后穹隆再折向直肠，形成直肠子宫陷凹，也称道格拉斯陷凹。

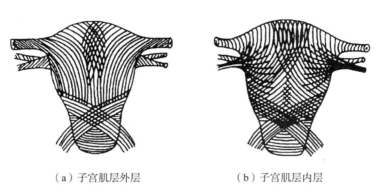

（a）子宫肌层外层　　　　（b）子宫肌层内层

图2-5　子宫肌层肌束排列

（2）子宫颈：主要由结缔组织构成，含有平滑肌纤维、血管及弹力纤维。子宫颈管黏膜为单层高柱状上皮，黏膜内腺体分泌碱性黏液，形成黏液栓堵塞子宫颈管。黏液栓成分及性状受性激素影响，有周期性变化。子宫颈外口柱状上皮与鳞状上皮交界处是子宫颈癌的好发部位。未经阴道分娩的妇女子宫颈外口呈圆形；已经阴道分娩者子宫颈外口受分娩的影响形成横裂，将子宫颈分成前后两唇。

3. 子宫韧带　共有4对，子宫借助于4对韧带及骨盆底肌肉和筋膜来维持正常的位置（图2-6）。

（1）阔韧带（broad ligament）：由覆盖子宫前后壁的腹膜自子宫侧缘向两侧延伸达盆壁而成。将骨盆分为前、后两部分，维持子宫在盆腔的正中位置。阔韧带上缘游离，内2/3包绕输卵管，外1/3包绕卵巢动静脉，形成骨盆漏斗韧带，又称卵巢悬韧带。卵巢内侧与宫角之间的阔韧带稍增厚，称为卵巢固有韧带或卵巢韧带。子宫动、静脉和输尿管均从阔韧带基底部穿过。

（2）圆韧带（round ligament）：呈圆索状，由平滑肌和结缔组织构成，长12~14cm。起于两侧子宫角的前面，向前方伸展达两侧骨盆壁，再穿越腹股沟，终止于大阴唇前端，有维持子宫前倾位的作用。

（3）主韧带（cardinal ligament）：又称子宫颈横韧带，横行于子宫颈两侧和骨盆侧壁之间，为一对坚韧的平滑肌与结缔组织纤维束，是固定子宫颈正常位置、防止子宫脱垂的重要组织。

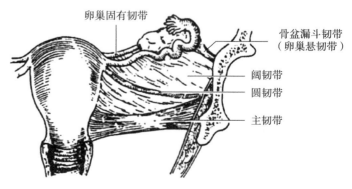

图2-6　子宫各韧带

（4）宫骶韧带（uterosacral ligament）：从子宫颈后上侧方，向两侧绕过直肠达第2、3骶椎前面的筋膜。宫骶韧带短厚有力，将宫颈向后上牵引，维持子宫前倾的位置。

（三）输卵管

输卵管（fallopian tube）为卵子与精子结合的场所及运送受精卵的通道（图2-7）。

1. 位置和形态 位于阔韧带上缘内，为一对细长而弯曲的管，内侧与子宫角相连，外端游离呈伞状，与卵巢接近，全长8~14 cm。根据输卵管的形态由内向外可分为4部分：①间质部，为潜行于子宫壁内的部分，管腔最窄，长约1 cm；②峡部，间质部外侧一段，管腔较狭窄，长

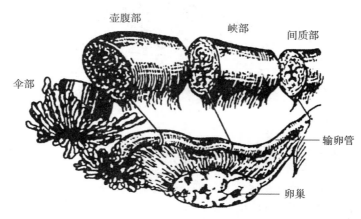

图2-7 输卵管各部及其横断面

2~3 cm；③壶腹部，在峡部外侧，管腔较宽大，为正常情况下受精的部位，长5~8 cm；④伞部，是输卵管的末端，长1~1.5 cm，开口于腹腔，有"拾卵"作用。

2. 组织结构 输卵管壁分3层：外层为浆膜层，是腹膜的一部分，即为阔韧带的上缘；中层由内环行和外纵行两层肌纤维组成，该层肌肉有节奏地收缩可引起输卵管由远端向近端蠕动；内层为黏膜层，由单层高柱状上皮组成，其中有分泌细胞及纤毛细胞，纤毛向宫腔方向摆动，协助孕卵的运行。输卵管肌肉的收缩和黏膜上皮细胞的形态、分泌及纤毛摆动均受性激素的影响，有周期性的变化。

（四）卵巢

卵巢（ovary）是产生和排出卵子并分泌甾体激素的性器官。

1. 位置和形态 卵巢为一对扁椭圆形腺体，位于输卵管的后下方，由外侧的骨盆漏斗韧带和内侧的卵巢固有韧带悬于盆壁和子宫之间。其大小、形状因个体及月经周期阶段的不同而不同，左右两侧卵巢的质量也不相同。成年女子的卵巢约为4 cm×3 cm×1 cm大小，质量为5~6 g，呈灰白色，青春期前卵巢表面光滑，青春期开始排卵后，卵巢表面逐渐变得凹凸不平；绝经后，卵巢萎缩变小、变硬。

2. 组织结构 卵巢表面无腹膜，由单层立方上皮覆盖，称为生发上皮。其下为致密纤维组织，称为卵巢白膜。白膜下卵巢组织分为皮质与髓质两部分，皮质在外，由大小不等的各级发育卵泡、黄体及间质组织组成；髓质在卵巢的中心部分，内无卵泡，由疏松结缔组织及丰富的血管、神经、淋巴管及少量的平滑肌纤维构成（图2-8）。

三、血管、淋巴及神经

女性生殖器官的血管与淋巴管相伴行，各器官间静脉及淋巴管以丛、网状相吻合。

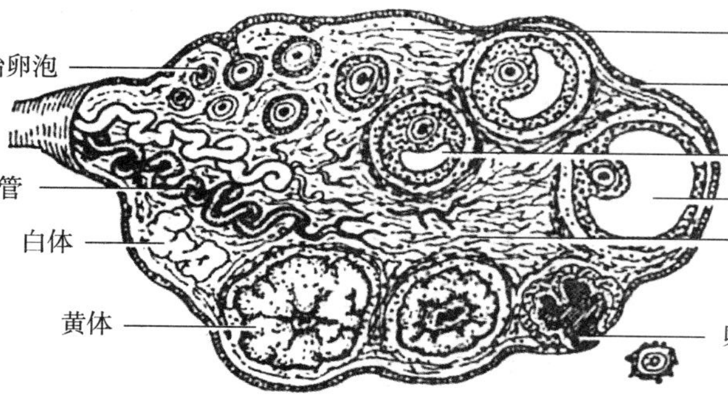

图 2-8 卵巢的构造（切面）

（一）血管

女性内外生殖器官的血液供应主要来自卵巢动脉、子宫动脉、阴道动脉及阴部内动脉。盆腔静脉与同名动脉伴行，但在数量上较动脉多，并在相应器官及其周围形成静脉丛，且互相吻合，故盆腔静脉感染易于蔓延。

（二）淋巴

女性生殖器官和盆腔组织有丰富的淋巴系统，均伴随相应的血管而行。女性生殖器官淋巴主要分为外生殖器淋巴与盆腔淋巴两组。当内、外生殖器发生感染或肿瘤时，往往沿各部回流的淋巴管传播，导致相应淋巴结肿大。

（三）神经

女性内、外生殖器官由躯体神经和自主神经共同支配。支配外阴部的神经主要为阴部神经，由第 Ⅱ、Ⅲ、Ⅳ 骶神经的分支组成，含运动和感觉神经纤维，在坐骨结节内侧下方分成会阴神经、阴蒂背神经及肛门神经 3 支。支配内生殖器的交感神经纤维自腹主动脉前神经丛分出，下行入盆腔分为两部分：卵巢神经丛及骶前神经丛，其分支分别分布到输卵管、子宫、膀胱等部。子宫平滑肌有自律活动，完全切除其神经后仍能有节律收缩，还能完成分娩活动。临床上可见下半身截瘫的产妇能顺利自然分娩。

四、骨盆

女性骨盆（pelvis）是支持躯干和保护盆腔脏器的重要器官，也是胎儿娩出的通道，是支持躯干和保护盆腔脏器的重要器官。其大小、形态对分娩有直接影响。

（一）骨盆的组成

1. 骨盆的骨骼　骨盆由左右 2 块髋骨、1 块骶骨及 1 块尾骨组成。每块髋骨又由髂骨、坐骨和耻骨融合而成。骶骨由 5～6 块骶椎合成，呈三角形，其上缘明显向前突出，称为骶岬，是妇科腹腔镜手术的重要标志之一，也是产科骨盆内测量对角径的指示点。尾骨由 4～5 块尾椎合成（图 2-9）。

2. 骨盆的关节　包括耻骨联合（pubic symphysis）、骶髂关节（sacroiliac joint）及骶尾关节（sacrococcygeal joint）（图 2-9）。耻骨联合为骨盆前方两耻骨之间连接的纤维软骨，髂骨与骶骨相接形成骶髂关节，骶骨和尾骨相连形成骶尾关节。妊娠期受激素影响各关节的活动度略增加，

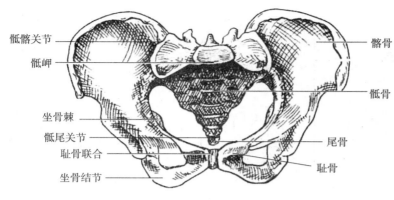

图 2-9　正常女性骨盆（前上观）

有利于胎儿娩出。

3. 骨盆的韧带　连接骨盆各部之间有两对重要的韧带：骶、尾骨与坐骨结节之间的骶结节韧带（sacrotuberous ligament）和骶、尾骨与坐骨棘之间的骶棘韧带（sacrospinous ligament）（图 2-10）。妊娠期受激素的影响，韧带松弛，有利于胎儿娩出。

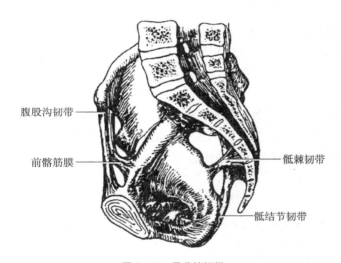

图 2-10　骨盆的韧带

（二）骨盆的分界

以耻骨联合上缘、髂耻缘、骶岬上缘的连线为界，将骨盆分为假骨盆和真骨盆两部分。分界线以上部分为假骨盆，又称大骨盆，为腹腔的一部分，其前为腹壁，两侧为髂骨翼，后为第五腰椎。分界线以下部分为真骨盆，又称小骨盆，是胎儿娩出的骨产道，可分为骨盆入口、骨盆腔及骨盆出口 3 部分。骨盆腔前壁是耻骨联合和耻骨降支，两侧壁为坐骨、坐骨棘和骶棘韧带，后壁是骶骨和尾骨。

（三）骨盆的类型

骨盆的形态、大小因人而异，造成差异的因素有遗传、营养、生长发育、疾病等。通常按 Callwell 与 Moloy 的骨盆分类法，分为 4 种类型（图 2-11）：女型、男型、类人猿型、扁平型。其中女型骨盆入口呈横椭圆形，入口横径较前后径稍长，坐骨棘间径≥10 cm，骨盆腔浅，结

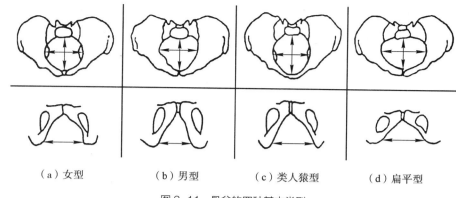

（a）女型　　　　（b）男型　　　　（c）类人猿型　　　　（d）扁平型

图 2-11 骨盆的四种基本类型

构薄且平滑，有利于胎儿的娩出。女型骨盆最常见，我国妇女占 52%～58.9%，是女性正常骨盆。

五、骨盆底

骨盆底（pelvic floor）由多层肌肉和筋膜组成，封闭骨盆出口，有尿道、阴道及直肠穿过。其主要作用是承托并保持盆腔脏器于正常位置。骨盆底的前面为耻骨联合和耻骨弓，后面为尾骨尖，两侧为耻骨降支、坐骨升支及坐骨结节。骨盆底有三层组织。

（一）外层

外层为浅层筋膜与肌肉。在外生殖器、会阴皮肤及皮下组织的下面，由一层会阴浅筋膜及其深部三对肌肉（球海绵体肌、坐骨海绵体肌及会阴浅横肌）和肛门外括约肌组成。这层肌肉的肌腱会合于阴道外口与肛门之间，形成中心腱（central tendon）（图 2-12）。

（二）中层

中层即泌尿生殖膈（urogenital diaphragm），由上、下两层坚韧的筋膜及一对由两侧坐骨结节至中心腱的会阴深横肌及位于尿道周围的尿道括约肌组成（图 2-13）。阴道和尿道穿过此膈。

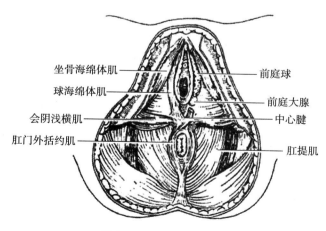

坐骨海绵体肌　　　　　　　　　　前庭球
球海绵体肌　　　　　　　　　　　前庭大腺
会阴浅横肌　　　　　　　　　　　中心腱
肛门外括约肌　　　　　　　　　　肛提肌

图 2-12 骨盆底浅层肌肉

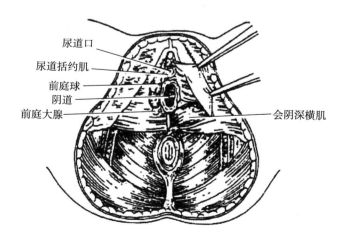

尿道口
尿道括约肌
前庭球
阴道　　　　　　　　　　　　　　会阴深横肌
前庭大腺

图 2-13 骨盆底中层肌肉及筋膜

（三）内层

内层即盆膈（pelvic diaphragm），为骨盆底的最内层，由肛提肌及其筋膜组成，尿道、阴道及直肠穿过此膈。每侧肛提肌由耻尾肌、髂尾肌和坐尾肌3部分组成，两侧肌肉互相对称，合成漏斗形（图2-14）。肛提肌的主要作用是加强盆底的托力，其中一部分纤维与阴道及直肠周围密切交织，加强肛门与阴道括约肌的作用。

会阴（perineum）有广义和狭义之分。广义的会阴指封闭骨盆出口的所有软组织，狭义的会阴指阴道口与肛门之间的楔形软组织，厚3~4 cm，又称为会阴体（perineal body），由外向内逐渐变狭，呈楔状，由表及里为皮肤、皮下脂肪、筋膜、部分肛提肌及会阴中心腱。妊娠期会阴组织变软有利于分娩。分娩时要保护此区，以免造成会阴裂伤。

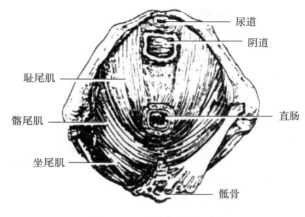

图2-14 骨盆底内层肌肉

六、邻近器官

女性生殖器官与尿道、膀胱、输尿管、直肠及阑尾相邻，血管、神经、淋巴系统也相互有密切联系，在疾病的发生、诊断和治疗方面互相影响，当某一器官有病变时，如创伤、感染、肿瘤等，易累及邻近器官。

（一）尿道

尿道（urethra）为一肌性管道，位于阴道前、耻骨联合后，从膀胱三角尖端开始，穿过泌尿生殖膈，止于阴道前庭的尿道口。女性尿道长4~5 cm，直径约0.6 cm，短而直，邻近阴道，易发生泌尿系统感染。

（二）膀胱

膀胱（urinary bladder）为一囊状肌性空腔器官，排空的膀胱位于子宫与耻骨联合之间。其大小、形状因盈虚及邻近器官的情况而变化。膀胱壁由浆膜层、肌层及黏膜层构成。充盈的膀胱在手术中易遭误伤，妨碍盆腔检查，故妇科检查及手术前必须排空膀胱。

（三）输尿管

输尿管（ureter）为一对肌性圆索状长管，全长约30 cm，粗细不一，最细部分直径仅3~4 mm，最粗可达7~8 mm，管壁厚1 mm。输尿管在腹膜后，起自肾盂，沿腰大肌前面偏中线侧下降，在骶髂关节处，经过髂外动脉起点的前方进入骨盆腔继续下行，至阔韧带基底部向前内方行，子宫颈外侧约2 cm处，在子宫动脉下方穿过，然后再经阴道侧穹隆绕向前方进入膀胱（图2-15）。在施行子宫切除结扎子宫动脉时，应避免损伤输尿管。

（四）直肠

直肠（rectum）位于盆腔后部，上接乙状结肠，下接肛管，全长10~14 cm。前为子宫及阴道，后为骶骨，肛管长2~3 cm，在其周围有肛门内、外括约肌和肛提肌。肛门外括约肌为骨盆底浅层肌肉的一部分，妇科手术及分娩处理时均应注意避免损伤肛管、直肠。

（五）阑尾

阑尾（appendix vermiformis）为连于盲肠内侧壁的盲端细管，上连接盲肠，长7~9 cm，通常位于右髂窝内。其位置、长短、粗细变化很大，有的下端可达右侧输卵管及卵巢部位，妇女患阑尾炎时可累及右侧附件及子宫。妊娠时阑尾的位置可随妊娠月份增加而逐渐向外上方移位。

微课 2-1
女性生殖系统解剖

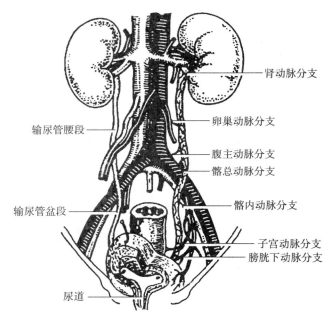

图 2-15　输尿管及其血液供应

肾动脉分支
卵巢动脉分支
腹主动脉分支
髂总动脉分支
髂内动脉分支
子宫动脉分支
膀胱下动脉分支
输尿管腰段
输尿管盆段
尿道

第二节　女性生殖系统生理

情境导入

赵女士，28岁，已婚，平素月经周期规律，每隔28日月经来潮一次，经期5~6日，末次月经来潮时间为6月5日。

请思考：

1. 下次排卵期是哪一日？
2. 对赵女士的月经史还应评估哪些内容？

女性从胎儿形成到衰老是一个渐进的生理过程，也是下丘脑-垂体-卵巢轴功能发育、成熟和衰退的过程。女性一生各阶段具有不同的生理特征，以生殖系统的变化最显著。根据女性年龄和生理特点可以分为胎儿期、新生儿期、儿童期、青春期、性成熟期、绝经过渡期和绝经后期7个阶段，但各阶段没有截然的界线，可因遗传、环境、营养等因素影响而有个体差异。

一、女性一生各时期的生理特点

1. 胎儿期（fetal period）　受精卵形成至胎儿娩出称胎儿期。受精卵是由父系和母系来源的23对染色体组成的新个体，其中1对性染色体X与Y决定胎儿的性别。

2. 新生儿期（neonatal period）　出生后 4 周内称新生儿期。女性胎儿在子宫内受到母体性腺和胎盘产生的女性激素影响，出生的新生儿外阴较丰满、乳房隆起或有少许泌乳。出生后脱离母体环境，血中女性激素水平迅速下降，阴道可有少量血性分泌物排出。这些都是正常生理现象，短期内会自行消失。

3. 儿童期（childhood）　出生 4 周至 12 岁左右称儿童期。此期儿童体格生长发育很快，但生殖器官发育仍不成熟。儿童早期（8 岁之前）下丘脑 - 垂体 - 卵巢轴功能处于抑制状态，生殖器为幼稚型。阴道狭长，上皮薄，无皱襞，阴道酸度低，抗感染力弱，易发生炎症。此期子宫小，宫颈较长，约占子宫全长的 2/3，输卵管弯曲细长，子宫、输卵管、卵巢位于腹腔内。儿童后期（8 岁之后），卵巢有少量卵泡发育，但不成熟也不排卵。子宫、输卵管、卵巢逐渐降至盆腔，乳房和内生殖器开始发育增大，脂肪分布开始出现女性特征，其他性征也开始出现。

4. 青春期（adolescence or puberty）　由儿童到成人的转变期，是女性生殖器、内分泌、体格逐渐发育至成熟的时期，世界卫生组织规定为 10～19 岁。此期内身体生长发育迅速，随着激素的释放，女性的第一性征进一步发育并出现第二性征。青春期发动的时间主要取决于遗传因素，还与居住的地理位置、体质、营养及心理精神因素有关。

（1）第一性征变化：在促性腺激素的作用下，卵巢增大，卵泡开始发育和分泌激素；生殖器从幼稚型变为成人型，阴阜隆起，大小阴唇变肥厚并有色素沉着；阴道长度及宽度增加，阴道黏膜变厚并出现皱襞；子宫增大，子宫体和子宫颈的比例为 2∶1；输卵管变粗，弯曲度减小，黏膜出现许多皱襞与纤毛；卵巢增大，皮质内有不同发育阶段的卵泡，卵巢表面稍呈凹凸不平。此时已初步具有生育能力，但生殖系统的功能尚不完善。

（2）第二性征出现：除生殖器以外，女性其他特有的性征即第二性征。如声调较高、乳房丰满、阴毛和腋毛的出现、骨盆宽大、胸肩部皮下脂肪增多，变化呈现女性特征。

（3）生长加速：11～12 岁青春期少女体格生长呈直线加速，平均每年生长 9 cm，月经初潮后生长缓慢。

（4）月经初潮：第一次来月经称为月经初潮，是青春期的重要标志。月经来潮表明卵巢产生的雌激素足以引起子宫内膜的变化而出现月经。此时中枢对雌激素的正反馈机制尚不成熟，月经周期常不规律。

此外，青春期的女孩发生较大的心理变化，出现性意识，情绪易激动，容易出现行为偏差。

5. 性成熟期（sexual maturity）　又称生育期，约从 18 岁开始，持续 30 年左右。此期的特征为卵巢功能成熟并分泌性激素，已建立规律的周期性排卵，生殖器官及乳房发生周期性变化，此期妇女具有旺盛的生育能力。

6. 绝经过渡期（menopausal transition period）　是卵巢功能开始衰退至最后一次月经的时期。一般始于 40 岁，历时短至 1～2 年，长至 10～20 年。主要表现为卵巢功能逐渐减退，月经不规则，直至绝经，生殖器官开始逐步萎缩，丧失生育能力。1994 年 WHO 将卵巢功能开始衰退至绝经后 1 年的时期定义为围绝经期，此期妇女由于雌激素水平降低，容易出现潮热、出汗、情绪不稳定、失眠、抑郁或烦躁等，称为绝经综合征。

7. 绝经后期（postmenopausal period）　是绝经后的生命时期。此阶段卵巢功能进一步衰退、生殖器官进一步萎缩退化。主要表现为雌激素水平低落，不能维持女性第二性征；容易发生老年性阴道炎；骨代谢异常出现骨质疏松，易发生骨折。

二、月经及其临床表现

月经（menstruation）是生育期妇女重要的生理现象。在内分泌周期性调节下，子宫内膜发生从增生到分泌的反应。如不发生受精和孕卵着床，内膜则衰萎而脱落伴有出血，如此周而复始发生的子宫内膜剥脱性出血，称为月经。

月经初潮年龄为 11～16 岁，多数为 13～14 岁。月经初潮的迟早受遗传、营养、气候、环境等因素影响。两次月经第 1 日的间隔时间，称为月经周期（menstrual cycle）。一般为 21～35 天，平均 28 天。周期的长短因人而异，但每位妇女的月经周期有自己的规律性。每次月经持续的天数称为月经期，一般为 2～8 日。月经量为 20～60 mL，每月失血量超过 80 mL 为月经过多。

月经血呈暗红色，除血液外，尚含有子宫内膜碎片、宫颈黏液及脱落的阴道上皮细胞等。其主要特点是不凝固，偶尔有小凝块。通常月经期无特殊不适，但由于盆腔充血，会有腰骶部酸胀等症状。部分女性可有尿频等膀胱刺激症状、头痛等轻度神经系统不稳定症状、腹泻等胃肠功能紊乱症状及鼻黏膜出血、皮肤痤疮等。

三、卵巢功能及其周期性变化

卵巢为女性的性腺，具有产生卵子并排卵的生殖功能和分泌性激素的内分泌功能。

1. 卵巢的周期性变化　从青春期开始到绝经前，卵巢在形态和功能上发生周期性变化。在新生儿出生时的卵巢内约有 200 万个卵泡，儿童期多数卵泡退化，至青春期只剩下约 30 万个，在妇女一生中仅 400～500 个卵泡发育成熟，其余的卵泡发育到一定程度即自行退化，称卵泡闭锁。

进入青春期后，原始卵泡开始发育，形成生长卵泡。在许多生长卵泡中，每一个月经周期一般只有一个卵泡完全发育成熟，其逐渐向卵巢表面移行并向外突出，当接近卵巢表面时，该处表面细胞变薄，最后破裂，出现排卵（ovulation）（图 2-16）。排卵多发生在两次月经中间，一般在下次月经来潮之前 14 日左右，卵子可由两侧卵巢轮流排出，也可由一侧卵巢连续排出。

排卵后，卵泡液流出，卵泡壁塌陷，卵泡膜血管壁破裂，血液流入腔内形成血体，继而

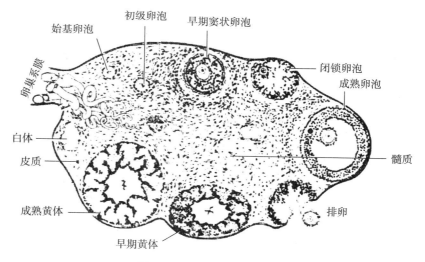

图 2-16　人类卵巢的生命周期

卵泡的破口由纤维蛋白封闭，残留的颗粒细胞变大，胞质内含黄色颗粒状的类脂质，此时血体变为黄体（corpus luteum）。排卵后 7~8 日（相当于月经周期第 22 日左右），黄体体积和功能达到高峰。

若卵子未受精，黄体在排卵后 9~10 日开始退化，血管减少，细胞呈脂肪变性，黄色消退，最后细胞被吸收，组织纤维化，外观色白，称为白体（corpus albicans）。

正常排卵周期黄体功能仅限于 14 日，黄体衰退后月经来潮，卵巢中又有新的卵泡发育，开始新的周期。

2. 卵巢分泌的性激素及其周期性变化　卵巢合成及分泌的激素均为甾体激素，包括雌激素、孕激素及少量雄激素。

（1）雌激素（estrogen，E）：卵巢主要合成雌二醇（E_2）及雌酮（E_1）。体内尚有雌三醇（E_3），系雌二醇和雌酮的降解产物。E_2 是妇女体内生物活性最强的雌激素。

卵泡开始发育时雌激素分泌量很少。至月经第 7 日雌激素分泌量迅速增加，排卵前达高峰，排卵后暂时下降，排卵后 1~2 日，黄体开始分泌雌激素，雌激素又逐渐增加，排卵后 7~8 日黄体成熟时分泌量形成又一高峰，此后黄体萎缩，雌激素水平急剧下降，至月经期达最低水平。

雌激素的主要生理功能有：①子宫：促使和维持子宫发育，促使子宫肌细胞增生和肥大，使肌层增厚，增进血运，增强子宫对催产素的敏感性；使子宫内膜腺体和间质增生、修复；使宫颈口松弛、扩张，宫颈黏液分泌量增加，性状变稀薄，富有弹性，易拉成丝状，有利于精子通过。②输卵管：促进输卵管肌层发育及上皮的分泌活动，加强输卵管肌节律性收缩的振幅。③阴道：促进阴道上皮的增生、角化，使细胞内糖原增加，使阴道维持酸性环境。④外生殖器：使阴唇发育、丰满、色素加深。⑤第二性征：促进乳腺管增生、乳头乳晕着色，并促进其他第二性征发育。⑥卵巢：协同 FSH 促进卵泡发育。⑦下丘脑、垂体：通过对下丘脑和垂体的正、负反馈调节，控制促性腺激素的分泌。⑧代谢作用：促进体内水钠潴留，维持和促进骨基质代谢，促进钙、磷的重吸收及其在骨质中沉积。

（2）孕激素（progesterone，P）：孕酮是卵巢分泌的具有生物活性的主要孕激素。卵泡期卵泡不分泌孕酮，在排卵前成熟的卵泡分泌少量孕酮；排卵后，卵巢黄体分泌孕酮逐渐增加，至排卵后 7~8 日黄体成熟时孕酮达最高峰，以后逐渐下降，至月经来潮时降到卵泡期水平。孕二醇是孕酮的主要降解产物，从尿中排出，因此，测定尿中孕二醇的含量可了解孕酮的产生情况。

孕激素通常在雌激素作用的基础上发挥效应，其主要生理功能有：①子宫：抑制子宫收缩，降低妊娠子宫对催产素的敏感性，有利于受精卵在子宫腔内生长发育；使增生期子宫内膜转化为分泌期内膜，为受精卵着床作准备；使宫颈口闭合，黏液分泌减少，性状变黏稠；②输卵管：抑制输卵管节律性收缩的振幅；③阴道上皮：促进阴道上皮细胞脱落；④乳房：促进乳腺腺泡发育；⑤代谢作用：促进体内水与钠的排泄；⑥调节作用：参与下丘脑、垂体的正、负反馈调节；兴奋下丘脑体温调节中枢，可使基础体温在排卵后升高 0.3~0.5℃，此特点可作为排卵的重要指标。

（3）雄激素（androgen）：女性雄激素主要来自肾上腺，卵巢能分泌少量雄激素——睾酮，卵巢合成雌激素的中间产物雄烯二酮，在外周组织中也能被转化为睾酮。排卵前血液中雄激素水平升高。

雄激素的主要生理功能有：①对生殖系统的作用：促进阴蒂、阴唇和阴阜的发育，促进阴毛、腋毛的生长；如雄激素过多会对雌激素产生拮抗作用，可减缓子宫及其内膜的生长和增殖，抑制阴道上皮的增生和角化；长期使用雄激素可出现男性化的表现；提高性欲；②代谢作用：促进蛋白合成和肌肉生长；刺激骨髓中红细胞的增生；在性成熟期前，促进长骨骨基质生长和钙的沉积，性成熟后可导致骨骺的闭合，使生长停止；促进肾远曲小管对水、钠的重吸收并保留钙。

四、其他生殖器官的周期性变化

（一）子宫内膜的周期性变化

卵巢激素的周期性变化导致生殖器官发生相应的变化，其中子宫内膜的变化最为明显（图 2-17）。根据子宫内膜组织学变化将月经周期分为增殖期、分泌期、月经期 3 个阶段。现以一个正常月经周期 28 日为例，将子宫内膜的连续性变化分期说明如下。

1. 增殖期　月经周期的第 5 ~ 14 日，与卵巢周期中的卵泡期相对应。在雌激素影响下，子宫内膜表面上皮、腺体、间质、血管增殖，子宫内膜厚度由 0.5 mm 增生至 3 ~ 5 mm。子宫内膜的增生与修复在月经周期第 2 ~ 3 日即已开始。

2. 分泌期　月经周期的第 15 ~ 28 日，与卵巢周期中的黄体期相对应。排卵后，卵巢内形成黄体，分泌雌激素与孕激素，使增殖期内膜继续增厚，血管迅速增加，更加弯曲，间质疏松、水肿，腺体增大，腺体内的分泌上皮细胞分泌糖原，为孕卵着床作准备。此期子宫内膜可厚达 10 mm，呈海绵状。

3. 月经期　月经周期的第 1 ~ 4 日。体内雌激素水平降低，已无孕激素存在。子宫内膜螺旋小动脉开始节段性和阵发性收缩、痉挛，导致远端的血管壁及所供应的组织缺血坏死、剥脱，脱落的内膜碎片与血液相混从阴道流出，表现为月经来潮。

（二）宫颈黏液的周期性变化

子宫颈内膜腺细胞在卵巢性激素的影响下有明显的周期性变化。月经过后，体内雌激素水平低，子宫颈管黏液的分泌量也少。随着激素水平不断增高，黏液分泌量也逐渐增多，变稀薄透明，有利于精子通行。至排卵前黏液拉丝可长达 10 cm 以上。取黏液做涂片检查，干燥后可见羊齿植物叶状结晶。这种结晶于月经周期的第 6 ~ 7 日即可出现，至排卵前最为清晰而典型。排卵后，受孕激素影响，黏液分泌量减少，变混浊黏稠，拉丝易断，不利于精子通过，涂片检查时结晶逐步模糊，至月经周期第 22 日左右完全消失，代之以成排的椭圆体（图 2-17）。

（三）输卵管的周期性变化

输卵管在卵巢性激素的影响下也发生周期性变化。随着雌激素的增多，输卵管黏膜上皮纤毛细胞生长，体积增大，非纤毛细胞分泌增加，为卵子提供运输和种植前的营养物质。雌激素还能促进输卵管发育及输卵管肌层的节律性收缩振幅。排卵后孕激素增多，孕激素能抑制输卵管节律性收缩的振幅，抑制黏膜上皮细胞的生长，降低分泌细胞分泌黏液。雌、孕激素的协同作用保证了受精卵在输卵管内的正常运行。

（四）阴道黏膜的周期性变化

在月经周期中，阴道黏膜也发生周期性改变，其中阴道上段黏膜改变最明显。排卵前，阴

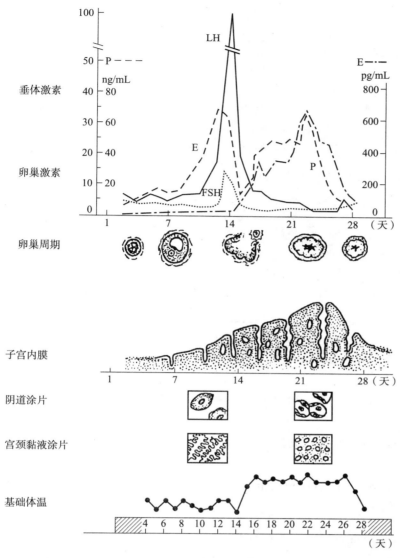

图 2-17 月经周期中激素、卵巢、子宫内膜、阴道涂片、宫颈黏液及基础体温的周期性变化

道上皮在雌激素的作用下，黏膜上皮增生，表层细胞角化，以排卵期最明显。细胞内有丰富的糖原，糖原被阴道杆菌分解为乳酸，使阴道保持酸性环境，可以抑制致病菌的繁殖。排卵后，在孕激素作用下阴道黏膜上皮大量脱落，脱落细胞多为中层细胞或角化前细胞（图 2-17）。临床上常根据阴道脱落细胞的变化，间接了解体内雌激素水平和有无排卵。

五、月经周期的调节

月经是女性生殖系统周期性变化的重要标志。月经周期的调节主要通过下丘脑、垂体和卵巢之间的相互调节、相互影响，形成一个完整而协调的神经内分泌系统，称为下丘脑 – 垂体 – 卵巢轴。此轴又受中枢神经系统控制（图 2-18）。

（一）下丘脑分泌的调节激素及其功能

1. 促性腺激素释放激素（gonadotropin releasing hormone，GnRH） 为下丘脑调节月经的主要

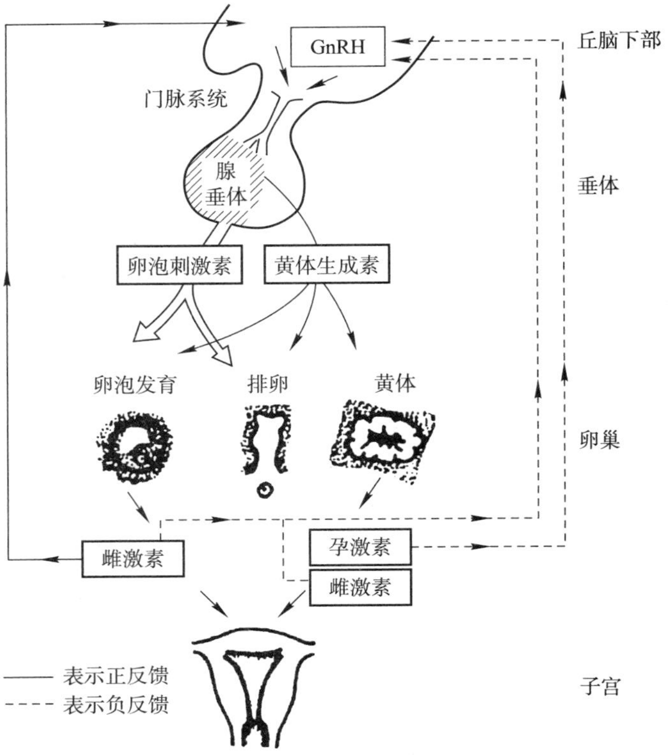

图 2-18 下丘脑－垂体－卵巢轴生殖激素的反馈调节

激素。它主要使垂体合成和释放黄体生成素，还具有调节和促使垂体合成和释放卵泡刺激素的作用。

2. 催乳素抑制激素（prolactin inhibitory hormone，PIH） 下丘脑通过抑制作用调节垂体的催乳素分泌和释放。

（二）垂体分泌的调节激素及其功能

垂体接受促性腺激素释放激素（GnRH）的刺激，合成并释放促性腺激素和催乳素。

1. 促性腺激素 腺垂体的促性腺细胞分泌卵泡刺激素（follicle stimulating hormone，FSH）和黄体生成素（luteinizing hormone，LH）。FSH 主要促进卵泡周围的间质分化成为泡膜细胞，又使卵泡的颗粒细胞增生及颗粒细胞内的芳香化酶系统活化。FSH 属糖蛋白激素，有刺激卵巢卵泡发育的功能，但须与少量黄体生成素协同作用，才能使卵泡成熟并分泌雌激素。LH 也是一种糖蛋白激素。主要功能是与 FSH 协同作用，促使成熟卵泡排卵，从而促使黄体形成并分泌孕激素和雌激素。

2. 催乳素（prolactin，PRL） 是由腺垂体的催乳细胞分泌的多肽激素，具有促进乳汁合成的功能。

（三）下丘脑－垂体－卵巢轴之间的相互调节

月经周期的调节是一个复杂的过程。下丘脑分泌 GnRH，通过下丘脑与垂体之间的门脉系统进入腺垂体，垂体在其作用下释放促性腺激素，二者直接控制卵巢的周期性变化，产生孕激素和雌激素。卵巢所分泌的孕激素和雌激素对下丘脑和垂体又有反馈调节作用。垂体的促性腺激素能在 GnRH 的调节下分泌，又可通过血液循环对下丘脑的 GnRH 产生负反馈作用。

（潘颖丽）

数字课程学习

📥 教学 PPT　　💬 本章小结　　📝 自测题　　🖥 复习思考题及解析

▶▶▶ 第三章
妊娠期妇女的护理

【学习目标】

知识：

1. 掌握胎儿附属物的构成及其功能。

2. 掌握早、中、晚期妊娠的诊断，胎产式、胎先露和胎方位的概念及判断方法。

3. 掌握产前检查的时间与内容，孕期营养及体重管理内容，孕妇常见症状及处理方法。

4. 熟悉胚胎及胎儿的发育及其生理特点。

5. 熟悉妊娠期母体的生理变化及心理社会变化。

6. 了解受精卵形成、输送和着床的过程。

7. 了解产前筛查的内容。

技能：

1. 能正确推算预产期。

2. 能够进行产科的腹部检查和骨盆测量。

3. 能运用所学知识为孕妇进行孕期保健指导。

素质：

1. 具备严谨求实的基本素质。

2. 能尊重和关爱孕妇，体现良好的护士职业素质。

妊娠（pregnancy）是胚胎和胎儿在母体内发育成长的过程。成熟卵子受精是妊娠的开始，胎儿及其附属物自母体排出是妊娠的终止。妊娠全过程约40周（280日），是一个非常复杂、变化极为协调的生理过程。

第一节 妊 娠 生 理

情境导入

王女士，初孕妇，29岁，孕36周，胎方位LOA，孕期顺利。自诉近来晚上仰卧一段时间后就会出现头晕不适，改变体位后即好转。

请思考：

1. 该孕妇可能发生了什么情况？

2. 针对上述问题，护士该如何指导王女士？

一、受精与受精卵着床

（一）受精卵形成

受精（fertilization）是精子与卵子结合形成受精卵的过程。成熟的精子在精液中没有使受精卵受精的能力。精子在子宫腔和输卵管游动中，精子顶体表面的糖蛋白被女性生殖道分泌物中的 α、β 淀粉酶降解，顶体酶结构中胆固醇与磷脂比率及膜电位发生变化，使膜稳定性降低，此过程为精子获能。获能的主要场所是子宫和输卵管。卵子从卵巢排出，经输卵管伞端数分钟进入输卵管，停留在输卵管壶腹部与峡部的连接处等待受精。获能的精子与卵子的放射冠接触后，精子头部顶体外膜破裂，释放一系列顶体酶，溶解卵子外围的放射冠和透明带，称为顶体反应。借助顶体酶，精子穿过放射冠、透明带，精子外膜与卵子胞膜接触并融合，精子进入卵子内。卵子迅速完成第二次减数分裂形成卵原核，卵原核与精原核融合，形成受精卵。受精多在排卵后数小时内发生，一般不超过24 h。

在受精后30 h，受精卵在输卵管内缓慢向子宫腔方向移动，同时进行有丝分裂，大约在受精后72 h，形成含有16个细胞的细胞团，称桑葚胚，随后形成早期囊胚。早期囊胚进入宫腔并继续分裂发育形成晚期囊胚。

（二）受精卵着床

在受精后6~7日，晚期囊胚植入子宫内膜的过程，称受精卵着床（implantation）（图3-1）。着床必须具备的条件：①透明带消失；②囊胚滋养细胞分化出合体滋养细胞；③囊胚和子宫内膜同步发育且相互配合；④孕妇体内分泌足够数量的雌激素和孕酮。子宫有一个极短的敏感期允许受精卵着床。受精卵着床经过定位、黏附和侵入三个阶段。

（三）蜕膜的形成

受精卵着床后，在孕激素、雌激素作用下，子宫内膜腺体增大，腺上皮细胞内糖原增加，

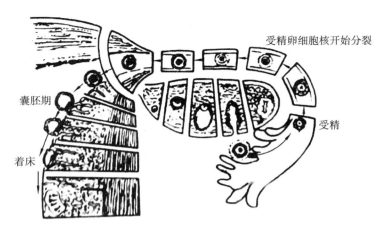

图 3-1　卵子受精与受精卵着床

结缔组织细胞肥大，血管充血，此时子宫内膜称为蜕膜。按蜕膜与囊胚的关系，将蜕膜分为三部分（图 3-2）：

1. 底蜕膜　囊胚着床部位的子宫内膜，与叶状绒毛膜相贴，日后发育成胎盘母体部分。

2. 包蜕膜　覆盖在囊胚表面的蜕膜，随囊胚发育逐渐突向宫腔，妊娠 14～16 周与真蜕膜贴近并融合，子宫腔消失。

3. 真蜕膜　指底蜕膜、包蜕膜以外覆盖子宫腔其他部分的蜕膜。

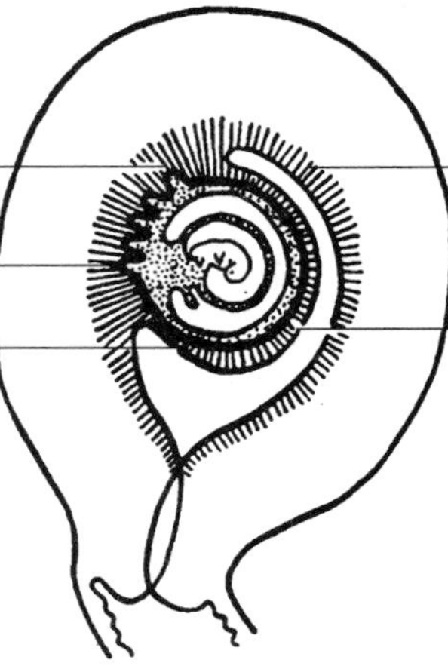

图 3-2　早期妊娠子宫蜕膜与绒毛的关系

二、胎儿附属物的形成与功能

胎儿附属物包括胎盘、胎膜、脐带和羊水，在妊娠早期由胚胎组织分化而来，他们对维持胎儿的生命和生长发育起重要作用。

（一）胎盘

1. 胎盘的结构　胎盘（placenta）由胎儿部分的羊膜和叶状绒毛膜及母体部分的底蜕膜构成。

（1）羊膜：是附着在胎盘胎儿面的半透明薄膜。羊膜光滑，无血管、神经及淋巴管，具有一定的弹性。

（2）叶状绒毛膜：是胎盘的主要结构。晚期囊胚着床后，着床部位的滋养层细胞迅速分裂增生，内层为细胞滋养细胞，是分裂生长的细胞；外层为合体滋养细胞，是执行功能的细胞，由细胞滋养细胞分化而来。滋养层内面有一层细胞称胚外中胚层，与滋养层共同构成绒毛膜。与底蜕膜接触的绒毛营养丰富且发育良好，称叶状绒毛膜，其形成经历三个阶段：①初级绒毛：绒毛膜周围长出不规则突起的合体滋养细胞小梁，绒毛膜深部增生活跃的细胞滋养细胞也伸入其中，形成合体滋养细胞小梁的细胞中心锁；②二级绒毛：初级绒毛继续生长，胚外中胚层长入细胞中心锁，形成间质中心锁；③三级绒毛：胚胎血管长入间质中心锁，约在受精后 3 周末，绒毛内血管形成，建立起胎儿胎盘循环。

（3）底蜕膜：来自胎盘附着部位的子宫内膜，构成胎盘的母体部分。底蜕膜表面覆盖来自固定绒毛的滋养层细胞与底蜕膜共同形成绒毛间隙的底，称为蜕膜板。从蜕膜板向绒毛膜方向伸出蜕膜间隔，将胎盘分成 20 个左右的胎盘小叶。

足月的胎盘呈圆形或椭圆形，质量为 450~650 g，直径 16~20 cm，厚 1~3 cm，中间厚、边缘薄。胎盘分为母体面和胎儿面，母体面呈暗红色，由 18~20 个胎盘小叶组成；胎儿面覆盖有光滑的、半透明的羊膜，脐带动、静脉从附着处分支向四周呈放射状分布，直达胎盘边缘。

2. 胎盘的功能　胎盘是维持胎儿生长发育的重要器官，具有气体交换、营养物质供应、排出胎儿代谢产物、防御、合成及免疫功能。

（1）气体交换：O_2 是维持胎儿生命最重要的物质。在母体与胎儿之间，O_2 和 CO_2 在胎盘中以简单扩散的方式进行交换，相当于胎儿呼吸系统的功能。

（2）营养物质供应：胎儿生长发育所必需的营养物质均通过胎盘到达胎儿体内，如葡萄糖以易化扩散方式通过胎盘，氨基酸、钙、磷、铁以主动运输的方式通过胎盘，游离脂肪酸、水、钠、钾、镁及维生素以简单扩散方式通过胎盘，相当于胎儿消化系统的功能。

（3）排出胎儿代谢产物：胎儿的代谢产物如尿素、尿酸、肌酐、肌酸等，经胎盘进入母血，由母体排出体外，相当于胎儿的泌尿系统功能。

（4）防御功能：胎盘的屏障作用很有限。风疹、疱疹、巨细胞病毒等可通过胎盘影响胎儿生长发育。细菌、衣原体、梅毒螺旋体、弓形虫不能通过胎盘屏障，但可在胎盘形成病灶，破坏绒毛结构，感染胚胎及胎儿。很多分子量小且对胎儿有害的药物（如巴比妥类、氯丙嗪等）可通过胎盘作用于胎儿，导致胎儿畸形甚至死亡。母血中的免疫抗体（如 IgG）能通过胎盘，使胎儿在出生后短时间内获得被动免疫力。

（5）合成功能：胎盘能合成多种激素和酶，有蛋白激素（如人绒毛膜促性腺激素和人胎盘催乳素等）、甾体激素（如雌激素和孕激素）、缩宫素酶及耐热性碱性磷酸酶等。

1）人绒毛膜促性腺激素（human chorionic gonadotropin，hCG）：由合体滋养细胞分泌，在受精卵着床后 1 日可自母体血清中测出，妊娠 8~10 周血清 hCG 浓度达到高峰，以后迅速下降，产后 2 周内消失。hCG 的主要功能是维持月经黄体寿命，使月经黄体转化为妊娠黄体，增加甾体激素分泌以维持妊娠。

2）人胎盘催乳素（human placental lactogen，hPL）：由合体滋养细胞分泌，妊娠 5~6 周可在母血中测得，妊娠 39~40 周达高峰并维持至分娩，产后迅速下降，产后 7 h 即测不出。hPL 的主要功能是促进乳腺腺泡发育，为产后泌乳做准备。

3）雌激素和孕激素：妊娠早期由卵巢妊娠黄体产生，妊娠 8~10 周后由胎盘合成。孕激素在雌激素的协同作用下，对妊娠期子宫内膜、子宫肌层、乳腺及母体其他系统的生理变化起重要作用。

4）缩宫素酶：是一种糖蛋白，其生物学意义尚不明确，其主要作用是灭活缩宫素分子、维持妊娠。

5）耐热性碱性磷酸酶：妊娠 16~20 周从母血中可测出。随着妊娠进展而增加，直至胎盘娩出后下降，产后 3~6 日消失。动态监测其变化，可作为评价胎盘功能的一项指标。

（6）免疫功能：正常妊娠母体能容受、不排斥胎儿，其机制目前尚不清楚，可能与早期胚胎组织无抗原性、妊娠期母体免疫力低下等因素有关。

（二）胎膜

胎膜（fetal membrane）由绒毛膜和羊膜组成。胎膜外层为绒毛膜，至妊娠晚期与羊膜紧贴，但二者能够完全分开。胎膜内层为羊膜，为半透明的薄膜，与覆盖胎盘、脐带的羊膜层相连接。

胎膜的重要作用是维持羊膜腔的完整性，起到保护胎儿的作用，同时，胎膜具有活跃的交换功能，可允许小分子物质如尿素、葡萄糖、氯化钠等通过，母体血浆亦可通过胎膜进入羊水，对羊水交换起重要的调节作用。此外，胎膜在分娩发动中也有一定的作用。

（三）脐带

脐带（umbilical cord）是连接胎儿与胎盘的条索状组织，一端连于胎儿腹壁脐轮，另一端附着于胎盘的胎儿面。胎儿通过脐带、胎盘与母体相连，进行血气、营养及代谢物质的交换。

足月胎儿的脐带长 30 ~ 100 cm，平均约 55 cm，表面有羊膜覆盖呈灰白色。脐带内有一条管腔大而管壁薄的脐静脉和两条管腔较细而管壁厚的脐动脉。血管周围有保护脐血管的胚胎结缔组织，称为华通胶。因脐带较长，常呈弯曲状。脐带受压致血流受阻时，可致胎儿缺氧，甚至危及胎儿生命。

（四）羊水

妊娠期充满羊膜腔内的液体称为羊水（amniotic fluid）。妊娠早期，羊水主要来自母体血清经胎膜进入羊膜腔的透析液；妊娠中期以后，胎儿尿液是羊水的主要来源。胎儿吞咽是羊水吸收的主要方式。羊水在羊膜腔内不断进行液体交换，以保持羊水量的动态平衡。羊水量在妊娠 38 周前随着孕周的增加不断增加，妊娠 38 周约 1 000 mL，在妊娠 38 周以后却不断减少，妊娠 40 周约 800 mL。妊娠早期的羊水为无色澄清液体，足月妊娠的羊水略浑浊、不透明，可见胎脂、上皮细胞及毳毛等有形物质。

羊水可保持羊膜腔内恒温；适量的羊水对胎儿有一定的缓冲作用，避免胎儿受到挤压，防止胎体粘连；可以保持胎儿体液平衡；可减少妊娠期因胎动引起的母体不适；临产后，前羊水囊借助楔形水压扩张宫口及阴道；破膜后，羊水可以冲洗阴道，减少感染的机会。

三、胚胎、胎儿发育及生理特点

（一）胚胎和胎儿发育

妊娠 10 周（受精后 8 周）内的人胚称胚胎，是主要器官结构分化、形成时期；从妊娠 11 周（受精第 9 周）起称胎儿，是各器官进一步发育逐渐成熟的时期。描述胚胎及胎儿的发育以 4 周为一个孕龄单位。

4 周末：可辨认胚盘与体蒂。

8 周末：胚胎初具人形，头大，约占整个胎体的一半，能分辨出眼、耳、口、鼻，四肢已具雏形，超声可见早期心脏形成且有搏动。

12 周末：胎儿身长约 9 cm，体重约 14 g。外生殖器已发育，部分可分辨性别。胎儿皮肤和指甲已出现，四肢可活动。

16 周末：胎儿身长约 16 cm，体重约 110 g。从外生殖器可确定胎儿性别，头皮已长出毛发，胎儿已开始出现呼吸运动。部分孕妇已能自觉胎动。

20 周末：胎儿身长约 25 cm，体重约 300 g。皮肤暗红，出现胎脂，全身有毳毛，并可见一些头发。开始出现吞咽及排尿功能。临床可听到胎心音。

24 周末：胎儿身长约 30 cm，体重约 630 g。各脏器均已发育，皮下脂肪开始沉积，但皮肤呈皱缩状。出现眉毛和睫毛。细小支气管和肺泡已经发育。出生后可有呼吸，但生存力极差。

28 周末：胎儿身长约 35 cm，体重约 1 000 g。皮下脂肪不多，皮肤粉红色，眼睛半张开，有呼吸运动，但肺泡 Ⅱ 型细胞中表面活性物质含量低，此期出生者易患特发性呼吸窘迫综合征。

32 周末：胎儿身长约 40 cm，体重约 1 700 g。皮肤深红，面部毳毛已脱落，出现脚趾甲，睾丸下降，生活能力尚可。此期出生婴儿如注意护理，可以存活。

36 周末：胎儿身长约 45 cm，体重约 2 500 g。皮下脂肪发育良好，指（趾）甲已超过指（趾）端，出生后能啼哭，有吸吮能力，生活力良好，此时出生者基本可以存活。

40 周末：身长约 50 cm，体重约 3 400 g。胎儿已成熟，皮肤粉红色，体形外观丰满，男性睾丸已降至阴囊内，女性大小阴唇发育良好。出生后哭声响亮，吸吮能力强，能很好存活。

（二）胎儿的生理特点

1. 循环系统　胎儿营养供给和代谢产物排出，均需经胎盘运输由母体完成。由于胎儿肺循环阻力高及其胎盘脐带循环的存在，胎儿心血管循环系统不同于新生儿心血管循环系统。

（1）解剖学特点

1）卵圆孔：位于左右心房之间，多在出生后 6 个月完全闭锁。

2）动脉导管：位于肺动脉与主动脉弓之间，出生后 2~3 个月动脉导管完全闭锁为动脉韧带。

3）脐静脉 1 条：带有来自胎盘、含氧量较高、营养较丰富的血液进入胎体，脐静脉的末支为静脉导管。胎儿出生后，脐静脉闭锁为肝圆韧带，脐静脉的末支静脉导管闭锁为静脉韧带。

4）脐动脉 2 条：带有来自胎儿含氧量较低的混合血液，注入胎盘与母血进行物质交换。脐动脉于胎儿出生后闭锁，与相连的闭锁的腹下动脉成为腹下韧带。

（2）血液循环特点：①来自胎盘的血液进入胎儿体内后分为三支：一支直接入肝，一支与门静脉汇合入肝，此两支血液经肝静脉入下腔静脉；还有一支经静脉导管直接入下腔静脉。下腔静脉血是混合血，有来自脐静脉含氧量较高的血液，也有来自胎儿身体下半身含氧量较低的血液，以前者为主。②卵圆孔开口正对下腔静脉入口，下腔静脉进入右心房的血液绝大部分经卵圆孔进入左心房。上腔静脉进入右心房的血液很少或不通过卵圆孔而是直接流向右心室，随后进入肺动脉。③肺循环阻力较大，肺动脉血液绝大部分经动脉导管流入主动脉，仅有部分血液经肺静脉进入左心房。左心房含氧量较高的血液进入左心室，继而进入主动脉直至全身，然后经腹下动脉再经脐动脉进入胎盘，与母血进行气体及物质交换。可以看出，胎儿体内无纯动脉血，而是动静脉混合血。进入肝、心、头部及上肢的血液含氧量较高及营养较丰富以适应需要。注入肺及身体下半部的血液含氧量及营养相对较少。

胎儿出生后，胎盘脐带循环中断，肺开始自主呼吸，肺循环阻力降低，新生儿血液循环逐渐发生改变。

2. 血液系统

（1）红细胞：约在受精第 3 周，卵黄囊开始造血，妊娠 10 周时在肝，以后脾、骨髓逐渐具有造血功能。妊娠足月时，约 90% 的红细胞由骨髓产生。胎儿红细胞生命周期短，约 90 日，因此需不断生成红细胞。

（2）血红蛋白：妊娠前半期均为胎儿血红蛋白，至妊娠最后 4~6 周，成人血红蛋白增多，至临产时胎儿血红蛋白仅占 25%。

（3）白细胞：妊娠 8 周以后，胎儿血液循环出现粒细胞。妊娠 12 周，胸腺、脾产生淋巴细胞，成为体内抗体主要来源。妊娠足月时白细胞计数可高达（15~20）× 10^9/L。

3. 呼吸系统　胎儿期的呼吸功能是由母儿血液在胎盘进行气体交换所完成，胎盘代替了肺功能，但胎儿在出生前已完成了呼吸道（包括气管直至肺泡）、肺循环及呼吸肌的发育。妊娠 11 周超声检查可见胎儿胸壁运动，妊娠 16 周时出现能使羊水进出呼吸道的呼吸运动。新生儿出生后肺泡扩张，开始具备呼吸功能。若出生时胎肺不成熟可导致呼吸窘迫综合征，影响新生儿的生存能力。胎儿肺成熟主要取决于肺泡Ⅱ型细胞合成的肺表面活性物质，包括卵磷脂和磷脂酰甘油。表面活性物质能降低肺泡表面张力，有助于肺泡扩张以完成呼吸运动。通过检测羊水中卵磷脂及磷脂酰甘油值，可以判断胎肺成熟度。糖皮质激素可刺激肺表面活性物质的产生。

4. 消化系统

（1）胃肠道：妊娠 16 周胃肠功能基本建立，胎儿能吞咽羊水，吸收水分、氨基酸、葡萄糖及其他可溶性营养物质。

（2）肝：胎儿肝功能不够健全，缺乏许多酶，因而不能结合因红细胞破坏产生的大量游离胆红素，胆红素经胆道排入小肠氧化成胆绿素，胆绿素的降解产物导致胎粪呈黑绿色。

5. 泌尿系统　妊娠 11~14 周胎儿肾已有排尿功能，妊娠 14 周，胎儿膀胱内已有尿液。胎儿通过排尿参与羊水的循环。

6. 内分泌系统　甲状腺是胎儿最早发育的内分泌腺，于妊娠第 6 周开始发育，妊娠 10~12 周已能合成甲状腺激素。甲状腺激素对胎儿各组织器官的正常发育都能起到作用，尤其是大脑的发育。妊娠 12 周开始，胎儿甲状腺对碘的蓄积高于母亲甲状腺，因此，孕期要慎重补碘。胎儿肾上腺的发育最为突出，胎儿肾上腺皮质主要由胎儿带组成，能产生大量甾体激素，与胎儿肝、胎盘、母体共同完成雌三醇的合成。因此，临床上通过测定孕妇血、尿雌三醇值可了解胎儿、胎盘的功能。妊娠 12 周胎儿胰腺开始分泌胰岛素。

7. 神经系统　胎儿大脑随妊娠进展逐渐发育，胚胎期脊髓已长满椎管，随后生长变缓。妊娠 6 个月脑脊髓和脑干神经根的髓鞘开始形成，但主要发生在出生后 1 年内。妊娠中期胎儿内、外及中耳已形成，妊娠 24~26 周胎儿在宫腔内已能听见一些声音。妊娠 28 周胎儿眼开始出现对光反应，但对形象及色彩的视觉出生后才逐渐形成。

8. 生殖系统及性腺分化发育　胎儿的性别由性染色体决定，性染色体 XX 或 XY 在受精卵形成时已确定，在胚胎期 6 周内，胎儿的性别尚不能区分。此后在 Y 染色体的作用下，原始生殖细胞逐渐分化为睾丸。睾丸于临产前降至阴囊内。若胚胎细胞不含 Y 染色体，原始生殖细胞分化为卵巢，副中肾管系统发育形成阴道、子宫及输卵管。

四、妊娠期母体变化

在胎盘产生的激素参与和神经内分泌的影响下，孕妇全身各系统发生一系列生理变化以适应胚胎、胎儿生长发育的需要，并为分娩做准备。同时，孕妇及家庭成员的心理状态也会随着妊娠的进展发生变化。了解妊娠期母体的生理及心理变化，有助于护理人员做好孕期保健工作。

（一）生理变化

1. 生殖系统　妊娠期生殖系统的变化最大，其中以子宫的变化最为明显。

（1）子宫

1）子宫体：逐渐增大变软，子宫由非孕时的（7~8）cm×（4~5）cm×（2~3）cm 增大至妊娠足月时的 35 cm×25 cm×22 cm；宫腔容量非孕时约 5 mL，妊娠足月时约 5 000 mL 或更多；子宫质量非孕时为 50~70 g，至妊娠足月约 1 100 g，增加近 20 倍。妊娠早期子宫接近球形且不对称。妊娠 12 周后增大的子宫超出盆腔，在耻骨联合上方可触及。妊娠晚期子宫轻度右旋，与盆腔左侧有乙状结肠占据有关。子宫增大主要是由于肌细胞肥大、延长，也有少量肌细胞数量增加及结缔组织增生。

自妊娠早期开始，子宫出现不规律无痛性收缩。其特点为稀发、不规律和不对称，可由腹部检查时触及，但宫缩时宫腔内压力通常为 5~25 mmHg，持续时间不足 30 s，这种生理性、无痛性宫缩称为 Braxton Hicks 收缩。

妊娠期子宫血管扩张、增粗，子宫血流量增加，以适应胎儿-胎盘循环需要。妊娠足月时子宫血流量为 450~650 mL/min，比非孕时增加 4~6 倍，其中 80%~85% 供给胎盘，10%~15% 供子宫蜕膜层，5% 供应肌层。宫缩时，肌壁间血管受压，子宫血流量明显减少。过强宫缩可致胎儿宫内缺氧。另外，有效的子宫收缩也是产后使子宫胎盘剥离面迅速止血的主要机制。

2）子宫峡部：位于子宫体与子宫颈之间最狭窄的组织结构。非孕时长约 1 cm，妊娠后子宫峡部变软，逐渐伸展拉长变薄，形成子宫下段，扩展为宫腔的一部分，临产后伸展至 7~10 cm，成为产道的一部分，称为子宫下段。

3）子宫颈：在激素作用下，妊娠早期子宫颈充血、水肿，子宫颈管内腺体增生、肥大，使子宫颈逐渐变软，呈紫蓝色。妊娠期子宫颈黏液分泌增多，形成黏稠黏液栓，富含免疫球蛋白及细胞因子，有保护宫腔免受外来感染侵袭的作用。

（2）卵巢：妊娠期卵巢排卵和新卵泡发育均停止。妊娠 6~7 周前其分泌雌、孕激素以维持妊娠。妊娠 10 周后，黄体功能由胎盘取代，黄体开始萎缩。

（3）输卵管：妊娠期输卵管伸长。黏膜层上皮细胞稍扁平，基质中可见蜕膜细胞。有时黏膜呈蜕膜样改变。

（4）阴道：阴道黏膜充血水肿，呈紫蓝色。阴道壁皱襞增多，结缔组织变松软，伸展性增加，有利于分娩时胎儿通过。阴道上皮细胞内糖原水平增加，乳酸含量增多，阴道 pH 降低，不利于致病菌生长，有利于防止感染。

（5）外阴：外阴充血，皮肤增厚，大小阴唇有色素沉着。大阴唇内血管增多及结缔组织松软，伸展性增加，分娩时利于胎儿通过。妊娠期由于增大的子宫压迫，盆腔及下肢静脉回流受阻，部分孕妇可出现外阴或下肢静脉曲张，产后多自行消失。

2. 乳房　妊娠期胎盘分泌大量雌激素刺激乳腺腺管发育，分泌大量孕激素刺激乳腺腺泡发育。乳腺发育完善还需垂体催乳素、人胎盘催乳素等多种激素的参与。妊娠早期乳房开始增大、充血明显。孕妇自觉乳房发胀是妊娠早期常见的表现。乳头增大、着色，易勃起。乳晕颜色加深，其外周的皮脂腺肥大形成散在的结节状隆起，称为蒙氏结节（Montgomery's tubercle）。妊娠末期近分娩时，乳房可挤出数滴淡黄色稀薄液体称为初乳。妊娠期乳腺充分发育为泌乳做准备，但无乳汁分泌，可能与大量雌、孕激素抑制乳汁分泌有关。产后随胎盘娩出，雌、孕激素水平迅速下降，新生儿吸吮乳头，乳汁开始分泌。

3. 血液及循环系统

（1）血容量：妊娠 6~8 周循环血容量开始增加，至妊娠 32~34 周时达高峰，增加 40%~45%，平均约增加 1 450 mL，维持此水平至分娩。其中血浆平均增加 1 000 mL，红细胞平均增加 450 mL，血浆的增加多于红细胞的增加，出现生理性血液稀释。

（2）血液成分：①红细胞：妊娠期骨髓造血功能增强，但由于血液稀释，红细胞计数约为 3.6×10^{12}/L（非孕期妇女约为 4.2×10^{12}/L），血红蛋白值约为 110 g/L（非孕期妇女约为 130 g/L），血红蛋白值均有所下降，血细胞比容从未孕时 0.38 ~ 0.47 降至 0.31 ~ 0.34。②白细胞：妊娠期白细胞计数轻度增加，一般为（5.0 ~ 12.0）$\times 10^9$/L，有时可达 15.0×10^9/L，主要为中性粒细胞增多，淋巴细胞增加不明显。③血小板：目前妊娠期血小板计数的变化尚不明确。血小板数量有所下降，但血小板功能增强以维持止血。④凝血因子：凝血因子 Ⅱ、Ⅴ、Ⅶ、Ⅷ、Ⅸ、Ⅹ 增加，血浆纤维蛋白原含量比非孕期约增加 50%，使血液处于高凝状态，产后胎盘剥离面血管内迅速形成血栓，是预防产后出血的重要机制。另一方面使妊娠期发生血栓性疾病的风险较非孕妇增加 5 ~ 6 倍。⑤血浆蛋白：由于血液稀释，血浆蛋白自妊娠早期开始降低，至妊娠中期为 60 ~ 65 g/L，主要是白蛋白减少，约为 35 g/L，此后维持此水平直至分娩。

（3）心脏：妊娠后期，增大的子宫使膈肌升高，心脏向左、上、前方移位，更贴近胸壁，心尖冲动左移 1 ~ 2 cm，心浊音界稍扩大。心脏容量至妊娠末期约增加 10%，心率于妊娠晚期休息时每分钟增加 10 ~ 15 次。由于血流量增加、血流加速及心脏移位使大血管轻度扭曲，部分孕妇的心尖区可闻及 Ⅰ ~ Ⅱ级柔和吹风样收缩期杂音，产后逐渐消失。

（4）心排血量：自妊娠 10 周起心排血量逐渐增加，至妊娠 32 ~ 34 周达高峰，维持此水平至分娩。心排血量增加是妊娠期循环系统最重要的变化，可为子宫、胎盘及乳房提供足够的血流供应。临产后，尤其是第二产程期间，心排血量显著增加。有基础心脏病的孕妇在妊娠期和分娩期容易发生心力衰竭。

（5）血压：妊娠早期及中期血压偏低，妊娠 24 ~ 26 周后血压轻度升高。一般收缩压变化不明显，舒张压因外周血管扩张、血液稀释及胎盘形成动－静脉短路而轻度降低，使脉压稍增大。孕妇的体位可影响血压，妊娠晚期长时间处于仰卧位姿势，增大的子宫压迫下腔静脉，回心血量减少，心排血量减少，使血压下降，形成仰卧位低血压综合征（supine hypotensive syndrome）。侧卧位能解除子宫压迫，改善血液回流，因此妊娠中、晚期鼓励孕妇侧卧位休息。

（6）静脉压：妊娠期下肢静脉压显著升高，加之增大的子宫压迫下腔静脉，使得下肢水肿、静脉曲张和痔疮的发生率增加，同时也增加了深部静脉血栓（deep venous thrombosis，DVT）发生的风险。

4. 泌尿系统　肾血浆流量（renal plasma flow，RPF）及肾小球滤过率（glomerular filtration rate，GFR）于妊娠早期均增加，并在整个妊娠期维持高水平。RPF 和 GFR 均受体位影响，孕妇仰卧时尿量增加，故夜尿量多于日尿量。由于妊娠期 GFR 增加，肾小管对葡萄糖再吸收能力不能相应增加，约 15% 的孕妇饭后可出现生理性糖尿。

妊娠期因增大子宫的压迫，输尿管内压力增高，加之受孕激素影响，泌尿系统平滑肌张力降低，自妊娠中期肾盂及输尿管轻度扩张，输尿管增粗及蠕动减弱，尿流缓慢，且右侧输尿管受右旋妊娠子宫的压迫，孕妇易发生肾盂肾炎，以右侧多见。

5. 呼吸系统　孕妇耗氧量于妊娠中期增加 10% ~ 20%，肺活量和呼吸次数无明显改变，但呼吸较深，肺通气量每分钟增加约 40%，有过度通气现象，使动脉血 PO_2 增高，PCO_2 下降，有利于供给胎儿及孕妇所需要的氧。在雌激素的影响下，上呼吸道（鼻、咽、气管）黏膜增厚，轻度充血、水肿，易发生上呼吸道感染。

6. 消化系统　妊娠期受雌激素影响，孕妇牙龈容易充血、水肿及出血。孕激素使胃肠道平滑肌张力下降，贲门括约肌松弛，胃内酸性内容物逆流至食管下部产生"灼烧"感，而胃排空时间并不延长。肠蠕动减弱，粪便在大肠停留时间延长，易出现便秘，加之直肠静脉压升高，孕妇易发生痔疮或使原有痔疮加重。

7. 内分泌系统　妊娠期垂体增大。在妊娠晚期，腺垂体增生肥大明显。妊娠黄体和胎盘分泌大量的雌、孕激素对下丘脑及垂体的负反馈作用，使促性腺激素分泌减少，妊娠期间卵巢内的卵泡不再发育成熟，也无排卵。垂体催乳素于妊娠7周开始增多，随妊娠进展逐渐增多，至分娩前达高峰，约为非妊娠期的10倍，有促进乳腺发育的作用，为产后泌乳做准备。促甲状腺激素（thyroid-stimulating hormone，TSH）、促肾上腺皮质激素（adreno corticotropic hormone，ACTH）分泌增多，但游离甲状腺素及皮质醇没有增多，孕妇没有甲状腺、肾上腺皮质功能亢进的表现。

8. 皮肤　妊娠期垂体分泌促黑素细胞激素增加，加之大量雌、孕激素有黑色素细胞刺激效应，黑色素明显增多，使孕妇面颊、乳头、乳晕、腹白线、外阴等处出现色素沉着。孕妇面颊出现蝶状褐色斑，称为妊娠黄褐斑，于产后逐渐消退。

妊娠期肾上腺分泌的糖皮质激素增多，该激素可分解弹力纤维蛋白，使弹力纤维变性，加之孕妇腹壁皮肤张力增大，皮肤弹力纤维过度伸展而断裂，使腹壁皮肤出现紫色或淡红色不规则平行的裂纹，称妊娠纹，初产妇多见。旧妊娠纹呈银白色，见于经产妇。

9. 新陈代谢

（1）基础代谢率：妊娠早期稍下降，妊娠中期逐渐增高，至妊娠晚期可增高15%～20%。

（2）体重：妊娠足月时体重平均增加12.5 kg，体重增加主要来自胎儿、胎盘、羊水、子宫、乳房、血液、组织间液、脂肪沉积等。

（3）糖类代谢：妊娠期胰岛功能旺盛，分泌胰岛素增多，胎盘产生的胰岛素酶、激素等拮抗胰岛素，使其分泌相对不足。孕妇空腹血糖值低于非孕妇，糖耐量试验血糖增高幅度大且恢复延迟，餐后高血糖和高胰岛素，以利于对胎儿葡萄糖的供给。妊娠期糖代谢的特点和变化可致妊娠期糖尿病的发生。

（4）脂肪代谢：妊娠期能量消耗增多，母体脂肪积存多，糖原储备减少。当能量消耗过多时，体内动用大量脂肪，使血中酮体增加，容易发生酮血症。

（5）蛋白质代谢：孕妇对蛋白质的需要量增加，体内需储存足够的蛋白质，除供给胎儿生长发育及子宫、乳房增大需要外，还需为分娩期消耗做准备。若蛋白质储备不足，血浆蛋白减少，组织间液增加，容易发生水肿。

（6）矿物质代谢：胎儿生长发育需要大量的钙、磷、铁。胎儿骨骼及胎盘形成，需要较多的钙，其中80%是在妊娠最后3个月内积累的，因此妊娠中、晚期应多摄入含钙丰富的食物，并注意补充维生素D及钙剂。妊娠期孕妇每日需要1000 mg的铁，母体红细胞生成需要500 mg，胎盘及胎儿需要300 mg，通过各种生理途径排泄（主要为胃肠道）约200 mg。孕期铁的需求主要在妊娠晚期，多数孕妇铁的储存量不能满足需求，有指征时可补充铁剂，以满足胎儿和孕妇的需要。

10. 骨骼、关节及韧带　妊娠期骨质通常无改变，仅在妊娠次数过多、过密又不注意补充维生素D及钙剂时，可引起骨质疏松。部分孕妇自觉腰骶部或肢体疼痛不适，可能与胎盘分泌松弛素使骨盆韧带及椎间关节、韧带松弛有关。妊娠晚期孕妇身体重心前移，为保持身体平衡，孕妇头部及肩部向后仰，腰部向前挺，形成典型的孕妇姿势。

（二）心理社会调适

妊娠虽然是一种生理现象，但对女性而言，仍是一种挑战，也是家庭生活中需要应对的一件独特事件，孕妇及其家庭成员会出现不同程度的压力和焦虑。随着新生命的来临，家庭结构及角色会发生变化，原有的生活型态和互动情形也随之改变。因此，准父母的心理及社会状态需要重新调整和适应。孕妇良好的心理调适有助于产后母亲角色的完善及亲子关系的建立。护理人员了解孕妇及家庭成员的心理变化，可使其很好地调适，顺利度过妊娠、分娩期，迎接新生命的到来。

1. 孕妇的心理社会变化

（1）惊讶与震惊：在怀孕初期，无论妊娠是否是计划中的事，绝大多数孕妇都会产生惊讶和震惊的反应。

（2）矛盾心理：在惊讶与震惊的同时，孕妇可能会出现矛盾的心理，尤其是计划外妊娠的孕妇。孕妇在享受孕育新生命的喜悦之余，又觉得妊娠不是时候，可能因工作、学习等原因暂时不想要孩子；也可能由于经济负担过重、家庭条件不允许、缺乏可以利用的社会支持系统，或对恶心、呕吐等生理变化无所适从等原因所致。

（3）接受：妊娠早期，孕妇对妊娠的感受仅仅是停经后的各种不适反应，并未真正感受到"胎儿"的存在。随着妊娠进展，尤其是胎动的出现，使孕妇感受到"胎儿"的存在，并接受妊娠的事实，孕妇开始主动学习孕育胎儿的相关知识，计划为孩子购买衣物、睡床等，幻想孩子的外貌、猜测性别，有些孕妇还会担心胎儿的性别是否能被家人接受等。

（4）情绪波动：孕妇常常会出现情绪波动，表现为易激动，很敏感，可因一些极小的事情而生气、哭泣，常使配偶觉得茫然、不知所措，严重者会影响夫妻感情，甚至影响孕妇与其他家庭成员间的交流。

（5）内省：孕妇表现出以自我为中心，变得专注于自己，注重穿着、体重和一日三餐，学习为胎儿的安全限制自己的行为，如避免去公共场所、避免使用对胎儿有害的物品（如化妆品、染发剂等），同时也较关心自己的休息，喜欢独处和独立思考，这种状态有助于孕妇更好地应对妊娠和分娩，为迎接新生儿的到来做好充分准备，但这种内省行为可能会使配偶和其他家庭成员感到受冷落而影响相互之间的关系。

2. 孕妇的心理发展任务　美国心理学家鲁宾（Rubin，1984）认为，妊娠期妇女为迎接家庭新成员的到来，维持自身及家庭的功能完整，应完成以下心理发展任务。

（1）确保安全：为了确保自己和胎儿顺利度过妊娠期、分娩期，孕妇的注意力集中于胎儿和自己的健康，通过各种渠道寻求有关妊娠、分娩的知识，如通过阅读有关书籍或听从医护人员的指导和建议，做到均衡饮食，适当运动，保证充足的休息和睡眠等。

（2）接受新生儿：孕妇在胎动出现后逐渐接受了孩子的存在，并开始寻求家庭重要成员对孩子的接受和认可。在此过程中，尤其是配偶的支持和接受，有助于孕妇完成心理社会调适和母亲角色的认同。

（3）学会奉献自己：无论是生育或养育新生儿，都包含许多给予的行为。孕妇必须学会忽略或延迟自己的需要来满足另一个人的需要。因此，在妊娠过程中，孕妇必须开始调整自己，以适应胎儿的成长，从而顺利担负起产后照顾孩子的重任。

（4）情绪上与胎儿融为一体：随着妊娠的进展，孕妇和胎儿逐渐建立起亲密的感情。孕妇常通过抚摸、对着腹部讲话等行为表现其对胎儿的情感。这种情绪及行为有助于日后孕妇与新生儿建立良好的感情。

第二节 妊娠诊断

情境导入

李女士，28 岁，既往月经周期规律，现月经过期 10 日，近 3 日晨起呕吐，厌油，伴轻度尿频。

请思考：

1. 若要确诊是否妊娠，需做哪些检查？
2. 如确诊早孕，李女士该如何进行常规产前检查？
3. 如何为李女士提供饮食指导？

根据妊娠不同时期的特点，临床上将妊娠全过程分为 3 个时期：妊娠 13 周末以前称为早期妊娠（first trimester），第 14~27^{+6} 周称为中期妊娠（second trimester），第 28 周及其后称为晚期妊娠（third trimester）。

一、早期妊娠诊断

（一）症状与体征

微课 3-1
早期妊娠诊断

1. **停经** 平时月经周期规律的生育年龄妇女，有性生活史，一旦月经过期 10 日以上，应考虑妊娠的可能。

2. **早孕反应** 在停经 6 周左右出现乏力、嗜睡、恶心、晨起呕吐、食欲不振、喜食酸物或厌食油腻等症状，称早孕反应，多在停经 12 周左右自行消失。

3. **尿频** 因增大的子宫在盆腔内压迫膀胱所致，当子宫逐渐增大超出盆腔后，尿频症状自然消失。

4. **乳房变化** 孕妇自觉乳房胀痛，乳头增大，乳头、乳晕着色加深。乳晕周围皮脂腺增生出现深褐色结节，称蒙氏结节。

5. **妇科检查** 阴道黏膜及宫颈阴道部充血呈紫蓝色；妊娠 6~8 周时，双合诊检查子宫峡部极软，感觉宫颈与宫体之间似不相连，称黑加征（Hegar sign）。子宫增大变软，呈球形。妊娠 8 周时，子宫约为非孕时的 2 倍，妊娠 12 周时约为非孕时的 3 倍，可在耻骨联合上方触及子宫底。

（二）辅助检查

1. **妊娠试验** 孕卵着床后不久，利用放射免疫法即可测出受检者血液中 hCG 水平升高。临床上多用早早孕试纸法检测受检者尿液，协助诊断早期妊娠。

2. **超声检查** 是诊断早孕和判断孕龄最准确的方法。停经 35 日时，宫腔内可见到圆形或椭圆形妊娠囊；妊娠 6 周时，妊娠囊内可见到胚芽和原始心管搏动。妊娠 11~13^{+6} 周，测量胎儿头臀长度可以准确估计孕周，校正预产期，同时测量胎儿颈项透明层厚度和胎儿鼻骨等，可作为早孕期染色体疾病筛查的指标。

二、中晚期妊娠诊断

微课 3-2
中晚期妊娠诊断

(一)健康史与症状

有早期妊娠的经过,感到腹部逐渐增大,自觉胎动。

(二)检查与体征

1. 子宫增大　腹部检查时可触及增大的子宫,宫底随着妊娠进展逐渐增高,手测子宫底高度或尺测耻上子宫长度,可以初步估计胎儿大小与孕周(表 3-1)。子宫底高度因孕妇的脐耻间距离、胎儿发育情况、羊水量、单胎、多胎等因素而有差异。

表 3-1　不同孕龄的子宫底高度及子宫长度

妊娠周数	手测子宫底高度	尺测耻上子宫长度(cm)
12 周末	耻骨联合上 2~3 横指	
16 周末	脐耻之间	
20 周末	脐下 1 横指	18(15.3~21.4)
24 周末	脐上 1 横指	24(22.0~25.1)
28 周末	脐上 3 横指	26(22.4~29.0)
32 周末	脐与剑突之间	29(25.3~32.0)
36 周末	剑突下 2 横指	32(29.8~34.5)
40 周末	脐与剑突之间或略高	33(30.0~35.3)

2. 胎动　胎儿的躯体活动称胎动。孕妇于妊娠 20 周左右自觉胎动,胎动随着妊娠进展逐渐增强,至妊娠 32~34 周达高峰,妊娠 38 周后逐渐减少。妊娠 28 周以后,正常胎动次数 ≥10 次 /2 h。夜间和下午胎动较为活跃,常在胎儿睡眠周期消失,持续 20~40 min。

3. 胎体　妊娠 20 周以后可经孕妇腹壁触到子宫内的胎体。妊娠 24 周以后,运用四步触诊法可以区分胎头、胎背、胎臀和胎儿肢体,胎头圆而硬,有浮球感;胎背宽阔而平坦;胎臀宽而软,形状不规则;胎儿肢体小而且活动不规则。

4. 胎心音　听到胎心音能够确诊为妊娠且为活胎。妊娠 12 周,用多普勒胎心听诊仪能够探测到胎心音;妊娠 18~20 周,用听诊器经孕妇腹壁可听到胎心音,胎心音呈双音,似钟表的"滴答"声,速度较快,正常时每分钟 110~160 次。胎心音需与子宫血管杂音、脐血管杂音、腹主动脉音等相鉴别。

(三)辅助检查

超声检查不仅能显示胎儿数目、胎产式、胎先露、胎方位、有无胎心搏动、胎盘位置及其与宫颈内口的关系、羊水量,评估胎儿体重,还能测量胎头双顶径、头围、腹围及股骨长度等多条径线,了解胎儿生长发育情况。妊娠 20~24 周,采用超声进行胎儿系统检查,可筛查胎儿有无结构畸形。

三、胎产式、胎先露、胎方位

妊娠 28 周以前，由于胎儿小，羊水相对较多，胎儿在子宫内活动范围较大，其位置与姿势不固定。妊娠达 32 周及以后，胎儿生长迅速，羊水相对减少，胎儿与子宫壁贴近，胎儿在子宫内的姿势和位置相对恒定。胎儿在子宫内的姿势称胎姿势（fetal attitude）。正常为：胎头俯屈，颏部贴近胸壁，脊柱略前弯，四肢屈曲交叉弯曲于胸腹前，其体积和体表面积均明显缩小，整个胎体成为头端小、臀端大的椭圆形。

（一）胎产式

胎体纵轴与母体纵轴的关系称胎产式（fetal lie）（图 3-3）。两纵轴平行者称纵产式，占妊娠足月分娩总数的 99.75%。两纵轴垂直者称横产式，仅占妊娠足月分娩总数的 0.25%。两纵轴交叉者称斜产式，为暂时的，在分娩过程中多数转为纵产式，偶尔转为横产式。

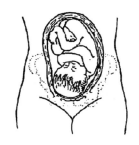 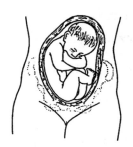 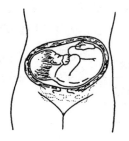

（a）纵产式，头先露　　　　（b）纵产式，臀先露　　　　（c）横产式，肩先露

图 3-3　胎产式

（二）胎先露

最先进入母体骨盆入口的胎儿部分称为胎先露（fetal presentation）。纵产式有头先露和臀先露，头先露根据胎头屈伸程度分为枕先露、前囟先露、额先露及面先露（图 3-4）。臀先露分为单臀先露、完全臀先露及不完全臀先露（图 3-5），不完全臀先露可分为单足先露、双足先露等。横产式时最先进入骨盆的是胎儿肩部，称为肩先露。偶尔可见胎儿头先露或臀先露与胎手或胎足同时入盆，称为复合先露。

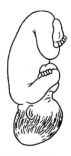 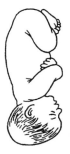 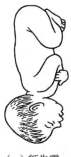 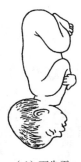

（a）枕先露　　　　（b）前囟先露　　　　（c）额先露　　　　（d）面先露

图 3-4　头先露的种类

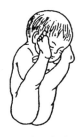 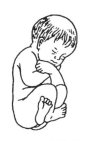 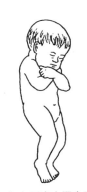

（a）单臀先露　　　　　（b）完全臀先露　　　　　（c）不完全臀先露

图 3-5　臀先露的种类

（三）胎方位

胎儿先露部的指示点与母体骨盆的关系称胎方位（fetal position），简称胎位。枕先露以枕骨、面先露以颏骨、臀先露以骶骨、肩先露以肩胛骨为指示点。根据指示点与母体骨盆入口左、右、前、后、横的不同位置构成不同的胎位（表 3-2）。

表 3-2　胎产式、胎先露和胎方位的关系及种类

胎产式	胎先露		胎方位
纵产式 （99.75%）	头先露 （95.75% ~ 97.75%）	枕先露 （95.55% ~ 97.55%）	枕左前（LOA）、枕左横（LOT）、枕左后（LOP）
			枕右前（ROA）、枕右横（ROT）、枕右后（ROP）
		面先露（0.2%）	颏左前（LMA）、颏左横（LMT）、颏左后（LMP）
			颏右前（RMA）、颏右横（RMT）、颏右后（RMP）
	臀先露（2% ~ 4%）		骶左前（LSA）、骶左横（LST）、骶左后（LSP）
			骶右前（RSA）、骶右横（RST）、骶右后（RSP）
横产式 （0.25%）	肩先露（0.25%）		肩左前（LScA）、肩左后（LScP）
			肩右前（RScA）、肩右后（RScP）

第三节　产前检查与孕期保健

情境导入

张女士，25 岁，平时月经规律，现月经过期 10 多日，经诊断为早期妊娠，医生建议其口服叶酸。

请思考：

1. 若张女士末次月经为 2022 年 1 月 25 日，其预产期是什么时候？

2. 医生建议其口服叶酸的原因是什么？

3. 张女士从妊娠 32 周开始，经常出现夜间小腿抽筋直到疼醒，一直持续了 2 周，作为护士，你该如何对张女士进行指导？

产前检查（antenatal care）与孕期保健是降低孕产妇和围产儿并发症的发生率及死亡率、减少出生缺陷的重要措施。

围产期（perinatal period）指产前、产时和产后的一段时期。围产期的定义有 4 种：①围产期 I：从妊娠满 28 周至产后 1 周；②围产期 II：从妊娠满 20 周至产后 4 周；③围产期 III：从妊娠满 28 周至产后 4 周；④围产期 IV：从胚胎形成至产后 1 周。我国目前采用围产期 I 的定义。围产期死亡率是衡量产科和新生儿科质量的重要指标。

一、产前检查与产前筛查

（一）产前检查

规范的产前检查可以评估孕妇和胎儿的健康状况，及早防治妊娠并发症或合并症，及时发现和处理胎儿异常，保证母儿的健康直至安全分娩。

根据我国《孕前和孕期保健指南（2018 年）》，目前推荐的产前检查孕周分别为：妊娠 $6 \sim 13^{+6}$ 周，$14 \sim 19^{+6}$ 周，$20 \sim 24$ 周，$25 \sim 28$ 周，$29 \sim 32$ 周，$33 \sim 36$ 周，$37 \sim 41$ 周（每周 1 次），具体检查内容见表 3-3。有高危因素的孕妇可酌情增加产前检查次数。

表 3-3　产前检查的次数及内容

检查次数	常规检查	备查项目	健康教育及指导
第 1 次检查（$6 \sim 13^{+6}$ 周）	1. 建立孕期保健手册 2. 孕周、推算预产期 3. 评估孕期高危因素 4. 血压、体重、体重指数、胎心率 5. 血常规、尿常规、血型（ABO 和 Rh）、空腹血糖、肝功和肾功、乙型肝炎表面抗原、梅毒血清抗体和人类免疫缺陷病毒（HIV）筛查 6. 早孕期超声检查（确定宫内妊娠和孕周）	1. 丙型肝炎病毒（HCV）筛查 2. 地中海贫血筛查（广东、广西、海南、湖南、湖北、四川、重庆等地） 3. 甲状腺功能筛查 4. 抗 D 滴度（Rh 阴性者） 5. 宫颈细胞学检查（孕前 12 月未检查者） 6. 宫颈分泌物检测淋球菌和沙眼衣原体 7. 细菌性阴道病检测 8. 早孕期非整倍体母体血清学筛查（$10 \sim 13^{+6}$ 周） 9. 妊娠 $11 \sim 13^{+6}$ 周超声测量胎儿颈项透明层厚度 10. 妊娠 $10 \sim 13^{+6}$ 周绒毛活检 11. 心电图	1. 流产的认识和预防 2. 营养和生活方式指导 3. 避免接触有害物质和宠物，慎用药物 4. 孕期疫苗的接种 5. 改变不良生活方式，避免高强度体力工作、高噪声环境和家庭暴力 6. 心理健康筛查 7. 继续补充叶酸 $0.4 \sim 0.8$ mg/d 至妊娠 3 个月，有条件者可继续服用含叶酸的复合维生素
第 2 次检查（$14 \sim 19^{+6}$ 周）	1. 分析首次产前检查的结果 2. 血压、体重、宫底高度、胎心率	1. 无创产前检测（NIPT）（$12 \sim 22^{+6}$ 周） 2. 中孕期非整倍体母体血清学筛查（$15 \sim 20$ 周） 3. 羊膜腔穿刺检查胎儿染色体（$16 \sim 22$ 周）	1. 中孕期胎儿非整倍体筛查的意义 2. 非贫血孕妇，如血清铁蛋白 < 30 μg/L，应补充元素铁 60 mg/d；诊断明确的缺铁性贫血孕妇，应补充元素铁 $100 \sim 200$ mg/d 3. 开始常规补充钙剂 $0.6 \sim 1.5$ g/d

续表

检查次数	常规检查	备查项目	健康教育及指导
第 3 次检查 （20 ~ 24 周）	1. 血压、体重、宫底高度、胎心率 2. 胎儿系统超声筛查（20 ~ 24 周） 3. 血常规	阴道超声测量宫颈长度（早产高危者）	1. 早产的认识和预防 2. 营养和生活方式指导 3. 胎儿系统超声筛查的意义
第 4 次检查 （25 ~ 28 周）	1. 血压、体重、宫底高度、胎心率 2. 75 g 口服葡萄糖耐量试验（OGTT） 3. 血常规、尿常规	1. 抗 D 滴度复查（Rh 阴性者） 2. 宫颈阴道分泌物胎儿纤维连接蛋白（fFN）检测（宫颈长度为 20 ~ 30 mm 者）	1. 早产的认识和预防 2. 营养和生活方式指导 3. 妊娠期糖尿病筛查的意义
第 5 次检查 （29 ~ 32 周）	1. 血压、体重、宫底高度、胎心率 2. 产科超声检查 3. 血常规、尿常规		1. 自我监测胎动 2. 母乳喂养指导、分娩方式指导及新生儿护理
第 6 次检查 （33 ~ 36 周）	1. 血压、体重、宫底高度、胎心率、胎位 2. 尿常规	1. B 族链球菌（GBS）筛查（35 ~ 37 周） 2. 肝功能、血清胆汁酸检测（32 ~ 34 周，怀疑妊娠肝内胆汁淤积症的孕妇） 3. 无应激试验（NST）（34 周以后）	1. 产前生活方式及分娩相关知识指导 2. 新生儿疾病筛查 3. 抑郁症的预防
第 7~11 次检查 （37 ~ 41 周）	1. 血压、体重、宫底高度、胎心率、胎位 2. 产科超声检查 3. NST（每周一次）	宫颈检查（Bishop 评分）	1. 分娩相关知识 2. 胎儿宫内情况的监护 3. 新生儿免疫接种 4. 产褥期指导

产前检查包括详细询问病史、全身检查和产科检查、必要的辅助检查和健康教育及指导。

1. 病史

（1）年龄：< 18 岁或≥35 岁的孕妇为高危孕妇，应予以重视。

（2）职业：工作中会接触到放射线或有毒物质（如铅、汞、有机磷农药、一氧化碳等）的孕妇，其母儿不良妊娠结局的风险增加，建议调换工作岗位。

（3）本次妊娠的经过：了解本次妊娠早孕反应出现的时间、严重程度，妊娠早期有无病毒感染及用药情况，胎动开始时间和胎动变化，妊娠过程中有无阴道流血、头痛、眼花、心悸、气短、下肢水肿等表现，饮食、睡眠及运动情况，大小便情况。

（4）推算及核对预产期：预产期（expected date of confinement，EDC）的推算方法：从末次月经（last menstrual period，LMP）第一日算起，月份减 3 或加 9，日数加 7。可以结合妊娠早期超声检查报告核对孕周并推算预产期，尤其对记不清末次月经日期或哺乳期尚未月经复潮而受孕者，应通过超声检查协助推算预产期。妊娠早期超声检测胎儿头臀长（CRL）是估计孕周最准确的指标。

（5）月经史及既往孕产史：询问初潮年龄、月经周期和月经持续时间。了解孕次、流产史，有无难产史、死胎死产史，了解分娩方式、新生儿情况及有无产后出血史等。

（6）既往史及手术史：了解有无高血压、心脏病、糖尿病、结核病、血液病、肝肾疾病等，注意其发病时间及治疗情况，了解何时做过何种手术。

（7）家族史：询问家族中有无高血压、糖尿病、结核病、双胎妊娠及其他遗传性疾病。

（8）丈夫健康状况：重点了解其健康状况，有无遗传性疾病等。

2. 全身检查 观察孕妇的发育、营养及精神状态；注意步态及身高，身材矮小（＜145 cm）者常伴有骨盆狭窄；测量血压、体重和身高，计算体重指数（body mass index，BMI），BMI= 体重（kg）/［身高（m）］^{2}；检查心脏有无异常，检查乳房情况；检查脊柱及下肢有无畸形；妊娠晚期体重每周增加不应超过 500 g，超过者应注意水肿或隐性水肿的发生。

3. 产科检查 包括腹部检查、骨盆测量、阴道检查。

（1）腹部检查：孕妇排尿后仰卧于检查床上，头部稍垫高，露出腹部，双腿略屈曲稍分开，使腹肌放松。检查者站在孕妇右侧进行检查，注意保暖、保护隐私、动作轻柔。

1）视诊：注意腹形及大小。腹部有无妊娠纹、手术瘢痕及水肿等。

2）触诊：先用软尺测量子宫高度（耻骨联合上缘至子宫底的距离）及腹围（绕脐一周的距离）。随后用四步触诊法检查子宫大小、胎产式、胎先露、胎方位及胎先露部是否衔接（图 3-6）。做前三步手法时，检查者面向孕妇头侧，做第 4 步手法时，检查者面向孕妇足侧。

第一步：检查者双手置于子宫底部，了解子宫外形并摸清宫底高度，估计胎儿大小与妊娠周数是否相符。然后以双手指腹相对轻推，判断宫底部的胎儿部分，硬而圆且有浮球感为胎头，软而宽且形状不规则为胎臀。

第二步：检查者两手分别置于孕妇腹部左右侧，一手固定，另一手轻轻深按检查，触及平坦饱满者为胎背，可变形的高低不平的部分为胎儿肢体，有时可感觉到胎儿肢体活动。

第三步：检查者右手拇指与其余 4 指分开，置于耻骨联合上方握住胎先露部，进一步查清是胎头或胎臀，并左右推动以确定是否衔接。如胎先露部仍高浮，表示其尚未入盆；如已衔接，则胎先露部不能推动。

第四步：检查者两手分别置于胎先露部的两侧，向骨盆入口方向向下深按，再次核对胎先露部的判断是否正确，并确定胎先露部入盆的程度。

操作视频 3-1
产科腹部检查

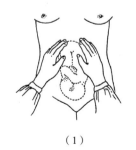 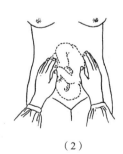 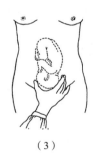 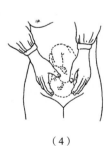

（1）　　　　　　　（2）　　　　　　　（3）　　　　　　　（4）

图 3-6　四步触诊法

3）听诊：胎心在靠近胎背上方的孕妇腹壁上听得最清楚。枕先露时，胎心的听诊部位在脐下方左侧或右侧；臀先露时，胎心的听诊部位在脐上方左侧或右侧；肩先露时，胎心在靠近脐部下方听得最清楚（图 3-7）。

（2）骨盆测量

1）骨盆外测量：包括测量髂棘间径、髂嵴间径、骶耻外径及坐骨结节间径（或称出口横径）的径线值。已有充分的证据表明测量髂棘间径、髂嵴间径、骶耻外径并不能预测产时头盆不称，因此，孕期不需要常规测量。若怀疑骨盆出口狭窄，可测量坐骨结节间径和耻骨弓角度。①坐骨结节间径的测量方法：孕妇取仰卧位，两腿弯曲，双手紧抱双膝，测量两坐骨结节内侧缘的距离，正常值为 8.5 ~ 9.5 cm（图 3-8）。坐骨结节间径值与出口后矢状径值之和 > 15 cm 时，表明骨盆出口狭窄不明显。②耻骨弓角度的测量方法：用两拇指指尖斜着对拢，置于耻骨联合下缘，两拇指平放在耻骨降支上，左右两拇指之间的角度即为耻骨弓角度（图 3-9），正常为 90°，小于 80° 为异常。此角度可反映骨盆出口横径的宽度。

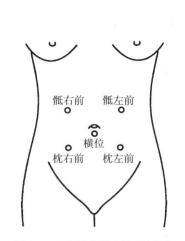

图 3-7　不同胎位胎心的听诊部位

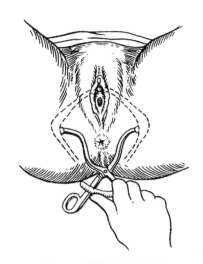

图 3-8　测量坐骨结节间径

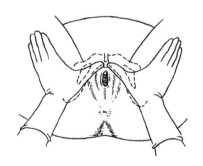
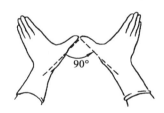
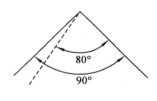

图 3-9　测量耻骨弓角度

　　2）骨盆内测量：阴道分娩前或产时，需要确定骨产道情况，可进行骨盆内测量，常测量的径线：①对角径（diagonal conjugate，DC）：耻骨联合下缘至骶岬上缘中点的距离。检查者将一手的示指、中指伸入阴道，用中指尖触到骶岬上缘中点，示指上缘紧贴耻骨联合下缘，另一手示指固定标记此接触点，抽出阴道内的手指，测量中指尖到此接触点的距离，即为对角径（图 3-10）。正常值为 12.5 ~ 13.0 cm，此值减去 1.5 ~ 2.0 cm 为骨盆入口前后径长度，又称真结合径。②坐骨棘间径：测

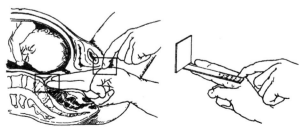

图 3-10　对角径

量两坐骨棘间的距离，正常值约为 10.0 cm。检查者一手示指、中指伸入阴道内，分别触及两侧坐骨棘，估计其间的距离（图 3-11）。③坐骨切迹宽度：为坐骨棘与骶骨下部间的距离，代表中骨盆后矢状径，其宽度即骶棘韧带的宽度。检查者将阴道内的示指、中指置于韧带上移动，若能容纳 3 横指（5.5~6.0 cm）为正常，否则为中骨盆狭窄（图 3-12）。④出口后矢状径：为坐骨结节间径中点至骶骨尖端的长度。检查者戴指套的右手示指伸入孕妇肛门向骶骨方向，拇指置于孕妇体外骶尾部，两指共同找到骶骨尖端，将骨盆出口测量器一端置于坐骨结节间径的中点，另一端置于骶骨尖端处，测量器标出的数字即为出口后矢状径值，正常值为 8.0~9.0 cm。

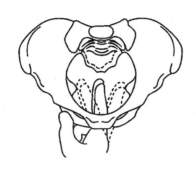

图 3-11　测量坐骨棘间径

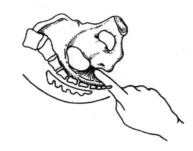

图 3-12　坐骨切迹宽度

（3）阴道检查：妊娠期可行阴道检查，尤其有阴道流血和阴道分泌物异常的孕妇。分娩前阴道检查有助于确定骨盆大小、宫颈容受和宫颈口开大的程度，进行宫颈 Bishop 评分。

（4）绘制妊娠图：将每次产前检查的结果如体重、血压、宫底高度、胎位、胎心率等填于妊娠图中，汇成曲线图，动态观察母儿情况，以便及早发现并处理异常情况。

4. 辅助检查及健康教育　每次产前检查需进行的辅助检查项目及相应的孕期保健内容参照表 3-3。

（二）产前筛查

产前筛查（prenatal screening）是通过简便、经济和较少创伤的检测方法对孕妇进行筛查，从孕妇群体中发现具有某些先天性缺陷和遗传性疾病胎儿的高风险孕妇，对其进行产前诊断，以进一步确诊。产前筛查和诊断要遵循知情同意的原则。目前临床广泛应用的产前筛查的疾病有非整倍体染色体异常、神经管缺陷和胎儿结构畸形。

1. 非整倍体染色体异常　以唐氏综合征为代表的非整倍体染色体异常是产前筛查的重点。根据筛查时间可分为妊娠早期筛查和妊娠中期筛查。

（1）妊娠早期筛查：常用的母血清学检查指标为游离 β-人绒毛膜促性腺激素（β-hCG）和妊娠相关血浆蛋白-A（pregnancy associated plasma protein-A，PAPP-A）。超声可测量胎儿颈后透明层厚度（nuchal translucency，NT），非整倍体胎儿因颈部皮下积水，颈后透明层厚度增宽，常处于相同孕周胎儿第 95 百分位数以上。联合应用血清学和 NT 检测，唐氏综合征的检出率为 85%，假阳性率为 5%。

（2）妊娠中期筛查：一般在妊娠 15~20 周进行。妊娠中期的筛查策略为血清学标志物联合筛查，包括甲胎蛋白（AFP）、人绒毛膜促性腺激素（β-hCG）、游离雌三醇（E$_3$）三联筛查，或增加抑制素 A（inhibin A）形成四联筛查，结合孕妇的年龄、孕周、体重等综合计算发病风险。唐氏综合征的检出率为 60%~75%，假阳性率为 5%。此方法还可作为 18-三体综合征和神经管缺陷的筛查方式。

（3）妊娠早中期整合筛查：整合妊娠早期和中期的筛查指标，可提高检出率，降低假阳性率。但筛查持续的时间较长，可能会使孕妇产生一定的心理负担。

1）整合产前筛查：首先在妊娠 $10 \sim 13^{+6}$ 周检测血清 PAPP-A、β-hCG，$11 \sim 13^{+6}$ 周超声检查 NT；然后在妊娠 15～20 周行血清学四联试验。联合 6 项指标，获得唐氏综合征的风险值。与妊娠早期筛查相比，在检出率相同的情况下，可降低假阳性率。

2）血清序贯筛查：在整合产前筛查中去掉 NT 检查，该方法可达到妊娠早期联合筛查相同的效果。

3）酌情筛查：妊娠早期筛查的结果为胎儿风险极高者（唐氏综合征风险率≥1/50），建议绒毛穿刺取样。其他孕妇进行孕中期四联筛查，可获得综合的风险评估报告。

（4）超声遗传学标志物筛查：核型异常的胎儿通常存在解剖学改变和畸形，所以可通过超声检查发现异常，但染色体异常相关的超声指标异常仅提示染色体非整倍体异常的风险增高，可以是正常胎儿的变异，也可以是一过性的，至妊娠晚期或出生后可缓解或消失，不一定发生后遗症。因此，超声检查发现的遗传学标志物又称为软指标（soft markers），包括妊娠早期的 NT 增厚、鼻骨（nasal bone，NB）缺失，妊娠中期的颈部皮肤皱褶增厚、肠管回声增强、肾盂扩张、长骨（肱骨、股骨）短缩、心室内强光点、脉络膜囊肿等。另外，超声发现结构性畸形的胎儿也可提示染色体异常的风险增高，但何种风险取决于具体的畸形和发现的时机，如淋巴水囊瘤在妊娠早期发现与三倍体有关，在妊娠中期发现与 X 染色体单体有关。

超声软指标异常应注意是否存在其他结构畸形，并根据特定软指标的风险度，决定是否需要进一步产前诊断。

（5）无创产前检测技术（noninvasive prenatal test，NIPT）：是根据孕妇血浆中胎儿来源的游离 DNA 信息筛查常见的非整倍体染色体异常的方法。目前主要采用二代测序和生物信息学技术，筛查的准确性高，对 21-三体、18-三体和 13-三体的检出率分别为 99%、97% 和 91%，假阳性率在 1% 以下。但在可能存在胎儿其他染色体或基因疾病风险的孕妇、胎儿结构畸形、胎盘嵌合体、孕妇本身存在染色体异常等特殊情况下，不宜用 NIPT。NIPT 目前仅用于高危人群的次级筛查。

2. 神经管缺陷

（1）血清学筛查：约有 95% 的神经管缺陷（neural tube defect，NTD）患儿无家族史，但约 90% 的孕妇血清和羊水中的 AFP 水平升高。筛查应在妊娠 15～20 周进行，以中位数的倍数（multiple of the median，MOM）为单位。以 2.0 MOM 为 AFP 正常值的上限，筛查的阳性率为 3%～5%，敏感性在 90% 以上，阳性预测值 2%～6%。但孕妇血清 AFP 水平受多种因素影响，如孕龄、孕妇体重、种族、糖尿病、死胎、多胎、胎儿畸形、胎盘异常等。

（2）超声筛查：99% 的 NTD 可通过妊娠中期的超声检查获得诊断，因此孕妇血清 AFP 升高但超声检查正常者，可不必抽取羊水检测 AFP。另外，3%～5% 的 NTD 为非开放性畸形，羊水 AFP 水平在正常范围。

3. 胎儿结构畸形　对于出生缺陷的低危人群，在妊娠 20～24 周通过超声检查对胎儿各器官进行系统筛查，可以发现的胎儿结构畸形有无脑儿、严重开放性脊柱裂、严重脑膨出、严重胸腹壁缺损并内脏外翻、单腔心、致死性软骨发育不良等。因此，建议所有孕妇在此时期均应进行一次系统胎儿超声检查，妊娠中期产前超声胎儿畸形的检出率为 50%～70%，漏诊的主要原因有：①母体因素，如孕周、羊水、胎位等；②部分胎儿畸形的产前超声检出率极低，如房间隔

拓展阅读 3-1
产前诊断检查的指征

缺损、室间隔缺损、耳畸形、指/趾异常、肛门闭锁、食管闭锁、闭合性脊柱裂、外生殖器畸形等；③部分胎儿畸形目前还不能为超声所发现，如甲状腺缺如、先天性巨结肠等。

二、孕期营养和体重管理

孕妇是胎儿成长的小环境，营养作为最重要的环境因素，对母亲与子代的近期和远期健康都会产生至关重要的影响。孕期营养不良不仅与流产、早产、难产、妊娠期贫血、子痫前期、妊娠期糖尿病、产后出血、死胎、畸形胎儿、低出生体重、巨大胎儿等有一定的相关性，而且会对子代出生后的成长和代谢产生不利的影响。因此，为了满足孕妇自身和胎儿生长发育的需要，应指导孕妇摄入由多样化食物组成的营养均衡膳食，保证热量、蛋白质、糖类、脂肪、维生素、无机盐和微量元素、膳食纤维等营养素的合理摄入。孕妇在保证均衡饮食的同时，还应做好体重管理，这对自身和子代的近、远期健康都有十分重要的意义。

（一）孕期营养需要

1. 热量　为满足胎儿的生长发育、胎盘与母体组织的增长、蛋白质与脂肪的储存及代谢增加所需要的热量，孕期总的热量需要增加。妊娠早期不需要额外增加热量，妊娠中、晚期的热量摄入在非妊娠期基础上每日增加 200 kcal。我国居民热量的主要来源是粮食，孕妇每日应摄入主食 200 ~ 450 g。

2. 蛋白质　孕妇对蛋白质的需求包括两部分，一部分是根据体重增加计算得到的蛋白质维持量，另一部分是蛋白质的储存量。妊娠早期不需要额外增加蛋白质的摄入，而妊娠中、晚期胎儿生长加速，孕妇每日蛋白质推荐摄入量分别为 15 g 和 30 g。

3. 糖类　是供给机体热量的主要物质，宜占总热量的 50% ~ 60%。孕妇自妊娠中期以后，每日进主食约 350 g 可满足需要。

4. 脂肪　占总热量的 25% ~ 30%，摄入过多脂肪会导致孕妇和胎儿超重，易发生妊娠期并发症。

5. 维生素　是调节机体代谢及维持多种生理功能必不可少的物质，主要从食物中获取，分为水溶性（维生素 B 族、维生素 C）和脂溶性（维生素 A、D、E、K）两大类。维生素 A 对胎儿的生长发育较为重要，主要存在于动物性食物中，如肝、蛋黄、肾、牛奶等；若孕妇缺乏维生素 A 可发生夜盲、贫血、早产及胎儿畸形。维生素 B 族尤其是叶酸的供应量应增加，叶酸对预防神经管畸形和高同型半胱氨酸血症、促进红细胞成熟和血红蛋白合成有至关重要的作用；除叶酸外，维生素 B 族主要存在于谷类、动物肝、干果、牛奶、鱼、黄豆中。维生素 C 对胎儿骨骼、牙齿的正常发育、造血系统的健全和机体抵抗力等都有促进作用，维生素 C 缺乏可致胎儿及孕妇发生贫血及坏血病，造成流产、早产及胎膜早破；补充维生素 C 应多吃新鲜蔬菜和水果。维生素 D 对胎儿骨骼、牙齿的形成极为重要，维生素 D 缺乏可导致胎儿低血钙，影响胎儿骨骼发育。因此，整个孕期都需要增加维生素的摄入量。

6. 无机盐和微量元素　无机盐中的钙、镁和微量元素（铁、锌、碘等）是胎儿生长发育必需的营养物质。①钙：主要供应胎儿骨骼、牙齿的发育，孕妇对钙的需要量明显增加，可摄入含钙丰富的食物，如牛奶、豆类、肉类、小虾皮等，其中牛奶及奶制品中的钙容易被吸收，口服钙剂以枸橼酸钙为佳。②铁：孕期铁摄入不足，易致缺铁性贫血；动物肝、血、瘦肉、蛋黄、豆类、贝类及各种绿叶蔬菜等铁的含量较丰富；一般植物性食物铁的吸收率较低，动物性食物铁的吸收率较高。③锌：是蛋白质和酶的组成部分，锌缺乏可导致胎儿生长受限、性腺发育不良、皮肤疾病等。④碘：妊娠期母体及胎儿新陈代谢率较高，甲状腺功能旺盛，对碘的需要量显著增加。碘缺乏易致甲状腺素合成不足，影响蛋白合成和神经元的分化，使脑细胞数量减少、体积缩小，脑重量减轻，严重损害胎儿脑和智力发育。

7. 膳食纤维　虽然不被人体吸收，但其可降低糖、脂肪的吸收和减缓血糖的升高，可改善肠道功能、预防和改善便秘。妊娠期应该多摄入含膳食纤维丰富的食物，如低糖水果、蔬菜及粗粮类。

（二）孕妇膳食指南

中国营养学会《中国孕期妇女膳食指南（2016）》建议孕妇在一般人群的膳食基础上，增加以下5项内容：①补充叶酸，常吃含铁丰富的食物，选用碘盐；②孕期呕吐严重者，可少量多餐，保证摄入含必要量糖类的食物；③妊娠中、晚期适量增加奶、鱼、禽、蛋、瘦肉的摄入；④适量身体活动，维持孕期适宜增重；⑤禁烟酒，避免被动吸烟和不良空气，适当进行户外活动和运动，愉快孕育新生命，积极准备母乳喂养。

1. 妊娠早期

（1）膳食清淡、少量多餐：易于消化，有利于减轻早孕反应，保证进食量。膳食中应包括各种新鲜蔬菜和水果、大豆制品、鱼、禽、蛋、奶制品及各种谷类制品。

（2）保证摄入含需要量糖类的食物：妊娠早期无明显早孕反应者应继续保持孕前平衡膳食，保证每日至少摄入350 g糖类，首选易消化的粮谷类食物，如200 g左右的全麦粉或170～180 g精制小麦粉（也可以是大米）；孕吐较明显或食欲不佳的孕妇不必过分强调平衡膳食；进食少或孕吐严重不能正常进食足够糖类的孕妇应及时就医，避免对胎儿神经系统发育造成不良影响。

（3）多摄入富含叶酸的食物并补充叶酸：妇女从计划妊娠开始就应多摄入富含叶酸的食物，如动物肝、蛋类、豆类、酵母、绿叶蔬菜、水果及坚果类，同时每日应口服叶酸补充剂400 μg。

（4）禁烟、禁酒：烟草、酒精对胚胎发育各个阶段都有明显的毒性作用，易引起流产、早产和胎儿畸形，有吸烟、饮酒习惯的妇女必须戒烟、禁酒，远离吸烟环境，避免二手烟。

2. 妊娠中晚期

（1）适当增加奶类的摄入：奶类及奶制品每日增加200 g，总摄入量每日应达到250～500 g，同时每日可补充600 mg的钙。

（2）适当增加鱼、禽、蛋、瘦肉的摄入：妊娠中期每日共增加50 g，妊娠晚期需再增加75 g左右。建议每周食用2～3次鱼类，以提供对胎儿大脑和视网膜发育有重要作用的二十二碳六烯酸（docosahexaenoic acid，DHA）。

（3）适当增加碘的摄入：孕期碘的推荐摄入量每日为230 μg，比非孕时增加近1倍。孕妇除每日坚持选用加碘盐外，每周还应摄入1～2次富含碘的海产品，如海带、紫菜等，以满足孕期对碘的需要。

（4）常吃含铁丰富的食物：妊娠中期和晚期每日铁的推荐摄入量在孕前20 mg的基础上分别增加4 mg和9 mg，达到24 mg和29 mg。建议每日增加20～50 g红肉，每周吃1～2次动物内脏或血液。

（5）适量进行规律的身体活动，维持适宜的体重增长：健康的孕妇每日进行不少于30 min的中等强度的身体活动，如散步、体操、游泳等，有助于愉悦心情、促进母子健康。

（6）其他：禁烟、禁酒，远离吸烟环境，少吃刺激性食物。

（三）孕妇体重管理

1. 孕妇体重增长　体重增长是反映孕妇营养状况最实用的直观指标，与妊娠并发症、胎儿出生体重等妊娠结局有密切的关系。为保证胎儿正常生长发育、避免不良妊娠结局，要重视孕妇体重管理，使其孕期体重增长保持在适宜的范围。控制孕期体重增长的两个关键要素是热量摄入和身体活动。

2021 年 9 月中国营养学会发布的《中国妇女妊娠期体重监测与评价》（T/CNSS009-2021）标准，给出了在不同妊娠前体重指数情况下，单胎妊娠妇女体重增长范围和妊娠中晚期每周体重增长推荐值（表 3-4）。应在第一次产检时确定孕前 BMI，为孕妇提供个体化的体重增长、饮食和运动指导。

表 3-4　妊娠期体重增长范围和妊娠中晚期每周体重增长推荐值

妊娠前体重指数（BMI）分类	孕期总增重范围（kg）	妊娠早期增长值范围（kg）	孕中晚期增长推荐值及范围（kg/ 周）
低体重（BMI < 18.5 kg/m^2）	11.0 ~ 16.0	0 ~ 2.0	0.46（0.37 ~ 0.56）
正常体重（18.5 kg/m^2 ≤ BMI < 24.0 kg/m^2）	8.0 ~ 14.0	0 ~ 2.0	0.37（0.26 ~ 0.48）
超重（24.0 kg/m^2 ≤ BMI < 28.0 kg/m^2）	7.0 ~ 11.0	0 ~ 2.0	0.30（0.22 ~ 0.37）
肥胖（BMI ≥ 28.0 kg/m^2）	5.0 ~ 9.0	0 ~ 2.0	0.22（0.15 ~ 0.30）

妊娠早期体重变化不大，可每月测量 1 次，妊娠中晚期应每周测量体重，并根据体重增长速度调整热量摄入水平。体重增长不足者，可适当增加高热量食物的摄入；体重增长过多者，应在保证营养素供应的基础上注意控制总热量的摄入，同时适当增加身体活动。妊娠早期体重增长不明显，早孕反应明显的孕妇也可能出现体重下降，均为正常。应注意避免妊娠早期体重增长过快。

2. 运动指导　健康的孕妇每天应进行不少于 30 min 的中等强度的身体活动。中等强度的身体活动可明显加快心率，一般运动后心率可达到最大心率的 50% ~ 70%，主观感觉稍疲劳，但 10 min 左右可恢复正常。最大心率的计算方法为 220 减去年龄，如年龄 28 岁，最大心率为 192 次 / 分，运动后的心率以 96 ~ 134 次 / 分为宜。常见的中等强度运动包括快走、游泳、打球、跳舞、孕妇瑜伽、各种家务劳动等。应根据自己的身体状况和孕前的运动习惯，选择适合的活动类型，量力而行，循序渐进。孕期不建议进行跳跃、球类、登高（海拔 2 500 m 以上）、长途旅行、长时间站立、骑马等具有一定风险的运动。

三、孕期常见症状及处理

1. 消化系统症状　约半数妇女在孕 6 周左右会出现恶心、晨起呕吐等，孕 12 周左右自行消失，一般无须用药。必要时可遵医嘱给予维生素 B$_6$ 10 ~ 20 mg/ 次，每日 3 次口服。指导孕妇早晨起床后先吃几块饼干，避免空腹。可少食多餐，食用清淡食物，两餐之间进食液体。避免油炸、难以消化或引起不舒服的食物。若恶心、呕吐较频繁，甚至影响孕妇营养时，应考虑妊娠剧吐，须住院治疗，纠正水电解质紊乱。

2. 尿频、尿急 常发生在妊娠初 3 个月及末 3 个月。若因妊娠子宫压迫所致，且无任何感染征象，可给予解释，不必处理。孕妇无须减少液体摄入量来缓解症状，有尿意时应及时排空，不可强忍。产后症状自然消失。

3. 便秘 妊娠期间肠蠕动及肠张力减弱，加之孕妇运动量减少，容易发生便秘。指导孕妇养成每日按时排便的良好习惯，多吃富含纤维素的新鲜蔬菜和水果，多喝水，注意适当运动。必要时在医生指导下使用缓泻剂或乳果糖，慎用开塞露、甘油栓，禁用硫酸镁，以免引起流产或早产。

4. 贫血 孕妇于妊娠后半期对铁需求量增多，若通过饮食无法满足需求，需补充铁剂时，可用温水或果汁送服，以促进铁的吸收，且应在餐后 20 min 服用，以减轻对胃肠道的刺激。向孕妇解释服用铁剂后大便可能会变黑，也可能导致便秘或轻度腹泻，不必担心。

5. 腰背痛 妊娠期间由于关节韧带松弛，增大的子宫向前突使躯体重心后移，腰椎向前突使背伸肌处于持续紧张状态，常出现轻微腰背痛。指导孕妇穿低跟鞋，在俯拾或抬举物品时，保持上身直立，弯曲膝部，用两下肢的力量抬起。必要时卧床休息（硬床垫），局部热敷。

6. 下肢及外周静脉曲张 指导孕妇尽量避免长时间站立、行走，可穿有压力梯度的弹力袜，睡眠时应适当垫高下肢以促进静脉回流。

7. 下肢肌肉痉挛 指导孕妇饮食中增加钙的摄入，避免腿部疲劳、受凉。发生下肢肌肉痉挛时，嘱孕妇背屈肢体或站直前倾以伸展痉挛的肌肉，或局部热敷按摩，直至痉挛消失。必要时遵医嘱口服钙剂。

8. 下肢水肿 孕妇于妊娠后期常有踝部及小腿下半部轻度水肿，经休息后消退，属于正常现象。若下肢水肿明显，经休息后不消退，应想到妊娠期高血压疾病、合并肾病或其他合并症。嘱孕妇左侧卧位，解除右旋增大的子宫对下腔静脉的压迫，下肢稍垫高 15°，避免长时间站立或坐位，水肿多可减轻。长时间站立的孕妇，两侧下肢可轮流休息，收缩下肢肌肉，促进血液回流。

9. 痔疮 妊娠晚期多见或明显加重，因增大的妊娠子宫压迫和腹压增高，使痔静脉回流受阻和压力增高导致痔静脉曲张。指导孕妇多吃蔬菜，少吃辛辣食物，温水坐浴可缓解胀痛，必要时服缓泻剂软化大便，纠正便秘。

10. 仰卧位低血压 妊娠晚期孕妇若较长时间取仰卧姿势，由于增大的妊娠子宫压迫下腔静脉，使回心血量及心排血量减少，出现低血压。此时若换成侧卧姿势，使下腔静脉血流通畅，血压很快恢复正常，不必紧张。

（靳 晶）

数字课程学习

📥 教学 PPT　　💬 本章小结　　📝 自测题　　🖥 复习思考题及解析

第四章

正常分娩妇女的护理

【学习目标】

知识：

1. 掌握正常分娩、临产、第一产程、第二产程、第三产程的概念。

2. 掌握枕先露的分娩机制、影响分娩的因素及子宫收缩力的特点。

3. 掌握分娩各产程的临床表现及护理措施。

4. 熟悉分娩期焦虑与疼痛的护理。

5. 了解分娩的触发机制。

技能：

1. 正确应用护理程序对正常分娩期妇女实施整体护理。

2. 能及时发现产程中的异常并进行及时的处理。

3. 能运用人文关怀安慰指导陪伴产妇度过分娩期。

素质：

1. 具有良好的沟通能力，产程中善于与产妇及家属进行沟通，体现人文关怀。

2. 具备高度的责任感，富有同情心。注意隐私保护，操作时动作轻柔。

3. 培养预见性思维、应对产程中突发情况的处理能力。

妊娠满 28 周（196 日）及以上，胎儿及其附属物从临产开始至从母体全部娩出的过程，称为分娩（delivery）。妊娠满 28 周至不满 37 足周（196～258 日）期间分娩，称为早产（premature delivery）；妊娠满 37 周至不满 42 足周（259～293 日）期间分娩，称为足月产（term delivery）；妊娠满及超过 42 周（294 日）分娩，称为过期产（postterm delivery）。

第一节 正常分娩的机制

情境导入

李女士，26 岁，G_2P_0，孕 39^{+2} 周，下腹阵痛 3 h 入院。近 2 周自觉子宫发紧感，今日早晨 6 点出现下腹部疼痛，持续时间 20 s，间隔 10～15 min，有阴道少量出血，无明显的阴道流液，胎心 145 次／分，胎动正常。

请思考：

1. 该产妇是否临产？需进一步做哪些护理评估？
2. 该产妇目前的主要护理问题是什么？需采取哪些护理措施？
3. 如何为该产妇进行宣教？

一、分娩的触发机制

目前认为分娩启动是多种因素综合作用的结果。

（一）内分泌控制理论

分娩发动时，子宫平滑肌由非活跃状态向活跃状态转化，这种转化受多种激素的调控，最终触发子宫收缩及子宫颈扩张，启动分娩。

1. 前列腺素（prostaglandin，PG） 子宫平滑肌对前列腺素具有高度的敏感性，可诱发子宫有力、协调地收缩；促进子宫颈成熟；增强子宫对缩宫素的敏感性。

2. 甾体类激素 雌、孕激素对妊娠的维持和分娩的启动具有重要的作用，可促进 PG 的产生，既能诱发宫缩，又能促进子宫颈成熟，增强子宫收缩。

3. 缩宫素与缩宫素受体 分娩开始后，随着产程进展逐渐增加，子宫对缩宫素的敏感性随着妊娠的进展而逐渐增高。

4. 内皮素 子宫局部产生的内皮素直接对平滑肌产生收缩作用，间接诱发宫缩。

（二）机械性理论

机械性理论又称为子宫张力理论。妊娠早、中期，子宫处于静息状态，能承受胎儿及其附属物的负荷。妊娠晚期，子宫腔内压力增加，子宫壁伸展，肌纤维收缩的敏感性增加。妊娠末期，胎先露下降压迫子宫下段和子宫颈内口，引起机械性扩张，从而诱发宫缩。

（三）神经介质理论

子宫主要受自主神经支配，交感神经兴奋子宫肌层 α 肾上腺素能受体，促使子宫收缩。乙酰胆碱通过增加子宫肌细胞对 Na^+ 的通透性加强子宫收缩。

（四）炎症反应学说

炎性细胞因子通过释放水解酶，增加前列腺素合成，促进宫颈成熟，诱导分娩发动。大量研究表明，分娩前子宫蜕膜、子宫颈均出现明显的中性粒细胞和巨噬细胞趋化及浸润，炎症因子表达增高，提示非感染性炎症可能是分娩发动的重要机制之一。

综上所述，不管分娩动因如何界定，子宫颈成熟是分娩发动的必备条件，缩宫素和前列腺素是促进宫缩的直接因素。

二、影响分娩的因素

影响分娩的因素包括产力、产道、胎儿及产妇的精神心理因素，若四个因素均正常且能相互适应，胎儿顺利经阴道自然娩出，称为正常分娩。正确评估产力、产道和胎儿情况，促进三者协调一致，同时帮助产妇建立正常分娩的信心，是确保分娩顺利进行的基础。

（一）产力

将胎儿及其附属物从子宫腔内逼出的力量，称为产力。产力包括子宫收缩力（简称宫缩）、腹肌及膈肌收缩力和肛提肌收缩力，其中子宫收缩力为主要力量。

1. 子宫收缩力　是临产后的主要产力，贯穿于分娩全过程。临产后的宫缩能使子宫颈管缩短直至消失、宫口扩张，胎先露下降和胎儿胎盘娩出。临产后正常子宫收缩力具有以下特点：

（1）节律性：节律性宫缩是临产的重要标志。正常宫缩是子宫体肌不随意、有规律的阵发性收缩并伴有疼痛，称为阵痛。宫缩强度随产程进展逐渐增加，每次宫缩由弱渐强（进行期），维持一定时间（极期），再由强渐弱（退行期），直至消失进入间歇期，间歇期子宫肌层松弛。临产开始时，宫缩持续 30～40 s，间歇 5～6 min。随着产程进展，宫缩持续时间逐渐延长，间歇期逐渐缩短。当宫口开全后，宫缩可持续 60 s，间歇仅 1～2 min。如此反复出现，直至分娩结束（图 4-1）。

动画 4-1
宫缩节律性

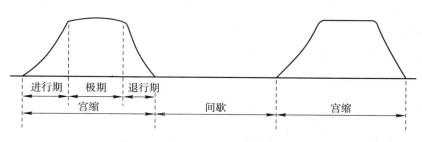

进行期	极期	退行期		
	宫缩		间歇	宫缩

图 4-1　临产后正常宫缩节律性示意图

（2）对称性和极性：正常宫缩起自两侧子宫角部（受起搏点控制），以微波的形式迅速均匀地向宫底中线集中，左右对称，再以 2 cm/s 的速度向子宫下段扩散，约在 15 s 内扩至整个子宫（图 4-2），此为子宫收缩的对称性。宫缩以宫底部最强、最持久，向下逐渐减弱，宫底部收缩力的强度几乎是子宫下段的 2 倍。

（3）缩复作用：子宫体部平滑肌为收缩段。子宫收缩时，子宫体部肌纤维缩短变宽，间歇时肌纤维松弛，但不能恢复至原来的长度，经过反复收缩，肌纤维变得越来越短，此为子宫肌纤维的缩复作用。缩复作用使宫腔内容积逐渐缩小，迫使胎先露部下降，子宫颈管逐渐缩短直至消失，宫颈口扩张。

2. 腹肌及膈肌收缩力 是第二产程的重要辅助力量。当子宫颈口开全后，胎先露部已降至阴道。每当宫缩时，前羊水囊或胎先露部压迫骨盆底组织及直肠，反射性地引起排便动作，产妇主动屏气向下用力，使腹压增高，促使胎儿娩出。但是，过早使用腹压易使产妇疲劳和造成子宫颈水肿，导致产程延长。腹压在第三产程还可促使已剥离的胎盘娩出，减少产后出血。

3. 肛提肌收缩力 参与第二、三产程，协助胎先露部在骨盆腔发生内旋转。胎头枕部露于耻骨弓下时，能协助胎头仰伸及娩出。当胎盘降至阴道时，有助于胎盘娩出。

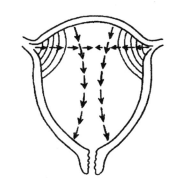

图 4-2　子宫收缩对称性和极性示意图

（二）产道

产道是胎儿娩出的通道，分为骨产道与软产道两部分。

1. 骨产道 又称真骨盆，是产道的重要组成部分。骨产道的大小、形状与分娩关系密切。

（1）骨盆入口平面（pelvic inlet plane）：也是骨盆腔入口，即真假骨盆分界面，其前面是耻骨联合上缘，两侧是髂耻缘，后面是骶岬上缘，呈横椭圆形。骨盆入口平面有 4 条径线（图 4-3）。

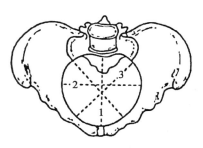

图 4-3　骨盆入口平面各径线示意图
1. 前后径；2. 横径；3. 斜径

1）入口前后径：也称真结合径。耻骨联合上缘中点至骶岬前缘正中的距离，平均约为 11 cm。该径线是胎先露部进入骨盆入口的重要径线，其长短与分娩关系密切。

2）入口横径：左右髂耻缘间的最大距离，平均约为 13 cm。

3）入口斜径：左右各一。左骶髂关节至右髂耻隆突间的距离为左斜径。右骶髂关节至左髂耻隆突间的距离为右斜径，平均约为 12.75 cm。

（2）中骨盆平面（pelvic mid plane）：是骨盆腔内的最窄平面，呈前后径长的纵椭圆形。其前面是耻骨联合下缘，两侧是坐骨棘，后面是骶骨下端。中骨盆平面有 2 条径线（图 4-4）。

1）中骨盆前后径：耻骨联合下缘中点，通过坐骨棘连线中点，至骶骨下端连线间的距离，平均约为 11.5 cm。

2）中骨盆横径：又称坐骨棘间径，是两坐骨棘之间的距离，平均约 10 cm，是影响胎儿通过中骨盆的重要径线，其长短与胎先露内旋转关系密切。

（3）骨盆出口平面（pelvic outlet plane）：是骨盆腔出口，由两个以坐骨结节间径为共同底线、不在同一个平面上的三角形组成。前三角的顶端为耻骨联合下缘，两侧边为耻骨降支。后三角的顶端为骶尾关节，两侧边为骶结节韧带。骨盆出口平面有 4 条径线（图 4-5）。

1）出口前后径：耻骨联合下缘至骶尾关节间的距离，平均约为 11.5 cm。

2）出口横径：又称坐骨结节间径，是两坐骨结节内侧缘间的距离，平均约为 9 cm，是出口的重要径线，与分娩关系密切。

3）出口前矢状径：耻骨联合下缘中点至坐骨结节间径中点间的距离，平均约为 6 cm。

4）出口后矢状径：骶尾关节至坐骨结节间径中点间的距离，平均约为 8.5 cm。若出口横径

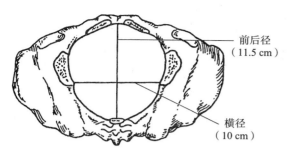

图4-4 中骨盆平面各径线

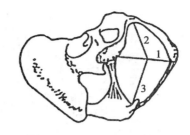

图4-5 骨盆出口平面各径线
1. 横径；2. 前矢状径；3. 后矢状径

略短，而出口横径与出口后矢状径之和 > 15 cm，一般大小胎儿可通过后三角区经阴道娩出。临床上单纯出口平面狭窄少见，多同时伴有中骨盆平面狭窄。

（4）骨盆轴与骨盆倾斜度

1）骨盆轴（pelvic axis）：为连接骨盆各平面中心点的假想曲线，分娩时胎儿即沿此轴娩出，故又称为产轴。此轴上段向下向后，中段向下，下段向下向前。助产时也应按此轴方向协助胎儿娩出（图4-6）。

2）骨盆倾斜度（inclination of pelvis）：妇女站立时，骨盆入口平面与地平面所形成的角度。一般为60°（图4-7）。若角度过大，影响胎头衔接和娩出。

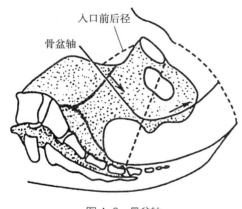

图4-6 骨盆轴

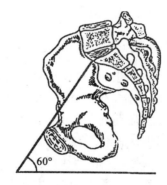

图4-7 骨盆倾斜度

2. 软产道　是由子宫下段、子宫颈、阴道及骨盆底软组织构成的弯曲管道。

（1）子宫下段的形成：非孕期时子宫峡部长约1 cm，孕12周后逐渐伸展为宫腔的一部分，至妊娠末期子宫峡部被拉长、变薄，形成子宫下段。临产后的规律宫缩进一步使子宫下段拉长，达7~10 cm，形成软产道的一部分。由于子宫肌纤维的缩复作用，子宫上段的肌层越来越厚，子宫下段被牵拉扩张而越来越薄。由于子宫上下段的肌壁厚薄不同，在两者之间的子宫内面有一环状隆起，称为生理性缩复环（physiologic retraction ring）（图4-8）。

（2）子宫颈的变化

1）子宫颈管消失（effacement of cervix）：临产前的子宫颈管长2~3 cm，初产妇较经产妇稍长。临产后的规律宫缩，牵拉子宫颈内口的肌层及周围韧带，加之胎先露部压迫前羊水囊呈楔状，致使子宫颈内口向上向外扩张，子宫颈管形成漏斗状，此时子宫颈外口改变不大，随后子宫颈管逐渐变短直至消失。初产妇多是子宫颈管先消失，然后子宫颈外口再扩张。经产妇多是

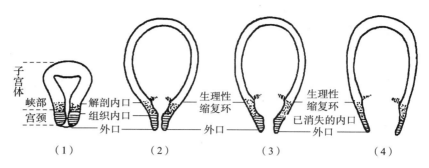

图 4-8 子宫下段的形成及宫口扩张

子宫颈管消失与子宫颈口扩张同时进行。

2）子宫颈口扩张（dilatation of cervix）：临产前，初产妇的子宫颈外口仅容一指尖，经产妇能容纳一指。临产后，子宫收缩及缩复向上牵引使子宫颈口扩张。由于子宫下段的蜕膜发育不良，胎膜易与该处蜕膜分离向子宫颈突出，形成前羊水囊，协助扩张子宫颈口。子宫颈口近开全时，胎膜多自然破裂。破膜后，胎先露部直接压迫子宫颈，扩张子宫颈口的作用进一步加强。于子宫颈口开全（10 cm）时，足月妊娠的胎头方能通过。

（3）骨盆底软组织、阴道及会阴的变化：前羊水囊及胎先露部先将阴道上部扩张，破膜后先露下降直接压迫骨盆底，使软产道下段形成一个前壁短后壁长、向前弯曲的长筒。阴道外口朝向前上方，阴道黏膜皱襞展平加宽腔道。肛提肌向下及向两侧扩张，肌束分开，肌纤维拉长，会阴体变薄，以利于胎儿通过。阴道及骨盆底的结缔组织和肌纤维在妊娠期增生肥大，血管变粗，血运丰富，故分娩时会阴体可承受一定压力。但若保护不当，可造成会阴损伤。

（三）胎儿

除产力和产道外，胎儿大小、胎位及有无畸形也可影响分娩。

1. 胎儿大小　在分娩过程中，胎儿大小是决定分娩难易的重要因素之一。胎头是胎体的最大部分，也是胎儿通过产道最困难的部分。胎儿过大可致胎头径线过大，即使骨盆大小正常，也可因相对性骨盆狭窄造成难产。

（1）胎头颅骨：由两块顶骨、两块额骨、两块颞骨及一块枕骨构成。矢状缝和囟门是确定胎位的重要标志。颅缝与囟门均有软组织覆盖，使骨板有一定活动度，胎头具有一定的可塑性。在分娩过程中，颅缝轻度重叠使头颅变形，缩小头颅体积，有利于胎头的娩出（图 4-9）。

（2）胎头径线（图 4-9）

1）双顶径（biparietal diameter，BPD）：是胎头的最大横径，为两顶骨隆突间的距离，妊娠足月时平均约为 9.3 cm。

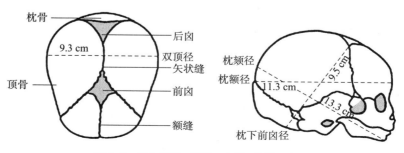

图 4-9　胎头颅骨、颅缝、囟门、径线示意图

2）枕额径（occipitofrontal diameter）：又称为前后径，为鼻根上方至枕骨隆突间的距离，胎头以径线衔接，妊娠足月时平均约为 11.3 cm。

3）枕下前囟径（suboccipitobregmatic diameter）：又称为小斜径，为前囟中央至枕骨隆突下方的距离，胎头俯屈后以此径线通过产道，妊娠足月时平均约为 9.5 cm。

4）枕颏径（occipitomental diameter）：又称为大斜径，为颏骨下方中央至后囟门顶部间的距离，妊娠足月时平均约为 13.3 cm（图 4-9）。

2. 胎位　纵产式、头先露时胎头先通过产道，经颅骨重叠、胎头变形、周径变小，利于胎头娩出，较臀位容易娩出。臀位时，胎臀先娩出，由于胎臀较软且径线短，软产道不能充分扩张，加之胎头娩出时失去了变形机会，导致胎头娩出困难。肩先露时，妊娠足月的活胎不能通过产道，对母儿威胁极大。

3. 胎儿畸形　胎儿发育异常，先天畸形，如脑积水、联体儿等，难以顺利通过产道。

（四）产妇的精神心理因素

在分娩过程中，产妇的精神心理状态对分娩影响很大。分娩对于产妇是一种压力源，会引起系列特征性的心理情绪反应，产妇临产后常常处于焦虑、不安、恐惧状态，会使机体产生一系列变化，致使子宫收缩乏力、产程进展缓慢或停滞、胎头下降受阻，甚至可导致胎儿窘迫、产后出血等。因此在分娩过程中，应给产妇提供心理支持，耐心讲解分娩的生理经过，尽量消除其焦虑和恐惧心理。

第二节　枕先露的分娩机制

分娩机制（mechanism of labor）是指胎儿先露部在通过产道时，为适应母体骨盆各平面的不同形态，被动地进行一系列适应性转动，以最小径线通过产道的过程，包括衔接、下降、俯屈、内旋转、仰伸、复位及外旋转、胎肩及胎儿娩出等动作。临床上以枕先露中的枕左前位最为多见，现以枕左前位为例说明分娩机制（图 4-10）。

1. 衔接（engagement）　又称入盆，指胎头双顶径进入骨盆入口平面，胎头颅骨最低点接近或达到坐骨棘水平。胎头进入骨盆入口时多呈半俯屈状态，以枕额径衔接，由于枕额径大于骨盆入口前后径，枕左前位时胎头矢状缝坐落在骨盆入口右斜径上，胎儿枕骨在骨盆左前方。初产妇多在预产期前 1~2 周内胎头衔接，经产妇多在分娩开始后胎头衔接。若初产妇已临产而胎头仍未衔接，应警惕有头盆不称。

动画 4-2
枕先露自然分娩过程
微课 4-1
枕先露的分娩机制

2. 下降（descent）　胎头沿骨盆轴前进的动作称为下降，下降动作贯穿于分娩的全过程，与其他动作相伴进行。促使胎头下降的因素有：①子宫收缩通过羊水传导，压力经胎轴传至胎头；②子宫收缩时宫底直接压迫胎臀；③胎体伸直伸长；④腹肌收缩使腹压增加，压力经子宫传至胎儿。下降动作呈间歇性，宫缩时胎头下降，间歇时又稍回缩。观察胎头下降程度是判断产程进展的重要标志。

3. 俯屈（flexion）　当胎头降至骨盆底时，原来处于半俯屈的胎头枕部遇肛提肌阻力，借杠杆作用进一步俯屈，使下颏接近胸部。胎头衔接时的枕额径转变为枕下前囟径，以适应产道，有利于胎头继续下降。

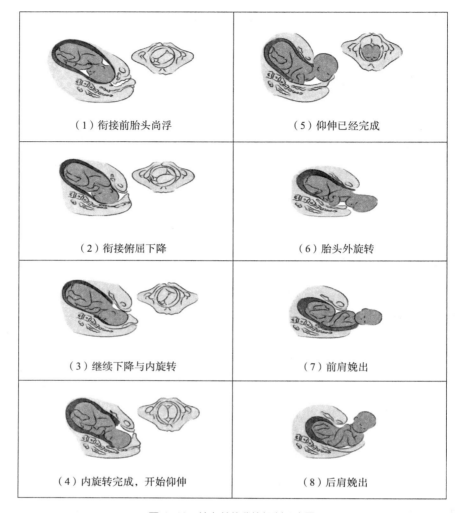

（1）衔接前胎头尚浮	（5）仰伸已经完成
（2）衔接俯屈下降	（6）胎头外旋转
（3）继续下降与内旋转	（7）前肩娩出
（4）内旋转完成，开始仰伸	（8）后肩娩出

图 4-10　枕左前位分娩机制示意图

4. 内旋转（internal rotation）　胎头为适应骨盆纵轴而旋转，使矢状缝与中骨盆及骨盆出口前后径相一致的动作称为内旋转。胎头于第一产程末完成内旋转动作。枕左前位时，胎头枕部向前旋转 45°，后囟门转至耻骨弓下方。

5. 仰伸（extention）　完成内旋转后，胎头枕骨下降达耻骨联合下缘时，宫缩和腹压继续迫使胎头下降，同时肛提肌收缩力将胎头向前推进。胎头沿骨盆轴下段向下向前的方向转向前，到达耻骨联合下缘时，以耻骨弓为支点，胎头逐渐仰伸，胎头的顶、额、鼻、口、颏从会阴前缘相继娩出。当胎头仰伸时，胎儿双肩径进入骨盆入口左斜径。

6. 复位（restitution）及外旋转（external rotation）　胎头娩出后，为使胎头与位于左斜径上的胎肩恢复垂直关系，胎头枕部向左旋转 45°，称为复位。胎肩在骨盆内继续下降，前（右）肩向前向中线旋转 45°，使双肩径与骨盆出口前后径相一致，胎头枕部需在外继续向左旋转 45°，使胎头和胎肩保持正常关系，称为外旋转。

7. 胎肩及胎儿娩出　胎头完成外旋转后，胎儿前（右）肩在耻骨弓下先娩出，随即后（左）肩从会阴前缘娩出。胎儿双肩娩出后，胎体及胎儿下肢随之顺利娩出。至此，胎儿娩出过程全部完成。

第三节　先兆临产、临产与产程分期

临床上识别先兆临产、临产及判断产程分期具有重要意义，是确保分娩过程顺利进行的重要组成部分。

一、先兆临产

分娩发动前，出现预示产妇将要临产的表现，称为先兆临产（threatened labor）。

1. 不规律宫缩　又称假临产。妊娠足月近临产时，子宫的敏感度增加，可出现不规则的子宫收缩。其特点是：①宫缩频率不一致，持续时间短，常少于30 s，间歇时间长，且不规律；②宫缩强度未逐渐增强；③常在夜间出现，清晨消失；④不伴有子宫颈管缩短及宫口扩张；⑤给予镇静剂能抑制宫缩。

2. 胎儿下降感　初产妇于分娩前2~4周，由于胎先露部入盆衔接使宫底降低，产妇常感上腹部较以往舒适，呼吸较轻快，食欲增加，胎先露压迫膀胱出现尿频。

3. 见红　在分娩发动前24~48 h，阴道排出少量血性分泌物，称为见红。系因子宫颈内口附近的胎膜与该处的子宫壁分离，毛细血管破裂引起的少量出血，与宫颈管黏液混合形成血性分泌物，经阴道排出。见红是分娩即将开始的可靠征象。

二、临产诊断

临产的重要标志是规律且逐渐增强的子宫收缩，持续30 s以上，间歇5~6 min，同时伴随进行性子宫颈管消失、子宫颈口扩张和胎先露部下降。给予强镇静药物不能抑制宫缩。

三、产程分期

总产程（total stage of labor）指从规律宫缩开始至胎儿、胎盘全部娩出的全过程，临床上分为以下三个产程：

1. 第一产程（first stage of labor）　又称为宫颈扩张期。从规律宫缩开始到宫口开全（10 cm）。第一产程又分为潜伏期和活跃期。

潜伏期：为宫口扩张的缓慢阶段，初产妇一般不超过20 h，经产妇不超过14 h。

活跃期：为宫口扩张的加速阶段，一般在宫口扩张至6 cm进入活跃期，有些产妇在宫口扩张至4~5 cm时即进入活跃期，直至宫口开全（10 cm）。此期宫口扩张速度应≥0.5 cm/h。

2020年《正常分娩指南》对潜伏期和活跃期的定义：潜伏期是指从规律宫缩至宫口扩张<5 cm；活跃期是指从宫口扩张5 cm至宫口开全。

2. 第二产程（second stage of labor）　又称为胎儿娩出期。从宫口开全到胎儿娩出。初产妇需1~2 h，最长不超过3 h，经产妇不应超过2 h。实施硬膜外麻醉镇痛者，初产妇不应超过4 h，经产妇不应超过3 h。

3. 第三产程（third stage of labor）　又称为胎盘娩出期。从胎儿娩出到胎盘胎膜娩出，需5~15 min，不应超过30 min。

第四节　产程的护理

情境导入

高女士，24 岁，G_1P_0，以"孕 39^{+3} 周，规律宫缩 3 h"收入院。血压 120/80 mmHg，脉搏 78 次 / 分，一般情况尚可。产科检查：宫底剑突下 3 横指，胎位 LOA，胎心率 136 次 / 分。宫口开大 2 cm，未破膜，先露"-2"。入院后 4 h，宫缩 40～45 s/2～3 min。高女士难以耐受腹痛，情绪不稳定，哭闹不已，担心胎儿和自己的安全，数次要求行剖宫产。

请思考：

1. 该产妇主要的护理问题有哪些？

2. 该产妇应采取哪些护理措施？

3. 如何进行心理疏导？

一、第一产程妇女的护理

第一产程是产程中持续时间最长的时期。通过规律宫缩，可使子宫颈口扩张及胎先露下降。此期可发生各种异常情况，应密切观察宫缩及胎心，适时判断产程进展情况，及时处理异常情况，确保分娩正常进行。

（一）护理评估

1. 健康史　了解产妇年龄、身高、体重及婚育史；结合产前检查记录了解孕期情况，如是否定期产前检查、有无阴道流血及其他异常情况；询问宫缩开始时间、强度，有无破膜等。

2. 身体状况

（1）症状：临产后规律宫缩导致产妇阵发性腹痛或腰骶部疼痛，随宫缩加强逐渐加重。产妇因对疼痛的敏感性和耐受性不同，常常表现为呻吟、哭泣、尖叫等。

（2）产科评估：第一产程主要表现为规律宫缩、宫口扩张、胎头下降及胎膜破裂。

1）规律宫缩：产程开始时宫缩持续时间短（约 30 s），间歇时间较长（5～6 min）。随着产程进展，宫缩持续时间逐渐延长（50～60 s），强度逐渐增强，间歇时间逐渐缩短（2～3 min）。当宫口开全时，宫缩持续时间可达 1 min 或更长，间歇时间仅 1 min。护士应适时评估宫缩持续时间及强度、间歇时间。

2）宫口扩张：是临产后规律宫缩的结果。当宫缩渐频且不断增强时，由于子宫肌纤维的缩复作用，宫颈管逐渐变软、变短及消失，宫颈展平并逐渐扩大。当宫口开全时，子宫下段及阴道形成宽阔的管腔，有利于胎儿通过。

3）胎头下降：是决定能否经阴道分娩的重要指标。判断胎头下降的方式有两种：①腹部触诊：在骨盆入口平面上方可触及剩余胎头部分，以国际五分法表示，用于初步判断。双手掌置于胎头两侧，触及骨盆入口平面时，双手指尖可在胎头两侧触及为剩余 5/5；双手掌指尖在胎头两侧有会聚但不能彼此触及为剩余 4/5；双手掌在胎头两侧平行为剩余 3/5；双手掌在胎头两侧呈外展为剩余 2/5；双手掌在胎头两侧外展且手腕可彼此触及为剩余 1/5（图 4-11）。②胎儿颅骨

最低点与坐骨棘平面关系：以颅骨最低点与
坐骨棘平面的关系表示。坐骨棘平面是判断
胎头高低的标志。胎头颅骨最低点平坐骨棘
平面时，以"0"表示；在坐骨棘平面上 1 cm
时，以"–1"表示；在坐骨棘平面下 1 cm 时，
以"+1"表示。其余依此类推（图 4-12）。潜
伏期胎头下降不明显，活跃期下降加快，平均

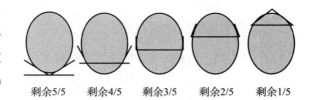

图 4-11　骨盆入口平面触诊胎头入盆情况的
国际五分法

每小时下降 0.86 cm。一般宫口开至 4~5 cm 时，胎头应达坐骨棘平面。

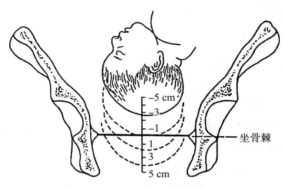

图 4-12　胎头高低的判定

4）宫颈成熟度：通过 Bishop 评分法可判断宫颈成熟度，估计试产成功率（表 4-1）。满分
为 13 分，>9 分均成功，7~9 分成功率为 80%，4~6 分成功率为 50%，<3 分均失败。

表 4-1　Bishop 宫颈成熟度评分法

指标	分　数			
	0	1	2	3
宫口开大（cm）	0	1~2	3~4	5~6
颈管消退（%） （未消退为 2~3 cm）	0~30	40~50	60~70	80~100
先露位置 （坐骨棘平面 =0）	–3	–2	–1~0	+1~+2
宫颈硬度	硬	中	软	
宫口位置	朝后	居中	朝前	

5）胎膜破裂：简称破膜。胎儿先露部衔接后，将羊水阻断为前后两部分。胎先露前面的羊
水称为前羊水，约 100 mL。宫缩时，前羊水囊楔入宫颈管内，有助于扩张。正常破膜多发生于
宫口近开全时。护士应评估产妇是否破膜，若已破膜，应确定破膜时间，观察羊水颜色、性状
及量。

3. 心理社会状况　因对环境和医护人员感到陌生、对分娩过程缺乏了解、对分娩结局的未
知及阵痛的影响等，产妇和家属可出现焦虑、烦躁或恐惧，影响产程进展。

4. 辅助检查　常用超声多普勒仪、胎儿电子监护仪监测胎心情况。

（二）常见护理诊断／问题

1. 分娩痛 与逐渐加强的子宫收缩有关。
2. 焦虑 与缺乏分娩知识和担心能否顺利分娩有关。
3. 潜在并发症 胎儿窘迫。

（三）护理目标

1. 产妇能正确对待分娩痛，学会缓解疼痛的放松技巧。
2. 产妇焦虑缓解，情绪稳定。
3. 胎儿未发生宫内窘迫。

（四）护理措施

1. 一般护理

（1）生命体征：护士应每隔4~6 h监测生命体征1次并记录。宫缩时血压升高5~10 mmHg，应在宫缩间歇时测血压。若发现异常，应增加测量次数，报告医生给予相应处理。

（2）饮食指导：护士应鼓励产妇在宫缩间歇期少量多次进食高热量、易消化、清淡的食物，注意保证充分的水分摄入，必要时可给予静脉补液。

拓展阅读4-1
自由体位分娩

（3）休息与活动：若宫缩不强且未破膜，护士应鼓励产妇在室内活动，可采取站、蹲、走等多种方式，有利于产程进展。若宫缩强或胎膜破裂，应卧床休息，取左侧卧位。

（4）排尿及排便：临产后，护士应鼓励产妇正常排尿、排便，每2~4 h排尿1次，以免膀胱充盈影响宫缩及胎先露下降。

2. 产科护理

（1）监测胎心：胎心音听诊应在宫缩间歇时进行，潜伏期每小时1次，活跃期每30 min 1次，每次听诊1 min，或用胎儿电子监护仪持续监测胎心变化。

（2）观察宫缩：应每1~2 h观察1次。监测宫缩方法有两种：①触诊法，是简单常用的方法。观察者将手掌放于产妇腹壁宫体近宫底处，宫缩时宫体部隆起变硬，间歇期松弛变软。触诊法一般需要连续观察至少3次宫缩。②胎儿电子监护仪，将检测仪的宫腔压力探头固定于产妇宫底部，连续描记40 min，通过胎儿电子监护仪描记的宫缩曲线，可以直观地了解宫缩强度、频率和持续时间，是反映宫缩的客观指标。10 min内出现3~5次宫缩即为有效宫缩，10 min内出现5次以上宫缩应判断为宫缩过频。若宫缩异常应及时报告医生并配合处理。

（3）观察宫颈扩张和胎头下降程度：临产后通过阴道检查判断，一般初产妇潜伏期每隔4 h检查1次，活跃期每1~2 h检查1次，于宫缩时进行。经产妇或宫缩较频者适当缩短间隔时间。阴道检查可了解宫颈口扩张、胎先露高低、胎膜是否破裂、骨盆腔大小，直接触及胎头矢状缝及囟门，协助判断胎方位，但应在严格阴道消毒后进行。

（4）胎膜破裂的护理：一旦胎膜破裂，应立即听胎心，观察羊水性状和量，记录破膜时间。若有胎心异常，应立即进行阴道检查，及时发现脐带脱垂。若为头先露，羊水呈黄绿色混有胎粪，提示胎儿窘迫，应及时处理。破膜后每2 h测量产妇体温，排查绒毛膜炎，破膜超过12 h胎儿尚未娩出者，遵医嘱给予抗生素预防感染。

3. 心理护理 护士应安慰产妇，告知分娩是生理过程，尽可能消除其焦虑和恐惧心情，保持良好的精神状态。教会产妇掌握分娩时必要的呼吸技术和躯体放松技巧。开展家庭式产房，允许丈夫、家人或有经验的人员陪伴分娩。以精神上的鼓励、心理上的安慰、体力上的支持使产妇顺利度过分娩全过程。

（五）护理评价

1. 产妇能正确对待分娩痛，学会缓解疼痛的放松技巧。
2. 产妇焦虑缓解，情绪稳定。
3. 胎儿胎心率正常。

二、第二产程妇女的护理

正确评估和处理第二产程对母儿结局至关重要。子宫收缩过强或产程延长，易使胎儿发生窘迫，母体可发生一系列分娩期并发症。因此，应密切观察宫缩、胎心、产程进展及产妇情况，既要避免因试产不充分而轻易采取剖宫产，又要避免因评估不准确而盲目延长第二产程增加母儿风险。

（一）护理评估

1. 健康史　了解有无合并症、并发症，第一产程的临床经过、处理及胎儿情况。
2. 身体状况
（1）症状：随宫缩加强而出现剧烈腹痛及腰骶部疼痛，产妇常因剧烈疼痛而表现为烦躁、哭闹等。护士应了解疼痛的部位、程度，采取缓解疼痛的应对方法。
（2）产科评估
1）子宫收缩：宫缩频率和强度于第二产程达到高峰，宫缩时间持续约 1 min 或以上，间歇期仅 1~2 min。
2）胎心监测：第二产程宫缩频而强，需密切监测胎心，评估胎儿有无急性缺氧。
3）产妇排便感：宫口开全后，宫缩时胎头下降压迫骨盆底组织，产妇有排便感，并不自主地产生向下屏气用力的动作，肛门括约肌松弛。根据产程进展顺利程度及母儿情况，应判断是否需采取会阴侧切。
4）胎儿下降与娩出：随产程进展，会阴逐渐膨隆变薄，胎头于宫缩时露出阴道口，露出部分不断增大，宫缩间歇期胎头又缩回阴道内，称胎头拨露（head visible on vulval gapping）。当胎头双顶径越过骨盆出口，宫缩间歇时胎头不再回缩，称胎头着冠（crowning of head）（图 4-13）。此时会阴极度扩张，胎头枕骨抵达耻骨弓下，并以此为支点，出现胎头仰伸、复位及外旋转等动作，随后前肩、后肩相继娩出，胎体娩出，后羊水随之涌出。经产妇的第二产程短，有时仅需几次宫缩即可完成胎头的娩出。

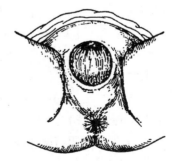

图 4-13　胎头着冠

3. 心理社会状况　第二产程中，产妇多已筋疲力尽，可能对分娩的能力失去信心，并担心胎儿安危，护士应评估产妇有无强烈的无助感和恐惧感。
4. 辅助检查　多用超声多普勒仪、胎儿电子监护仪监测胎心情况。

（二）常见护理诊断 / 问题

1. 知识缺乏　缺乏正确运用腹压的相关知识。

2. 分娩痛　与剧烈宫缩有关。

3. 焦虑　与对分娩结局的不确定有关。

4. 有受伤的危险　与胎儿窘迫、新生儿产伤及产妇软产道裂伤有关。

（三）护理目标

1. 产妇能正确运用腹压，积极参与分娩过程。

2. 产妇学会自我放松的技巧，疼痛感减轻。

3. 产妇情绪稳定，能较好地配合并完成分娩。

4. 胎儿、新生儿及产妇正常，未发生胎儿窘迫、新生儿窒息或产伤。

（四）护理措施

1. **一般护理**　调节并保持产房温度在 25 ~ 28℃。注意观察产妇生命体征，减少环境干扰。指导产妇休息，协助适时变换舒适体位，及时排空膀胱，必要时导尿。不限制饮食，鼓励适量摄入流质和半流质饮食，以保持充分体力。

2. **产科护理**

（1）指导产妇屏气用力：产妇正确运用腹压是第二产程首要的护理目标。指导产妇双足蹬在产床上，两手握住产床把手，宫缩时深吸气屏住，如排便样向下屏气用力增加腹压；宫缩间歇时，产妇呼气使全身放松休息。

（2）监测胎心：第二产程每 5 min 或每次宫缩后听诊胎心 1 次，应在宫缩间歇期听诊胎心，每次听 30 ~ 60 s。或用胎儿电子监护仪持续监测胎心，并于每次宫缩后观察胎心率变化情况，若出现胎心率异常，应尽快协助结束分娩。

（3）观察产程进展：注意观察宫缩频率、强度及胎先露下降情况。宫口开全后胎膜多已自然破裂，若未破膜且影响胎头下降，应行人工破膜。若出现宫缩乏力或第二产程延长，应及时报告医生并配合处理。

（4）接产准备：初产妇宫口开全、经产妇宫口扩张 6 cm 且宫缩规律者，应做好接产准备工作，提前打开新生儿辐射台预热。指导产妇仰卧于产床上（有条件的医院可采取自由体位），两腿屈曲分开，露出外阴部，臀下放便盆，用消毒纱布蘸肥皂水擦洗外阴，顺序为大小阴唇、阴阜、大腿内上 1/3、会阴及肛门周围，阴道口堵塞棉球，用温开水冲净肥皂水，最后用 0.5% 聚维酮碘消毒外阴 2 ~ 3 遍，顺序同肥皂水擦洗，臀下铺消毒巾。接产者按要求洗手、戴手套、穿手术衣，准备接产。

（5）接产：做好充分解释，取得产妇配合。接产要领为保护会阴的同时协助胎头俯屈，使胎头以最小径线在宫缩间歇时缓慢通过阴道口，避免会阴严重裂伤。

1）评估会阴情况：综合评估胎儿大小，会阴体长度及弹性，确定是否行会阴切开术，防止发生严重会阴裂伤。

拓展阅读 4-2
正常产接产操作（正常分娩临床实践指南）

2）接产步骤：接产者站在产妇正面，当出现宫缩，产妇自觉便意感时，指导产妇屏气用力；胎头着冠时，指导产妇适时用力和呼气。应注意个体化指导用力，用手控制胎头娩出速度。当胎头枕部出现在耻骨弓下方时，嘱咐产妇在宫缩间歇时，稍向下屏气，协助胎头仰伸，使胎头缓慢娩出。胎头娩出过程如胎头娩出伴脐带绕颈一周且较松时，可用手将脐带顺胎肩推下或从胎头滑下。若脐带绕两周及以上，应快速松解脐带，立刻用两把血管钳夹住一段脐带，从中间剪断，注意勿伤及胎儿颈部（图 4-14）。胎头娩出后，自鼻根向下颏挤压，挤出口鼻内的黏液

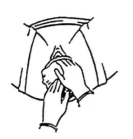 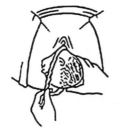 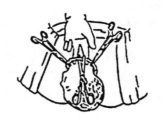

（1）将脐带顺肩部推上　　（2）把脐带从头上退下　　（3）用两把血管钳夹住，从中间剪断

图 4-14 脐带绕颈的处理

和羊水，不宜急于娩出胎肩，应等待胎头自然完成外旋转及复位，胎儿双肩径与骨盆出口前后径相一致，当再次宫缩时，双手托住胎头，使前肩从耻骨弓下先娩出，再使后肩从会阴前缘缓慢娩出。双肩娩出后，双手协助胎体及下肢相继以侧位娩出（图 4-15）。胎儿娩出后，记录胎儿娩出时间，估计出血量。

　　3）限制性会阴切开：不主张对初产妇进行常规会阴切开，当出现会阴过紧或胎儿过大、估计分娩时会阴裂伤不可避免，或母儿有病理情况急需结束分娩者可采取会阴切开。产钳或胎头负压吸引器助产者，应根据母儿情况和手术者经验决定是否需要进行会阴切开。会阴切开宜在胎头着冠时进行，可以减少出血，或决定手术助产时切开。

拓展阅读 4-3
适度保护会阴

　　4）延迟脐带结扎：对早产儿娩出后延迟脐带结扎至少 60 s，有利于胎盘血液送至新生儿，增加新生儿血容量、血红蛋白含量，以维持早产儿循环的稳定，并可减少脑室内出血的风险。

　　3. 心理护理　陪伴产妇，给予安慰、支持和鼓励。握住产妇的手，让产妇感受到强有力的支持和关爱，缓解紧张和恐惧情绪。

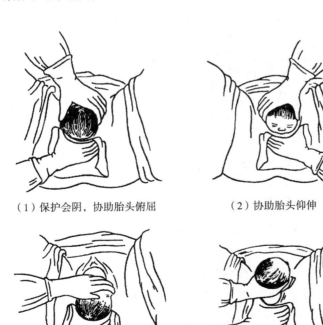

（1）保护会阴，协助胎头俯屈　　　　　（2）协助胎头仰伸

（3）助前肩娩出　　　　　　　　　（4）助后肩娩出

图 4-15 接产步骤

（五）护理评价

1. 产妇正确运用腹压，积极参与分娩过程。
2. 产妇学会自我放松，疼痛感减轻。
3. 产妇情绪稳定，能较好地配合并完成分娩。
4. 新生儿及产妇未发生产伤。

三、第三产程妇女的护理

第三产程处理不当是导致产后出血的常见原因之一。因此，正确观察第三产程、规范第三产程处理及护理，是避免产妇发生分娩风险的重要环节之一。

（一）护理评估

1. 健康史　了解产妇第一、第二产程的临床经过及处理。
2. 身体状况
（1）新生儿评估
1）Apgar 评分法：以出生后 1 min 的心率、呼吸、肌张力、喉反射及皮肤颜色 5 项体征为依据，每项 0~2 分，满分为 10 分（表 4-2）。评分 8~10 分，属于正常新生儿；4~7 分属轻度窒息；0~3 分属重度窒息。1 min 评分反映胎儿出生时的情况；5 min 及以后评分反映新生儿窒息的复苏效果，与预后关系密切。Apgar 评分法以呼吸为基础，皮肤颜色是最灵敏的指标，心率是最终消失的指标。复苏有效顺序为心率、喉反射、皮肤颜色、呼吸、肌张力。肌张力恢复越快，预后越好。

表 4-2　新生儿 Apgar 评分法

体征	评分标准		
	0 分	1 分	2 分
心率（次 /min）	无	< 100	> 100
呼吸	无	慢，不规则	正常，哭声响
肌张力	松弛	四肢略屈曲	四肢活动
喉反射	无反应	有些动作	咳嗽、恶心
皮肤颜色	青紫或苍白	躯干红，四肢青紫	全身红

2）新生儿体格检查：评估新生儿身高、体重，体表有无畸形等。
（2）产妇状况评估
1）观察产妇生命体征，评估精神心理状态。
2）观察子宫收缩与阴道流血：胎儿娩出后，产妇感到轻松，宫缩暂停数分钟后再现。软产道裂伤或胎盘剥离可能导致少量阴道流血。
3）胎盘剥离征象：胎儿娩出后，由于宫腔容积缩小，胎盘附着面与子宫壁发生错位而剥离。胎盘剥离征象：①宫体变硬呈球形，宫底升高达脐上（图 4-16）；②剥离的胎盘降至子宫下段，阴道口外露的一段脐带自行延长；③阴道少量流血；④用手掌尺侧在产妇耻骨联合上方轻压子宫下段时，宫体上升而外露的脐带不再回缩。

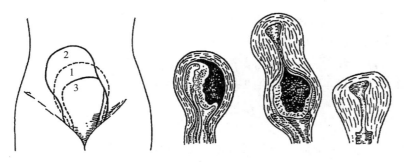

（1）胎盘剥离开始　　　　（2）胎盘降至子宫下段　　　（3）胎盘娩出后

图 4-16　胎盘剥离时子宫的形状

4）胎盘娩出方式：①胎儿面娩出：较多见，胎盘从中央开始剥离，而后向周围剥离，其特点是胎盘先排出，随后少量阴道流血。②母体面娩出：较少见，胎盘边缘先开始剥离，血液沿剥离面流出，其特点是先有较多阴道流血然后胎盘娩出。

5）软产道裂伤：胎盘娩出后 . 检查软产道裂伤程度及出血情况。

6）阴道流血：评估软产道裂伤部位与宫腔出血情况。正常分娩出血量一般不超过 300 mL。

3. 心理社会状况　观察产妇对新生儿健康状况、性别的反应。了解家属对产妇及新生儿的态度并做好抚慰。

（二）常见护理诊断 / 问题

1. 有关系无效的危险　与疲乏、会阴切口疼痛或新生儿性别不理想有关。

2. 潜在并发症　产后出血、新生儿窒息。

（三）护理目标

1. 产妇接受新生儿并开始亲子互动。

2. 产妇住院期间未发生产后出血，新生儿未发生窒息。

（四）护理措施

1. 新生儿护理

（1）一般护理：新生儿出生后，置于辐射台上擦干，注意保暖。新生儿辐射台提前预热，调节温度至 32 ~ 34℃。

（2）清理呼吸道：用洗耳球或新生儿吸痰管轻轻吸出新生儿口、鼻腔黏液和羊水，以免发生吸入性肺炎。当确认呼吸道通畅而仍未啼哭时，可用手轻拍新生儿足底或按摩其背部，以刺激啼哭，新生儿哭后即可处理脐带。

（3）Apgar 评分：8 ~ 10 分者，按正常新生儿护理常规进行护理。评分 7 分以下者，按新生儿窒息配合抢救。

（4）处理脐带：正常分娩应在脐带停止搏动时或娩出 1 ~ 3 min 时进行断脐。用两把血管钳钳夹脐带，两钳相隔 2 ~ 3 cm，在其中剪断。脐带结扎可用多种方法，如气门芯、脐带夹、双重结扎脐带法等。目前常用气门芯套扎法，即用消毒后系有丝线的气门芯套入止血钳，用止血钳夹住距脐根部 0.5 cm 处的脐带，在其上端的 0.5 cm 处将脐带剪断，套拉丝线使气门芯套住脐带，取下止血钳，用 5% 聚维酮碘溶液或 75% 乙醇消毒脐带断面，最后用无菌纱布覆盖脐带断面并固定好。处理脐带时，应注意新生儿保暖。

（5）其他护理：擦干新生儿身上的羊水和血迹，检查新生儿体表有无畸形，测量身长、体重、头围等，并在新生儿手（脚）腕系上标有母亲姓名，新生儿性别、体重、出生时间的手（脚）腕带。在新生儿记录单上打上新生儿足印和母亲拇指印。将新生儿置于母亲胸前进行早接触、早吸吮、早开奶。

2. 产妇护理

（1）协助胎盘娩出：胎盘尚未完全剥离时，接产者切忌用手按揉、下压宫底或牵拉脐带，以免引起胎盘部分剥离而出血，甚至造成子宫内翻。当确认胎盘完全剥离时，应协助胎盘娩出。宫缩时，以左手握住宫底（拇指置于子宫前壁，其余4指放于子宫后壁）并按压，同时右手轻拉脐带，协助胎盘娩出。当胎盘娩出至阴道口时，接产者用双手接住胎盘，向一个方向旋转并缓慢向外牵拉，协助胎盘胎膜完整娩出（图4-17）。若在胎盘娩出过程中，发现胎膜有部分断裂，可用血管钳夹住断裂上端的胎膜，再继续向原方向旋转，直至胎膜完全娩出。胎盘胎膜娩出后，按摩子宫以减少出血，同时注意观察并测量出血量。

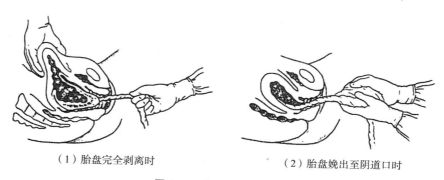

（1）胎盘完全剥离时　　　　　　　　　（2）胎盘娩出至阴道口时

图4-17　协助胎盘胎膜娩出

（2）检查胎盘、胎膜完整：将胎盘铺平，先检查母体面胎盘小叶有无缺损；然后将胎盘提起，检查胎膜是否完整；再检查胎盘胎儿面边缘有无血管断裂，及时发现副胎盘。

（3）检查软产道裂伤及缝合：胎盘娩出后，仔细检查会阴、阴道及宫颈等部位有无裂伤。若有裂伤，应立即配合缝合。

（4）预防产后出血：估计可能发生产后出血者，在胎儿的肩娩出后立即给产妇肌内注射缩宫素10 U，加强宫缩，预防产后出血。

（5）产后2 h护理：产后2 h在产房内观察产妇，重点评估生命体征、子宫收缩情况、宫底高度、阴道流血量、膀胱是否充盈、会阴及阴道壁有无血肿等，发现异常及时处理。产后2 h无异常，将产妇及新生儿送母婴室继续观察。临床估计80%的产后出血发生在产后2 h内。为产妇擦汗更衣，及时更换床单及会阴垫，提供清淡、易消化流质食物，帮助产妇恢复体力。

3. 促进母子互动　帮助产妇接受新生儿，协助产妇和新生儿进行皮肤接触和早吸吮，促进亲子关系建立。鼓励产妇和新生儿目光接触，触摸新生儿或搂抱新生儿，建立母子情感。

（五）护理评价

1. 产妇接受新生儿并与新生儿进行互动。

2. 产妇与新生儿无并发症发生。

第五节　分娩期焦虑与疼痛的护理

一、焦虑妇女的护理

分娩是一种正常的生理现象，但也是一次强烈的生理心理应激过程。焦虑（anxiety）是应激反应中最常出现的情绪反应，是个人在对一个模糊的、非特异性威胁作出反应时所经受的不适感和忧虑感。由于分娩过程中存在许多不测和不适，很多产妇临产后情绪紧张，常常处于焦虑心理状态。而焦虑又可影响分娩的进程，最终导致子宫收缩乏力、产程延长及胎儿窘迫等。因此，减轻焦虑成为产科护理工作的重要环节。

（一）护理评估

1. 健康史　详细询问产妇孕期检查情况、受教育程度、社会经济状况、婚姻、个性特征及家庭关系；评估产妇孕产史，参与产前教育情况、对分娩相关知识的了解程度；评估产妇日常生活情况，如睡眠、衣着、饮食、自理能力；评估产妇以往面临问题的态度、焦虑的程度及其应对方式。

2. 身体状况　焦虑的产妇在生理方面表现为心悸、血压升高、呼吸加快、出汗、声音变调或颤抖、坐立不安、尿频、恶心或呕吐、头痛、头晕、失眠、面部潮红等。

3. 心理社会状况　在情感方面自述无助感、对分娩缺乏自信、失去控制、预感不幸，常表现为激动、易怒、哭泣、自卑或自责等。焦虑的产妇往往提出许多问题，如我的孩子正常吗？我能顺产吗？分娩时间需多长？是否需要用药？我的家人能否陪伴我？我将要接受哪些检查和治疗，等等。有时候主动查看病历，或向周围的产妇询问有关分娩时的感受等。

4. 辅助检查　通过焦虑自评量表评定焦虑程度，采取相应的护理措施。

（二）常见护理诊断/问题

1. 焦虑　与未知分娩过程和分娩结局有关。
2. 应对无效　与过度焦虑及未能运用应对技巧有关。

（三）护理目标

1. 产妇情绪稳定，能以正常心态接受分娩。
2. 产妇积极运用有效的心理防御机制及应对技巧。

（四）护理措施

1. 提供良好的环境　产妇入院时主动向产妇和家属介绍病房、待产室及产房的环境，使其尽快熟悉和适应环境，消除陌生感及对未知的恐惧感。提供安静舒适宽敞明亮、无刺激的分娩环境，以增加产妇的安全感。允许家属陪伴，消除家人不在身边的恐惧感。

2. 提供信息　产妇入院后针对其文化程度、心理特点、是否接受过产前健康教育，提供个体化产前教育。宣教内容包括自然分娩的好处和影响分娩的因素、分娩先兆、分娩过程中产妇的身心变化和良好的应对措施。对每项检查及治疗活动事先给予解释、指导。对无手术指征而因害怕疼痛要求以剖宫产终止妊娠的孕妇，耐心做好解释工作，增强产妇自然分娩的信心。

3. 建立良好的护患关系 加强与产妇的沟通，鼓励和认真听取产妇的叙述和提问，了解其所担心的问题及其程度，给予针对性的心理支持。用产妇能听懂的语言进行交流，语言亲切，态度和蔼，不断给予精神上的安慰，鼓励和表扬产妇，使之对分娩充满信心。尊重产妇并给予同情，不向产妇提要求或强制其做决定，接受产妇的各种行为表现。医务人员应耐心向产妇讲解每一项检查的目的，通过交谈、抚摸、握手等方式转移产妇的注意力。

4. 协助产妇获得社会支持 产前给予丈夫或家人有关的知识和信息，重点涉及心理关怀、分娩过程概述、引起分娩焦虑的相关因素、伴随症状、与医护的配合等。允许丈夫或家人在分娩过程中陪伴产妇，向家属说明应耐心听取产妇的诉说，将真诚的关心、理解支持传递给产妇。同时指导家属按摩产妇背部及腰骶部，传递关爱。

（五）护理评价

1. 产妇能应用有效方法缓解焦虑状态。
2. 产妇能积极运用有效的应对技巧，心率、呼吸、血压在正常范围。

二、疼痛妇女的护理

疼痛（pain）是个体在应对有害刺激过程中所经受的不舒适体验。分娩期疼痛可能是每一位产妇都要经历的不适之一。虽然健康的产妇都可以承受分娩痛，但剧烈疼痛产生的体内神经内分泌反应可引起胎儿和母体的一系列病理生理变化。绝大多数孕妇因分娩过程中所经历的疼痛而困扰，医护人员有责任、有义务通过科学的方法减轻分娩疼痛，让每一位产妇顺利度过分娩，同时享受分娩的喜悦和快乐，促进产后恢复及亲子行为。

（一）分娩疼痛的特点及其产生机制

1. 分娩疼痛的特点 分娩疼痛是一种很独特的疼痛，有别于其他任何病理性疼痛，有它的时间局限性和特征性。大约有 50% 的产妇感受到难以忍受的剧烈疼痛，35% 的产妇感受到可以忍受的中等程度疼痛，15% 的产妇有轻微的疼痛感觉。疼痛的性质是多样的，大部分以"痉挛性、压榨性、撕裂样疼痛"来描述。疼痛开始表现为轻度或中度，随着宫缩的力度加大而逐渐加剧。分娩疼痛源于宫缩，但不只限于下腹部，会放射至腰骶部、盆腔及大腿根部。

2. 分娩疼痛的产生机制 可能与下列因素有关：
（1）宫颈生理性扩张刺激了盆壁神经，引起后背下部疼痛。
（2）宫缩时的子宫移动引起腹部肌肉张力增高。
（3）宫缩时子宫血管收缩引起子宫缺氧。
（4）胎头压迫引起会阴部被动伸展而致会阴部固定性疼痛。
（5）会阴切开或裂伤及其修复。
（6）分娩过程中膀胱、尿道、直肠受压。
（7）产妇紧张、焦虑或恐惧可导致害怕 – 紧张 – 疼痛综合征。

3. 影响分娩疼痛的因素 分娩期产妇对疼痛的耐受性因人而异，其影响因素有：
（1）身体因素：产妇的年龄、产次、体重、既往痛经史，此次分娩体位、难产等许多因素交互影响分娩疼痛。经产妇的宫颈在分娩发动前开始变软，因而对疼痛的感觉较初产妇轻；既往有痛经者血液中分泌更多的前列腺素，会引起强烈的子宫收缩，产生强烈的疼痛；产时产妇采用垂直体位（坐位、站立、蹲位），疼痛感会减轻；难产时，宫缩正常，但产程停滞，常常会伴随更为剧烈的疼痛。

（2）心理因素：产妇分娩时的情绪、情感、态度经常影响分娩疼痛。产妇害怕疼痛、出血、胎儿畸形、难产等，产生焦虑和恐惧的心理，结果增加对疼痛的敏感性。如果产妇相信自己有能力战胜分娩疼痛，对分娩有信心，则有助于减轻分娩时的疼痛。

（3）社会因素：分娩环境、氛围、对分娩过程的认知、其他产妇的表现、家人的鼓励和支持影响分娩疼痛，如产妇感觉备受关爱，痛感就会减轻，如感觉孤独无援会增加痛感。

（4）文化因素：产妇的家庭文化背景、信仰、风俗和产妇受教育的程度是影响疼痛耐受性和反应行为的重要因素。另外，护士本身的文化背景也影响其对产妇疼痛的态度。

（二）护理评估

1. 健康史　通过产前检查记录了解相关信息，包括生育史、本次妊娠经过、妊娠合并症及并发症、孕期用药情况等。详细询问孕期接受健康教育情况，分娩知识的了解程度，产妇过去对待疼痛的感知、耐受性和对疼痛的处理方法。了解产妇及其支持者对分娩的态度、对镇痛分娩的反应及需求。

2. 身体状况　通过观察、晤谈、疼痛评估量表等方法对疼痛程度做全方位的评估。大多数产妇表述疼痛，感觉身不由己、失去控制、疲惫不堪，表现为呻吟、愁眉苦脸、咬牙、坐立不安等。一些产妇会浑身发抖、寒战样哆嗦、哭泣、呕吐等。疼痛还可以引起散瞳、出汗、心率加快、血压升高、呼吸急促等生理反应，与应激生理反应类似。需要硬膜外麻醉等镇痛疗法的产妇应该评估针刺部位皮肤的完整性。

3. 心理社会状况　评估产妇对分娩疼痛的接受程度。疼痛可影响产妇的情绪，产生烦躁、恐惧，甚至绝望感，了解产妇及家属对分娩镇痛的需求。

（三）常见护理诊断 / 问题

1. 恐惧　与疼痛威胁而感到不安有关。
2. 应对无效　与过度疼痛及未能运用应对技巧有关。

（四）护理目标

1. 产妇表述疼痛程度减轻、舒适感增加。
2. 产妇积极运用有效的应对技巧，情绪稳定，能以正常心态接受分娩。

（五）护理措施

1. 一般护理　营造温馨、安全、舒适的家庭化产房，提供产球等设施协助产妇采取舒适的体位，定时督促排尿，及时补充热量和水分，减少不必要的检查。进行各种检查或护理前先将目的、程序告诉产妇，解除紧张心理，操作动作应熟练、轻柔，避免粗暴，尽量减少疼痛刺激。

2. 非药物性分娩镇痛干预

（1）分娩准备（childbirth preparation methods）：通过产前教育，告知产妇分娩过程、可能产生的疼痛及其原因、减轻分娩疼痛的方法，让产妇有充分的思想准备，增加分娩自信和自控感，增加疼痛阈值和耐受性。目前常用的教育方法有拉梅兹法（Lamaze method）、瑞德法（Dick-

Read method）和布莱德雷法（Bradley method）。

（2）集中和想象（focusing and imagery）

1）集中注意力（attention-focusing）和分散注意力（distraction）技术：当子宫收缩时，通过注视图片或固定的物体等方法转移产妇对疼痛的注意，可缓解对疼痛的感知，有益于缓解分娩疼痛。

2）想象：分娩过程中让产妇积极地想象过去生活中某件最愉快事情的情景，同时进行联想诱导，让产妇停留在愉快的情景之中使之更加快乐，这些技术可以大大加强放松效果。护士通过提供安静的环境来帮助产妇达到理想的效果。

（3）呼吸技术（breath techniques）：指导产妇在分娩过程中采取产前掌握的各种呼吸技术，以转移注意力、放松肌肉、减少紧张和恐惧，提高产妇的自我控制感，有效减轻分娩疼痛。呼吸技术在第一产程可以增加腹腔容量，减少子宫和腹壁的摩擦及不适感；在第二产程应用则能增加腹腔压力从而帮助胎儿的娩出；第二产程末期，放松会阴部肌肉使胎儿头部缓缓露出。护士应根据宫缩的强度、频率和持续时间，指导产妇主动地调整呼吸的频率和节律。

（4）音乐疗法（music therapy）：在产程中聆听音乐，产妇的注意力从宫缩疼痛转移到音乐旋律上，分散对产痛的感应力。音乐唤起喜悦的感觉，引导产妇全身放松、有效运用呼吸法，由此减轻焦虑和疼痛。在产前就需要进行音乐训练，以便在产程中挑出产妇最喜欢、最熟悉、最能唤起愉快情绪的音乐，起到最佳的镇痛效果。

（5）导乐陪伴分娩（doula accompanying delivery）：指在整个分娩过程中有一个富有生育经验的妇女或专业人员时刻陪伴在旁边，传授分娩经验，不断提供生理上、心理上、感情上的支持，随时给予分娩指导和生理上的帮助，充分调动产妇的主观能动性，使其主动参与分娩过程，使产妇在轻松、舒适、安全的环境下充分发挥自己的能力，顺利完成分娩过程。根据产妇的需求和医院的条件可选择家属（丈夫、母亲、姐妹）陪伴、专门培训的专职人员陪伴、医护人员陪伴。为了产妇享受到导乐陪伴分娩无微不至的帮助，安排导乐陪伴人员在产前与孕妇进行沟通联系，较早建立相互信任关系。

（6）水中分娩（water birth）：是指分娩时用温水淋浴，或在充满温水的分娩池中利用水的浮力和适宜的温度自然分娩的过程。水中分娩通过温热的水温和按摩的水流缓解产妇焦虑紧张的情绪；水的浮力支撑作用使身体及腿部肌肉放松，增加会阴部和软产道的弹性；水的向上托力减轻胎儿对会阴部的压迫；适宜的水温还可以阻断或减少疼痛信号向大脑传递；在温水中还便于孕妇休息和翻身，减少孕妇在分娩过程中的阵痛。水中分娩既有其优点，但也存在着一定的风险，因此需要严格掌握适应证，遵守操作流程，遵循无菌操作的原则，在整个分娩过程中实施系统化管理。

（7）经皮神经电刺激疗法（transcutaneous electrical nerve stimulation，TENS）：是通过使用表皮层电极神经刺激器，持续刺激背部胸椎和骶椎的两侧，使局部皮肤和子宫的痛阈提高，并传递信息到神经中枢，激活体内抗痛物质和内源性镇痛物质的产生从而达到镇痛目的。此法操作简单，对产妇和胎儿没有危害，产妇还可根据自身耐受程度调节刺激强度和频率。

此外，也可用芳香疗法、催眠术、穴位按摩、热敷等方法减轻疼痛。

3. 药物性分娩镇痛　若非药物性镇痛方法不能有效缓解分娩过程中的疼痛，可选用药物性镇痛方法。

（1）药物性分娩镇痛的原则：药物对产妇及胎儿不良作用小；起效快，作用可靠，给药方法简便；对产程无影响或加速产程；产妇清醒，可参与分娩过程。

（2）方法

1）吸入法：起效快，苏醒快，但应用时需防止产妇缺氧或过度通气。常用的药物有氧化亚氮、氟烷、氨氟烷等。

2）硬膜外镇痛：镇痛效果较好，常用的药物为布比卡因、芬太尼。其优点为镇痛平面恒定，较少引起运动阻滞。

3）腰麻-硬膜外联合阻滞：镇痛效果快，用药剂量少，运动阻滞较轻。

4）连续腰麻镇痛：镇痛效果比硬膜外阻滞或单次腰麻阻滞更具优势，但存在对腰麻后头痛的顾虑。

（3）注意事项：注意观察药物的不良反应，如恶心、呕吐、呼吸抑制等；严密观察是否有硬膜外麻醉的并发症，如严重低血压、局麻药中毒、神经损伤、出血、全脊麻及硬脊膜穿破后的头痛、硬膜外感染、硬膜外血肿等，一旦发现异常，应立即终止镇痛，按医嘱对症治疗。

疼痛是个人的主观感受，分娩镇痛干预只能减轻痛感而并不是完全无痛，应对分娩过程有正确的认识，根据产程的进展情况及产妇的不同需求，选择不同的分娩镇痛干预。护士应帮助产妇和家属选择最适宜的方法。

（六）护理评价

拓展阅读 4-4
剖宫产后阴道分娩

1. 产妇接受缓解疼痛的方法，表述疼痛减轻。
2. 产妇运用有效的分娩镇痛技巧，应对分娩期疼痛，主动配合分娩。

（全　莉）

数字课程学习

📥 教学PPT　　💬 本章小结　　📝 自测题　　🖥 复习思考题及解析

第五章

产褥期母儿护理

【学习目标】

知识:

1. 掌握产褥期、子宫复旧、恶露的概念及产褥期妇女临床表现和护理措施。

2. 熟悉产褥期妇女的护理评估、常见护理问题,新生儿的生理特点及表现。

3. 了解产褥期妇女的心理调适。

技能:

1. 正确运用相关知识提出产褥期妇女和正常新生儿可能的护理问题,采取正确的护理措施。

2. 能运用所学知识做好会阴伤口、乳腺炎及乳头皲裂的预防及护理。

3. 运用所学知识指导母乳喂养。

素质:

1. 对母婴护理有强烈的责任感,耐心细致,体现自身的专业价值。

2. 护理过程中,保护产妇隐私,体现人文关怀。

产褥期（puerperium）是指产妇全身各器官（除乳腺外）从胎盘娩出至恢复到正常未孕状态的一段时期，一般为 6 周。在此期间，产妇的全身各系统，尤其是生殖系统发生了较大的生理变化。不仅如此，伴随新生儿的出生，产妇及其家庭经历着一系列心理和社会的适应过程，护理人员应了解产褥期妇女生理及心理调适过程，做好产妇及新生儿的护理，促进母婴健康。

第一节　正常产褥期护理

情境导入

张女士，30 岁，G_1P_1，孕 40 周自然临产入院，产程经过顺利，阴道分娩一活女婴，体重 3 600 g，会阴Ⅱ度裂伤，予常规缝合。产后第一日生命体征正常，子宫质硬，宫底平脐，阴道出血不多；会阴伤口轻度水肿，疼痛评分 2 分。产妇自述乳房胀痛，但无乳汁分泌，自感焦虑。

请思考：
1. 该产妇存在的主要护理问题有哪些？
2. 针对该产妇需采取哪些护理措施？

一、产褥期妇女的生理变化

（一）生殖系统

产褥期妇女全身各系统发生了较大的生理变化，其中以生殖系统变化最为显著。

1. **子宫**　是产褥期生殖系统中变化最大的器官，其主要变化是子宫复旧。子宫复旧（involution of uterus）是指妊娠子宫自胎盘娩出后逐渐恢复至未孕状态的过程，一般为 6 周，包括子宫体和子宫颈的复旧。

（1）子宫体肌纤维的缩复：子宫体的复旧主要包括子宫体肌纤维的缩复和子宫内膜的修复。子宫复旧不是肌细胞数目的减少，而是产后子宫肌纤维产生强烈收缩，子宫壁血管受压闭锁，局部缺血，肌纤维的胞质蛋白发生自体溶解被排出而使肌细胞体积明显缩小。随着肌纤维的不断缩复，子宫体积及重量均发生变化。分娩结束时子宫约 1 000 g；产后 1 周子宫约妊娠 12 周大小，重约 500 g；产后 10 日，子宫降至盆腔内，在腹部扪不到子宫底；产后 6 周恢复至非妊娠期大小，重约 50 g。

（2）子宫下段及宫颈的复原：产后子宫下段肌纤维缩复，逐渐恢复为非孕时的子宫峡部。胎盘娩出后的子宫颈松软，外口呈袖管状，次日宫口张力逐渐恢复。产后 2~3 天宫口仍可容两指。产后 1 周，宫颈内口关闭，宫颈管复原。产后 2 周末已不能通过一指。产后 4 周，子宫颈完全恢复至非孕时的形态。初产后宫颈外口 3 点及 9 点处常可有轻度裂伤，使初产妇宫颈外口由产前的圆形（未产型）变成产后的"一"字形横裂（已产型）。

（3）子宫内膜的修复：胎盘胎膜娩出后，宫腔内的表层蜕膜逐渐变性、坏死、脱落，随恶露自阴道排出；接近肌层的子宫内膜基底层逐渐再生出新的功能层，将子宫内膜修复。产后 2~3 天，遗留的蜕膜分为两层，其间有渗出的白细胞和淋巴细胞，有防止感染的作用。外层细胞发生退行性变、坏死、脱落,随恶露自阴道排出;深层遗留下的腺体和间质细胞迅速增生,形成新的子宫内膜。胎盘附着部位的子宫内膜修复约需至产后 6 周,其余部位的子宫内膜修复大约需要 3 周的时间。

（4）子宫血管的变化:产后因子宫复旧,子宫壁间的血管与静脉窦随子宫肌肉的收缩和缩复而被压缩变窄、最终闭塞,使胎盘附着部得以有效止血。若在此期间胎盘剥离面因子宫复旧不良而出现血栓脱落,可出现晚期产后出血。

2. 阴道 分娩后阴道变得松弛,阴道周围组织及阴道黏膜水肿,肌张力低下,黏膜皱襞因过度伸展而减少,甚至消失。随后,阴道肌张力逐渐恢复。产后 3 周黏膜皱襞重新出现,但在产褥期结束时阴道紧张度无法恢复至未孕时的状态。

3. 外阴 产后外阴轻度水肿,于产后 2~3 日逐渐自行消退。会阴部如有轻度撕裂或会阴有切口,由于局部血液循环丰富,愈合较快,一般于产后 3~5 日愈合。处女膜因在分娩时撕裂而形成残缺不全的痕迹,称处女膜痕,是经阴道分娩的重要标志。

4. 盆底组织 分娩过程中,由于胎先露长时间压迫,盆底肌及其筋膜过度扩张致弹性减弱,并可伴有肌纤维部分断裂。如无严重损伤,产后 1 周内水肿和瘀血迅速消失,组织的张力逐渐恢复。如产后能坚持康复锻炼,盆底肌有可能恢复至接近未孕状态。如盆底肌及其筋膜发生严重损伤、断裂,未及时修复,或于产褥期过早参加重体力劳动可导致阴道壁膨出,甚至发生子宫脱垂。

5. 排卵和月经 未哺乳产妇月经复潮时间通常在产后 6~10 周,卵巢恢复排卵时间平均在10 周左右。母乳喂养可刺激垂体催乳素分泌,而高催乳素会抑制排卵,因此哺乳产妇排卵和月经复潮延迟,通常产后 4~6 个月恢复排卵。

（二）乳房

产后随着胎盘的剥离排出,胎盘催乳素、雌激素水平急剧下降,体内是低雌激素、高催乳素水平。垂体催乳素是产后泌乳的基础,在催乳素作用下乳汁开始分泌。产后乳汁分泌很大程度上依赖于哺乳时的吸吮刺激。哺乳时,新生儿吸吮动作刺激乳头和乳晕的感觉神经,感觉信号经传入神经纤维抵达下丘脑,通过抑制下丘脑分泌的多巴胺及其他催乳素抑制因子,促进乳汁分泌。吸吮乳头还能反射性地触发神经垂体分泌缩宫素。缩宫素使乳腺腺泡周围的肌上皮细胞收缩,使腺腔内的乳汁经乳腺小管向乳房外射出。因此坚持哺乳是维持乳腺不断泌乳的关键。另外,不断排空乳房也是维持乳汁分泌的一个重要条件,产妇的营养、睡眠、情绪和健康状况也可影响乳汁的分泌。

哺乳有利于产妇生殖器官及相关器官组织恢复。根据母乳出现时间的先后,可将母乳分为以下 3 种:

1. 初乳（colostrum） 指产后 7 日内乳腺分泌的乳汁。初乳量少,因含有 β- 胡萝卜素而呈淡黄色,含有较多有形物质而质稠。初乳含有丰富的蛋白质、较少的脂肪和乳糖,含有多种抗体,尤其是分泌型 IgA。初乳营养丰富且易于消化,是新生儿早期最理想的食物。

2. 过渡乳 产后 7~14 天的乳汁为过渡乳。蛋白质减少而脂肪、乳糖增多。

3. 成熟乳 产后 14 天以后的乳汁为成熟乳。

哺乳期用药需谨慎,多种药物可以通过血液渗入乳汁。

（三）血液及循环系统

产褥早期血液仍然处于高凝状态,有利于胎盘剥离创面形成血栓,减少产后出血量。纤维蛋白原、凝血酶、凝血酶原于产后 2~4 周内降到正常。产后因子宫胎盘血液循环终止及子宫缩复，大量血液从子宫涌入体循环，同时妊娠期间潴留的组织间液回吸收，使产妇产后 72 h 内循环血量增加 15%~25%，应加强对妊娠合并心脏病产妇的管理，预防心力衰竭发生。产后 2~3 周循环血量恢复至孕前水平。白细胞总数于产褥早期较高，可达（15~30）×10⁹/ L，一般于产后 1~2 周恢复至正常水平，淋巴细胞稍减少，中性粒细胞增多。产后 1 周左右血红蛋白水平回升。红细胞沉降率于产后 3~4 周降至正常。

（四）消化系统

由于分娩时能量的消耗及体液流失，产后 1~2 日内产妇常感口渴，喜进流质饮食或半流质饮食，食欲较差，产后逐渐好转。妊娠期胃液中盐酸分泌量减少，胃肠肌张力及蠕动力均减弱，产后需 1~2 周逐渐恢复。产褥期产妇因卧床时间长、缺少运动，腹肌及盆底肌肉松弛、肠蠕动减弱，容易发生便秘和肠胀气。

（五）泌尿系统

产后子宫复旧及妊娠期体内潴留的过多水分进入体循环，使产后 1 周内血容量明显增加，肾利尿作用加强，故产后最初 1 周内尿量增多。阴道分娩过程中膀胱受压，黏膜充血水肿、肌张力下降，使产妇对膀胱内压的敏感度降低，加之会阴局部麻醉、器械助产、会阴伤口疼痛、不习惯卧床排尿等原因，产后易发生尿潴留，尤其是产后 24 h 内。产褥早期容易发生尿潴留或残余尿量增加，这些都容易造成尿路感染。妊娠期发生的肾盂及输尿管扩张，一般于产后 2~8 周恢复正常。

（六）内分泌系统

分娩后，产妇的内分泌系统由维持妊娠转入维持哺乳，腺垂体、甲状腺及肾上腺于妊娠期增生并发生一系列分泌改变，在产褥期逐渐恢复至未孕状态。产后雌激素和孕激素水平急剧下降，于产后 1 周降至未孕水平；胎盘催乳素于产后 6 h 已不能测出；垂体催乳素水平因是否哺乳而异，哺乳产妇催乳素于产后下降，但仍高于未孕水平，婴儿吸吮乳头时催乳素明显升高，不哺乳产妇催乳素于产后 2 周降至未孕水平。产褥期恢复排卵、月经复潮的时间与产妇是否哺乳及哺乳时间长短有关。哺乳妇女月经复潮延迟，一般在产后 4~6 个月恢复排卵；不哺乳产妇通常在产后 6~10 周月经复潮，平均在产后 10 周恢复排卵。哺乳期产妇首次月经复潮前多有排卵，故乳母未见月经复潮却仍有受孕的可能。

（七）腹壁

由于产后雌激素和孕激素水平下降，黑色素释放激素分泌减少，妊娠期出现在下腹正中线的色素沉着在产褥期逐渐消退。初产妇腹壁及大腿部紫红色妊娠纹逐渐机化变为永久性的银白色妊娠纹。腹壁皮肤在妊娠期受子宫膨胀的影响，部分皮下弹力纤维断裂，可能有腹直肌分离，腹壁明显松弛，其紧张度需产后 6~8 周恢复。

二、产褥期妇女的心理调适

产妇要从妊娠期、分娩期中的疲劳和焦虑中恢复，需要接纳家庭新成员，承担起照料新生儿之责、适应新的生活方式，这一过程称之为心理调适。产妇在产褥期的心理状态对其生理恢复和成功母乳喂养均有重要影响。产褥期产妇的心理处于脆弱和不稳定的状态，这种状态与其年龄、身体状况、分娩经历、性格、生活经历、夫妻间及家庭成员间的关系、环境及社会因素等有关。护理人员需加强对其心理调适的指导。20 世纪 60 年代初，美国心理学家罗宾将产褥期妇女的行为态度划分为 3 个时期，即依赖期、依赖 – 独立期及独立期。

（一）依赖期

产后 3 日。产妇的很多需要是通过别人来满足的，如对孩子的关心、喂奶、沐浴等，此期产妇喜欢通过语言表达需求，较多谈论自己妊娠和分娩的感受。如果产妇妊娠和分娩顺利，有满意的产后休息，营养丰富及亲子互动将有助于较快地进入第二期。在依赖期，丈夫及家人的关心帮助，医务人员的悉心指导极为重要。

（二）依赖 – 独立期

产后 3~14 日。产妇表现出较为独立的行为，开始注意周围的人际关系，关注的重点从自己开始转移到新生儿身上，主动参与活动，学习和练习护理孩子。但这一时期容易产生压抑，可能因为分娩后产妇感情脆弱，太多的母亲责任，新生儿诞生而产生的爱的被剥夺感，或痛苦的妊娠和分娩过程，以及体内糖皮质激素和甲状腺素处于低水平等因素造成。此期是产后抑郁的高发时期，护理人员应通过延伸服务给予适当的支持。

（三）独立期

产后 2 周至 1 个月。此时身体恢复，产妇、家人和婴儿已成为一个完整的系统，形成新的生活形态，并逐渐适应。夫妇两人共同分享欢乐和责任，开始逐渐恢复分娩前的家庭生活。但此期夫妇两人会承受更多的压力，出现兴趣与需要、事业与家庭间的矛盾，哺育孩子、承担家务及维持夫妻关系等各种角色的矛盾，同样需要关注及情感支持。

三、产褥期妇女的护理评估

（一）健康史

需对产妇妊娠前、妊娠过程和分娩过程全面评估。评估妊娠前产妇的身体健康状况，有无慢性疾病及精神心理疾病；评估有无妊娠期并发症、合并症病史；评估分娩过程是否顺利、产后出血量、会阴撕裂程度、新生儿 Apgar 评分等内容。

（二）身体状况

1. 生命体征

（1）体温：产后体温多数在正常范围内，体温在产后 24 h 内稍升高，一般不超过 38℃，可能与产程延长导致过度疲劳有关。产后 3~4 日出现乳房血管、淋巴管极度充盈，乳房胀大，伴有 37.8~39℃发热，称为泌乳热（breast fever）。一般持续 4~16 h 后降至正常，不属于病态，但需要排除其他原因，尤其是感染引起的发热。

（2）脉搏：产后脉搏略缓，每分钟在 60~70 次，与胎盘循环终止及产后卧床休息有关。若脉搏增快需评估血压、产后出血量、会阴或腹部伤口情况，排除有无产后出血或感染。

（3）呼吸：产后呼吸深慢，一般每分钟 14~16 次。原因是产后腹压降低，膈肌下降，由妊娠时的胸式呼吸变为腹式呼吸。

（4）血压：产褥期血压平稳，在正常水平，患妊娠期高血压疾病的产妇血压会明显降低。

2. 生殖系统

（1）子宫复旧：胎盘娩出后子宫圆而硬，宫底在脐下一指，产后第 1 日略上升至平脐，以后每日下降 1~2 cm，至产后第 10 日降入骨盆腔内。剖宫产产妇子宫复旧所需时间略长。产后应每日同一时间检查子宫底高度，以了解子宫复旧情况，检查前嘱产妇排空膀胱。子宫复旧可伴有因宫缩而引起的下腹部阵发性剧烈疼痛，称产后宫缩痛（after-pains）。经产妇宫缩痛较初产妇明显，哺乳者较不哺乳者明显。宫缩痛常在产后 1~2 日出现，持续 2~3 日自然消失，不需特殊处理。

（2）恶露：产后随子宫蜕膜的脱落，含有血液、坏死的蜕膜等组织经阴道排出的物质称为恶露（lochia）。恶露有血腥味，但无臭味，持续 4~6 周，总量为 250~500 mL。正常恶露根据颜色、内容物及时间不同分为血性恶露、浆液性恶露及白色恶露。①血性恶露（lochia rubra）：因含大量血液而得名，色鲜红，量多，有时有小血块。镜下可见多量红细胞，少量胎膜及坏死蜕膜组织等。血性恶露一般持续 3~4 天。②浆液恶露（lochia serosa）：因含多量浆液而得名，色淡红，含少量血液。镜下可见较多的坏死蜕膜组织、子宫颈黏液、阴道排液。浆液恶露可持续 10 天左右。③白色恶露（lochia alba）：因含大量白细胞，色泽较白而得名，质黏稠。镜下见含大量白细胞、坏死蜕膜组织、表皮细胞及细菌等。白色恶露持续约 3 周干净。每日应观察恶露的量、颜色及气味，若恶露时间延长则提示胎盘、胎膜残留或感染，如恶露有臭味则提示有宫腔感染的可能。

（3）会阴及阴道：阴道分娩者产后会阴部有轻度水肿现象，多于产后 2~3 日自行消退。会阴部有切口或撕裂修补的产妇，产后会出现会阴部疼痛，护理人员应每天评估会阴部有无红肿、疼痛、水肿，有无渗血及分泌物，观察会阴伤口愈合情况。若会阴部伤口疼痛加重，局部出现红肿、硬结及伴有分泌物，应考虑会阴伤口感染。

3. 排泄

（1）排尿：观察膀胱充盈程度。阴道分娩者有尿意时应随时排尿。阴道分娩产妇对膀胱内压的敏感度下降，易出现尿潴留影响子宫收缩。若产后 4 h 未排尿或第 1 次排尿尿量较少，应再次评估膀胱的充盈情况，防止尿潴留，影响子宫收缩，导致产后出血；剖宫产分娩的产妇需评估尿管是否通畅，尿量及性状是否正常，防止管路引起的感染。

（2）排便：产妇由于在分娩过程中进食少、脱水及产后肠蠕动减弱，产后卧床时间长，产后 1~2 日多不排大便。产后要评估产妇排便情况。

（3）排汗：产后 1 周内皮肤排泄功能旺盛，夜间睡眠和初醒时更为明显，称之为褥汗。1 周后自行好转，不属病态。

4. 乳房　通过视诊、触诊评估产妇乳房和哺乳情况。

（1）乳头：有无乳头平坦、内陷及乳头皲裂。产后最初几日哺乳后容易出现乳头皲裂，时有出血及哺乳时疼痛。可能与乳房护理及产后哺乳方法不当有关。

（2）乳汁的质和量：初乳淡黄色、质稠，过渡乳及成熟乳色白。产后前 3 日每次哺乳可吸出 2~20 mL。分泌量的多少与哺乳次数有很大关系，吸吮次数越多，乳汁分泌就越多。

（3）乳房胀痛：若触摸乳房时有坚硬感，并有明显触痛，提示乳管阻塞；若乳房局部有红、肿、热、痛，提示可能患有乳腺炎。

（三）心理社会状况

分娩后 2~3 天产妇可发生轻度至中度的情绪反应，称为产后抑郁。可能与产后体内雌、孕激素水平下降、产后疲劳及照料新生儿压力有关，护理人员应及时评估产妇的心理状态。

1. 产妇对分娩经历的感受　因性格差异及分娩经历不同，产妇会产生不同感受，正向、积极的分娩经历可促进产妇身心恢复，更快地进入母亲角色；负向、痛苦的分娩体验则会导致产后适应不良，出现心理问题。护理人员可通过观察产妇的语言及行为来了解产妇的精神和情绪状态。

2. 母亲的行为　评估产后母亲的行为属于适应性或不适应性。适应性行为表现为主动学习并积极练习护理新生儿的技能，表现出自豪和喜悦；相反，如产妇不愿接触新生儿、不愿哺喂及护理或在哺乳的过程中表现急躁情绪，则属不适应性行为。

3. 产妇对孩子行为的看法　观察产妇是否因新生儿性别及相貌与期望存在差异而出现不满，能否主动了解新生儿饮食、睡眠及排泄的特点，将有利于建立良好的母子关系。

4. 社会支持系统及经济状况　良好的家庭氛围有助于家庭各成员角色的获得，利于产妇更好地进入母亲角色。护理人员可从产妇人际交往的特征、与家人的互动来评估其社会支持系统。

（四）辅助检查

根据产妇情况进行血常规、尿常规及盆腔超声等检查。

四、常见护理诊断 / 问题

1. 尿潴留　与产时损伤、活动减少及不习惯床上排尿有关。
2. 母乳喂养无效　与母乳供给不足或喂养技能不熟练有关。

五、护理目标

1. 产妇产后未发生尿潴留。
2. 产妇住院期间母乳喂养成功。

六、护理措施

1. 一般护理　为产妇提供空气清新、通风良好、舒适安静的病室环境，保持床单位的清洁、整齐、干净，保证产妇足够的营养和睡眠。

（1）生命体征：产后 24 h 密切监测体温、脉搏、呼吸及血压。若生命体征平稳，产后第 2~3 日每日测量 4 次；若体温超过 38℃，出现脉搏加快、血压下降等异常现象，应加强观察，及时查找原因，防治产后出血。

（2）营养与饮食：产后营养除了满足产妇身体恢复的需求外，还要满足新生儿的喂哺。鼓励产妇产后进流质饮食或清淡半流质饮食，多进食汤汁类饮食、多饮水，促进乳汁分泌。食物应有足够热量并富含营养，增加蛋白质摄入，脂肪摄入不宜过多。避免辛辣、刺激性食物，忌烟酒、浓茶及咖啡。必要时补充铁剂，并注意饮食卫生。

（3）休息与活动：产后提供良好的环境，定时开窗通风，保持空气新鲜，注意床单位的清洁干燥，及时更换会阴垫及衣服、被单等。执行护理工作时不打扰产妇休息，并教会产妇和新生儿同步休息，保证足够的睡眠。

产后应尽早适宜活动，可做产后健身操。剖宫产者可推迟活动时间，鼓励床上适当活动，预防下肢静脉血栓形成。产后盆底肌肉松弛，应避免负重劳动或蹲位活动，以防止子宫脱垂。

（4）排泄护理：产后 4 h 内应鼓励产妇尽早自行排尿，以避免膀胱充盈影响宫缩引起产后出血。若发生排尿困难，首先采取诱导排尿的方法，用热水熏洗外阴或用温开水冲洗尿道外口周围诱导排尿；针刺关元、气海、三阴交、阴陵泉等穴位促其排尿；肌内注射甲硫酸新斯的明，兴奋膀胱逼尿肌促其排尿。若上述方法均无效，应给予导尿，留置尿管 1~2 日。产后鼓励产妇早期下床活动、多饮水、多吃富含膳食纤维的食物，以预防便秘发生，若发生便秘可口服缓泻剂。

2. 症状护理

（1）产后 2 h 的观察与护理：产后 2 h 内极易发生严重并发症，如产后出血、羊水栓塞、产后心力衰竭、产后子痫等。严密监测产妇生命体征变化、子宫收缩及阴道出血情况、宫底高度、有无尿潴留等。产后 2 h 要协助产妇首次哺乳，若一切正常，将产妇和新生儿送回母婴病房。

（2）会阴及会阴伤口护理：指导产妇保持会阴部清洁干燥，及时更换会阴垫，如有会阴伤口取健侧卧位，选用对外阴无刺激的消毒液擦洗外阴，每日 2~3 次，擦洗的顺序为由上到下、从内到外，会阴切口单独擦洗，擦过肛门的棉球和镊子应弃之。观察会阴伤口有无水肿、血肿、硬结及渗出物，询问产妇有无肛门坠胀感。会阴部水肿明显者 24 h 内用会阴冷敷垫冷敷；24 h 后可用 50% 硫酸镁湿热敷，并配合红外线照射；产妇有肛门坠胀感应及时报告医生，以排除阴道壁及会阴部血肿；会阴部伤口外缝线于产后 3~5 日拆线，有伤口感染者，必要时提前拆线引流，并定时换药。大便后用温水清洗会阴，保持会阴部清洁。

（3）子宫复旧及恶露：产后每日在同一时间手测子宫底高度了解子宫复旧情况，嘱产妇排空膀胱，判断子宫底高度、轮廓及质地，每日观察恶露的量、颜色和气味。红色恶露增多且持续时间延长应考虑子宫复旧不良，及时给予子宫收缩剂；若恶露有臭味且子宫有压痛，怀疑感染，应遵医嘱给予广谱抗生素控制感染。

（4）乳房护理：指导母乳喂养，按需哺乳。母婴同室，做到早接触、早吸吮，产后半小时即可开始哺乳，刺激泌乳，指导正确的哺乳方法。保持乳房清洁、干燥。每次哺乳前柔和地按摩乳房，刺激泌乳反射。哺乳时应让新生儿吸空乳房，若乳汁充足尚有剩余时，应用吸乳器将剩余的乳汁吸出，以免乳汁淤积影响乳汁分泌，并预防乳腺管阻塞。

3. 心理护理　护理人员应耐心倾听产妇对分娩经历的诉说，了解产妇对孩子及新家庭的想法，鼓励产妇说出身体及心理的不适，积极回答产妇提出的各种问题，指导产妇自我护理，鼓励其积极参与照顾新生儿的活动，帮助其尽快适应母亲角色，建立自信心，减少产妇的困惑及无助感。指导家属参与新生儿的护理及照护产妇，获得家庭支持。

4. 健康教育

（1）营养与休息：产妇哺乳对营养的需求更高，也需防止营养过剩造成产后肥胖。营养供给原则为富含营养和足够的水分，每日增加蛋白质 20 g，胆固醇的摄入量应低于 300 mg，补充足够的钙、铁、硒、碘等必需的无机盐类。充分休息可补充消耗的体力，应指导产妇与宝宝同步休息。适当的活动，注意个人卫生，保持会阴部清洁，有助于身体的恢复。

（2）指导喂养方法：要让产妇充分认识到母乳喂养的重要性。一般于产后半小时内开始哺乳，按需哺乳，即不限定间隔时间，婴儿哭闹或母亲感到奶胀时就喂哺。产后 24 h 内，每 1~3 h 哺乳一次。产后 2~7 天是母体泌乳的重要时期，哺乳次数应频繁一些，母体泌乳后，正常昼夜哺乳在 8~12 次。最初哺乳时间只需 3~5 min，以后逐渐延长至 15~20 min。建议哺乳期以 10 个月至 1 年为宜，上班后也应坚持母乳喂养，可于上班前将乳汁挤入消毒的大口瓶内，存放于冰箱中，婴儿需要时由他人哺喂，下班后及节假日坚持自己喂养。产妇及其家属遇到喂养问题时及时给予指导。

（3）产后健身操：可促进腹壁、盆底肌肉张力的恢复，避免腹壁皮肤过度松弛，预防尿失禁、膀胱直肠膨出及子宫脱垂。全面评估产妇情况，运动量由小到大、由弱到强，循序渐进练习。一般在产后第2日开始，每1~2日增加1节，每节做8~16次。出院后继续做产后健身操直至产后6周。

第1节：仰卧，深吸气，收腹部，然后呼气。

第2节：仰卧，两臂直放于身旁，进行缩肛与放松动作。

第3节：仰卧，两臂直放于身旁，双腿轮流上举和并举，与身体呈直角。

第4节：仰卧，腹与腿放松，分开稍屈，足底支撑，尽力抬高臀部及背部。

第5节：仰卧起坐。

第6节：跪姿，双膝分开，肩肘垂直，双手平放床上，腰部进行左右旋转动作。

第7节：全身运动，跪姿，双臂伸直支撑，左右腿交替向背后抬高。

（4）计划生育指导：产后42日内禁止性生活。评估产后康复情况，恢复正常性生活，并指导产妇选择适当的避孕措施。一般哺乳者宜选用工具避孕，不哺乳者可选用药物避孕。

（5）产后检查：包括产后访视及产后健康检查。由社区医疗保健人员在产妇出院后3日内、产后14日、产后28日分别做3次产后访视，通过访视可了解产妇及新生儿健康状况，发现异常给予及时指导。产后42日母婴均来医院进行一次全面检查，了解产妇全身状况及盆腔内生殖器是否已恢复至非孕状态。产后健康检查包括测血压、脉搏，查血、尿常规，超声检查、妇科检查等。同时要了解新生儿发育情况。

七、护理评价

1. 产妇产后及时排尿，未发生尿潴留。

2. 产妇积极参与新生儿及自我护理，母乳喂养成功，新生儿体重正常增长。

第二节 正常新生儿护理

情境导入

足月女婴，自然分娩，出生体重3 600 g，羊水清，出生后1 min Apgar评分9分，5 min Apgar评分10分，产后早期母婴皮肤接触。在产房内观察2 h无异常后母婴返回病房。

请思考：

1. 应从哪些方面对该新生儿进行评估？

2. 该新生儿的护理问题有哪些？

3. 对该新生儿怎样进行护理？

新生儿期是指新生儿出生后断脐到满28日的一段时间。正常足月新生儿（normal term infant）是指出生时胎龄满37周但不满42周，出生体重≥2 500 g并 < 4 000 g，无畸形或疾病的新生儿。

护理人员应了解新生儿的生理解剖特点，实施相应护理措施。

一、正常新生儿生理特点

（一）呼吸系统

胎儿在宫内依靠母体通过胎盘得到氧气及排出二氧化碳，虽有微弱的呼吸运动，但不需要胎肺呼吸。分娩后，新生儿在第一次吸气后紧接着啼哭，肺泡张开。新生儿出生后约 10 s 出现呼吸运动，因其肋间肌薄弱，呼吸主要靠膈肌的升降，呈现腹式呼吸。新生儿呼吸浅而快，40~60 次/分，2 日后降至 20~40 次/分；可有呼吸节律不齐。

（二）循环系统

新生儿出生后，胎儿胎盘循环中断，肺循环开始，卵圆孔及动脉导管功能性关闭；新生儿耗氧量大，故心率较快，睡眠时平均心率为 120 次/分，清醒时可增至 140~160 次/分，且易受啼哭、吸乳等因素影响，波动范围为 90~160 次/分。新生儿血流多集中分布于躯干及内脏，因此可触及肝脾，四肢容易发冷、发绀；新生儿红细胞、白细胞计数较高，逐渐下降至婴儿正常值。

（三）消化系统

新生儿胃容量较小，肠道容量相对较大，胃肠蠕动较快以适应流质食物的消化；新生儿出生时吞咽功能完善，胃呈水平位且容量小，贲门括约肌不发达而幽门括约肌发育良好，因此哺乳后容易发生溢乳和呕吐；新生儿消化道可分泌消化酶（除胰淀粉酶外），消化蛋白质的能力较强，消化淀粉的能力相对较差；新生儿出生后 10~24 h 开始排出胎便，呈黑绿色黏稠状，内含胎儿的肠道分泌物、胆汁、上皮细胞及胎儿吞入的羊水，3~4 天转为正常大便。

（四）泌尿系统

新生儿出生时已具有与成人数量相同的肾单位，但组织学上还不成熟。肾小球滤过、浓缩功能较成人低，容易发生水电解质紊乱；输尿管较长，弯曲度大，容易受压或扭转，发生尿潴留或泌尿道感染。新生儿出生后 24 h 内排尿，一天内排尿可达 20 次，早期尿色深，稍浑，放置后有红褐色沉淀，为尿酸盐结晶，无须处理。

（五）神经系统

新生儿脑相对较大，占体重的 10%~20%，但脑沟回仍未完全形成，延髓相对较长，大脑皮质兴奋性低，睡眠时间长；新生儿大脑皮质及锥体束尚未发育成熟，故新生儿动作慢且不协调，肌张力稍高，哭闹时可有肌强直；新生儿眼肌活动不协调，对明暗光有感觉，具有凝视和追视能力，有角膜反射及视听反射；出生时已具有原始的神经反射，如吸吮、吞咽、觅食、握持、拥抱等反射活动；新生儿味觉、触觉、温度觉较灵敏，痛觉、嗅觉、听觉较迟钝。

（六）免疫系统

新生儿在胎儿期从母体获得多种免疫球蛋白（Ig），主要是 IgG、IgM、IgA，故出生后 6 个月内具有抗传染病（如麻疹、风疹、白喉等）的免疫力；新生儿缺乏 IgA 抗体，易患消化道、呼吸道感染；新生儿主动免疫发育不完善，巨噬细胞对抗原的识别能力差，免疫反应迟钝；新生儿自身产生的 IgM 不足，缺少补体及备解素，对革兰氏阴性菌及真菌的杀灭能力差，易引起败血症。

（七）体温调节

新生儿体温调节中枢发育不完善，皮下脂肪薄，体表面积相对较大，皮肤表皮角化层差，易散热，体温易随外环境温度的变化而波动。室温过高时新生儿虽能通过皮肤出汗蒸发散热，但若水分供给不足，血液浓缩可引起发热，称"脱水热"；室温过低则可引起体温低下或冷损伤综合征。

（八）皮肤黏膜

新生儿出生时体表覆盖一层白色乳酪状胎脂，具有保护皮肤、减少散热的作用。新生儿皮肤薄嫩，易受损伤而发生感染。新生儿口腔黏膜血管丰富，两面颊部有较厚的脂肪层，称颊脂体，可帮助吸吮；硬腭中线两旁有黄白色小点称上皮珠，齿龈上有白色韧性小颗粒称牙龈粟粒点，俗称"马牙"。上皮珠和牙龈粟粒点是上皮细胞堆积或黏液腺分泌物蓄积形成，出生后数周自然消失，切勿挑破以防感染。新生儿出生后，由于体内红细胞寿命短、破坏多，产生大量间接胆红素，而其肝内葡萄糖醛酰转换酶活力不足，不能使间接胆红素全部结合成直接胆红素从胆道排出，加上肠道吸收胆红素增加，导致高胆红素血症，致皮肤、黏膜及巩膜黄染，称生理性黄疸，多见于出生后 2～3 日，持续 4～10 日后自然消退。

二、正常新生儿护理评估

（一）健康史

评估新生儿父母的健康情况及家族中特殊病史，新生儿母亲的既往孕产史、本次妊娠经过及妊娠期胎儿生长发育情况；评估分娩经过及产程中胎儿情况；了解新生儿出生体重、性别、Apgar 评分、出生后检查结果等。

（二）身体状况

身体评估一般在出生后 24 h 内进行，评估时注意保暖，动作轻柔，可现场指导产妇。注意新生儿的发育、反应、神态和姿势，观察皮肤有无青紫、黄疸及其程度，有无瘀斑、瘀点或感染灶。测量新生儿的心率、呼吸、体温、体重、身高，并记录。按顺序检查头面部和颈部、胸腹部、肛门和外生殖器、脊柱和四肢及肌张力和活动情况等，及时发现有无异常并详细记录。

1. 生命体征

（1）体温：一般测腋窝，正常为 36～37.2℃。体温可随外界环境温度变化而波动。

（2）呼吸：新生儿安静时测 1 min，正常为 40～60 次／分。产时母亲使用麻醉剂、镇静剂或新生儿产伤可使新生儿呼吸减慢；室内温度改变过快、早产儿可出现呼吸过快；持续性呼吸过快见于呼吸窘迫综合征、膈疝等。

（3）心率：新生儿心脏容量小，每次搏血量较少，心率较快，可达 120～140 次／分，受哭闹、吸吮等因素影响而使心率发生改变；因出生后的几日内动脉导管未闭，在心前区可听到心脏杂音。

2. 身长和体重　正常新生儿体重为 2 500 g 至不足 4 000 g。体重 ≥ 4 000 g 为巨大儿，见于父母身材高大、多胎经产妇、过期妊娠或孕妇有糖尿病等；体重 < 2 500 g，为低体重儿，见于早产儿或小于胎龄儿。生理性体重下降是指新生儿出生后 2 ~ 4 日内体重逐渐减轻，下降幅度不超过 10%，4 日后逐步回升，7 ~ 10 日恢复到出生体重。身长是头顶最高点至足跟的距离，正常 45 ~ 55 cm。

3. 头、面及颈部　足月新生儿的头颅较大，约占身长的 1/4。评估头颅大小、形状，有无产瘤、血肿及皮肤破损。经阴道分娩的新生儿头颅因产道挤压，有轻微到中度的变形即产瘤，于出生后 12 h 逐渐消退；检查囟门大小和紧张度，有无颅骨骨折和缺损；评估巩膜有无黄染或出血点；评估口腔有无唇腭裂等；评估颈部对称性、位置、活动范围。

4. 胸部　观察胸廓形态、对称性，有无畸形；呼吸时是否有肋下缘和胸骨上下软组织下陷；通过心脏听诊了解心率、节律，各听诊区有无杂音；通过肺部听诊判断呼吸音是否清晰，有无啰音及啰音的性质和部位。新生儿受母体雌激素水平影响，出生后 3 ~ 4 日可出现乳房肿胀，如蚕豆或鸽蛋大小，男女均可发生，2 ~ 3 周后自行消失。

5. 腹部　评估腹部外形、脐带残端等。出生时腹形平软，以后肠管充满气体，腹略膨出。触诊肝脾大小，听诊肠鸣音。新生儿脐带残端于出生后 24 h 开始变干燥、苍白、无出血，7 ~ 14 日脱落，观察脐带残端有无出血或异常分泌物。若脐部红肿或分泌物有臭味，提示脐部感染。

6. 脊柱和四肢　检查脊柱是否垂直、完整，评估四肢外形、活动度及肌张力，判断有无骨折及关节脱位。

7. 肛门及外生殖器　检查肛门是否闭锁，外生殖器有无异常，男婴睾丸是否已降至阴囊，女婴大阴唇是否完全遮住小阴唇。偶见女婴出生后 1 周内，阴道有白带及少量血性分泌物似月经样，一般不必处理，2 ~ 3 日后自然停止，系母亲妊娠后期雌激素进入胎儿体内，出生后突然中断引起。

8. 神经反射　评估各种反射是否存在，反射的强度及身体两侧反应的对称性，了解新生儿神经系统的发育情况。吞咽反射、眨眼反射等永久存在，而觅食反射、吸吮反射、拥抱反射、握持反射出生后 3 ~ 4 个月后逐渐减退。

9. 排泄　新生儿出生后不久排小便，尿色清澈无味，一日排尿 6 次以上为正常；出生后 10 ~ 12 h 内排胎便，墨绿色黏稠状，内含肠黏膜上皮细胞、羊水、消化液、胎脂及毳毛等，以后粪便的颜色和性状与喂养有关。若 24 h 后未排胎便，应检查是否有消化道发育异常。

（三）心理社会状况

新生儿有饥饿等需求时常会哭闹。评估母亲与孩子间沟通的频率、方式及效果；评估母亲是否存在拒绝喂养新生儿的行为，促进亲子关系建立，母亲与新生儿皮肤接触、语言和目光的交流能使新生儿感觉安全和满足，对今后心理发展起着非常重要的作用。

（四）辅助检查

必要时监测新生儿血常规、血糖等。

三、常见护理诊断 / 问题

1. 有窒息的危险　与呛奶、呕吐有关。
2. 有体温失调的危险　与新生儿体温调节系统不完善、皮下脂肪薄、体表面积大及环境温度低有关。

3. 有感染的危险　与新生儿免疫机制发育不完善和其特殊生理状况有关。

4. 营养失调　与母乳喂养无效或喂养方法不合理有关。

四、护理目标

1. 住院期间新生儿未发生窒息。

2. 住院期间新生儿生命体征正常。

3. 住院期间新生儿未发生感染。

4. 住院期间新生儿按需哺乳，无低血糖或喂养过剩现象发生。

五、护理措施

（一）一般护理

1. 环境与安全　新生儿出生后如无异常入住母婴同室，居室的温度与湿度应随气候温度变化调节，光线充足、空气流通，室温保持在 24 ~ 26℃，相对湿度在 50% ~ 60% 为宜。新生儿衣被适度，避免包裹过厚、过紧，根据室温酌情增减；加强新生儿安全管理，新生儿出生后，将其右脚印及其母亲右拇指印印在病历上，在新生儿手腕上系腕带、衣服上别上标识牌，注明母亲姓名、新生儿性别、住院号等信息，检查及操作时认真核对。新生儿床应铺有床垫、配有床挡和床围，远离尖锐、高温等危险物品。新生儿因特殊需要抱出病区时应持医护人员开具的放行证明。

2. 生命体征　监测体温、心率及呼吸变化，一般不测血压。保持室温恒定，进行检查及护理时，避免不必要的暴露，体温过低者加强保暖，过高者采取降温措施。观察呼吸道通畅情况，取侧卧体位，预防窒息。

拓展阅读 5-1
新生儿脐带护理——自然干燥法

3. 预防感染　应尽量减少探访人员，室内人员不宜过多。房间内配有手消毒液，接触新生儿前消毒双手用。新生儿患有脓疱疮、脐部感染等感染性疾病时，应采取相应的消毒隔离措施。

4. 脐部护理　新生儿出生后采取无菌断脐，保持脐部清洁和干燥，通常情况下 1 周左右脱落。使用尿布时，注意勿超过脐部，以防尿粪污染脐部。如脐部有分泌物则用 75% 乙醇或 2.5% 碘伏消毒。如有红色肉芽组织增生，可用硝酸银烧灼局部。

拓展阅读 5-2
新生儿沐浴
拓展阅读 5-3
新生儿抚触

5. 皮肤护理　新生儿皮肤黏膜较薄，护理不当易破溃及感染。新生儿出生后即刻擦净羊水及血迹，保持新生儿皮肤清洁干燥，保暖。正常新生儿可每天洗澡，及时处理溢奶或呕吐物。口腔不宜擦洗，以防口腔黏膜破溃。注意耳内、耳外清洁。尿布或纸尿裤要松紧适中，及时更换，保持臀部清洁、干燥。排便后用温水清洗臀部，必要时涂护臀霜，预防红臀、皮疹或溃疡。

6. 喂养护理　新生儿喂养方法有母乳喂养、人工喂养和混合喂养。母乳喂养详见本章第三节。人工喂养首选配方乳，牛奶中酪蛋白含量高不易消化，矿物质和维生素比例与人乳有差异不利于吸收，缺乏抗体和酶；喂养前应消毒奶具、洗净双手并检查奶品质量，根据新生儿需求调整喂养时间；喂奶时奶液应充满整个奶嘴；喂奶后将新生儿竖起轻拍背部排出胃气，取右侧卧位以防溢奶。新生儿人工喂养时要掌握正确的喂养技巧。

（二）免疫接种

1. 卡介苗　通过主动免疫促进机体抗体形成，可使新生儿免于感染结核杆菌。足月正常新生儿出生后 12~24 h，难产或异常儿出生后 3 日，无异常时可接种卡介苗。方法是将卡介苗 0.1 mL 注射于左臂三角肌下端偏外侧皮内。

禁忌证：①体温高于 37.5℃。②早产儿。③低体重儿。④产伤或其他疾病者。

2. 乙肝疫苗 提供主动免疫，保护新生儿不被乙肝病毒感染。正常新生儿出生后 1 日、1 个月、6 个月各注射乙肝疫苗 1 次，注射于右臂三角肌。

六、护理评价

1. 新生儿哭声洪亮，无发绀，呼吸平稳。
2. 新生儿生命体征维持正常。
3. 新生儿脐部无感染，皮肤无红肿。
4. 新生儿得到合理喂养，体重增长。

第三节 母乳喂养

情境导入

李女士，产后 3 天，体温 37.9℃，脉搏 76 次/分，呼吸 19 次/分，血压 125/80 mmHg。产妇自诉乳房胀痛，但无乳汁分泌，担心宝宝奶量不够，影响宝宝生长发育，担心自己无法胜任母亲角色，自感焦虑。

请思考：

1. 该产妇存在哪些护理问题？
2. 如何进行宣教及护理？

母乳喂养，尤其是出生后最初 6 个月的纯母乳喂养，是婴儿营养的重要基础。世界卫生组织（WHO）及我国均提倡母乳喂养。因此，给予产妇进行正确的喂养指导，提高母乳喂养率具有重要的意义。

一、母乳喂养的优点

（一）母乳喂养对婴儿的好处

1. 母乳营养均衡 母乳中含有充足的能量和营养素，为孩子提供适量、合理的蛋白质、脂肪、乳糖、维生素、铁、其他矿物质和水，且母乳中这些营养素更容易消化吸收。它可以为 6 个月以下的小儿提供所需要的全部营养，为 6~12 个月的孩子提供一半的营养，为 12~24 个月的孩子提供 1/3 的营养。

2. 母乳含有足够水分 母乳中含有足够的水分，即使在非常干燥和炎热的气候下也可以满足孩子的需要。

3. 母乳卫生、含有抗感染物质 母乳更卫生，且含有多种抗感染物质，保护小儿免受腹泻、肺炎及中耳炎等多种感染性疾病的影响。

4. 增进母子感情　母乳喂养可增进母子之间的情感联系，给予孩子温暖和关爱。

5. 母乳喂养的远期效应　母乳喂养的小儿不易患糖尿病、心脏病、湿疹、哮喘、类风湿关节炎和其他过敏性疾病，且可以预防肥胖。母乳喂养可增强小儿大脑发育及视觉发育，对提高智商，保护视力均有益。

（二）母乳喂养对母亲的好处

1. 母乳喂养可以减少产后出血、贫血，预防产后抑郁，促进产后尽快康复。

2. 纯母乳喂养具有避孕效果，可以抑制排卵并延缓生育力的恢复。

3. 母乳喂养可以降低乳腺癌和卵巢癌的发病风险。

4. 母乳喂养有助于母亲恢复正常体型。

（三）母乳喂养对家庭的好处

1. 母乳喂养可以减少家庭经济上的开支。

2. 母乳喂养方便，可以随时随地完成，减少人力资源支出。

3. 母乳喂养可增进家庭和谐关系。

二、母乳喂养良好的指标

通常情况下，判断母乳喂养是否良好，可以参考婴儿的大小便情况及生长发育等客观指标。

1. 大便　如果婴儿喂养适当，则应在出生后约 3 日内排空胎便，并逐渐转为正常大便，这个过程与乳汁生成 II 期（即乳汁分泌增加期）的开始时间正好吻合。出生 4 日后大多数婴儿每日排便 3 次或更多，且排便时间通常与哺乳时间同步。到出生后第 5 日，大便应为浅黄色并有颗粒物。胎便排出延迟要评估是否存在乳汁生成延迟、乳汁排出不畅，罕见情况下排除婴儿可能患有囊性纤维化相关的肠梗阻。

2. 小便　一般出生后第 1 个 24 h 中排尿 1 次，之后 24 h 中增加至 2~3 次，第 3 日和第 4 日为 4~6 次/日，第 5 日及之后为 6~8 次/日。排尿次数减少，尿液呈深黄或橙色，或尿布中有砖红色尿酸盐晶体时，通常表明婴儿的液体摄入量不足，如增加液体摄入量后这种状况仍不能得到改善，应及时就医。

3. 体重　新生儿出生后最初几天体重下降是正常现象（生理性体重下降），下降比例多为出生体重的 5%~7%。正常新生儿出生后 5 日左右随着吃奶量的增加会停止体重下降，7~10 日恢复到出生体重。一般在 3~4 月龄时达到出生体重的 2 倍，一个母乳喂养并合理添加辅食的婴儿，周岁时体重是出生体重的 2.5~3 倍。要连续监测婴儿的体重变化，并将体重值标记在生长发育曲线上（建议用 WHO 2006 版），绘制婴儿"生长发育曲线"，通过生长变化趋势判定喂养状况是否合理。

三、母乳喂养相关因素的护理评估

（一）健康史

评估妊娠前产妇的身体健康状况，有无慢性疾病及精神心理疾病；评估有无妊娠期并发症、合并症病史；评估分娩经过及产后出血量，新生儿出生状况等。

（二）身体状况及喂养方式

1. 哺乳母亲的体质及营养状况　体虚会影响乳汁分泌。若产时产后失血较多，疲劳、营养不足，导致体力恢复较慢，乳汁分泌减少。高龄母亲，由于身体机能开始衰退，会有乳汁不足的现象。母亲疾病可使乳液减少、改变乳汁的营养成分，甚至乳汁中含有致病菌。哺乳期母亲的营养也很重要，要增加富含优质蛋白质及维生素 A 的动物性食物和海产品，选用碘盐，饮食多样且过量，忌烟酒，避免浓茶和咖啡。

2. 月经　对于乳汁分泌的影响因人而异。经期过后，乳汁可恢复正常。一般来说，月经恢复早，乳量易减少。婴儿频繁吮乳，刺激乳汁分泌，可抑制排卵，预防月经过早来潮。

3. 乳房的发育　母亲乳房发育不良，可能导致产后乳汁分泌、储存减少。不适当的穿戴可导致乳腺管阻塞，乳量减少，影响母乳喂养。

4. 休息与睡眠　会阴或腹部切口疼痛影响母亲睡眠，而影响乳汁分泌。婴儿出生后，由于需要哺喂或换尿布的间隔时间很短，母亲在夜间得不到较好的休息，白天还得喂养及护理婴儿，精疲力竭。过度疲劳和睡眠不足影响乳汁分泌，甚至会造成回乳。所以产后 3 个月内母亲最好能专心于婴儿的哺喂，与婴儿同步休息，保证充足睡眠。

5. 药物　部分药物可影响乳汁生成量，或对喂养婴儿造成伤害。乳母因疾病需要服药时，不可盲目服用，需要在医生指导下确认该药在母亲哺乳时使用安全。如果哺乳期妇女必须服用某些可能影响喂哺儿的药物时，需要考虑暂停或终止母乳喂养。

6. 喂养方式　婴儿娩出后应尽早开奶，让婴儿吮吸母亲的乳头有刺激乳腺分泌乳汁的作用。母乳喂养开始的时间、喂养方式等也是影响母乳喂养成功的因素。

（三）心理社会状况

异常的妊娠史及不良的分娩体验导致产妇自尊紊乱，惊恐、忧虑、压抑、疲乏等负面情绪会减少乳汁分泌量，影响母乳喂养。因此，哺乳的母亲必须保持精神愉悦，要有一个宁静、舒适的生活环境。

（四）辅助检查

监测婴儿体重，必要时监测产妇血常规、尿常规等。

四、常见的护理诊断 / 问题

1. 产妇母乳喂养知识缺乏　与产妇获得相关知识不足有关。
2. 母乳喂养无效　与母乳量不足或喂养技能不熟有关。

五、护理目标

1. 产妇住院期间知晓母乳喂养知识。
2. 产妇成功母乳喂养。

六、护理措施

（一）成功母乳喂养的要素

母乳喂养成功，需要母亲树立喂哺婴儿的信心，家人充分支持，喂养姿势及婴儿含接乳房的方式正确。

1. 树立信心，家人支持　母亲应充分认识到母乳喂养是一个自然过程，是大自然赐予母亲的伟大权力，健康的母亲产后都具备哺乳能力。绝大多数母亲能够产生足够的乳汁以满足婴儿的需求。乳汁合成量与婴儿的需求量及胃容量均有关，乳汁排空是乳房合成乳汁的信号。催产素反射促进乳汁排出，如果母亲身体不适或者情绪低落，就会抑制催产素反射，乳汁分泌会突然停止。如果母亲能及时得到支持和帮助，保持心情愉悦，并且继续哺乳，乳汁分泌会恢复，乳量增加。

2. 良好的哺乳姿势和含接方式　不当的哺乳姿势和婴儿含接乳头方式可能会导致孩子无法摄入足够母乳，引起乳头疼痛，甚至损伤乳房组织（图5-1，图5-2）。

（二）开奶时间、喂养频率及时长

1. 产后最初几天对于成功、持续母乳喂养的重要性　分娩后给新生儿第一次哺喂母乳的时

含接方式 ——>

乳头含接要点：
（1）孩子开始用力吸吮后，应将其小嘴轻轻往外拉约5 mm，目的是将乳腺管拉直，有利于顺利哺乳
（2）妈妈能听到孩子吞咽的声音，并感受到孩子慢而深地吸吮
（3）整个喂哺过程妈妈没有感到乳头疼痛

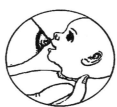

（1）刺激

妈妈用乳头轻碰孩子嘴唇，让孩子张开嘴，寻找乳头

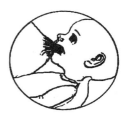

（2）含乳

孩子含住妈妈大部分乳晕与乳头

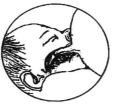

（3）吸吮

哺乳时乳头应深入孩子口中、抵至孩子上腭。孩子面部应接触乳房

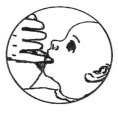

（4）离乳

妈妈用手指将其小嘴轻轻往外拉，结束时孩子松开乳头，表现平和满足感

图 5-1　正确的乳头含接方式和含接要点

哺乳方式 ——>

哺乳要点：
（1）宝宝的头和身体呈一条直线
（2）宝宝面向母亲并整个身体靠近母亲
（3）宝宝的脸贴近母亲的乳房
（4）宝宝的下巴触及乳房

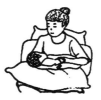

（1）摇篮式

妈妈取坐位，将宝宝放在枕上，用臂弯支持宝宝的头部和背部，使宝宝斜卧在妈妈怀里吸乳

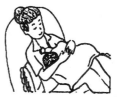

（2）斜倚式

如果是新生儿，妈妈应托着宝宝的头、肩及臀部

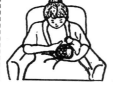

（3）橄榄球式

妈妈取坐位，妈妈乳房同侧手托住宝宝头颈部，肘部夹着宝宝身体，另一只手托住乳房

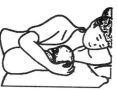

（4）侧躺式

妈妈取侧卧，将卧侧的胳膊放在枕下，另一侧手臂扶住宝宝

图 5-2　正确的哺乳姿势和哺乳要点

间称为开奶。开奶时间越早越好，健康母亲产后半小时即可开奶。最初几日，分泌少量的淡黄色乳汁，称为初乳。母亲每天分泌的初乳量为 45 mL 左右，新生儿的胃容量约为 5 mL，因此初乳完全能满足新生儿所需的全部营养。大多数母亲会在分娩 2~3 日后开始分泌更多的乳汁。最初数周，吮吸越多母乳分泌就越多，夜间哺喂母乳更能促进乳汁分泌。

拓展阅读 5-4
泌乳机制

2. 母婴同室、按需喂养　母婴同室可以方便母亲随时给婴儿哺乳。当婴儿有饥饿表现时，母亲应立即哺乳。孩子在饥饿时可能有如下表现：从睡眠中醒来，转动脑袋，好像是在寻找乳房一样，吮吸其手、嘴唇或舌头，哭闹等。

开始时 1~2 h 喂乳一次，以后 2~3 h 一次，逐渐延长至 3 h 左右一次，3 个月后夜间睡眠逐渐延长，可以省去一次夜奶，喂哺次数每天应不少于 8 次，6 个月后随着辅食添加，哺乳次数可逐步减少。

3. 根据孩子的情况可在不同时间母乳喂养　每个孩子每次喂奶持续时间可不同，长短有差异，5~20 min 或更长时间。

4. 母乳喂养时让婴儿先吮吸 / 吸空一侧乳房　每次母乳喂养时让婴儿先吸空一侧乳房，观察是否需要继续吸吮。每次喂乳交替进行，有助于双侧乳房都能分泌足够乳汁。

（三）母乳喂养期间乳房的护理

1. 一般护理

（1）乳房的清洗：保持乳房的清洁和干燥。在为新生儿第一次哺乳前，用温水清洁乳房，清洁时要慎用肥皂或者酒精，以免引起局部皮肤干燥、皲裂。如果乳头周围有结痂，应用油脂浸软后用温水洗净。

（2）哺乳前乳房的护理：哺乳前产妇应清洁双手，用温热的毛巾清洗乳房，柔和地按摩乳房，刺激排乳反射。感觉乳房过胀时，应先挤掉少许奶汁，等乳晕变软后再开始哺乳。

2. 异常情况的护理

（1）乳胀：多因乳房过度充盈及乳腺管阻塞所致。喂哺前湿热敷 3~5 min 并按摩乳房，增加哺乳次数，吸空乳房。

（2）乳头内陷或偏平乳头：与乳房发育相关。喂哺前刺激乳头，帮助乳头突出，教会母亲纠正内陷的乳头，必要时用吸乳器拉出乳头。通过成功母乳喂养的相关案例鼓励产妇坚持母乳喂养。

（3）乳头皲裂

1）病因：喂奶姿势不当，时间过长；产妇乳头皮肤嫩薄，不耐受婴儿吸吮或婴儿吸吮时咬破乳头；产妇乳头畸形，如乳头扁平、凹陷，婴儿吸吮困难；乳汁外溢，乳头皮肤长期浸渍在乳汁中，引起乳头糜烂或湿疹等均可能引起乳头皲裂。

2）临床表现：乳头皲裂多发生在哺乳初期，表现为乳头表面有大小不等的裂口和溃疡，或皮肤糜烂。有时沿着乳头基部出现裂痕很深的环状裂口，裂口中分泌物干燥而结成黄色痂皮。乳头皲裂严重时可使乳头部分断裂，垂直的皲裂能使乳头分成两瓣。哺乳时，疼痛难忍。乳头皲裂时致病菌由乳头皲裂处进入乳房组织内，可引起急性乳腺炎。因此，预防乳头皲裂至关重要。

3）治疗及护理：保护乳头免于触碰，减轻疼痛；出现乳头皲裂，应勤换内衣，保持干燥；哺乳前后用温开水清洗乳头、乳晕，哺乳后在裂口处用复方安息香软膏等涂抹；乳头皲裂严重时，应暂停哺乳，并将乳汁挤出再喂婴儿，控制炎症发展，促进皲裂愈合，待皲裂愈合后再哺乳。

（4）乳腺炎

1）病因：乳汁淤积，哺乳时未将乳汁吸净或乳头内陷妨碍哺乳。细菌侵入乳头破损或皲裂口，引起乳腺腺体感染。婴儿鼻咽部细菌在哺乳时直接侵入乳腺管引起乳腺炎。

2）临床表现：乳腺炎是乳腺的急性化脓性感染，中医称乳痈。绝大多数发生在哺乳期，尤其是初期哺乳者，多出现在产后2~4周。表现为产褥期发热，乳房局部肿胀疼痛，有明显的触痛，表面皮肤红热。如果炎症继续发展，会形成脓肿，腋下淋巴结肿大，白细胞计数明显增高。感染严重者，可并发败血症。

3）治疗及护理：如果产妇出现乳腺炎，应使用抗生素治疗，并暂停哺乳，保持乳汁排出通畅，可采用局部理疗或湿热敷的方法使炎症局部化。形成脓肿应手术切开引流。

（四）健康宣教

住院期间告知产妇母乳的成分、特异性及母乳喂养的好处，哺乳的姿势及含接方式，异常情况如何处理等知识。

（五）重视心理护理

影响母乳喂养成功的因素很多，部分产妇因此放弃母乳喂养。住院期间加强对产妇的心理疏导，积极肯定其母乳喂养行为并给予鼓励、指导，告知母乳喂养的好处。建议家人多陪伴及支持，共同促进母乳喂养成功。

（六）母乳储存的条件

不宜直接哺乳时将乳汁吸出，储存于储奶袋中，4℃冷藏保存不超过48 h，-15~-5℃可保存至6个月。

（七）不宜或暂停母乳喂养的指征

母亲患传染病（急性期）、严重器官功能障碍性疾病、严重产后心理障碍性疾病、精神疾病及母亲酗酒，服用对婴儿有影响的特殊用药，患儿患有乳糖不耐受症等不宜母乳喂养。

七、护理评价

1. 产妇住院期间获得并知晓母乳喂养的相关知识。
2. 母乳喂养成功。

（张明娜）

数字课程学习

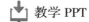 教学PPT   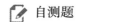 本章小结   自测题   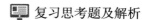 复习思考题及解析

▶▶▶ 第六章
高危妊娠妇女的护理

【学习目标】

知识：

1. 掌握高危妊娠母儿监护措施及临床意义。

2. 熟悉高危妊娠的范畴及高危妊娠的处理原则。

3. 了解孕妇高危因素及胎儿健康状况的评估。

技能：

1. 掌握电子胎心监护操作流程。

2. 利用所学知识解读电子胎心监护图形特点，对高危孕妇进行整体护理。

素质：

1. 护理时善于捕捉高危因素，动作轻柔、注意隐私保护，体现人文关怀。

2. 执行操作时具备高度的责任感、同情心、团结协作精神和慎独精神。

情境导入

李女士，39岁，妊娠38周，G_3P_2。该孕妇在孕27周行OGTT监测发现空腹血糖、餐后1 h及餐后2 h血糖分别为5.7 mmol/L、11 mmol/L、9.5 mmol/L，控制后血糖正常，今日主诉胎动减少住院……

高危妊娠（high risk pregnancy）是指妊娠期存在一个或多个对孕妇及胎儿有危险的因素，范畴广泛，包括所有的病理产科。具有高危妊娠因素的孕妇称为高危孕妇。

第一节 孕妇高危因素的评估

情境一：

护士在为李女士测量宫高、腹围及听诊胎心音时了解到其第一胎孩子健在，已经5岁；第二胎孕36周时发现胎死宫内。超声检查提示羊水指数为5 cm，NST（−）。

请思考：

1. 该孕妇高危因素有哪些？
2. 计算该孕妇Nesbitt评分值。

评估孕妇是否存在高危因素，就要知晓高危因素的范畴及分值，从而有针对性地进行处理。

一、评估高危妊娠范畴

1. 孕妇自然状况、家庭及社会经济因素　孕妇年龄<16岁或≥35岁、妊娠前体重指数（BMI）≥25或<18.5、身高<145 cm、先天发育异常、家族中有遗传性疾病；孕妇有吸烟、嗜酒、吸毒等不良嗜好；孕妇受教育程度低、无职业或职业稳定性差、收入低、居住条件差；未婚或独居等。

2. 疾病因素

（1）妊娠并发症及异常妊娠分娩史：自然流产、异位妊娠、妊娠剧吐、早产、死产、死胎、胎儿畸形、妊娠期高血压、前置胎盘、胎盘早剥、胎盘植入、胎膜早破、羊水过多/过少、脐带异常、胎儿生长受限、过期妊娠、巨大儿、胎儿窘迫、母儿血型不合等。新生儿有先天性/遗传性疾病、剖宫产史、多胎妊娠、辅助生殖妊娠等。

（2）妊娠合并症：如心脏病、糖尿病、高血压、肾病、肝炎、甲状腺功能亢进/减退、血液病、病毒感染、性病、恶性肿瘤、急性阑尾炎、急性胰腺炎、生殖器发育异常、智力低下、精神异常、因疾病导致妊娠早期接触大量放射线或化学性毒物、服用对胎儿有影响的药物等。

（3）其他可能造成难产的因素：胎位异常、骨盆异常、软产道异常等。

3. 心理因素　如焦虑、抑郁、恐惧、沮丧、悲哀等。

二、高危妊娠评分

早期识别高危孕妇，根据修改后的 Nesbitt 评分指标对孕妇进行评分。总分为 100 分，减去孕妇各种危险因素的分值后，低于 70 分属于高危妊娠范畴（表 6-1）。随着妊娠进展，孕妇可能出现新的变化，需要重新进行评分，一般于妊娠早、中、晚期各评分 1 次。

表 6-1 修改后的 Nesbitt 评分指标

危险因素		分值	危险因素		分值
1. 孕妇年龄			不育史：少于 2 年		−10
			多于 2 年		−20
	15 ~ 19 岁	−10	子宫颈不正常或松弛		−20
	20 ~ 29 岁	0	子宫肌瘤：> 5 cm		−20
	30 ~ 34 岁	−5	黏膜下		−30
	35 ~ 39 岁	−10	卵巢肿瘤（> 6 cm）		−20
	40 岁及以上	−20	子宫内膜异位症		−5
2. 婚姻状况			6. 内科疾病与营养		
	未婚或离婚	−5	全身性疾病		
	已婚	0	急性：中度		−5
3. 产次			重度		−15
	0 产	−10	慢性：非消耗性		−5
	1 ~ 3 产	0	消耗性		−20
	4 ~ 7 产	−5	尿路感染：急性		−5
	8 产以上	−10	慢性		−25
4. 过去分娩史			糖尿病		−30
	流产 1 次	−5	慢性高血压：中度		−15
	2 次以上	−30	重度		−30
	早产 1 次	−10	合并肾炎		−30
	2 次以上	−20	心脏病：心功能 1 ~ 2 级		−10
	死胎 1 次	−10	心功能 3 ~ 4 级		−30
	2 次以上	−30	心力衰竭史		−30
	新生儿死亡 1 次	−10	贫血：Hb 10 ~ 11 g		−5
	2 次以上	−30	9 ~ 10 g		−10
	先天性畸形 1 次	−10	< 9 g		−20
	2 次以上	−20	血型不合：ABO		−20
	新生儿损伤 骨骼	−10	Rh		−30
	神经	−20	内分泌疾病		
	骨盆狭窄 临界	−10	垂体、肾上腺、甲状腺疾病		−30
	狭小	−30	营养：不适当		−10
	先露异常史	−10	不良		−20
	剖宫产史	−10	过度肥胖		−30
5. 妇科疾病					
	月经失调	−10			

第二节　胎儿健康状况的评估

情境二：

李女士住院后第二天，再次超声检查提示羊水指数 4 cm，胎心 140 次 / 分，无明显宫缩。

请思考：

1. 宫内监测胎儿简便经济的有效方法是什么？
2. 胎儿宫内监测的措施有哪些？

评估胎儿健康包括确定胎儿是否为高危儿和监测胎儿宫内状况。

一、确定是否为高危儿

高危儿包括：①孕龄 < 37 周或 ≥ 42 周；②出生体重 < 2 500 g；③小于孕龄儿或大于孕龄儿；④生后 1 min 内 Apgar 评分 0 ~ 3 分；⑤产时感染；⑥高危妊娠孕妇的新生儿；⑦手术产儿；⑧孕妇有不良妊娠及分娩史等。

二、胎儿宫内监测措施

1. 确定孕龄　根据末次月经、早孕反应及第一次胎动出现的时间，超声测量胚胎大小、胎儿双顶径、股骨长度等推算胎龄。

2. 监测宫高及腹围　测量孕妇的宫高、腹围，以间接了解胎儿宫内的发育情况。将每次产前检查测量的宫高、腹围记录在《围生期保健手册》中，绘制成宫高、腹围曲线，观察其动态变化。

3. 计数胎动　胎动监测是孕妇自我评价胎儿宫内状况的简便经济的有效方法。一般在妊娠 20 周开始自觉胎动，根据 12 h 胎动数判断胎儿是否缺氧。

4. 超声检查　不仅能显示胎儿大小（包括胎头双顶径、腹围、股骨长度）、数目、胎位、有无胎心搏动、胎盘位置及成熟度、羊水量，还对监测胎儿有无畸形发挥重要作用。

5. 监测胎心

（1）胎心听诊：听诊胎心音是判断胎儿宫内安危情况的一种简便方法。可用胎心听诊器或多普勒胎心仪听诊胎心的强弱及节律，判断胎心率是否正常。

（2）电子胎心监护（electronic fetal monitoring，EFM）：不仅可以连续观察并记录胎心率的动态变化，还可以了解胎动、宫缩与胎心的关系。EFM 包括内、外监护两种形式。外监护是将宫缩及胎心描绘探头直接放在孕妇的腹壁上（具体内容见本章第三节高危孕妇的处理原则及护理）。

6. 胎盘功能检查　通过检测孕妇血液或尿液中的雌三醇、血液中的人胎盘催乳素（hPL）和妊娠特异性 β1 糖蛋白等，了解胎盘功能。

7. 胎肺成熟度检查　检测羊水中卵磷脂 / 鞘磷脂比值（lecithin/sphingomyelin，L/S）、监测磷脂酰甘油（phosphatidyl glycerol，PG）、羊水振荡试验（泡沫试验）（foam stability test）等。

8. 胎儿缺氧程度检查　常用检查方法包括胎儿头皮血血气测定、胎儿血氧饱和度（fetal oxygen saturation，FSO_2）测定等，或用羊膜镜直接观察羊水的量、颜色、形状。

9. 胎儿先天性 / 遗传性疾病的检查　存在高风险生育先天遗传缺陷患儿的孕妇应进行产前诊断（prenatal diagnosis），又称宫内诊断（intrauterine diagnosis）或出生前诊断（antenatal diagnosis）。在胎儿出生之前应用影像学、生物化学、细胞遗传学及分子生物学等技术，了解胎儿在宫内的发育状况，分析胎儿染色体核型，检测胎儿的生化检查项目和基因等，对胎儿先天性和遗传性疾病作出诊断。产前诊断的方法包括非侵袭性检查和侵袭性检查，前者包括孕妇血清与尿液成分检测、超声检测、X 线、CT、磁共振等，后者包括羊膜腔穿刺术（amniocentesis）、绒毛穿刺取样（chorionic villus sampling，CVS）、经皮脐血穿刺术（percutaneous umbilical cord blood sampling，PUBS）、胎儿组织活检（fetal tissue biopsy）等。

第三节　高危孕妇的处理原则及护理

情境三：
　　李女士住院第二天晚上，自感有规则腹痛，电子胎心监护显示宫缩后有胎心缓慢减速，下降幅度在 30 次 / 分，且每次宫缩后均有胎心减速。
　　请思考：
　　1. 何为早期减速、变异减速和晚期减速？
　　2. 简述胎心率减速与宫缩之间关系的临床意义。

　　高危妊娠存在风险，应及时评估、综合分析高危因素及孕周大小等情况后积极处理，其中电子胎心监测图形变化及测量宫高、腹围数值对临床处理有一定的指导作用。

（一）预防与处理

1. 一般预防与处理

（1）增加营养：孕妇的健康及营养状态对胎儿的生长发育极为重要。若孕妇存在营养不良、贫血、胎盘功能减退、胎儿宫内发育迟缓，应给予高蛋白、高能量饮食，并补充足够的维生素和铁、钙、碘等矿物质。

（2）卧床休息：建议孕妇取左侧卧位，改善肾及子宫胎盘血液循环。若孕妇有心脏病心功能 Ⅱ 级以上、胎盘前置出血、先兆早产、胎膜早破等，建议住院治疗，必要时绝对卧床。

2. 基础疾病及遗传性疾病的预防与处理

（1）遗传性疾病：积极预防、早期发现、及时处理。

（2）妊娠合并症：加强孕期保健，必要时增加产前检查次数和项目，定期检测合并症的病情变化，指导孕妇合理营养、活动与休息，遵医嘱给药，适时终止妊娠。

（3）妊娠并发症：及时发现高危人群，积极预防，早期发现妊娠并发症，如妊娠期高血压疾病、GDM、胎膜早破、早产、羊水量异常等。根据疾病的程度增加产检次数，加强疾病知识宣教，避免不良妊娠结局的发生。

3. 产科疾病的预防与处理

（1）间歇吸氧：低流量吸氧，每日 2 次，每次 30 min，可以改善胎儿的血氧饱和度。

（2）适时终止妊娠：选择适当时间住院引产（odinopoeia）或剖宫产终止妊娠。胎肺成熟度较差者，可用糖皮质激素促进胎肺成熟，提高围生儿成活率。

（3）分娩期护理：严密观察产程进展、胎心变化，必要时给予电子胎心监护、吸氧。阴道分娩者应尽量缩短第二产程。做好新生儿窒息抢救及转科的准备。

（二）护理评估

1. 健康史　了解孕妇月经史、生育史、既往史、家族史等，妊娠期是否用过可能对胎儿生长发育有不利影响的药物、有无接受过放射线检查、是否有过病毒性感染等。

2. 身体状况

（1）一般情况：了解孕妇年龄、身高、步态、体重。身高 < 145 cm 者容易发生头盆不称，步态异常者应注意骨盆有无不对称，体重过轻或过重者妊娠危险性也会增加。

（2）血压：若血压 ≥ 140/90 mmHg 或比基础血压升高 30/15 mmHg 者为异常。

（3）心脏：评估有无心脏杂音及心功能情况。

（4）宫高和腹围：判断宫高、腹围是否与停经周数相符。通常在妊娠图中标出正常妊娠情况下孕妇的第 10 个百分位线和第 90 个百分位线检查值，如果每次检查测得孕妇的宫高和腹围所连成的动态曲线在上述两标准线之间，提示基本正常。如果低于第 10 个百分位线，连续 2 次或间断出现 3 次，提示可能存在胎儿宫内发育迟缓或羊水过少；若高于第 90 个百分位线，提示可能存在巨大儿、羊水过多等。判断孕妇是否多胎妊娠。

（5）胎儿大小：根据孕妇的宫高、腹围、超声检查等估计胎儿体重。

（6）胎心率：当胎心率 < 110 次 / 分或 > 160 次 / 分，提示胎儿缺氧。

（7）胎方位：通过腹部四步触诊法了解胎方位。

（8）胎动：28 周以后，12 h 胎动计数 < 10 次或逐日下降超过 50%，或胎动计数明显增加后出现胎动消失，均提示有胎儿缺氧可能。

3. 心理社会状况　高危妊娠孕妇常担心自身和胎儿安危，容易产生焦虑、恐惧、悲哀和失落情绪，也会因为妊娠并发症 / 合并症的存在与继续维持妊娠相矛盾而感到烦躁、无助。护士应全面评估高危妊娠孕妇的心理状态、应对机制及社会支持系统。

4. 辅助检查

（1）实验室检查：血常规、尿常规，肝、肾功能，空腹血糖及糖耐量，出凝血时间、甲状腺功能等。

（2）超声检查：是产科常用的一种辅助检查方法。妊娠早期常用于诊断早孕，判断是否为宫内妊娠，判断末次月经不确定孕妇的孕周大小。妊娠中、晚期可以评估胎儿宫内情况。

1）胎儿：评估胎产式、胎先露、胎方位，胎儿大小及是否成熟，如双顶径达 8.5 cm 以上，则 91% 的胎儿体重超过 2 500 g。超声检查还可以发现部分胎儿先天畸形。

2）胎盘：评估胎盘大小、厚度、位置，不仅对于分娩方式、分娩时机等临床决策有参考价值，还可以评估是否存在前置胎盘、胎盘早剥、副胎盘等。评估胎盘功能分级：0 级：未成熟，多见于中期妊娠；Ⅰ 级：开始趋向成熟，多见于妊娠 29 ~ 36 周；Ⅱ 级：成熟期，多见于妊娠 36 周以后；Ⅲ 级：胎盘已经成熟，多见于妊娠 38 周以后。

3）羊水：观察羊水性状，测量羊水最大暗区垂直深度（AFV），计算羊水指数（amniotic

fluid index，AFI），以评估羊水量是否正常。

4）脐带：了解脐带是否存在打结、绕颈、过长 / 过短，脐带血管数目、脐血流等是否存在异常。

（3）电子胎心监护：不仅可以连续观察和记录胎心率（fetal heart rate，FHR）的动态变化，还可以观察胎心率受胎动、宫缩影响时的动态变化，反映胎心率与胎动、宫缩三者之间的关系。电子胎心监护可及时、客观地监测胎心率变化，预测胎儿宫内储备能力。

1）监测胎心率：电子胎心监护的评价指标详见表 6-2。

拓展阅读 6-1
电子胎心监护操作技术
操作视频 6-1
电子胎心监护操作技术

表 6-2　电子胎心监护的评价指标

名称	定义
胎心率基线	指至少 10 min 胎心率平均水平（除外胎心加速、减速和显著变异部分），至少观察 2 min 以上的图形，可以不连续 正常胎心率基线：110～160 次 / 分； 胎心过速：胎心率基线 > 160 次 / 分，持续 ≥10 min 胎心过缓：胎心率基线 < 110 次 / 分，持续 ≥10 min
基线变异	指每分钟胎心率自波峰到波谷的振幅改变，按照振幅波动分为：①变异缺失：振幅波动消失；②微小变异（图 6-1）：振幅波动 ≤5 次 / 分；③中等变异（正常变异）：振幅波动为 6～25 次 / 分；④显著变异：振幅波动 > 25 次 / 分
加速	指胎心率基线突然显著增加，开始到波峰时间 < 30 s，从胎心率开始加速至恢复到胎心率基线水平的时间为加速时间 妊娠 < 32 周，胎心加速幅度 ≥10 次 / 分，持续时间 ≥10 s，但 < 2 min；妊娠 ≥32 周，胎心加速幅度 ≥15 次 / 分，持续时间 ≥15 s，但 < 2 min 延长加速：指胎心率加速持续 ≥2 min，但 < 10 min；如果加速持续 ≥10 min，则考虑胎心率基线变化
早期减速	指伴随宫缩出现的减速，通常是对称地、缓慢地下降到最低点再恢复到基线，开始到最低点的时间 ≥30 s，减速的最低点常与宫缩的峰值同时出现。一般来说，减速的开始、最低点、恢复和宫缩的起始、峰值和结束同步（图 6-2）
晚期减速	指伴随宫缩出现的减速，通常是对称地、缓慢地下降到最低点再恢复到基线，开始到最低点的时间 ≥30 s，减速的最低点通常延迟于宫缩峰值。一般来说，减速的开始、最低点和恢复分别落后于宫缩的起始、峰值及结束（图 6-3）
变异减速	指突然显著的胎心率下降，开始到最低点时间 < 30 s，胎心率下降 ≥15 次 / 分，持续时间 ≥15 s，但 < 2 min；变异减速伴随宫缩，减速的起始、深度和持续时间与宫缩之间无规律，典型的变异减速多有"肩峰征"（图 6-4）
延长减速	指胎心减速持续时间 ≥2 min，但 < 10 min，如果减速持续时间 ≥10 min，考虑胎心率基线发生改变
反复性减速	指 20 min 观察时间内 ≥50% 宫缩均伴发减速
间歇性减速	指 20 min 观察时间内 < 50% 宫缩伴发减速
正弦波	胎心基线呈现平滑的正弦波样摆动，频率固定，5～15 次 / 分，持续 ≥20 min（图 6-5）
宫缩	正常宫缩：观察 30 min，10 min 内有 5 次或者 5 次以下宫缩 宫缩过频：观察 30 min，10 min 内有 5 次以上宫缩。当宫缩过频时应记录是否伴随胎心率变化

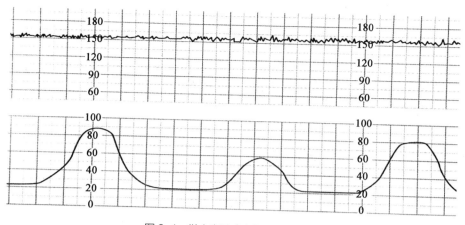

图6-1 微小变异（变异<5次/分）

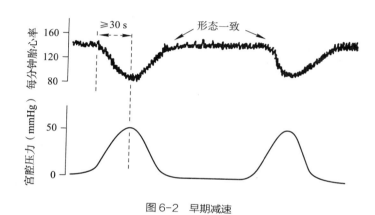

图6-2 早期减速

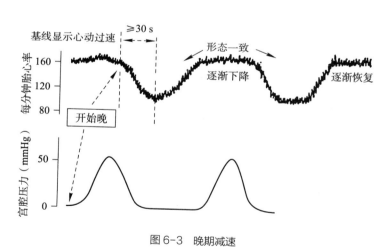

图6-3 晚期减速

2）预测胎儿宫内储备能力

① 无应激试验（non-stress test，NST）：指在无宫缩、无外界负荷刺激下，用电子胎心监护仪监测并记录胎心率及胎动时胎心率的变化，了解胎儿储备能力。

原理：胎儿无缺氧、酸中毒或神经受到压迫刺激，胎动时会出现胎心率的短暂上升，这是正常的自主神经功能。

方法：孕妇取坐位或侧卧位进行电子胎心监测，床头抬高15°，监护探头涂上耦合剂，置

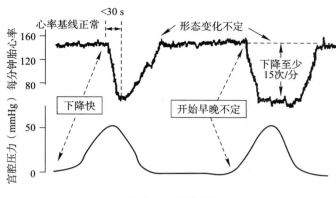

图 6-4　变异减速

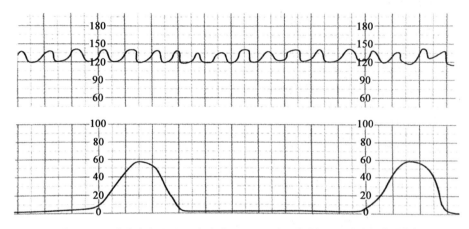

图 6-5　正弦波（波形平滑，频宽介于 5~15 次 / 分之间，无胎心加速反应）

于胎背侧胎心音最强部位，一般连续监护 20 min。由于胎儿存在睡眠周期，NST 可能需要监护 40 min 或更长时间。

判断标准：根据胎心率基线、胎动时胎心率一过性变化（变异、减速和加速）等分为 NST 反应型和无反应型。

NST 反应型：指 40 min 监护时间内出现 2 次或以上的胎心加速。妊娠 < 32 周，在基线水平上加速 ≥ 10 次 / 分、持续时间 ≥ 10 s；≥ 32 周在基线水平上加速 ≥ 15 次 / 分、持续时间 ≥ 15 s，表明胎儿宫内状态良好。FHR 基线正常、变异正常且不存在减速，即电子胎心监护达到 NST 反应型。

NST 无反应型：指超过 40 min 没有足够的胎心加速。

② 缩宫素激惹试验（oxytocin challenge test，OCT）：又称为宫缩应激试验（contraction stress test，CST），其目的为观察和记录宫缩后胎心率的变化，了解宫缩时胎盘一过性缺氧的负荷变化，评估胎儿宫内储备能力。

原理：在宫缩的应激下，子宫动脉血流减少，可促发胎儿一过性缺氧表现。对已处于亚缺氧状态的胎儿，在宫缩的刺激下缺氧逐渐加重，将诱导出现晚期减速。宫缩的刺激还可引起胎头受压或脐带受压，从而出现早期减速或变异减速。缩宫素激惹试验要求宫缩间隔 2 ~ 3 min，每次持续 ≥ 40 s。孕妇自发宫缩满足上述要求，无须诱导宫缩。

判断标准：OCT/CST 图形的判读主要基于是否出现晚期减速和变异减速。

阴性：无晚期减速或重度变异减速。

阳性：≥50% 的宫缩后出现晚期减速。

可疑阳性（有下述任一种表现）：间断出现晚期减速或重度变异减速；宫缩过频（>5 次/10 min）；宫缩伴胎心减速，时间 >90 s；出现无法解释的监护图形。

③ 胎儿生物物理评分（biophysical profile，BPP）：是应用多项生物物理现象进行综合评定的方法，常用 Manning 评分法，该法通过 NST 联合实时超声检查，前者是对胎儿储备能力和胎盘功能的实时、有效的观察手段，后者可以对胎儿器官发育、功能状况、胎儿血液循环、胎盘循环、胎盘子宫循环的血流动力学状态作出评价。通过观察 NST、胎儿呼吸运动（fetal breath movement，FBM）、胎动（FM）、胎儿张力（fetal tension，FT）、羊水最大暗区垂直深度（AFV）共 5 项指标综合判断胎儿宫内安危。每项指标 2 分，总分为 10 分，观察时间为 30 min。判断标准：8~10 分提示胎儿健康，5~7 分提示胎儿可疑窘迫，4 分及以下应及时终止妊娠。具体分数详见表 6-3。

微课 6-1
电子胎心监护的图形解读

表 6-3 Manning 评分法

指标	2 分（正常）	0 分（异常，缺乏或不足）
NST（20 min）	≥2 次胎动伴 FHR 加速≥15 次/分，持续≥15 s	<2 次胎动，FHR <15 次/分，持续 <15 s
FBM（30 min）	呼吸运动≥1 次，持续≥30 s	无或持续 <30 s
FM（30 min）	≥3 次躯干和肢体活动（连续出现计 1 次）	≤2 次躯干和肢体活动 无活动或肢体完全伸展，伸展缓慢 部分恢复到屈曲
FT	≥1 次躯干伸展后恢复到屈曲，或手指摊开合拢	无活动；肢体完全伸展；伸展缓慢，部分屈曲
AFV	≥1 个羊水暗区，最大羊水暗区垂直直径≥2 cm	无暗区或最大羊水暗区垂直直径 <2 cm

（4）胎盘功能检查

1）孕妇尿雌三醇（E_3）测定：一般测 24 h 尿 E_3 含量。24 h 尿 E_3 >15 mg 为正常值，10~15 mg 为警戒值，<10 mg 为危险值。若妊娠晚期连续多次测得尿 E_3 <10 mg，表示胎盘功能低下。

2）孕妇血清游离 E_3 测定：正常足月妊娠时临界值为 40 nmol/L，若每周连续测定 2~3 次，E_3 值均在正常范围说明胎儿情况良好；若发现 E_3 值持续缓慢下降可能为过期妊娠；下降较快者可能为重度妊娠期高血压疾病或胎儿宫内发育迟缓；急骤下降或下降 >50% 说明胎儿有宫内死亡危险。

3）孕妇血清人胎盘催乳素（hPL）测定：足月妊娠时应为 4~11 mg/L，若 hPL 于足月妊娠时 <4 mg/L 或突然降低 50%，表示胎盘功能低下。

4）孕妇血清妊娠特异性 β_1 糖蛋白测定：若该值于足月妊娠时 <100 mg/L，提示胎盘功能障碍。

5）脐动脉血流 S/D 值：通过测定妊娠晚期脐动脉收缩末期峰值（S）与舒张末期峰值（D）的比值，可以反映胎盘血流动力学改变，正常妊娠晚期 S/D 值 <3。若 S/D 值≥3 为异常，应及时处理。

（5）胎儿成熟度检查：测定胎儿成熟度的方法，除计算妊娠周数、测量宫高与腹围、超声测量胎头双顶径外，还可经腹壁羊膜腔穿刺抽取羊水进行检测。

1）卵磷脂/鞘磷脂（L/S）比值：用于评估胎儿肺成熟度，L/S 值 > 2 提示胎儿肺成熟。

2）磷脂酰甘油（PG）测定： > 3% 提示肺成熟。

3）泡沫试验或震荡试验：是一种快速而简便测定羊水中表面活性物质的试验。若两管液面均有完整的泡沫环，提示胎儿肺成熟。

（6）胎儿缺氧程度检查

1）胎儿头皮血 pH 测定：通过采集胎儿头皮毛细血管血样测定，正常胎儿头皮血 pH 7.25 ~ 7.35，pH 7.21 ~ 7.24 提示可疑酸中毒，pH ≤ 7.20 提示有酸中毒。

2）胎儿血氧饱和度（FSO_2）测定：用于监测胎儿氧合状态和酸碱平衡状态，是诊断胎儿窘迫、预测新生儿酸中毒的重要指标。若 FSO_2 < 30%，应立即采取干预措施。

（7）甲胎蛋白（alpha-fetal protein，AFP）测定：AFP 异常增高是胎儿患有开放性神经管缺损的重要指标。多胎妊娠、死胎及胎儿上消化道闭锁等也伴有升高。

（三）常见护理诊断/问题

1. 有母体和胎儿双方受干扰的风险 妊娠高危因素如母体原有疾病加重或并发与妊娠有关的疾病造成胎儿血氧供应和（或）利用异常。

2. 知识缺乏 缺乏优生优育、孕期保健、如何评估胎儿等相关知识。

3. 焦虑 担心胎儿安危、自身健康及妊娠可能出现的不良结局。

（四）护理目标

1. 孕妇平稳度过整个孕期，胎儿发育正常。

2. 孕妇知晓营养、运动与休息相关知识，学会如何计数胎动。

3. 孕妇整个孕期心态平和。

（五）护理措施

1. 定期产前检查 指导孕妇重视产前检查，定期产检，根据每次检查的情况，酌情增加检查的项目和次数。严密观察孕妇有无阴道流血、流液，有无水肿、腹痛等症状和体征，观察孕期用药疗效及不良反应，观察胎儿生长发育是否正常、是否有宫内缺氧。重视孕妇的主诉，了解胎动情况，教会孕妇自测胎动，若出现胎动异常、阴道流血/流液、头晕、心悸等症状时应及时就诊，及时做好母儿的病情观察与监护记录。

2. 健康教育 孕妇学校课程设置合理，孕妇可从孕妇学校、诊间等获得妊娠、分娩等知识。指导孕妇定期参加学习，针对性指导，帮助孕妇加强自我监护，提高其自我管理的能力。

（1）孕期营养：孕期合理营养对胎儿正常发育及改善母儿结局非常重要。尊重孕妇饮食文化，建议摄入食物多样化，营养均衡、合理，保证胎儿发育需要。对胎盘功能减退、胎儿发育迟缓的孕妇予高蛋白、高能量饮食，补充维生素、铁、钙及多种氨基酸；对胎儿增长过快、妊娠期糖尿病等则要控制主食，尤其是糖类。

（2）休息与运动：运动是体重管理的重要措施，孕期体重管理事关母儿近远期健康。指导孕期适量运动，根据个人喜好可选择散步、步行上班、孕妇体操、孕妇瑜伽等运动形式。孕期不宜疲劳，合理休息，卧床休息时建议取左侧卧位。

（3）个人卫生：建议使用棉质、宽松衣裤，勤换内衣。保持室内空气新鲜，通风良好。

3. 心理护理 引导孕妇积极应对健康相关问题，缓解其心理压力与焦虑、紧张的情绪。各种检查和操作之前向孕妇解释，提供指导，告知全过程及注意事项。鼓励和指导孕妇家人参与围产保健，提供有利于孕妇倾诉和休息的环境。

4. 分娩期护理 严密观察产程进展、胎心率及羊水性状。产时电子胎心监护、必要时吸氧，及时寻找产程梗阻原因并积极处理，防止产程过长、胎儿宫内缺氧导致不良妊娠结局。做好产后出血及新生儿窒息的抢救准备。做好高危儿的护理，早产儿或极低体重儿必要时准备好暖箱，转入儿科重症监护病房。

（六）护理评价

1. 孕妇平稳度过孕期，胎儿未发生宫内缺氧。

2. 孕妇知晓妊娠、分娩相关知识，合理安排活动与休息，孕期能正确计数胎动，主动了解胎儿宫内安危。

3. 孕妇心态平和，主动与医生／护士互动，积极参与孕期管理。

（张凤英）

数字课程学习

 教学 PPT　　　 本章小结　　　📝 自测题　　　🖥 复习思考题及解析

▶▶▶ 第七章

妊娠期并发症妇女的护理

【学习目标】

知识:

1. 掌握流产、异位妊娠、早产、妊娠期高血压疾病、妊娠期肝内胆汁淤积症的临床表现及护理。

2. 掌握妊娠期并发症临床用药的药理作用、使用方法及注意事项。

3. 熟悉流产、异位妊娠、早产、妊娠期高血压疾病、妊娠期肝内胆汁淤积症的病因及病理变化。

4. 了解妊娠期并发症的处理原则。

技能:

1. 能够掌握阴道后穹隆穿刺技术。

2. 能够在子痫发作时及时采取有效的急救措施。

3. 运用所学知识对妊娠期并发症妇女提供整体护理。

素质:

1. 能做到严密观察病情，敏锐地捕捉异常现象，果断进行处理。

2. 具备高度的责任心、同情心、团队协作精神和慎独精神。

正常妊娠时胚胎着床在宫腔的适当部位，生长发育至临产分娩。妊娠期间因各种内外因素影响母体及胎儿，可导致妊娠期出现一些并发症，如流产、异位妊娠、早产、妊娠期高血压疾病及妊娠期肝内胆汁淤积症等。

第一节 自 然 流 产

情境导入

王女士平素月经正常，停经 30 天有嗜睡、恶心、食欲减退等症状。2 天前原有的胃肠道不适减轻，未曾就诊。今停经 48 天，晨起突感下腹疼痛，程度中等，阴道流血量似月经量。

请思考：

1. 针对孕妇阴道流血如何进行评估？

2. 该孕妇护理措施有哪些？

凡妊娠不足 28 周、胎儿体重不足 1 000 g 而终止妊娠者，称为流产（abortion）。流产发生于妊娠 12 周以前者称早期流产，发生在妊娠 12 周至不足 28 周者称晚期流产。流产又分为自然流产（spontaneous abortion）和人工流产（artificial abortion），本节内容仅阐述自然流产。胚胎着床后 31% 发生自然流产，其中 80% 以上为早期流产。早期流产中，发生在月经期前的流产称生化流产（chemical pregnancy），约占 2/3。

（一）病因

导致流产的原因很多，除了胚胎本身原因、母体因素外，还有父亲因素、环境因素。

1. 胚胎因素　染色体异常是早期自然流产最常见的原因，占 50%～60%。染色体异常包括数目异常和结构异常，以数目异常即三体多见，常见的有 13- 三体、18- 三体、21- 三体等，其次为 X 单体，三倍体及多倍体少见；结构异常如平衡易位、倒置、缺失和重叠及嵌合体等。

2. 母体因素

（1）全身性疾病：妊娠期高热可引起子宫收缩而发生流产；严重感染时细菌毒素或病毒通过胎盘进入胎儿血液循环，导致胎儿死亡而发生流产；孕妇患严重贫血或心力衰竭、血栓性疾病、慢性消耗性疾病、高血压等均可导致流产。此外，内分泌功能失调、甲状腺功能减退、糖尿病血糖控制不良、身体或精神的创伤也可导致流产。

（2）免疫功能异常：包括自身免疫功能异常和同种免疫功能异常，前者有抗凝脂抗体等，临床上表现为自然流产，甚至复发性流产；后者母体妊娠后母儿双方免疫不适应，导致母体排斥胎儿发生流产。因此，母胎的免疫耐受是胎儿在母体内得以生存的基础。

（3）生殖器官异常：子宫畸形如子宫发育不良、双子宫、双角子宫、纵隔子宫等，子宫肌瘤、子宫腺肌病、宫腔粘连等均可影响胚胎着床、发育而导致流产。子宫颈重度裂伤，宫颈部分或全部切除术后、宫颈内口松弛所致宫颈功能不全，易因胎膜早破而引起晚期流产。

（4）强烈应激和不良习惯：妊娠期特别是妊娠早期行腹部手术，心理过度紧张、焦虑、劳动过度、性交过频，或有吸烟、酗酒、吸毒等不良习惯等诱因，均可刺激子宫收缩而引起流产。

3. 胎盘因素　滋养细胞的发育和功能不全是胚胎早期死亡的重要原因。此外，胎盘内巨大梗死、前置胎盘、胎盘早期剥离而致胎盘血液循环障碍、胎儿死亡等可致流产。

4. 父亲因素　精子的染色体异常可导致自然流产。

5. 环境因素　过多接触有害的化学物质（如镉、铅、有机汞、DDT等）和物理因素（如放射性物质、噪声及高温等）可直接或间接对胚胎或胎儿造成损害，引起流产。

（二）病理

流产是胚胎逐渐从子宫壁剥离，然后排出子宫的过程。早期流产时胚胎多数先死亡，随后发生底蜕膜出血，造成胚胎的绒毛与蜕膜层分离，已分离的胚胎组织如同异物，引起子宫收缩而被排出。在妊娠早期，胎盘绒毛发育尚不成熟，与子宫蜕膜联系尚不牢固，因此在妊娠8周以内发生的流产，胚胎多数可以完整地从子宫壁分离而排出，出血不多。妊娠8~12周时，胎盘绒毛发育茂盛，与底蜕膜联系较牢固，此时若发生流产，胚胎往往不易完整分离排出，常有部分组织残留宫腔内影响子宫收缩，致使出血较多，且经久不止。妊娠12周后，胎盘已完全形成，流产时往往先有腹痛，然后排出胎儿、胎盘。有时由于底蜕膜反复出血，凝固的血块包绕胎块，形成血样胎块稽留于宫内，也可吸收血红蛋白形成肉样胎块。偶有胎儿被挤压，形成纸样胎儿，或钙化后形成石胎。

（三）临床表现

停经、腹痛及阴道出血是流产的主要临床症状。在流产发展的各个阶段，其症状发生的时间、程度也不同，分为以下临床类型（表7-1）。

表7-1　各型流产的临床表现

类型	病史			妇科检查	
	出血量	下腹痛	组织排出	宫颈口	子宫大小
先兆流产	少	无或轻	无	闭	与孕周相符
难免流产	中→多	加剧	无	扩张	与孕周相符或略小
不全流产	少→多	减轻	部分排出	扩张或有组织物堵塞	小于孕周
完全流产	少→无	无	完全排出	闭	正常或略大

1. 先兆流产（threatened abortion）　表现为停经后先出现少量阴道流血，量比月经量少，有时伴有轻微下腹痛，腰痛、腰坠。妇科检查：子宫大小与停经周数相符，宫颈口未开，胎膜未破，妊娠产物未排出。经休息及治疗后，若流血停止或腹痛消失，妊娠可继续进行；若流血增多或腹痛加剧，则可能发展为难免流产。

2. 难免流产（inevitable abortion）　由先兆流产发展而来，流产已不可避免。表现为阴道流血量增多，阵发性腹痛加重，或出现阴道流液（胎膜破裂）。妇科检查：子宫大小与停经周数相符或略小，宫颈口已扩张，但组织尚未排出，或见胚胎组织或胎囊堵于宫口内。

3. 不全流产（incomplete abortion）　由难免流产发展而来，妊娠产物已部分排出体外，尚有部分残留于宫腔内或嵌顿于宫颈口处，从而影响子宫收缩，致使阴道出血持续不止，严重时可引起出血性休克，下腹痛减轻。妇科检查：一般子宫小于停经周数，宫颈口已扩张，不断有血液自宫颈口内流出，有时尚可见胎盘组织堵塞于宫颈口或部分妊娠产物已排出于阴道内，而部分仍留在宫腔内，有时宫颈口已关闭。

4. 完全流产（complete abortion） 妊娠产物已完全排出，阴道出血逐渐停止，腹痛随之消失。妇科检查：子宫接近正常大小或略大，宫颈口已关闭。

自然流产的临床过程简示如下：

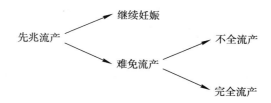

5. 稽留流产（mised abortion） 又称过期流产，是指胚胎或胎儿已死亡滞留在宫腔内尚未自然排出。胚胎或胎儿死亡后，子宫不再增大反而缩小，早孕反应消失，若已至妊娠中期，孕妇不感腹部增大，胎动消失。妇科检查：子宫小于妊娠周数，宫颈口关闭。听诊不能闻及胎心。

6. 复发性流产（recurrent spontaneous abortion，RSA） 指同一性伴侣连续发生 3 次及 3 次以上的自然流产。复发性流产大多数为早期流产，少数为晚期流产。早期复发性流产常见原因为胚胎染色体异常、免疫功能异常、黄体功能不全、甲状腺功能低下等，晚期复发性流产常见原因为子宫解剖异常、自身免疫异常、血栓前状态等。

7. 流产合并感染 流产过程中，若阴道流血时间过长、有组织残留于宫腔内或非法堕胎，有可能引起宫腔内感染。严重时感染可扩展到盆腔、腹腔乃至全身，并发盆腔炎、腹膜炎、败血症及感染性休克等，称流产合并感染（septic abortion）。

（四）处理原则

不同类型的流产其相应的处理原则亦不同。

1. 先兆流产 卧床休息，禁止性生活、减少刺激，必要时给予对胎儿危害小的镇静剂；对于黄体功能不足的孕妇，按医嘱每日肌注黄体酮 20 mg，以利于保胎；并注意及时进行超声检查，了解胚胎发育情况，避免盲目保胎。

2. 难免流产 一旦确诊，应尽早使胚胎及胎盘组织完全排出，以防止出血和感染，必要时清宫，给予抗生素预防感染。

3. 不全流产 一经确诊，应行吸宫术或钳刮术以清除宫腔内残留组织。

4. 完全流产 超声检查证实宫腔内无残留妊娠物，若无感染征象，一般不需特殊处理。

5. 稽留流产 及时促使胎儿和胎盘排出，以防死亡胎儿及胎盘组织在宫腔内滞留日久发生严重的凝血功能障碍及 DIC。处理前应做凝血功能检查。

6. 复发性流产 要求产前诊断，在明确病因学诊断后有针对性地给予个性化治疗，对保胎治疗成功的孕妇进行胎儿宫内发育监测，并进行出生缺陷筛查。

7. 流产合并感染 控制感染的同时尽快清除宫内残留物。

（五）护理评估

1. 健康史 停经、阴道流血和腹痛是流产孕妇的主要症状。护士应详细询问孕妇的停经史、早孕反应情况；阴道流血的持续时间与阴道流血量；有无腹痛，腹痛的部位、性质及程度。此外，还应了解阴道有无水样排液，排液的色、量，有无臭味，以及有无妊娠产物排出等。对于既往病史，应全面了解孕妇在妊娠期间有无全身性疾病、生殖器官疾病、内分泌功能失调及是否接触有害物质等，以识别发生流产的诱因。

2. 身体状况

（1）一般状况：流产孕妇可因出血过多而出现休克，或因出血时间过长、宫腔内有残留组织而发生感染，因此护士应全面评估孕妇的各项生命体征，判断流产类型，尤其注意与贫血及感染相关的征象。

（2）妇科检查：在消毒条件下进行妇科检查，进一步了解宫颈口是否扩张，羊膜是否破裂，有无妊娠产物堵塞于宫颈口内；子宫大小与停经周数是否相符，有无压痛等；检查双侧附件有无肿块、增厚及压痛等。

3. 心理社会状况　流产孕妇的心理状况常以焦虑和恐惧为特征。孕妇面对阴道流血往往会不知所措，甚至将其过度严重化，担心影响胎儿的健康，同时胎儿的健康也直接影响孕妇的情绪反应，孕妇可能会表现为伤心、郁闷、烦躁不安等。

4. 辅助检查

（1）实验室检查：连续测定血 β-hCG、hPL、孕激素等动态变化，有助于妊娠诊断和预后判断。

（2）B 型超声：可显示有无胎囊、胎心等，从而诊断胚胎发育情况、鉴别流产及其类型，指导正确处理。

（六）常见护理诊断 / 问题

1. 有感染的危险　与宫腔内有残留组织、阴道流血时间长有关。
2. 有休克的危险　与不全流产或稽留流产导致凝血功能障碍，阴道流血时间长或大出血有关。
3. 焦虑　与妊娠不良结局有关。

（七）护理目标

1. 孕妇未发生感染征象。
2. 孕妇未发生失血性休克。
3. 孕妇情绪稳定，心态平和。

（八）护理措施

不同类型的流产孕妇，处理原则不同，护理措施亦有差异。护士应在全面评估孕妇身心状况的基础上，综合病史及诊断检查，明确处理原则，提供相应的护理措施。

1. 先兆流产孕妇护理　先兆流产孕妇需卧床休息，禁止性生活、禁止灌肠等，以减少各种刺激。护士除了为其提供生活护理外，通常遵医嘱给孕妇适量镇静剂、孕激素等。随时评估孕妇的病情变化，如腹痛是否加重、阴道流血量有无增多等。此外，由于孕妇的情绪状态也会影响其保胎效果，因此护士还应注意观察孕妇的情绪反应，加强心理护理，从而稳定孕妇情绪，增强保胎信心。护士需向孕妇及家属说明保胎措施的必要性，以取得孕妇及家属的理解和配合。

2. 妊娠不能再继续者护理　护士应积极采取措施，及时做好终止妊娠的准备，协助医师完成手术过程，使妊娠产物完全排出，建立静脉通道，做好输液、输血准备。严密监测孕妇的体温、血压及脉搏，观察其面色、腹痛、阴道流血及与休克有关征象。有凝血功能障碍者应积极予以纠正，再行引产或手术。

3. 预防感染　护士应监测孕妇的体温、脉搏及阴道流血、分泌物的性质、颜色、气味等，观察血常规，并严格执行无菌操作，加强会阴部护理。指导孕妇使用消毒会阴垫，保持会阴部清洁，维持良好的卫生习惯。当护士发现感染征象后应及时报告医师，并按医嘱进行抗感染处理。告知流产后 1 个月复查宫腔情况，了解白细胞、阴道流血情况等。

4. 健康教育

（1）心理护理：孕妇失去胎儿，往往会出现伤心、悲哀等负面情绪。护士应给予同情和理解，帮助孕妇及家属接受现实，顺利度过悲伤期；先兆流产者除了及时就医外，要保持心态平和。

（2）了解流产原因：护士详细询问孕妇的孕产史，了解有无基础疾病，与孕妇及家属共同讨论此次流产的原因，建议产前筛查。

（3）讲解流产的相关知识：有基础疾病者，建议积极治疗，为再次妊娠做好准备。有复发性流产史的孕妇做产前筛查，了解有无染色体异常、有无宫颈功能不全，病因明确者，应积极接受对因治疗。妊娠不能再继续者做好个人卫生，适当避孕。先兆流产者若黄体功能不足，按医嘱正确使用黄体酮治疗以预防流产，治疗期必须超过以往发生流产的妊娠月份，保胎期间有异常应及时就医。子宫畸形者需在妊娠前先行矫治手术。宫颈内口松弛者应在未妊娠前做宫颈内口松弛修补术，如已妊娠，则可在妊娠 14～16 周行子宫颈内口缝扎术。

（4）营养与休息：孕妇应卧床休息，清淡饮食，保持室内空气清新，加强营养，禁止性生活，补充叶酸、维生素等。

（九）护理评价

1. 妊娠不再继续者无感染发生。
2. 先兆流产孕妇继续妊娠，阴道流血者及时纠正，未发生出血性休克。
3. 孕妇情绪稳定，以平常心态接受妊娠结局。

第二节　异位妊娠

情境导入

王女士，24 岁，停经 30 天出现嗜睡、恶心、食欲减退等症状，4 天前出现阴道少量流血，昨天感轻微下腹痛，未曾就诊。今停经 52 天，晨起突感下腹疼痛加重，伴明显肛门坠胀感，由朋友陪同来到医院。

请思考：

1. 针对病史，评估孕妇可能发生了什么？
2. 临床诊断该病最简易的操作方法是什么？
3. 异位妊娠三联征是什么？

正常妊娠时，受精卵着床于子宫体腔内膜。受精卵在子宫体腔外着床发育，称为异位妊娠（ectopic pregnancy），也称宫外孕（extrau-terine pregnancy）。异位妊娠和宫外孕的含义稍有区别。

异位妊娠包括输卵管妊娠、卵巢妊娠、腹腔妊娠、宫颈妊娠、子宫残角妊娠及阔韧带妊娠等，宫外孕仅指子宫以外的妊娠。在异位妊娠中，输卵管妊娠最为常见，占异位妊娠的 95% 左右。异位妊娠是妇产科常见急腹症之一，是早期妊娠孕妇死亡的主要原因。本节主要阐述输卵管妊娠。

输卵管妊娠（tubal pregnancy）因其发生部位不同可分为间质部、峡部、壶腹部和伞部妊娠（图 7-1）。以壶腹部妊娠多见，约占 78%，其次为峡部、伞部，间质部妊娠少见。当输卵管妊娠流产或破裂时，可引起腹腔内严重出血，如不及时诊断、处理，可危及生命。

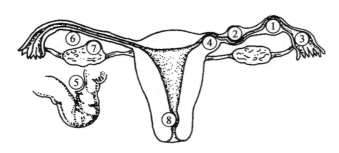

图 7-1 异位妊娠的发生部位
1. 输卵管壶腹部妊娠 2. 输卵管峡部妊娠 3. 输卵管伞部妊娠 4. 输卵管间质部妊娠
5. 腹腔妊娠 6. 阔韧带妊娠 7. 卵巢妊娠 8. 宫颈妊娠

（一）病因

任何妨碍受精卵正常进入宫腔的因素均可造成输卵管妊娠。

1. 输卵管炎症 包括输卵管黏膜炎和输卵管周围炎，是引起输卵管妊娠的主要原因。慢性炎症可以使输卵管管腔黏膜粘连，管腔变窄；或纤毛缺损；或输卵管与周围粘连，输卵管扭曲，管腔狭窄，输卵管壁平滑肌蠕动减弱，影响受精卵运行。

2. 输卵管发育不良或功能异常 输卵管过长、肌层发育差、黏膜纤毛缺乏等发育不良，均可成为输卵管妊娠的原因。输卵管功能包括蠕动、纤毛活动及上皮细胞的分泌，若功能异常，也可影响受精卵的正常运行。此外，精神因素也可引起输卵管痉挛和蠕动异常，干扰受精卵的正常运送。

3. 输卵管妊娠史或手术史 曾有输卵管妊娠史，保守治疗再次异位妊娠的概率达 10%；曾有输卵管手术史发生输卵管妊娠的概率为 10%~20%。

4. 辅助生殖技术 近年由于辅助生殖技术的应用，使输卵管妊娠发生率增加，既往少见的异位妊娠，如卵巢妊娠、宫颈妊娠、腹腔妊娠的发生率也增加。

5. 其他 避孕（包括放置宫内节育器、口服紧急避孕药）失败与异位妊娠发生的关系已引起国内外重视。

（二）病理

输卵管妊娠时，由于输卵管管腔狭窄，管壁薄，蜕膜形成差，受精卵植入后，不能适应孕卵的生长发育，因此当输卵管妊娠发展到一定程度时，可出现以下结局。

1. 输卵管妊娠流产（tubal abortion） 多见于输卵管壶腹部妊娠，发病多在妊娠 8~12 周。由于输卵管妊娠时管壁形成的蜕膜不完整，发育中的囊胚常向管腔内突出生长，最终突破包膜而出血，导致囊胚与管壁分离（图 7-2）。若整个囊胚剥离落入管腔并经输卵管逆蠕动排入腹腔，

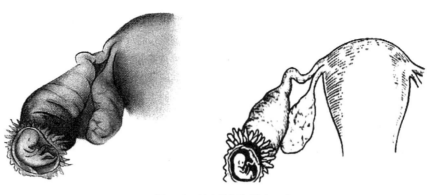

图 7-2　输卵管妊娠流产

即形成输卵管完全流产，出血一般不多。若囊胚剥离不完整，有一部分组织仍残留于管腔，则为输卵管不完全流产，此时，管壁肌层收缩力差，血管开放，持续反复出血，量较多，血液凝聚在子宫直肠陷凹，形成盆腔积血。若有大量血液流入腹腔，则出现腹膜刺激症状，同时引起休克。

2. 输卵管妊娠破裂（rupture of tubal pregnancy）　多见于输卵管峡部妊娠，发病多在妊娠6周左右。当囊胚生长时绒毛侵蚀管壁的肌层及浆膜，以致穿破浆膜，形成输卵管妊娠破裂（图 7-3）。由于输卵管肌层血管丰富，输卵管妊娠破裂所致的出血远较输卵管妊娠流产严重，短期内即可发生大量腹腔内出血使孕妇休克，亦可反复出血，形成盆腔及腹腔血肿。

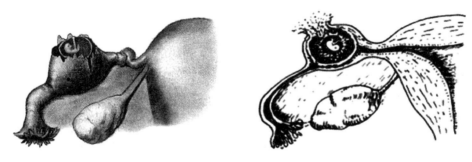

图 7-3　输卵管妊娠破裂

3. 陈旧性异位妊娠　有时发生输卵管妊娠流产或破裂后未及时治疗，或内出血已逐渐停止，病情稳定，时间过久，胚胎死亡或被吸收。但长期反复内出血形成的盆腔血肿可机化变硬，并与周围组织粘连，临床上称为"陈旧性宫外孕"（图 7-4）。

4. 继发性腹腔妊娠　发生输卵管妊娠流产或破裂后，胚胎被排入腹腔，大部分死亡，不会再生长发育。但偶尔也有存活者，存活胚胎的绒毛组织仍附着于原位或排至腹腔后重新种植而获得营养，可继续生长发育形成继发性腹腔妊娠。若破裂口在阔韧带内，可发展为阔韧带妊娠（图 7-5）。

5. 持续性异位妊娠　近年来，对输卵管妊娠行保守性手术机会增多，若术中未完全清除妊娠物，或残留有存活滋养细胞而继续生长，致术后 β-hCG 不下降或反而上升，称为持续性异位妊娠（persistent ectopic pregnancy）。

输卵管妊娠和正常妊娠一样，滋养细胞产生的 hCG 维持黄体生长，使甾体激素分泌增加，月经停止来潮。子宫肌纤维增生肥大，子宫增大变软，但子宫增大与停经月份不相符。内膜出

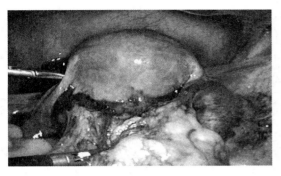
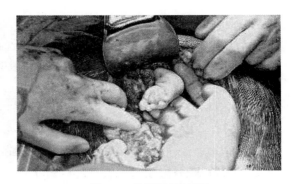

图 7-4 陈旧性宫外孕　　　　　　　　　　图 7-5 继发性腹腔妊娠

现蜕膜反应，蜕膜的存在与孕卵的生存密切相关，若胚胎死亡，滋养细胞活力消失，蜕膜自宫壁剥离而发生阴道流血。有时蜕膜可完整剥离，随阴道流血排出三角形的蜕膜管型；有时则呈碎片排出。排出的组织见不到绒毛，组织学检查无滋养细胞。

（三）临床表现

输卵管妊娠的临床表现与受精卵着床部位、有无流产或破裂及出血量多少、时间长短等有关。典型的临床症状为停经、腹痛与阴道流血，即异位妊娠三联征。

1. 停经　多数孕妇停经 6～8 周以后出现不规则阴道流血，但有 20%～30% 的孕妇因月经仅过期几天而不认为是停经，或误将异位妊娠时出现的不规则阴道流血误认为月经，可能无停经史主诉。

2. 腹痛　输卵管妊娠孕妇就诊的主要症状，占 95%。输卵管妊娠发生流产或破裂前，常表现为一侧下腹隐痛或酸胀感。当输卵管妊娠流产或破裂时，孕妇突感一侧下腹部撕裂样疼痛，常伴有恶心、呕吐。若血液局限于病变区，主要表现为下腹部疼痛；当血液积聚于直肠子宫陷凹处，可出现肛门坠胀感。随着血液由下腹部流向全腹，疼痛亦遍及全腹，血液刺激膈肌，可引起肩胛部放射性疼痛及胸部疼痛。

3. 阴道流血　临床阴道症状占 60%～80%。胚胎死亡后导致血 hCG 下降，卵巢黄体分泌的激素不能维持蜕膜生长而发生剥离出血，常有不规则阴道流血，色暗红或深褐，量少呈点滴状，一般不超过月经量。少数孕妇阴道流血量较多，类似月经。阴道流血可伴有蜕膜管型或蜕膜碎片排出，系子宫蜕膜剥离所致。阴道流血常在病灶除去后方能停止。

4. 晕厥与休克　由于腹腔内急性出血及剧烈腹痛，轻者出现晕厥，严重者出现失血性休克。休克程度取决于内出血速度及出血量，出血量愈多，速度愈快，症状出现也愈严重，但与阴道流血量不成正比。

5. 腹部包块　若输卵管妊娠流产或破裂后所形成的血肿时间过久，可因血液凝固，逐渐机化变硬并与周围器官（子宫、输卵管、卵巢、肠管等）发生粘连而形成包块。

（四）处理原则

处理原则以手术治疗为主，其次是药物治疗。

1. 手术治疗　应在积极纠正休克的同时，进行手术抢救。根据情况行患侧输卵管切除术或保留患侧输卵管及其功能的保守性手术。近年来，腹腔镜技术的发展也为异位妊娠的诊断和治疗开创了新的手段。

2. 药物治疗　根据中医辨证论治方法，合理运用中药或用中西医结合的方法，对输卵管妊娠进行保守治疗已取得显著成果。近年来用化疗药物甲氨蝶呤等方法治疗输卵管妊娠已有成功报道。治疗机制是抑制滋养细胞增生、破坏绒毛，使胚胎组织坏死、脱落、吸收。但在治疗中若有严重内出血征象，或疑输卵管间质部妊娠或胚胎继续生长时仍应及时进行手术治疗。

（五）护理评估

1. 健康史　应仔细询问月经史，准确推断停经时间。注意不要将不规则阴道流血误认为末次月经，或由于月经仅过期数日，不认可是停经。此外，对不孕、放置宫内节育器、绝育术、输卵管复通术、盆腔炎等与发病相关的高危因素应予以高度重视。

2. 身体状况　输卵管妊娠未发生流产或破裂前，症状及体征不明显。当孕妇腹腔内出血较多时呈贫血貌，严重者可出现面色苍白，四肢湿冷，脉快、弱、细，血压下降等休克症状。出现休克时体温略低，腹腔内血液吸收时体温略升高，但不超过 38℃。

（1）腹部检查：输卵管妊娠流产或破裂者，下腹部有明显压痛和反跳痛，尤以患侧为甚，轻度腹肌紧张；出血多时，叩诊有移动性浊音；若出血时间较长，形成血凝块，在下腹可触及软性肿块。

（2）盆腔检查：输卵管妊娠未发生流产或破裂者，除子宫略大较软外，仔细检查可能触及胀大的输卵管并轻度压痛。输卵管妊娠流产或破裂者，阴道后穹隆饱满、有触痛。将宫颈轻轻上抬或左右摇动时引起剧烈疼痛，称为宫颈抬举痛或摇摆痛，是输卵管妊娠的主要体征之一。子宫稍大而软，腹腔内出血多时检查子宫呈漂浮感。

3. 心理社会状况　由于输卵管妊娠流产或破裂后，腹腔内急性大量出血、剧烈腹痛及妊娠终止的现实都将使孕妇出现较为激烈的情绪反应，可表现出哭泣、自责、无助、抑郁和恐惧等行为。

4. 辅助检查

（1）阴道后穹隆穿刺：是一种简单可靠的诊断方法，适用于疑有腹腔内出血的孕妇。由于腹腔内血液易积聚于子宫直肠陷凹，即使血量不多，也能经阴道后穹隆穿刺抽出。用长针头自阴道后穹隆刺入子宫直肠陷凹，抽出暗红色不凝血为阳性；如抽出血液较红，放置 10 min 内凝固，表明误入血管。无内出血、内出血量少、血肿位置较高或子宫直肠陷凹有粘连时，可能抽不出血液，因而穿刺阴性不能排除输卵管妊娠存在。如有移动性浊音，可做腹腔穿刺。

（2）hCG 测定：放射免疫法测血中 hCG，尤其是动态观察血 β-hCG 的变化对诊断异位妊娠极为重要。虽然此方法灵敏度高，测出异位妊娠的阳性率一般可达 80%～90%，但 β-hCG 阴性者仍不能完全排除异位妊娠。

（3）超声检查：有助于诊断异位妊娠。阴道 B 型超声检查较腹部 B 型超声检查准确性高。诊断早期异位妊娠，单凭超声显像有时可能误诊。若能结合临床表现及 β-hCG 测定等对诊断的帮助很大。

（4）腹腔镜检查：适用于输卵管妊娠尚未流产或破裂的早期孕妇或诊断有困难的孕妇。腹腔内大量出血或伴有休克者，禁做腹腔镜检查。早期异位妊娠孕妇，腹腔镜可见一侧输卵管肿大，表面紫蓝色，腹腔内无出血或有少量出血。

（5）诊断性刮宫：目前此方法的应用明显减少，主要适用于阴道流血量较多的孕妇，目的在于排除同时合并宫内妊娠流产。将宫腔排出物或刮出物做病理检查，切片中见到绒毛，可诊断为宫内妊娠，仅见蜕膜未见绒毛者有助于诊断异位妊娠。

（六）常见的护理诊断/问题

1. 有休克的危险　与出血有关。
2. 恐惧与焦虑　与担心手术失败及妊娠不良结局有关。

（七）护理目标

1. 孕妇未发生出血性休克，或休克及时发现、及时处理。
2. 孕妇手术成功，能以平常的心态接受妊娠不良结局。

（八）护理措施

1. 接受手术治疗孕妇的护理　腹腔镜是近年治疗异位妊娠的主要方法，多数输卵管妊娠可在腹腔镜直视下穿刺输卵管的妊娠囊，吸出部分囊液或切开输卵管吸出胚胎，并注入药物，也可以行输卵管切除术。

（1）术前准备：严密监测孕妇生命体征变化，积极纠正孕妇休克症状，做好术前准备。对于严重内出血、休克的孕妇，护士应立即建立静脉通道，交叉配血，补充血容量，并按急诊手术要求迅速做好术前准备。术前准备与术后护理的有关内容参见腹部手术孕妇的护理及腹腔镜检查。

（2）心理支持：护士向孕妇及家属讲明手术的必要性，爱伤观念及急救意识强烈，动作沉稳，保持周围环境安静、有序，减少和消除孕妇的紧张、恐惧心理。术后，护士除了正确落实护理措施外，应帮助孕妇以正常的心态接受此次妊娠失败的现实，向她们讲述异位妊娠的有关知识，树立正确妊娠观。

2. 接受非手术治疗孕妇的护理

（1）严密观察病情：护士需密切观察孕妇的一般情况、生命体征，并重视孕妇的主诉。当阴道流血量不多，而孕妇生命体征不稳定时，应特别注意有无腹腔内出血。向孕妇讲解异位妊娠常见的症状及体征，若有阴道流血增多、头晕心悸、腹痛加剧、肛门坠胀感明显及时告知，并积极给予相应处理，必要时做好手术准备。

（2）加强化学药物治疗的护理：化疗一般采用全身用药，也可采用局部用药。常用药物为甲氨蝶呤，其治疗的机制是抑制滋养细胞增生、破坏绒毛，使胚胎组织坏死、脱落、吸收。注意药物毒副作用，甲氨蝶呤不良反应较小，常表现为消化道反应，骨髓抑制，以白细胞下降为主，有时可出现轻微肝功能异常，药物性皮疹、脱发等，大部分反应是可逆的。局部用药是指超声引导下穿刺或在腹腔镜下将甲氨蝶呤直接注入输卵管的妊娠囊内进行治疗。

（3）监测治疗效果：用药期间，注意孕妇的病情变化，应用超声检查和 β-hCG 进行严密监护。护士应协助正确留取血标本，密切监测血 hCG 水平，每周复查一次。

（4）指导孕妇休息与饮食：孕妇应卧床休息，避免腹部压力增大，从而减少异位妊娠破裂的机会。在孕妇卧床期间，护士需提供相应的生活护理。此外，护士还应指导孕妇摄取足够的营养物质，尤其是富含铁蛋白的食物，如动物肝、鱼肉、豆类、绿叶蔬菜及黑木耳等，补充营养，增强孕妇的抵抗力。

3. 健康教育　输卵管妊娠者中约有 10% 的再发生率和 50%~60% 的不孕率。因此，告知孕妇非必要不可轻易终止妊娠。为了防止输卵管损伤和感染，护士应做好健康指导工作，减少和控制盆腔炎。孕妇要保持良好的卫生习惯，勤洗浴、勤换衣，性伴侣稳定。若发生盆腔炎症，须立即彻底治疗。

课程思政案例 7-1
树立正确的孕育观

（九）护理评价

1. 孕妇未发生出血性休克或休克发现及时并得到纠正。
2. 孕妇手术成功，以平常心态接受失败的妊娠结局，消除了不良心理。

第三节 早 产

情境导入

刘女士，31岁，孕33周，今晨突感阴道流液且不受控制，内裤潮湿，30 min 后出现间歇性腹痛，20 min 有 3 次，每次持续 20 s。

请思考：

1. 何为早产？
2. 常用抑制宫缩的药物有哪些？
3. 如何做好分娩准备？

早产（premature delivery）是指妊娠满 28 周至不足 37 足周分娩者，可分为自发性早产及治疗性早产，后者是指由于母体或胎儿的健康原因不允许继续妊娠，在未达到 37 周时采取引产或剖宫产终止妊娠者。早产娩出的新生儿称早产儿，出生体重多在 1 000 g ~ 2 499 g，各器官发育尚不够成熟。据统计，早产儿中约有 15% 死亡于新生儿期，而且，围生儿死亡中与早产有关者占 75%，防止早产是降低围生儿死亡率的重要环节之一。

（一）病因

发生早产的常见原因有孕妇、胎儿和胎盘方面的因素。

1. 孕妇因素　孕妇如合并有感染性疾病（尤其性传播疾病）、子宫畸形、子宫肌瘤，急、慢性疾病及妊娠并发症时易诱发早产。孕妇有吸烟、酗酒不良行为或精神受到刺激及承受巨大压力时也可发生早产。

2. 胎儿、胎盘因素　胎膜早破、绒毛膜羊膜炎最常见，30% ~ 40% 早产与此有关。此外，下生殖道及泌尿道感染、妊娠合并症与并发症、子宫过度膨胀及胎盘因素，如前置胎盘、胎盘早期剥离、羊水过多、多胎等，均可导致早产。

（二）临床表现

早产的临床表现主要是子宫收缩，最初为不规则宫缩，常伴有少许阴道流血或血性分泌物。胎膜早破的发生较足月临产多，继之可发展为规律有效宫缩，过程与足月临产相似，伴有宫颈管进行性缩短、消失和宫颈口扩张。

（三）处理原则

若胎儿存活，无胎儿窘迫、胎膜未破，通过休息和药物治疗控制宫缩，尽量维持妊娠至足月；若胎膜已破，早产已不可避免时，则应尽可能促进胎肺成熟，预防新生儿合并症，以提高早产儿的存活率。

（四）护理评估

1. 健康史　详细评估导致早产的高危因素，了解孕妇以往有无流产、早产史或本次妊娠期间有无阴道流血。出现这些情况者发生早产的可能性大，应详细询问并记录孕妇既往出现的症状及接受治疗的情况。

2. 身体状况

（1）先兆早产：妊娠满 28 周后至 37 周前出现明显的规律宫缩（至少每 10 min 一次）伴有宫颈管缩短，可诊断为先兆早产。

（2）早产临产：妊娠达 28 周但不足 37 周者，出现 20 min ≥4 次且每次持续 ≥30 s 的规律宫缩，并伴随宫颈管容受 ≥80%，宫颈进行性扩张 1 cm 以上者，可诊断为早产临产。

3. 心理社会状况　早产已不可避免时，孕妇多认为是自身原因，常有自责；对妊娠结果的不可预知，恐惧、焦虑、猜疑也是早产孕妇常见的情绪反应。

4. 辅助检查　超声监测、全身体检、产科四步触诊、阴道分泌物生化检测等检查后，核实孕周，评估胎儿成熟度、胎方位等；触摸宫缩或通过电子胎心监护图形观察宫缩、胎心，必要时阴道检查宫口开大情况，了解产程进展，确定早产的进程。

（五）常见的护理诊断 / 问题

1. 新生儿有窒息的危险　与早产儿发育不成熟有关。
2. 焦虑　与担心早产儿预后有关。

（六）护理目标

1. 孕妇得到及时护理，妊娠时间延长；早产儿及时转科，生存率提高。
2. 孕妇能以平常心态接受事实，配合治疗与护理。

（七）护理措施

1. 预防早产　情绪突变、应急事件、精神创伤可诱发早产，良好的身心状况可减少早产的发生。因此，应做好孕期保健工作，指导孕妇加强营养，保持平静的心情。保胎期间慎做肛门或阴道检查，积极治疗合并症如呼吸系统疾病、习惯性便秘等，减少增加腹压的因素。宫颈内口松弛者应于孕 14～16 周或更早些时间作子宫颈内口缝扎术，防止早产的发生。避免诱发宫缩的活动，如抬举重物、性生活等。有早产、流产史的孕妇应注意休息，以左侧卧位为宜，以增加子宫血液循环，改善胎儿供氧。

2. 药物治疗的护理　宫颈口已有改变的先兆早产主要治疗为抑制宫缩，孕周＜35 周者尚需促进胎肺成熟。同时，积极控制感染、治疗合并症和并发症。护士要对孕妇做相应的健康教育，用药时要明确药物的作用和用法，识别药物的副作用，避免药物毒性作用的发生。

（1）抑制宫缩的药物

1）硫酸镁：镁离子抑制运动神经末梢释放乙酰胆碱，阻断神经肌肉接头间的信息传导，使骨骼肌松弛。硫酸镁可以降低妊娠32周前早产儿的脑瘫风险及严重程度，故妊娠32周早产治疗者常规应用，保护胎儿中枢神经系统。首次量为5g，加入25%葡萄糖液20 mL中，在5~10 min内缓慢注入静脉或稀释后半小时内静脉滴入，以后以每小时2g静脉滴注，宫缩抑制后继续维持4~6 h后改为每小时1g。直到宫缩停止后12 h。使用硫酸镁时，护士应密切观察孕妇有无中毒迹象。

2）β-肾上腺素受体激动剂：其作用为激动子宫平滑肌细胞膜上的β受体，从而抑制宫缩。此类药物的不良反应为心跳加快、血糖增高、血钾降低、恶心、出汗、头痛等，故对合并心脏病、高血压、未控制的糖尿病、并发重度子痫前期等孕妇慎用或禁用。常用药物有：利托君（ritodrine）、沙丁胺醇（salbutamol）等。

3）钙通道阻滞剂：阻止钙离子进入肌细胞而抑制宫缩。常用硝苯地平10 mg舌下含服，每6~8 h一次。也可以首次负荷量给予20 mg口服，根据宫缩情况再以10~20 mg口服。用药时必须密切注意孕妇心率及血压的变化，对已用硫酸镁者应慎用，以防血压急剧下降。

4）前列腺素合成酶抑制剂：前列腺素有刺激子宫收缩和软化宫颈的作用，其抑制剂则有减少前列腺素合成或抑制前列腺素释放的作用，从而抑制宫缩。常用药物有吲哚美辛及阿司匹林等。但此类药物可通过胎盘抑制胎儿前列腺素的合成与释放，使胎儿体内前列腺素减少，而前列腺素有维持胎儿动脉导管开放的作用，缺乏时导管可能过早关闭而导致胎儿血液循环障碍，因此临床已较少用。必要时仅在孕32周前短期选用。

5）阿托西班（atosiban）：是一种缩宫素的类似物，通过竞争子宫平滑肌细胞膜上的缩宫素受体抑制由缩宫素诱发的子宫收缩，其抗早产的效果与利托君相似。其副作用轻微，无明显禁忌证。

（2）促胎肺成熟的药物：在保胎过程中，应每日行胎心监护，教会孕妇自数胎动，有异常时及时采取应对措施。对妊娠35周前的早产者，在分娩前按医嘱给孕妇糖皮质激素如地塞米松、倍他米松等，可促胎肺成熟，明显降低新生儿呼吸窘迫综合征的发病率。

3. 分娩准备　早产不可避免时，合理选择分娩方式。经阴道分娩者，应充分评估产程及会阴条件，不提倡常规会阴切开术，有指征时使用产钳术缩短产程。如臀位、横位者，权衡利弊，可选用剖宫产术结束分娩。产程中应给予孕妇吸氧，慎用镇静剂，充分做好早产儿保暖和复苏的准备；分娩后晚断脐，可减少早产儿输血的需要及脑室内出血的发生率。

4. 孕妇心理支持　护士多与孕妇谈心，了解其心理状况，有针对性地给予开导并讲解有关知识。发生早产，大多孕妇始料未及，没有做好精神和物质准备，对产程充满恐惧、无助感，分娩结局充满不确定性。护士在做好护理工作的同时，主动给予其心理疏导及生活帮助。家人和朋友的关心也很重要，能帮助孕妇重建自尊，让孕妇以正常心态面对妊娠结局，承担起早产儿母亲的角色。

（八）护理评价

1. 妊娠时间延长，母婴结局良好。

2. 孕妇心态平和，能正确面对妊娠结局。

第四节　妊娠期高血压疾病

情境导入

刘女士，36岁，G_1P_0，孕35周，此次妊娠系试管婴儿，双胎妊娠。既往无高血压病史。入院前2日自觉双下肢水肿，按压有明显凹陷，入院前1日感头痛、头晕，休息后略好转，今日门诊产检，急诊尿常规提示尿蛋白"++"，血压170/110 mmHg，要求立即住院。

请思考：

1. 根据病史，判断该孕妇目前可能的诊断是什么？

2. 该病的处理原则是什么？

3. 该孕妇可能出现的护理问题有哪些？该采取哪些护理措施？

4. 硫酸镁的药理作用及注意事项有哪些？

妊娠期高血压疾病（hypertensive disorders of pregnancy，HDP）是妊娠期特有的疾病，包括妊娠期高血压、子痫前期、子痫、慢性高血压并发子痫前期及妊娠合并慢性高血压。其中妊娠期高血压、子痫前期和子痫以往统称为妊娠高血压综合征。发病率为 5%～12%。多数病例在妊娠期出现一过性高血压、蛋白尿症状，分娩后随即消失。该病严重影响母婴健康，是孕产妇及围生儿病死率升高的主要原因之一。

（一）病因

妊娠期高血压疾病的发病原因至今尚未阐明。但临床上存在一些易发因素，主要病因及发病机制学说如下。

1. 易发因素　妊娠期高血压疾病可能与以下因素有关：①初产妇、低龄孕产妇（年龄≤18岁）或高龄孕产妇（年龄≥35岁）。②体形矮胖者或体重指数［体重（kg）/ 身高（m）²］> 24者。③精神过度紧张或受刺激，中枢神经系统功能紊乱者。④寒冷季节或气温变化过大时。⑤有高血压家族史或患有慢性高血压、慢性肾炎者。⑥有糖尿病或营养不良，如贫血、低蛋白血症者。⑦子宫张力过高（如羊水过多、双胎妊娠、巨大儿等）者。⑧有子痫前期家族史（母亲或姐妹）。

2. 病因及发病机制

（1）子宫螺旋小动脉重铸不足：妊娠期高血压疾病易发生于有高血压疾病史、多胎妊娠、羊水过多者。由于滋养细胞浸润能力受损，子宫螺旋动脉管腔比正常妊娠者狭窄，造成"胎盘浅着床"，导致子宫 – 胎盘缺血缺氧，从而引发一系列症状。如孕妇有严重贫血、糖尿病等易伴发本病。

（2）免疫过度激活：妊娠是成功的自然同种异体移植。妊娠期高血压疾病病因可能是胎盘某些抗原物质免疫反应的变态反应，与移植免疫的观点很相似。但与免疫的复杂关系有待进一步证实。

（3）血管内皮功能障碍：血管内皮细胞损伤是子痫前期的基本病理变化之一。研究发现妊娠期高血压疾病者，细胞毒性物质和炎性介质如氧自由基、过氧化脂质、血栓素 A_2 等含量增高，而前列环素、维生素 E、血管内皮素等减少，诱发血小板凝聚，并对血管紧张因子敏感，血管收缩致使血压升高，导致一系列病理变化。此外，气候寒冷、精神紧张也是本病的主要诱因。

（4）营养缺乏及遗传因素：据流行病学调查，妊娠期高血压疾病的发生可能与钙缺乏有关。妊娠易引起母体缺钙，导致妊娠期高血压疾病发生，而孕期补钙可使妊娠期高血压疾病的发生率下降，但其发生机制尚不完全清楚。以白蛋白缺乏为主的低蛋白血症，锌、硒等的缺乏与子痫前期的发生发展也有关。此外，子痫前期具有家族倾向性，但遗传方式尚不明确。

（二）病理生理变化

微课 7-1
妊娠期高血压疾病病理生理及临床表现
拓展阅读 7-1
HELLP 综合征

本病的基本病理生理变化是全身小血管痉挛和血管内皮损伤。由于小动脉痉挛，造成管腔狭窄，周围阻力增大，内皮细胞损伤，通透性增加，体液和蛋白质渗漏，表现为血压上升、蛋白尿、水肿和血液浓缩等。全身各组织器官因缺血、缺氧而受到不同程度损害，严重时脑、心、肝、肾及胎盘等重要脏器受损，可导致抽搐、昏迷、脑水肿、脑出血、心肾衰竭、肺水肿、肝细胞坏死及被膜下出血，胎盘绒毛退行性变、出血和梗死，胎盘早期剥离及凝血功能障碍而导致 DIC 等。对母儿造成严重危害，甚至导致母儿死亡。

（三）分类及临床表现

妊娠期高血压疾病有以下分类。

1. 妊娠期高血压 妊娠 20 周后出现 BP≥140/90 mmHg，并于产后 12 周内恢复正常；尿蛋白（−）；孕妇可伴有上腹部不适或血小板减少。产后方可确诊。

2. 子痫前期 妊娠 20 周后出现 BP≥140/90 mmHg；伴有尿蛋白≥0.3 g/24 h 或随机尿蛋白（＋）；或无蛋白尿，但合并有血小板减少和（或）肝肾功能损害、肺水肿、头痛及视觉障碍等症状及体征。

重度子痫前期的诊断标准：子痫前期伴有下面任何一种表现，即 BP≥160/110 mmHg（卧床休息，两次测量间隔至少 4 h）；血清肌酐 > 106 μmo/L，血小板 < 100 × 10⁹/L；出现微血管溶血（LDH 升高）；血清 ALT 或 AST 升高；持续性头痛或其他脑神经或视觉障碍；持续性上腹不适。

3. 子痫 在子痫前期的基础上出现抽搐发作且不能用其他原因解释，或伴昏迷，称为子痫。子痫多发生于妊娠晚期或临产前，称产前子痫；少数发生于分娩过程中，称产时子痫；个别发生在产后，尤其产后 48 h 内，称产后子痫。

子痫典型发作过程：先表现为眼球固定，瞳孔散大，头扭向一侧，牙关紧闭，继而口角及面部肌肉颤动，数秒后全身及四肢肌肉强直（背侧强于腹侧），双手紧握，双臂伸直，发生强烈的抽动，抽搐时呼吸暂停，面色青紫，持续 1 min 左右，抽搐强度减弱，全身肌肉松弛，随即深长吸气而恢复呼吸。抽搐期间孕妇神志丧失。病情转轻时，抽搐次数减少，抽搐后很快苏醒，但有时抽搐频繁且持续时间较长，孕妇可陷入深昏迷状态。抽搐过程中易发生唇舌咬伤、摔伤甚至骨折等多种创伤，昏迷时呕吐可造成窒息或吸入性肺炎。

4. 慢性高血压并发子痫前期 高血压孕妇于妊娠 20 周以前无蛋白尿，若孕 20 周后出现尿蛋白≥0.3 g/24 h，或妊娠 20 周后突然出现尿蛋白增加、血压进一步升高，或血小板减少（< 100 × 10⁹/L），或出现其他肝肾功能损害、肺水肿、神经系统异常或视觉障碍等严重表现。

5. 妊娠合并慢性高血压 妊娠前或妊娠 20 周前血压≥140/90 mmHg，但妊娠期无明显加重；或妊娠 20 周后首次诊断高血压并持续到产后 12 周以后。

（四）处理原则

妊娠期高血压疾病的基本处理原则是降压、解痉、镇静、利尿，适时终止妊娠。目的是控制病情，延长孕周，尽可能保障母儿安全。

1. 一般处理

（1）加强孕期检查，密切观察病情变化。

（2）注意休息，保证充足睡眠，采取左侧卧位。

（3）保证充足的蛋白质和热量，不建议限制盐摄入。

2. 子痫前期　需住院治疗，积极处理，防止发生子痫及并发症。常用的药物有以下几类。

（1）降压药物：降压治疗的目的是预防子痫、心脑血管意外和胎盘早剥等严重母儿并发症。收缩压≥160 mmHg和（或）舒张压≥110 mmHg的严重高血压必须降压治疗；收缩压≥150 mmHg和（或）舒张压≥100 mmHg的非严重高血压建议降压治疗；收缩压140～150 mmHg和（或）舒张压90～100 mmHg的不建议降压治疗，但对并发脏器功能损害者可考虑降压治疗。选用的药物以不影响心输出量、肾血流量及子宫胎盘灌注量为宜。常用药物如下。

1）拉贝洛尔（labetalol）：为肾上腺素受体阻滞剂，降低血压但不降低肾及胎盘血流量，可促进胎儿肺成熟，对抗血小板凝集。显效快，不引起血压过低或反射性心动过速。

2）硝苯地平（nifedipine）：为钙离子通道阻滞剂，解除外周血管痉挛，使血压下降。不良反应有头痛、心悸、血压下降，与硫酸镁有协同作用，不建议联合使用。由于作用迅速，使用时要监测血压变化。钙离子通道阻滞剂降压药还有尼莫地平、尼卡地平等。

3）硝普钠（sodium nitroprusside）：为强效血管扩张剂，药物能通过胎盘进入胎儿体内，对胎儿有毒性作用，只在分娩期或产后血压过高，其他降压药效果不佳时考虑使用。

（2）解痉药物：首选硫酸镁。硫酸镁有预防子痫和控制子痫发作的作用，适用于先兆子痫和子痫。

（3）镇静药物：兼有镇静和抗惊厥作用，常用地西泮和冬眠合剂，可用于硫酸镁有禁忌或疗效不明显者，分娩期应慎用，以免药物通过胎盘对胎儿的神经系统产生抑制作用。

（4）扩容药物：一般不主张扩容治疗，仅用于低蛋白血症、贫血的孕妇。采用扩容治疗应严格掌握其适应证和禁忌证，并应严密观察孕妇的脉搏、呼吸、血压及尿量，防止肺水肿和心力衰竭的发生。常用的扩容药物有：人血白蛋白、全血、平衡液和低分子右旋糖酐。

（5）利尿药物：一般不主张应用，仅用于全身性水肿、急性心力衰竭、肺水肿、脑水肿或血容量过多且伴有潜在性脑水肿者。用药过程中应严密监测孕妇的水和电解质平衡情况及药物的毒副反应。常用药物有呋塞米、甘露醇。

（6）促胎肺成熟：子痫前期孕妇孕周＜35周，1周内可能分娩，应给予糖皮质激素促胎肺成熟治疗。

（7）适时终止妊娠：是彻底治疗妊娠期高血压疾病的重要手段。其指征包括：①重度子痫前期孕妇经积极治疗24～48 h无明显好转者；②重度子痫前期孕妇的孕龄＜34周，但胎盘功能减退，胎儿估计已成熟者；③重度子痫前期孕妇的孕龄≥34周，经治疗好转者；④子痫控制后2 h可考虑终止妊娠。终止妊娠的方式，根据具体情况选择剖宫产或阴道分娩。

3. 子痫孕妇的处理　子痫是本疾病最严重的阶段，直接关系到母儿安危，应积极处理。处理原则为：控制抽搐，纠正缺氧和酸中毒，在控制血压、抽搐的基础上终止妊娠。

（五）护理评估

1. 健康史　详细询问孕妇于孕前及妊娠 20 周前有无高血压、蛋白尿和（或）水肿及抽搐等征象；既往病史中有无原发性高血压、慢性肾炎及糖尿病血栓性疾病等；有无妊娠期高血压家族史；此次妊娠出现异常现象的时间及治疗经过，应特别注意有无头痛、视力改变、上腹不适等症状。

2. 身体状况　典型的孕妇表现为妊娠 20 周后出现高血压、水肿、蛋白尿。根据病变程度不同，不同临床类型的孕妇有相应的临床表现。护士除评估孕妇一般健康状况外，需重点评估孕妇的血压、尿蛋白、水肿、自觉症状及抽搐、昏迷等情况。在评估过程中应注意：

（1）高血压：首次测血压有升高者，同一手臂至少测量两次，两次相隔至少 4 h。收缩压 ≥140 mmHg 和（或）舒张压≥90 mmHg 定义为高血压。同时要与其基础血压相比较，血压较基础血压升高 30/15 mmHg，但低于 140/90 mmHg 时不作为诊断依据，需要密切观察。

（2）尿蛋白：高危孕妇每次产检均要检测尿蛋白，可疑子痫前期孕妇应测 24 h 尿蛋白定量。尿蛋白的诊断标准为：①尿蛋白定量≥0.3 g/24 h；②尿蛋白定性≥（＋）。由于蛋白尿的出现及量的多少反映了肾小管痉挛的程度和肾小管细胞缺氧及其功能受损的程度，护士应给予高度重视，收集标本时注意避免阴道分泌物或羊水污染尿液。

（3）水肿：妊娠后期水肿发生的原因除妊娠期高血压疾病外，还可由于下腔静脉受增大子宫压迫使血液回流受阻、营养不良性低蛋白血症及贫血等引起，因此水肿的轻重并不一定反映病情的严重程度。但是水肿不明显者，也有可能迅速发展为子痫，应引起重视。此外，还应注意水肿不明显，但体重于一周内增加超过 0.5 kg 的隐性水肿。

（4）自觉症状：孕妇出现头痛、眼花、胸闷、恶心、呕吐等自觉症状时提示病情进一步发展，即进入子痫前期阶段，护士应高度重视。

（5）抽搐：抽搐与昏迷是最严重的表现，护士应特别注意发作状态、频率、持续时间、间隔时间、神志情况及有无唇舌咬伤、摔伤甚至骨折、窒息或吸入性肺炎等。

3. 心理社会状况　孕妇及其家属从心理上对妊娠期高血压疾病没有足够的重视，缺乏了解；孕妇心理状态与病情轻重、疾病持续时间有关，心理状态与自身性格特点及社会支持度也有关。有些孕妇对自身及胎儿预后过分担忧和恐惧而终日心神不宁，也有些孕妇则产生否认、愤怒、自责、悲观、失望等情绪。

4. 辅助检查

（1）尿常规检查：根据蛋白定量确定病情严重程度，根据镜检出现管型判断肾功能受损情况。

（2）血液检查：包括测定血红蛋白、血细胞比容、血浆黏度、全血黏度以了解血液浓缩程度；重症孕妇应测定血小板计数、凝血时间，必要时测定凝血酶原时间、纤维蛋白原和鱼精蛋白副凝试验（3P 试验）等，以了解有无凝血功能异常。测定血电解质及二氧化碳结合力，以及时了解有无电解质紊乱及酸中毒。

（3）肝、肾功能测定：如进行丙氨酸氨基转移酶、血尿素氮、肌酐及尿酸等测定。

（4）眼底检查：眼底视网膜小动脉变化是反映妊娠期高血压疾病严重程度的一项重要参考指标。眼底检查可见眼底小动脉痉挛，动静脉管径比例可由正常的 2∶3 变为 1∶2，甚至 1∶4，或出现视网膜水肿、渗出、出血，甚至视网膜脱离，一时性失明。

（5）其他检查：如心电图、超声心动图、胎盘功能、胎儿成熟度检查、电子胎心监护等，有条件的医院可检查自身免疫性疾病相关指标，视病情而定。

（六）常见护理诊断／问题

1. 体液过多　与增大的子宫压迫下腔静脉导致血液回流受阻和低蛋白血症有关。
2. 有受伤的危险　与发生抽搐有关。
3. 潜在并发症　胎盘早剥、脑血管意外等。

（七）护理目标

1. 孕妇及时得到治疗及护理，体液过多症状减轻或控制。
2. 孕妇疾病缓解，无受伤发生。
3. 未出现相关的并发症。

（八）护理措施

1. 妊娠期高血压疾病的预防指导

（1）加强孕期教育：护士应重视孕期健康教育工作，使孕妇及家属了解妊娠期高血压疾病的知识及其对母儿的危害，从而促使孕妇自觉于妊娠早期开始接受产前检查，并主动坚持定期检查，以便及时发现异常，及时得到治疗和指导。

（2）进行休息及饮食指导：孕妇应采取左侧卧位休息以增加胎盘绒毛血供，同时保持心情愉快也有助于妊娠期高血压疾病的预防。护士应指导孕妇合理饮食，减少过量脂肪和盐的摄入，增加蛋白质、维生素及富含铁、钙、锌的食物，对预防妊娠期高血压疾病有一定作用。从妊娠20周开始，每天补充钙剂 1~2 g，可降低妊娠期高血压疾病的发生率。

2. 一般护理

（1）保证休息：妊娠期高血压疾病孕妇可住院治疗，也可在家休息，重度子痫前期孕妇需要住院治疗。保证充分的睡眠，每日休息不少于 10 h。在休息和睡眠时，以左侧卧位为宜，左侧卧位可减轻子宫对腹主动脉、下腔静脉的压迫，使回心血量增加，改善子宫胎盘的血供。

（2）调整饮食：妊娠期高血压孕妇需摄入足够的蛋白质（100 g/d 以上）、蔬菜，补充维生素、铁和钙剂。食盐不必严格限制，因为长期低盐饮食可引起低钠血症，易发生产后血液循环衰竭，而且低盐饮食也会影响食欲，减少蛋白质的摄入，对母儿均不利。但全身水肿的孕妇应限制食盐入量。

（3）密切监护母儿状态：护士应询问孕妇是否出现头痛、视力改变、上腹不适等症状。每日测体重，每日或隔日复查尿蛋白，定期监测血压。高危孕妇每日电子胎心监护了解胎儿宫内情况，适时通过超声检测胎儿发育状况和胎盘功能。

（4）间断吸氧：可增加血氧含量，改善全身主要脏器和胎盘的氧供。

3. 用药护理　硫酸镁为目前治疗子痫前期和子痫的首选解痉药物，但不可作为降压药使用。护士应明确硫酸镁的用药方法、毒性反应及注意事项。

（1）作用机制：硫酸镁的主要作用机制为抑制运动神经末梢释放乙酰胆碱，阻挡神经肌肉接头间的信息传导，使骨骼肌松弛；降低机体对血管紧张素Ⅱ的反应，缓解血管痉挛；减少血管内皮损伤及提高血红蛋白亲和力，改善氧代谢。

（2）用药方法：硫酸镁可采用肌内注射或静脉用药。

1）肌内注射：25% 硫酸镁溶液 20 mL（5 g），臀部深部肌内注射，每日 1~2 次。通常于用药 2 h 后血药浓度达高峰，作用时间较长，但局部刺激性强，注射时应使用长针头行深部肌内注射，可加用 2% 利多卡因 2 mL 于硫酸镁溶液中，以缓解疼痛刺激。注射后针眼处按压时间略长些或覆盖无菌棉球，防止感染，必要时可行局部按揉或热敷，促进肌肉组织对药物的吸收。

2）静脉给药：25% 硫酸镁溶液 20 mL+10% 葡萄糖 20 mL 静脉注射（15～20 min）；或 25% 硫酸镁溶液 20 mL+5% 葡萄糖 100 mL，快速静脉滴注（15～20 min），继而硫酸镁 1～2 g/h 静脉滴注维持。静脉用药后可使血中浓度迅速达到有效水平，用药后约 1 h 血药浓度可达高峰，停药后血药浓度下降较快，但可避免肌内注射引起的不适。

基于不同用药途径的特点，临床多采用两种方式互补长短，以维持体内有效浓度。

（3）毒性反应：硫酸镁的治疗浓度和中毒浓度相近，因此，在进行硫酸镁治疗时应严密观察疗效及其毒性作用，控制硫酸镁的入量。硫酸镁的滴注速度以 1 g/h 为宜，不超过 2 g/h。每天用量 15～20 g，不超过 25 g，用药时限一般不超过 5 日。硫酸镁过量会使呼吸及心肌收缩功能受到抑制甚至危及生命。中毒现象首先表现为膝反射减弱或消失，随着血镁浓度的增加可出现全身肌张力减退及呼吸抑制，严重者心跳可突然停止。

（4）注意事项：使用硫酸镁必备条件：①膝反射必须存在；②呼吸≥16 次 / 分；③尿量≥400 mL/24 h 或≥17 mL/h；④备有 10% 葡萄糖酸钙。镁离子易积蓄而发生中毒，由于钙离子可与镁离子争夺神经细胞上的同一受体，阻止镁离子的继续结合，因此应随时备好 10% 葡萄糖酸钙注射液，以便出现毒性作用时及时予以解毒，缓慢静脉推注（5～10 min）10% 葡萄糖酸钙 10 mL，必要时可每小时重复 1 次，直至呼吸、排尿和神经抑制恢复正常，但 24 h 内不超过 8 次。有条件的医院用硫酸镁后监测镁离子浓度，血清镁离子有效治疗浓度为 1.8～3.0 mmol/L，不超过 3.5 mmol/L，否则易出现中毒症状。

4. 子痫孕妇的护理

（1）控制抽搐：孕妇一旦发生抽搐，应尽快控制。硫酸镁为首选药物，必要时可加用强有力的镇静药物。

（2）防止受伤，专人护理：子痫发生后，首先应保持呼吸道通畅，并立即面罩或气囊给氧；使用开口器或于上、下磨牙间放置缠好纱布的压舌板，使用拉舌钳以防咬伤唇舌或舌后坠引起窒息的发生。孕妇去枕取侧卧位，以防黏液吸入呼吸道或舌头阻塞呼吸道，也可避免发生低血压综合征。必要时吸出喉部黏液或呕吐物，以免窒息发生。在孕妇昏迷或未完全清醒时，禁止给予饮食和口服药，以防误入呼吸道而致吸入性肺炎。防止坠床等意外伤害。

（3）严密监护：密切观察血压、脉搏、呼吸、体温及神志情况，维持呼吸及循环功能稳定，留置导尿管，记出入量。及时执行必要的血、尿化验和特殊检查，及早发现脑出血、肺水肿、急性肾衰竭等并发症。

（4）减少刺激，以免诱发抽搐：孕妇应安置于单人暗室，保持绝对安静，以避免声、光刺激；一切治疗活动和护理操作尽量轻柔且相对集中，避免干扰孕妇。

（5）及时执行降压治疗：脑血管意外是子痫孕妇死亡的最常见原因，孕妇出现严重状态时要积极降压治疗。根据情况必要时用 20% 甘露醇快速降低颅压。

（6）为终止妊娠做好准备：子痫发作后多自然临产。护士应严密观察，及时发现临产征兆，做好母儿监测及抢救准备。护士应做好终止妊娠的准备，如经治疗病情得以控制仍未临产者，应在孕妇清醒后 24～48 h 内引产，或子痫孕妇经药物控制后 6～12 h 考虑终止妊娠。

5. 妊娠期高血压孕妇的产时及产后护理　妊娠期高血压孕妇的分娩方式应根据母儿的情

形而定。

（1）产程护理：妊娠期高血压疾病孕妇选择阴道分娩时，必须严密监测产程。在第一产程中，密切观察孕妇的生命体征，了解有无不适主诉，母胎监护；严密观察胎心及子宫收缩情况，了解产程进展；有任何异常如血压升高、孕妇出现精神症状等及时与医生联系，及时处理。在第二产程中，充分评估产力、胎儿及生殖道情况，避免产妇过度用力诱发抽搐，必要时硬膜外镇痛分娩，尽量缩短第二产程，根据评估情况可行会阴切开术、产钳或胎吸助产术。在第三产程中，胎儿前肩娩出后立即应用缩宫素，禁用麦角新碱或前列素类止血药，及时娩出胎盘并按摩宫底，可使用艾灸神阙穴位以加强子宫收缩，预防产后出血。

（2）开放静脉，监测血压：给予心电监护，病情较重者临产时建立静脉通道。产程中全程严密监测血压变化，根据血压情况决定分娩方式或行阴道助产术，产后在产房观察至少 3 h，重症者在病情平稳后回病房。产褥期仍需继续监测血压，产后 48 h 内至少每 4 h 观察一次血压。

（3）加强用药护理：重症孕妇产前出现子痫，产后 24 h 至 5 日内仍有发生子痫的可能；产前未发生抽搐，产后 48 h 内也有可能发生。故产后可继续硫酸镁治疗 1～2 日。使用硫酸镁者，产后易发生子宫收缩乏力，阴道流血量可能增多，应严密观察子宫复旧情况，积极预防产后出血的发生，同时观察药效和药物的不良反应。

6. 健康教育

（1）了解相关疾病史，计划宣教内容：详细了解孕产妇疾病史、孕产史、家族史等，在掌握的信息基础上，有针对性地进行健康宣教。

（2）指导饮食与运动：指导妊娠期高血压疾病孕妇摄入足够的蛋白质和热量，尤其是优质蛋白的摄入；注意休息，保持足够睡眠，以左侧卧位为主，睡眠质量差时及时就诊，必要时给予镇静剂口服，告知用药后防跌倒坠床；适量有氧运动，高危者每周监测体重变化。

（3）母胎监护护理：指导孕妇重视产前检查，告知规范检查的意义；教会孕妇自数胎动的方法，掌握自觉症状，了解胎儿宫内情况，必要时进行电子胎心监护并告知相关的知识；重度妊娠期高血压疾病孕妇，要了解存在哪些不适并告知自我警醒，及时就诊，对孕期服药者宣教药物的作用，告知用药后的注意事项。

（4）心理疏导：妊娠期高血压疾病孕妇由于担心自身疾病及妊娠不良结局，多有恐惧、焦虑心理。条件许可时利用一切机会多与孕妇沟通，指导孕妇相信科学、相信医术，主动提高就医、治疗及护理的依从性。护士提供优质护理，消除孕妇不良情绪，稳定血压，控制疾病的发展，保障母婴安全。

（5）产时及产后宣教：指导孕妇根据病情程度遵循医生评估后选择分娩方式，主动配合；指导母乳喂养的技巧及注意事项；告知产后盆底肌功能的评估流程及锻炼的方法；指导产后卫生习惯的建立，预防泌尿生殖系统感染；教会孕妇掌握产时产后自我护理方法，指导产后用药及门诊随访情况，注意随访血压的变化。重视家属的健康教育，使孕妇得到心理和生理上的支持。

（九）护理评价

1. 体液过多症状得到缓解或控制。
2. 孕妇未发生抽搐而受到伤害。
3. 病情得到控制，未出现并发症。

第五节　妊娠期肝内胆汁淤积症

情境导入

张女士，28 岁，G_2P_0，孕 29^{+2} 周。4 天前感到手心及脚掌皮肤瘙痒，未引起重视，近 2 日腹部皮肤出现同样症状，白昼轻，夜间加重，影响孕妇休息与睡眠，且双眼巩膜有黄染，故在家人陪同下到医院就诊。

请思考：

1. 妊娠期肝内胆汁淤积症临床典型表现是什么？

2. 妊娠期肝内胆汁淤积症常见护理诊断及处理原则是什么？

妊娠期肝内胆汁淤积症（intrahepatic cholestasis of pregnancy，ICP）是一种在妊娠中晚期出现以皮肤瘙痒及血清总胆汁酸升高为临床表现的特有的并发症，主要危害胎儿，增加死胎、早产、新生儿窒息的风险。其发病率为 0.8% ~ 12.0%。发病有明显的地区及种族差异，我国长江流域高发。

（一）病因及发病机制

妊娠期肝内胆汁淤积症的发病原因及发病机制尚未十分明确，但大量的流行病学研究及临床观察和实验室研究提示本病的发病原因可能与雌激素升高及遗传、环境因素有关。

1. **雌激素影响**　雌激素水平过高可能是诱发妊娠期肝内胆汁淤积症的病因。如 ICP 多发生在妊娠晚期，正值雌激素分泌的高峰期；ICP 在双胎中发生率较单胎高 6 倍（双胎的胎盘体积明显大于单胎，所分泌的雌激素较单胎多）；高激素水平状态还见于卵巢过度刺激病史及既往使用口服避孕药者。

高雌激素水平可能与雌激素代谢异常及肝对妊娠生理性增加的雌激素高敏感性有关。

（1）雌激素可使 Na^+-K^+-ATP 酶活性下降：胆盐在经肝细胞转运过程中，首先是经肝窦间隙靠钠以非离子依赖性载体传递入肝小管，当 Na^+-K^+-ATP 酶活性下降时，胆盐转运受到阻碍。

（2）雌激素代谢产物的影响：妊娠期产生大量雌激素，其代谢产物必然增加，其中某些代谢产物，如 D 环葡萄糖醛酸雌激素与胆酸的结构相似而成为胆酸载体的竞争性抑制物，从而导致胆汁淤积。

2. **遗传与环境因素**　文献报道 ICP 在世界各地的发病率明显不同，智利、瑞典发病率最高，提示该病的发生与种族遗传有关。相关研究还发现若孕妇的母亲或姐妹有 ICP 病史，其患 ICP 的概率明显增高，具有完全外显及母婴垂直传播的特性。另外，ICP 发病率还与季节有关，在冬季的发病率高于夏季。

（二）临床表现

1. **症状**

（1）皮肤瘙痒：是首先出现的症状，常发生于妊娠 28 ~ 30 周，少数孕妇在妊娠 12 周左右出现瘙痒。瘙痒常呈持续性，先从手掌和脚掌开始，然后逐渐向肢体近端延伸甚至可发展到面部，但极少侵及黏膜。瘙痒程度不一，白昼轻，夜间加剧，少数 ICP 孕妇因瘙痒引起失眠、疲劳、恶心、呕吐、食欲减退及脂肪痢。瘙痒症状常出现在实验室检查异常结果之前，多于分娩后 24～48 h 缓解。

（2）黄疸：部分孕妇在瘙痒 2～4 周后出现黄疸，多为轻度，且不随孕周的增加而加重。黄疸时，孕妇尿色变深，粪便色变浅。

2. 体征　ICP 孕妇不存在原发皮损，瘙痒皮肤可见抓痕，皮肤组织活检无异常发现。部分孕妇在瘙痒发生后的数日至数周内（平均为 2 周）出现轻度黄疸，有时仅巩膜有轻度黄染。黄疸一般在分娩后数日内消退。同时伴尿色加深等高胆红素血症表现。孕妇有无黄疸与胎儿预后关系密切，有黄疸者羊水粪染、新生儿窒息及围生儿死亡率均较高。孕妇无急慢性肝病体征，肝大但质地软，有轻度压痛。

（三）处理原则

由于目前尚无特殊治疗方法，临床以对症和保肝治疗为主。主要是缓解瘙痒症状，恢复肝功能，降低血清胆汁酸水平，监护胎儿宫内状况，改善妊娠结局。

（四）护理评估

1. 健康史　孕妇在妊娠中晚期出现皮肤瘙痒和黄疸是 ICP 最主要的表现。护士应着重评估孕妇发生皮肤瘙痒及黄疸开始的时间、持续时间、部位及伴随症状，如恶心、呕吐、失眠等；了解孕妇的家族史，尤其是孕妇的母亲或姐妹是否有 ICP 病史；了解孕妇的用药史，如是否使用过含雌、孕激素的药物。

2. 身体状况　孕妇多因瘙痒而在四肢皮肤留下抓痕。护士应注意评估孕妇皮肤是否受损。对于出现黄疸的孕妇，护士还应评估孕妇黄疸的程度，以及有无急慢性肝病的体征。ICP 主要危害胎儿及新生儿，由于胆汁酸毒性作用，可引起胎膜早破、胎儿宫内窘迫、自发性早产或孕期羊水胎粪污染，也可导致胎儿生长受限、胎死宫内、新生儿颅内出血、新生儿神经系统后遗症等。评估 ICP 程度，有助于临床治疗与护理，常用指标有血清总胆汁酸、肝酶水平、瘙痒程度及是否合并其他症状。

（1）轻度：血清总胆汁酸 10～39.9 μmol/L；主要症状为皮肤瘙痒，无其他明显症状。

（2）重度：血清总胆汁酸 ≥40 μmol/L；严重皮肤瘙痒伴有其他情况任何一条，如多胎妊娠、妊娠期高血压疾病、复发性 ICP、曾有 ICP 致死胎或新生儿窒息死亡史等。

3. 心理社会状况　孕妇及家属可能对 ICP 或疾病对胎儿的影响认识不足，对可能的妊娠结局没有充分的心理准备，护士应评估孕妇及家属对该病的认知程度、不良妊娠结局造成的心理状况，并给予积极的应对措施。

4. 辅助检查

（1）血清胆汁酸测定：血清总胆汁酸（total bile acid，TBA）升高是诊断 ICP 最主要的特异性实验室证据，是早期诊断 ICP 最敏感的方法，也是判断病情严重程度及治疗效果的重要指标，与围产结局密切相关。在瘙痒症状出现或转氨酶升高前几周血清胆汁酸就已升高，其水平越高，病情就越重，出现瘙痒的时间就越早。

（2）肝功能测定：大多数 ICP 孕妇的门冬氨酸转氨酶（AST）、丙氨酸转氨酶（ALT）轻至中度升高，为正常水平的 2～10 倍，ALT 较 AST 更敏感。部分孕妇血清胆红素轻至中度升高，以直接胆红素为主。肝功能多在分娩后 4～6 周恢复正常。

（3）病理检查：毛细胆管胆汁淤积及胆栓形成。电镜切片发现毛细胆管扩张合并微绒毛水肿或消失。

（五）常见护理诊断/问题

1. 有皮肤完整性受损的危险 与皮肤瘙痒难忍时孕妇频繁抓挠有关。
2. 知识缺乏 孕妇缺乏妊娠期肝内胆汁淤积症相关知识及疾病对围生儿影响的知识。

（六）护理目标

1. 孕妇瘙痒症状缓解，皮肤完整。
2. 孕妇了解 ICP 相关知识及疾病对围生儿的不良影响，救治依从性高。

（七）护理措施

1. 一般护理 护士应嘱孕妇适当卧床休息，取左侧卧位以增加胎盘血流量，必要时给予镇静剂。给予吸氧、高渗葡萄糖、维生素及能量，既保肝又可提高胎儿对缺氧的耐受性。遵医嘱每 1~2 周复查肝功能及胆汁酸水平，了解疗效。

2. 产科监护

（1）胎心监护：由于 ICP 主要危害胎儿，因此护士应加强胎儿监护的管理，指导孕妇计数胎动。孕 32 周起每周检查 NST，产科 B 超监测胎儿脐动脉血流收缩期与舒张期的比值（S/D值）及胎儿生物物理评分，了解胎儿生长与发育情况。及时发现问题并报告医生及时处理。

（2）用药护理：熊去氧胆酸为 ICP 治疗的一线用物，常用剂量为每日 1 g 分 3~4 次口服；其他用药如激素促胎肺成熟、维生素 K 预防产后出血及改善瘙痒症状用药等。护士应正确执行医嘱，积极观察用药疗效，注意瘙痒症状及生化指标有无明显改善。

（3）适时终止妊娠：选择最佳的分娩方式和时机是获得良好围产结局的最终目的，根据疾病轻重程度、疗效、胎儿状况及是否有其他合并症等综合考虑，需要遵循个体化评估的原则。做好阴道分娩或剖宫产术的准备，同时积极预防产后出血。

3. 皮肤护理 ICP 孕妇因瘙痒可能造成皮肤受损，护士应重视并给予健康宣教。对重度瘙痒者，护士可采取预防性的皮肤保护，如建议孕妇削减指甲、套戴柔软的棉质手套等。

4. 健康教育 护士应向 ICP 孕妇及家属讲解妊娠期肝内胆汁淤积症的相关知识，疾病对围生儿的影响，实验室检查、治疗的重要性，认真计数胎动的意义等。取得孕妇及家属的积极配合，提高胎儿宫内监测的警觉性，降低不良妊娠结局。

（八）护理评价

1. 孕妇的瘙痒症状缓解或消失，皮肤完整。
2. 孕妇得到护士的健康宣教，了解本病相关知识，配合治疗及护理，未出现胎儿窘迫或其他不良妊娠结局。

（张凤英）

数字课程学习

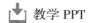 教学 PPT   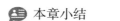 本章小结   自测题   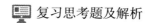 复习思考题及解析

第八章

妊娠合并症妇女的护理

【学习目标】

知识：

1. 掌握妊娠、分娩与心脏病、糖尿病、病毒性肝炎及缺铁性贫血的相互影响。

2. 掌握妊娠合并心脏病、糖尿病、病毒性肝炎及缺铁性贫血的护理。

3. 熟悉妊娠合并心脏病、糖尿病、病毒性肝炎及缺铁性贫血的处理原则。

技能：

1. 应用护理程序为妊娠合并症孕妇制订护理计划，落实护理措施。

2. 运用所学知识对妊娠合并心力衰竭的孕妇进行急救。

3. 能对妊娠合并症孕妇进行健康指导。

素质：

1. 善于沟通、注意隐私保护，体现人文关怀意识，培养良好的专业价值观。

2. 具备高度的责任感、同情心、团结协作精神和慎独精神。

妊娠合并症是指孕妇在妊娠期间发生的各种内外科疾病或孕前已有的各种内外科疾病加重，如妊娠合并心脏病、糖尿病、病毒性肝炎、缺铁性贫血等。妊娠合并症不仅影响着孕妇及胎儿的健康，也是导致孕产妇死亡的重要原因之一。及早诊断，严密监测，合理用药，控制诱发因素，适时终止妊娠及选择适当的分娩方式，可有效减少急危重症的发生风险，降低孕产妇的死亡率，保障母婴安全。

第一节　妊娠合并心脏病

情境导入

张女士，22岁，G_1P_0，妊娠合并先天性心脏病，3年前因"室间隔缺损"行"室间隔缺损修补，二尖瓣、三尖瓣修补术"，术后规律服药，孕期定期产检，于妊娠36周时因轻微活动后出现劳累、气促入院。体格检查：血压114/62 mmHg，脉搏95次/分，呼吸20次/分，心脏各瓣膜区均闻及杂音，心脏彩超提示肺动脉高压，胎心145次/分。住院治疗一周后，该女士一般体力活动轻微受限，活动后出现不适、心悸、呼吸困难，休息时无不适症状。

请思考：
1. 该女士住院治疗一周后的心功能是几级？
2. 该女士目前可能存在哪些护理问题？
3. 对该女士应采取哪些护理措施？

妊娠合并心脏病包括既往已有的结构异常性心脏病（如先天性心脏病、瓣膜性心脏病和心肌病等）、功能异常性心脏病（如心律失常等）和妊娠期间新发生的心脏病（如妊娠期高血压疾病性心脏病和围产期心肌病等）。妊娠合并心脏病是我国孕产妇死亡的最常见原因之一，也是非直接产科死因的首位，发病率为1%～4%。围生期血流动力学改变明显，易引起心力衰竭、心律失常和主动脉夹层等并发症的发生，威胁母婴的生命安全。

加强孕产期管理，全面评估妊娠、分娩及产后的风险和潜在的并发症，制订详细的妊娠期随访、分娩和产后治疗计划，对降低孕产妇及围生儿死亡率，改善母婴不良结局具有重要的意义。

（一）妊娠、分娩对心脏病的影响

1. **妊娠期**　随着妊娠的进展、胎盘循环的建立，母体在血容量和血流动力学方面均发生变化。血容量自妊娠第6周开始逐渐增加，妊娠32～34周达高峰，此后维持在较高水平，较妊娠前增加30%～45%，于产后2～6周恢复正常。血容量的增加可引起心率增快和心排血量增加，心率至妊娠晚期平均增加10～15次/分；心排血量易受孕妇体位的影响，约5%孕妇可因体位改变使心排血量减少而出现不适，如仰卧位低血压综合征。妊娠晚期子宫增大、膈肌上升，使心脏左移，导致心脏大血管轻度扭曲，心前区可闻及轻度收缩期杂音。

2. **分娩期**　是产妇血流动力学变化最显著的阶段，为心脏负担最重的时期。第一产程时子宫每次收缩使 250~500 mL 的液体被挤入体循环，心排血量约增加 24%，血压增高、脉压增宽及中心静脉压升高。第二产程中腹肌和膈肌同时参与收缩，使外周循环阻力增加，腹腔压力增高，内脏血液向心脏回流增加，同时产妇屏气使肺循环压力增加，心脏前后负荷显著加重。第三产程胎儿、胎盘娩出后，子宫突然缩小，胎盘循环中止，腹腔内压骤减，大量血液向内脏灌注，造成血流动力学急剧变化，极易发生心力衰竭。

3. 产褥期　产后 72 h 内仍是心脏负荷较重的时期。产后子宫收缩导致部分血液进入体循环，组织间液也回流入体循环，增加心脏的负荷，仍需警惕心力衰竭的发生。

分析妊娠、分娩及产褥期对心脏的影响，妊娠 32~34 周、分娩期、产后 72 h 内的心脏负担最重，极易发生心力衰竭，需加强对孕产妇的严密监护，保障母婴安全。

（二）心脏病对妊娠、分娩的影响

1. 对母体的影响　妊娠合并心脏病的预后与孕妇年龄、心脏病种类、心功能状态和有无并发症有关。心力衰竭程度与孕妇死亡率直接相关。

2. 对胎儿的影响　心脏病孕妇心功能状态良好者，母儿相对安全，且多以剖宫产终止妊娠。不宜妊娠者一旦妊娠，或妊娠后心功能恶化者，流产、早产、死胎、胎儿生长受限、胎儿窘迫及新生儿窒息的发生率均明显增高，围产儿死亡率是正常妊娠的 2~3 倍。治疗心脏病的某些药物对胎儿也存在潜在的毒性，如地高辛可自由通过胎盘到达胎儿体内。多数先天性心脏病为多基因遗传，双亲中任何一方患有先天性心脏病，其后代发生先天性心脏病及其他畸形的概率增加 5 倍，如室间隔缺损、肥厚型心肌病、马方综合征等均有较高的遗传性。

（三）处理原则

心脏病孕产妇的主要死亡原因是心力衰竭。规范的孕期保健或干预可减少心力衰竭的发生。处理原则是建立完善的妊娠合并心脏病孕产妇救治体系，积极防治心力衰竭和感染。

1. 非孕期　根据孕妇所患有的心脏病类型、病情程度及心功能状态，进行妊娠风险咨询和评估，确定是否可以妊娠。对可妊娠者需告知妊娠风险和可能会发生的严重并发症，并指导去对应级别的医院进行规范孕期保健，定期监测心功能。对不宜妊娠者，应指导其采取正确的避孕措施。

2. 妊娠期

（1）妊娠期处理：不宜妊娠者应终止妊娠，早期妊娠宜在妊娠 12 周前行治疗性人工流产术。妊娠超过 12 周者应根据妊娠风险分级、心功能状态、医院的医疗技术水平和条件、孕妇及家属的意愿和对疾病风险的了解及承受程度等综合判断，分层管理，密切监护，积极防治心力衰竭。对于顽固性心力衰竭者应积极做好围产期处理，心内、心外、麻醉及重症等多学科协作，在多学科严密监护下行剖宫产术终止妊娠。

（2）定期产前检查：未规范产前检查的心脏病孕妇，心力衰竭的发生率和死亡率大大提高，是规范产前检查孕妇的 10 倍。因此，心脏病孕妇应从早期进行定期产前检查，接受多学科诊治和监测，积极预防和治疗各种引起心力衰竭的诱因，动态观察心脏功能，减轻心脏负荷，适时终止妊娠。

3. 分娩期

（1）心功能 Ⅰ~Ⅱ 级：可以妊娠至近足月或足月，如出现严重心脏并发症或心功能下降则需要提前终止妊娠。胎儿不大、胎位正常、宫颈条件良好者，在严密监护下可经阴道分娩。

1）第一产程：安慰鼓励产妇，消除紧张情绪。一旦发现心力衰竭征象，应取半卧位，给予高浓度吸氧，产程开始后即应给予抗生素预防感染。

2）第二产程：避免用力屏气增加腹压，可行会阴切开术、胎头吸引术或产钳助产术，尽可能缩短第二产程。

3）第三产程：胎儿娩出后，于产妇腹部宫底处放置沙袋，以防腹内压骤降而诱发心力衰竭。为防止产后出血过多而加重心肌缺血，引起心力衰竭，可静脉注射或肌内注射缩宫素，禁用麦角新碱。产后出血过多时应及时输血、输液，控制输液速度。

（2）心功能Ⅲ～Ⅳ级：为妊娠禁忌证，一旦确诊则需要尽快终止妊娠。如果孕妇及家属拒绝终止妊娠，需要尽快转诊至综合诊治实力强的医院处理。有剖宫产指征者，应选择剖宫产终止妊娠。以择期手术为宜，尽量避免急诊手术。术中胎儿娩出后腹部沙袋加压，应用缩宫素预防产后出血。不宜再次妊娠者，可同时行输卵管结扎术。

4. 产褥期 分娩后3日内，尤其是产后24 h内仍是心力衰竭发生的危险时期，产妇须充分休息并密切监护。重点预防产后出血、感染和血栓形成。心功能Ⅲ级及以上者不宜哺乳。

（四）护理评估

1. 健康史 孕妇就诊时应详细、全面了解产科病史和既往病史，包括有无不良孕产史、心脏病诊治史（如心脏矫治术、瓣膜置换术及射频消融术等手术时间、手术方式）、与心脏病有关的疾病史、相关检查、心功能状态及诊疗经过、有无心力衰竭病史等。了解孕妇和家人对妊娠的适应状况及遵医行为，如药物的使用、日常活动、睡眠与休息、营养与排泄等，动态观察心功能状态及妊娠经过。判断有无诱发心力衰竭的潜在因素。

2. 身体状况

（1）判定心功能状态：根据 NYHA 分级方案，确定孕产妇的心功能分级。

美国纽约心脏病协会（NYHA）根据孕妇生活能力状况，将心脏病孕妇心功能分为4级，详见表8-1。

表 8-1　NYHA 心功能分级

心功能分级	依据及特点
Ⅰ级	日常活动量不受限制。一般活动不引起乏力、呼吸困难等心衰症状
Ⅱ级	体力活动轻度受限。休息时无自觉症状，但平时一般活动可出现上述症状，休息后很快缓解
Ⅲ级	体力活动明显受限。休息时无症状，低于平时一般活动量即可引起上述症状，休息较长时间后方可缓解
Ⅳ级	任何体力活动均会引起不适。休息时亦有心力衰竭的症状，稍有体力活动后症状即加重。如无静脉给药，可在室内或床边活动者为Ⅳa级，不能下床并需静脉给药支持者为Ⅳb级

NYHA 分级简便易行，不依赖任何设备，但孕妇妊娠期生理性心率加快，孕晚期的胸闷、气促等因素可能会干扰心功能的准确判断，需要仔细分析，既不能过多考虑妊娠生理变化而忽略了心脏病及心功能分级，也要避免过度诊断。因此 NYHA 对心脏病心功能分级进行多次修订，1994 年采用并行的两种分级方案，第一种是上述孕妇主观功能量（functional capacity），第二种是根据客观检查手段（心电图、负荷试验、X线、B型超声、超声心动图等）。后者将心脏病分

表 8-2　心脏功能分级

心脏功能分级	依据及特点
A 级	无心脏结构或者功能异常，无心衰症状及体征，但有发生心衰的高危因素，如高血压、冠心病、代谢综合征等
B 级	已发展成结构性心脏病，如左心室肥厚、无症状性心脏瓣膜病，但未曾有心衰症状及体征
C 级	已有结构性心脏病，且目前或既往有心衰症状及体征
D 级	有进行性结构性心脏病，虽经积极的内科治疗，休息时仍有症状，因心衰反复住院，需要特殊干预

为 4 级，详见表 8-2。

评估心脏病心功能分级时可将孕妇的两种分级并列，如心功能 I 级 B 等、II 级 C 等。

（2）评估心脏病有关的症状和体征：如呼吸、心率、有无活动受限、发绀、心脏增大征、肝大、水肿等。尤其注意评估有无早期心力衰竭的表现。对于存在诱发心力衰竭危险因素的孕产妇，及时识别心力衰竭症状及体征。

1）妊娠期：评估胎儿宫内状况，胎动计数。孕妇宫高、腹围及体重的增长是否与停经月份相符。评估孕妇的睡眠、活动、休息、饮食、出入量等情况。

2）分娩期：评估宫缩及产程进展情况。

3）产褥期：评估母体康复及身心适应状况，有无产后出血或产褥感染相关症状和体征，如生命体征、宫缩、恶露情况、疼痛与休息、母乳喂养及出入量等，及时识别心衰先兆。

3. 心理社会状况　随着妊娠的进展，心脏负担逐渐加重，孕产妇及家属缺乏相关知识，心理负担较重，产生恐惧心理，甚至发展为抑郁。因此，应重点评估孕产妇及家属的心理反应，以及是否了解疾病与妊娠的相关知识。

4. 辅助检查

（1）心电图：常规 12 导联心电图帮助诊断心律异常、心肌缺血、心肌梗死及梗死的部位，有助于判断心脏起搏状况和药物、电解质对心脏的影响。

（2）24 h 动态心电图：协助阵发性或间歇性心律失常、隐匿性心肌缺血的诊断，提供心律失常的持续时间和频次等，为临床诊治提供依据。

（3）超声心动图（UCG）：可精确地反映各心腔大小的变化，心瓣膜结构及功能情况。应用于确诊或疑似患先天性心脏病（包括已纠正的心脏畸形）、瓣膜和主动脉疾病、心肌病及有心脏毒性化疗史（如盐酸阿霉素）的孕产妇。

（4）胸部 X 线检查：是出现呼吸急促状况的孕产妇评估心脏或肺的病因的重要早期检查。

（5）胎儿监测：电子胎心监护仪、无应激试验、胎动评估等，可预测宫内胎儿储备能力，评估胎儿健康状况。

（6）肌钙蛋白测试：胸痛孕产妇需接受肌钙蛋白测试，联合心电图检测，以评估是否存在急性冠状动脉综合征。

（7）其他：血常规、肝肾功能、凝血功能、血气分析等，根据病情酌情选择。脑钠肽的检测可作为有效的筛查心衰和判断预后的指标。运动负荷测试是预测孕妇妊娠承受能力的重要指标。计算机断层扫描用于出现胸痛、疑似为肺栓塞或急性主动脉夹层的孕妇。磁共振成像极少应用于妊娠期心血管疾病的紧急评估。D-二聚体不推荐作为常规评估的一部分。

（五）常见护理诊断 / 问题

1. 活动耐力下降　与心排血量下降有关。
2. 潜在并发症　心力衰竭、感染。
3. 焦虑　与慢性病程、病情反复发作、担心自身与胎儿安全有关。
4. 知识缺乏　缺乏妊娠合并心脏病的保健知识。

（六）护理目标

1. 孕妇能结合自身情况，描述可以进行的日常活动。
2. 孕妇未发生心力衰竭、感染或出现并发症及时得到救治。
3. 孕妇情绪稳定，能正确面对并积极配合消除焦虑、抑郁等不良情绪。
4. 孕妇能学习疾病相关知识，并结合自身情况进行日常的自我保健。

（七）护理措施

1. 非孕期　根据心脏病的类型、病变程度、心功能状态及是否有手术矫治史等具体情况，进行妊娠风险咨询和评估，综合判断耐受妊娠能力。对不宜妊娠者，指导其采取有效措施严格避孕。

2. 妊娠期

（1）加强孕期保健

1）定期产前检查：自孕早期开始定期检查或家庭访视，妊娠 20 周前每 2 周行产前检查 1 次；妊娠 20 周后，尤其是 32 周后，需 1 周检查 1 次。了解心脏功能及胎儿宫内状况，及早发现有无早期心力衰竭的征象，必要时可酌情增加检查次数。心功能 Ⅰ～Ⅱ 级者，应在妊娠 36～38 周提前住院待产，若心功能Ⅲ级及以上或有心力衰竭者，应立即住院治疗。

2）识别早期心力衰竭征象：①轻微活动后即有胸闷、心悸、气促；②休息时心率每分钟超过 110 次，呼吸每分钟大于 20 次；③夜间常因胸闷而需坐起呼吸，或需到窗口呼吸新鲜空气；④肺底部出现少量持续性湿啰音，咳嗽后不消失。孕妇出现上述征象时应考虑为早期心力衰竭，需及时处理。

（2）预防心力衰竭

1）适当休息与活动：保证充分休息，孕妇每天至少保证 10 h 的睡眠。休息时应采取左侧卧位或半卧位，避免过劳及情绪激动。

2）合理营养：指导孕妇摄入高蛋白、高维生素、高纤维素、低盐、低脂饮食，适当补充铁剂，妊娠 20 周以后预防性应用铁剂防止贫血。适当限制食盐量，一般每日食盐量不超过 5 g。宜少量多餐，多食蔬菜和水果，防止便秘加重心脏负担。减少脂肪摄入，避免体重增加过多，以体重每周增长不超过 0.5 kg，整个妊娠期不超过 12 kg 为宜。

3）预防和积极治疗诱发心力衰竭的各种因素：如贫血、心律失常、妊娠期高血压及各种感染，尤其是上呼吸道感染，卧床休息期间注意翻身拍背，协助排痰；保持外阴清洁，注意保暖；必要时持续监测生命体征；使用输液泵严格控制输液速度；风湿性心脏病致心力衰竭者，协助孕妇经常变换体位，活动双下肢，以预防血栓的形成。临产后及时应用抗生素防止感染。

4）健康教育：指导孕妇及家属掌握心力衰竭的相关知识，帮助其识别早期心力衰竭的常见症状和体征，告知其出现心力衰竭的抢救和应对措施，减轻孕妇及家属的焦虑和恐惧，避免情绪激动诱发心力衰竭，安全度过妊娠期。

（3）急性心力衰竭的紧急处理：一旦发生急性心力衰竭，需多学科合作抢救。

1）体位：孕妇取半卧位或端坐位，双腿下垂，必要时可采取四肢轮扎法，以减少回心血量。

2）吸氧：立即高流量面罩或加压给氧，根据动脉血气分析结果进行氧流量调整，严重者采用无创呼吸机持续加压通气（continuous positive airway pressure，CPAP）增加肺泡内压，加强气体交换，对抗组织液向肺泡内渗透。

3）开放静脉通道：按医嘱用药，注意观察药物毒性反应。

4）产科处理：妊娠晚期心衰，原则上是控制心衰后再进行产科处理，如为严重心衰，经内科各种治疗措施均未能奏效，在控制心衰的同时，紧急行剖宫产术取出胎儿，减轻心脏负担，以挽救孕妇及胎儿生命。

3. 分娩期

（1）严密观察产程进展，防止心力衰竭发生

1）第一产程：密切观察子宫收缩、胎头下降及胎儿宫内情况，每 15 min 测量 1 次生命体征，动态评估产妇的心功能状况，正确识别早期心力衰竭的症状及体征，必要时给予吸氧或强心药物治疗，同时观察用药后的反应，严格控制给药的速度与剂量。产程开始后即应给予抗生素预防感染。

2）第二产程：避免产妇屏气用力，以减轻心脏负担。宫口开全后，行会阴侧切，以产钳术或胎头吸引术缩短产程，同时做好抢救母婴的准备工作。

3）第三产程：胎儿娩出后，产妇腹部放置沙袋，以防腹压骤降诱发心力衰竭。若产后子宫收缩不良，应按摩子宫，静脉滴注或肌内注射缩宫素 10~20 U，预防产后出血。禁用麦角新碱，以防静脉压升高诱发心力衰竭。输血、输液时，使用输液泵控制滴速和补液量，以免增加心脏额外负担，并随时评估心脏功能。

（2）给予生理及情感支持，降低产妇及家属的焦虑

1）仔细向产妇及家属解释妊娠与心脏病的相互影响，产妇目前的健康状况，告知预防、治疗心力衰竭的有效措施，减轻产妇及家属的焦虑和恐惧，保持情绪稳定。

2）认真倾听产妇的诉说，详细解答提出的问题；鼓励家属多给予产妇支持和关爱，让产妇保持开朗心情。

3）提供一个安全、舒适的待产环境，陪伴分娩时运用语言、行为为产妇提供心理支持和帮助，取得产妇信任，安慰鼓励产妇，使产妇以最佳心态积极地配合治疗和护理，顺利度过分娩期。

4. 产褥期

（1）监测并协助产妇恢复孕前的心功能状态：严密监测生命体征，产后 72 h 内，尤其是产后 24 h 内，产妇应卧床休息。在心脏功能允许的情况下，鼓励早期下床适度活动，以预防血栓的形成。指导合理饮食，协助生活护理。应制订循序渐进式的自我照顾计划，逐渐恢复自理能力。

（2）促进亲子关系建立，避免产后抑郁发生：心功能尚可的产妇，可适度参与照护婴儿的活动，心功能Ⅰ~Ⅱ级的产妇可适当哺乳，增加母子互动，避免劳累。心功能Ⅲ级或以上者，指导产妇回乳及人工喂养。若新生儿有缺陷或死亡，给予产妇及家属安慰，鼓励产妇表述其情感，减少产后抑郁的发生。

（3）做好出院指导：制订详细出院计划，确保产妇和新生儿得到良好的照顾，根据病情及

时复诊。不宜再妊娠者,在产后 1 周做输卵管结扎术,未做输卵管结扎术者应指导采取适宜的避孕措施,严格避孕。

(八)护理评价

1. 产妇能结合自身情况进行日常活动。
2. 产妇分娩过程顺利,母婴健康,未发生心力衰竭、感染。
3. 产妇能保持情绪稳定,正确处理焦虑、抑郁等不良情绪。
4. 产妇了解疾病相关知识,能进行日常的自我保健。

第二节 妊娠合并糖尿病

情境导入

李女士,25 岁,G_1P_0,既往体健,其母亲有糖尿病史。妊娠 28 周 75 g OGTT 检查结果:空腹血糖 6.3 mmol/L,1 h 血糖 12 mmol/L,2 h 血糖 9.1 mmol/L。查体:身高 158 cm,体重 70 kg。产科检查:宫高 28 cm,腹围 123 cm,胎心率 150 次 / 分。

请思考:

1. 该孕妇可能存在哪些护理问题?
2. 请为该孕妇制订全面合理的护理计划。

妊娠合并糖尿病包括孕前糖尿病(pre-gestational diabetes mellitus,PGDM)与妊娠期糖尿病(gestational diabetes mellitus,GDM)两种类型,PGDM 为原有糖尿病的基础上合并妊娠,GDM 为妊娠前糖代谢正常,妊娠期才出现的糖尿病。糖尿病孕妇中,90% 以上为 GDM。GDM 是妊娠期最常见的一种并发症,可增加自然流产、胎儿畸形、巨大儿、新生儿低血糖等不良妊娠结局的发生风险。多数孕妇血糖可于产后恢复正常,但会增加自身及子女远期肥胖或 2 型糖尿病的发生风险,威胁母儿健康。

(一)妊娠、分娩对糖尿病的影响

妊娠期由于要同时满足自身及胎儿的生长发育需求,体内的糖代谢状态会发生改变。

1. **妊娠期** 孕妇机体代谢增强,加之胎儿从母体摄取葡萄糖增加,使葡萄糖需要量较非妊娠时增加;妊娠期各种激素水平增加,如胎盘生长激素、孕激素、皮质醇激素、催乳素等,均有抵抗胰岛素的作用,使血糖升高。有糖尿病遗传倾向,或胰岛代偿功能不全、妊娠前即有糖耐量减退的孕妇易发生 GDM。

2. **分娩期** 分娩过程中由于产妇进食减少、子宫收缩、产程中屏气,使糖原消耗增加;临产时产妇情绪紧张及疼痛,又可导致血糖升高。因此分娩期血糖可发生较大波动,使得 GDM 产妇胰岛素用量不易掌握。产程中应严密观察血糖变化,根据产妇血糖水平调整胰岛素用量。

3. **产褥期** 分娩后,产妇血中拮抗胰岛素的激素、破坏胰岛素的酶急剧减少或消失,胰岛素用量应立即减少。大部分产妇全身内分泌系统会逐渐恢复至非孕期水平。

（二）糖尿病对妊娠、分娩的影响

微课 8-1
糖尿病对妊娠、分娩
的影响

糖尿病对母儿的影响及其程度取决于糖尿病病情及血糖控制水平。病情较重或血糖控制效果不佳者，母儿影响较大，近远期并发症也较多。

1. 对孕妇的影响

（1）流产：高血糖可使胚胎发育异常，流产发生率达 15%～30%。糖尿病孕妇宜在血糖控制正常后再妊娠。

（2）妊娠期并发症：糖尿病可导致广泛的血管病变，小血管内皮细胞增厚及管腔变窄，组织供血不足，易发生妊娠期高血压综合征；若同时并发肾病变，则妊娠期高血压及子痫前期发病率可高达 50% 以上。同时因妊娠晚期巨大儿增多，故剖宫产、产伤及产后出血发生率明显增高。

（3）感染：是糖尿病主要的并发症。血糖控制不佳的孕妇极易发生感染，感染亦可加重糖尿病代谢紊乱，甚至诱发酮症酸中毒等急性并发症。感染部位多为上呼吸道、泌尿道、生殖系统及皮肤，常见的有外阴阴道假丝酵母菌感染、肾盂肾炎等。

（4）羊水过多：糖尿病孕妇羊水量可为非糖尿病孕妇的 10 倍，可能与羊水含糖过高，刺激羊膜分泌增加及胎儿高渗性利尿致胎尿排出增多有关。若血糖得到控制，羊水量可逐渐转为正常。

（5）糖尿病酮症酸中毒（diabetic ketoacidosis，DKA）：糖尿病孕妇存在着较高血糖水平及胰岛素缺乏，导致自身血糖不能有效被利用，脂肪分解增加，酮体生成增多。若孕妇未规范使用胰岛素或存在感染等诱发因素，极易发生 DKA，可致孕妇死亡，也可导致胎儿畸形、胎儿窘迫及胎死宫内。

（6）增加再次妊娠患 GDM 的风险：妊娠期糖尿病妇女再次妊娠时，复发率高达 30%～69%，其中 17%～63% 的孕妇远期将发展为 2 型糖尿病。

2. 对胎儿的影响

（1）巨大胎儿：发生率高达 25%～40%，由于母体的高血糖可导致胎儿高血糖，使胎儿蛋白质、脂肪合成增加，全身脂肪堆积，器官肥大，体重增加。GDM 孕妇血糖控制不佳、体重指数过大是发生巨大儿的重要危险因素。

（2）早产：妊娠早期血糖高可使胚胎发育异常，最终导致胚胎死亡而流产。妊娠期可并发高血压、胎儿窘迫、羊水过多、宫内感染等疾病，常需提前终止妊娠而导致早产，早产发生率为 10%～25%。

（3）胎儿生长受限（fetal growth restriction，FGR）：发生率为 21%。妊娠早期高血糖有抑制胚胎发育的作用，导致妊娠早期胚胎发育落后。糖尿病合并微血管病变者，胎盘血管常出现异常，影响胎儿发育。

（4）胎儿畸形：严重畸形发生率为正常孕妇的 7～10 倍，以心血管系统和神经系统畸形最常见。与妊娠期血糖控制不佳，胎儿缺氧、胎儿红细胞增多症、口服降糖药、低血糖等因素有关，是围生儿死亡的重要原因之一。

3. 对新生儿的影响

（1）新生儿呼吸窘迫综合征（neonatal respiratory distress syndrome，NRDS）：高血糖刺激胎儿胰岛素分泌增加，高胰岛素使肺表面活性物质产生及分泌减少，引起肺泡表面张力降低，可导致 NRDS 的发生。

（2）新生儿低血糖：新生儿脱离母体高血糖环境后，高胰岛素血症仍存在，可持续到出生后 48 h，若不及时补充糖，易发生低血糖，严重时危及新生儿生命。

（三）处理原则

加强监护，运用饮食、运动和药物治疗方法，确保母体血糖控制在正常水平，定期检测胎儿生长发育与健康状况，减少胎儿畸形，降低不良妊娠结局发生率。

（四）护理评估

1. 健康史　评估有无糖尿病家族史、BMI 值、本次妊娠经过、伴随的症状及处理情况。再次妊娠者还需评估既往有无 GDM 史、分娩巨大儿史及不明原因的死胎等不良妊娠结局史。

2. 身体状况

（1）症状与体征：评估孕妇在妊娠期是否出现体重骤增、明显肥胖，或三多（多饮、多食、多尿）症状。是否有反复发作的外阴瘙痒、阴道及外阴假丝酵母菌感染等。分娩期重点评估产妇有无低血糖及酮症酸中毒症状，如心悸、出汗、面色苍白、饥饿感或出现恶心、呕吐、视力模糊、呼吸快且有烂苹果味等；监测产程的进展、子宫收缩、胎心率、产妇生命体征等有无异常。产褥期主要评估有无低血糖或高血糖症状，有无产后出血及感染征兆，评估新生儿状况。

（2）评估糖尿病的病情及预后：依据孕妇发生糖尿病的年龄、病程及有无血管病变等进行分期（White 分类法），有助于判断病情的严重程度及预后。

A 级：妊娠期诊断的糖尿病。

A1 级：控制饮食，空腹血糖 < 5.3 mmol/L，餐后 2 h 血糖 < 6.7 mmol/L。

A2 级：控制饮食，空腹血糖≥5.3 mmol/L，餐后 2 h 血糖≥6.7 mmol/L。

B 级：显性糖尿病，20 岁以后发病，病程 < 10 年。

C 级：发病年龄 10～19 岁，或病程达 10～19 年。

D 级：10 岁前发病，或病程≥20 年，或合并单纯性视网膜病。

F 级：糖尿病性肾病。

R 级：眼底有增生性视网膜病变或玻璃体积血。

H 级：冠状动脉粥样硬化性心脏病。

T 级：有肾移植史。

3. 心理社会状况　由于糖尿病的特殊性，应评估孕妇及家人对疾病知识的掌握程度、认知态度，有无焦虑、恐惧心理，社会及家庭支持系统情况等。

4. 辅助检查　在首次进行产前检查时，对于未被诊断为糖尿病，而存在糖尿病高危因素的孕妇应以糖尿病的诊断标准全面筛查，符合糖尿病诊断标准的这类女性应诊断为 PGDM，而非 GDM。

拓展阅读 8-1
糖尿病筛查"两步法"

（1）75 g 口服葡萄糖耐量试验（oral glucose tolerance test，OGTT）：在妊娠 24～28 周产检时，对尚未被诊断为糖尿病的孕妇，进行 75 g OGTT。

OGTT 的方法：空腹，在 5 min 内口服含 75 g 葡萄糖的液体 300 mL，分别抽取服糖前、服糖后 1 h、2 h 的静脉血（从开始饮用葡萄糖水计算时间），测定血浆葡萄糖水平。注意事项：OGTT 试验前连续 3 日需避免劳累，正常饮食，每日进食糖类不少于 150 g；OGTT 前 1 日晚餐后禁食至少 8 h 至次日晨（最迟不超过上午 9 时）；服糖后等待采血期间需安静休息、禁烟。

75 g OGTT 的诊断标准：空腹及服糖后 1 h、2 h 的血糖阈值分别为 5.1、10.0、8.5 mmol/L（92、180、153 mg/dL）。其中任何一项血糖值达到或超过上述标准即诊断为 GDM。

（2）空腹血糖（FPG）：医疗资源缺乏地区或孕妇具有 GDM 高危因素，建议妊娠 24～28 周首先检查 FPG。FPG≥5.1 mmol/L，可以直接诊断为 GDM，不必再做 75 g OGTT；而 4.4 mmol/L≤FPG<5.1 mmol/L 者，应尽早做 75 g OGTT；FPG<4.4 mmol/L，可暂不行 75 g OGTT。

（3）胎儿监测

1）胎儿超声检查：超声检查可监测胎儿发育情况、胎心、羊水量，也是诊断胎儿先天性畸形的最好方法。妊娠晚期应每 4～6 周进行 1 次超声检查，应注意监测胎儿腹围和羊水量的变化。

2）无应激试验（NST）：是一项简便、迅速而无禁忌证的筛选方法，可通过胎心率（FHR）来判断胎儿的健康状况。应自妊娠 32 周起，每周行 1 次 NST 检查，36 周后每周 2 次，了解胎儿宫内储备能力。

3）胎盘功能测定：连续动态测定血清胎盘催乳素（hPL）及血或尿雌三醇，及时判定胎盘功能。

（4）肝肾功能检查：24 h 尿蛋白定量、尿酮体及眼底等相关检查。

（五）常见护理诊断／问题

1. 有血糖不稳定的危险　与血糖代谢异常有关。
2. 知识缺乏　缺乏血糖监测、糖尿病自我管理等相关知识。
3. 潜在并发症　妊娠期高血压综合征、感染、糖尿病酮症酸中毒。

（六）护理目标

1. 孕妇能够描述个体化血糖管理方案，血糖控制良好。
2. 孕妇能描述监测血糖的方法，掌握发生高血糖及低血糖的症状及应对措施，维持母儿健康。
3. 孕妇在妊娠期、分娩期及产褥期无并发症发生。

（七）护理措施

1. 非孕期　为确保母婴健康，减少母婴并发症的发生，育龄妇女在怀孕前应养成良好的生活习惯，健康饮食、保持锻炼、维持健康的体重。

2. 妊娠期　由于妊娠期糖代谢复杂多变，为预防和减少并发症的发生，妊娠期糖尿病孕妇的治疗应由产科医师、内分泌科医师、营养师、糖尿病专科护士等多学科成员密切配合完成，以维持正常血糖水平，从而确保母婴的健康与安全。

（1）饮食控制：孕期营养的目标是摄入足够的热量和蛋白质，保证胎儿的发育并避免发生酮症酸中毒。根据孕前体重指数（BMI）决定妊娠期能量摄入量：孕前超重的孕妇，妊娠期每日应摄入能量 25～30 kcal/kg；孕前肥胖的孕妇，每日能量摄入应减少 30%，但不低于 1 600～1 800 kcal/d。每日摄入的糖类应占总能量的 35%～45%，且每日糖类的摄入量应≥175 g（非妊娠期女性为 130 g/d），并将其分为 3 份小或中量餐，以及 2～4 份加餐，且睡前适当加餐可避免夜间酮症的发生。此外，提倡多食绿叶蔬菜、豆类、粗谷物、低糖水果等，并坚持低盐饮食。

（2）运动干预：适度的运动可提高机体对胰岛素的敏感性，改善血糖及脂代谢紊乱，避免体重增长过快。孕期体重增加控制在 10～12 kg 内较为理想。运动方式最好采取有氧运动，如瑜伽、散步、游泳等方式，强度以孕妇能够耐受为原则，每次 30 ~ 40 min，于餐后 30 min 进行。

（3）合理用药：对饮食、运动治疗后血糖控制仍然不佳的糖尿病孕妇，遵医嘱应用药物控制血糖，但注意避免低血糖、酮症酸中毒的发生。胰岛素是主要的治疗药物，应遵医嘱选用短效胰岛素和中效胰岛素。因磺脲类及双胍类降糖药均能通过胎盘对胎儿产生毒性反应，故孕妇忌用这类药物进行治疗。一般妊娠 20 周时胰岛素的需要量开始增加，需及时进行调整。临床上常用血糖含量和糖化血红蛋白作为监测指标。

（4）孕期母儿监护：孕前患糖尿病的孕妇早期应每周产前检查 1 次至第 10 周。妊娠中期每 2 周检查 1 次，一般妊娠 20 周时需要依据孕妇的血糖控制水平，及时调整胰岛素的用量。妊娠 32 周后每周检查 1 次。指导孕妇每周测量体重、宫高、腹围；每天监测血压，定期监测胎心音等，确保胎儿安全。

1）孕妇监护：除常规的产前检查内容外，应对孕妇进行糖尿病相关检查，降低并发症的发生率。

血糖监测：包括自我血糖监测（self-monitored blood glucose，SMBG）、连续动态血糖监测（continuous glucose monitoring，CGM）和糖化血红蛋白监测。SMBG 能反映实时血糖水平，其结果有助于评估糖尿病孕妇糖代谢紊乱的程度，并为其制订个性化生活方式干预和优化药物干预方案提供依据，提高治疗的有效性和安全性。

肾功能监测及眼底检查：每次产前检查做尿常规监测尿酮体和尿蛋白。每 1 ~ 2 个月测定肾功能及进行眼底检查。

2）胎儿监测：定期超声检查，监测胎头双顶径、羊水量和胎盘成熟度，判断有无巨大儿、胎儿畸形；指导孕妇自己计数胎动，若胎动次数小于 10 次 /12 h 或胎动次数减少到原胎动次数的 50% 而不能恢复时，提示胎儿宫内缺氧；通过胎盘功能测定判断胎儿是否缺氧；进行电子胎心监护，妊娠 32 周起每周进行 1 次无应激试验（NST），36 周后每周 2 次，了解胎儿宫内氧储备能力。

（5）心理支持：提供心理支持，维护孕妇自尊。护理人员应与孕妇进行交流，鼓励其说出感受与担心，纠正其错误的认识，鼓励孕妇以积极的心态面对压力和解决问题，促进身心健康。

（6）健康教育：向孕妇及家属介绍妊娠合并糖尿病的相关知识，血糖控制稳定的重要性和降糖治疗的必要性。指导孕妇正确控制血糖，提高自我监护和自我护理能力，与家人共同制订有针对性的健康教育干预计划，使孕妇掌握注射胰岛素的正确方法，了解药物作用的药峰时间，配合饮食及合理的运动、休息控制血糖，并能自己进行血糖测试。教会孕妇掌握高血糖和低血糖的症状及紧急处理步骤，鼓励其外出携带糖尿病识别卡及糖果，避免发生不良后果。

3. 分娩期

（1）分娩时机的选择：原则是在严格控制血糖、确保母儿安全的同时，尽量延迟终止妊娠时间，等待胎儿发育成熟。

1）不需要胰岛素治疗的 GDM 孕妇：无母儿并发症的情况下，39 周左右住院，严密监护至预产期，等待自然临产或采取措施终止妊娠。

2）妊娠前糖尿病及需用胰岛素治疗的 GDM 者：如血糖控制良好，在严密监测下，妊娠 39 周后可终止妊娠；血糖控制不满意者，及时住院处理。

3）有母儿合并症者：血糖控制不满意，伴血管病变、重度子痫前期、严重感染、胎儿生长受限、胎儿窘迫时，及时入院治疗，在严密监护下，适时终止妊娠。抽羊水了解胎肺成熟情况，必要时促进胎肺成熟。

（2）分娩方式：糖尿病不是剖宫产的指征，怀疑巨大儿、胎位异常、糖尿病伴微血管病变及其他产科指征，病情严重需终止妊娠时，可选择剖宫产；阴道分娩者，应制订分娩计划，产程中密切观察产程进展和胎心变化，避免产程过长。若出现胎儿窘迫、产程进展缓慢等情况，应加强评估，适时剖宫产终止妊娠。

（3）分娩时护理：分娩过程中严密监测血糖、尿糖和尿酮体；血糖 5.6 ~ 7.8 mmol/L，静滴胰岛素 1.0 U/h；血糖 7.8 ~ 10.0 mmol/L，静滴胰岛素 1.5 U/h；血糖 > 10.0 mmol/L，静滴胰岛素 2.0 U/h，注意提供热量，预防低血糖。鼓励孕妇取左侧卧位，改善胎盘血液供应。密切监护胎儿状况，避免产程过长，增加酮症酸中毒、胎儿缺氧和感染危险。产妇在分娩过程中，给予心理支持以减缓分娩压力，保持身心舒适。

（4）新生儿护理：无论体重大小均按高危儿给予护理。注意保暖并尽早喂哺。密切观察有无低血糖、低血钙、高胆红素血症及新生儿呼吸窘迫综合征等症状。新生儿娩出及时监测血糖，预防新生儿低血糖。糖尿病胰岛素治疗者，新生儿可以母乳喂养。

4. 产褥期

（1）调整胰岛素用量：由于胎盘娩出，抗胰岛素激素迅速下降，妊娠期应用胰岛素者需根据血糖情况调整胰岛素用量。观察有无低血糖表现，如心悸、出汗、脉搏加快等。妊娠期无须胰岛素治疗的 GDM 产妇，产后可恢复正常饮食，但应避免高糖及高脂饮食。

（2）预防产褥感染和产后出血：糖尿病产妇抵抗力下降，易合并感染，保持全身皮肤尤其是腹部、会阴部的清洁干燥，及早识别感染征象，及时处理。因羊水过多或胎儿过大导致产后宫缩乏力易引起产后出血，应密切观察子宫收缩情况、恶露量等。

（3）建立亲子关系，提供避孕指导：及时提供新生儿喂养的相关知识，积极为母亲创造各种亲子互动机会，促进家庭和谐关系的建立与发展。指导产妇采取合理的避孕措施。

（4）随访指导：产后定期接受产科和内科复查，产后 6 ~ 12 周行 OGTT 检查，了解血糖恢复情况。血糖正常者仍需每 3 年行 OGTT 一次，以减少或推迟妇女发展为 2 型糖尿病。

（八）护理评价

1. 孕妇及家人掌握血糖控制原则，血糖控制良好，母婴健康。
2. 孕妇及家人掌握糖尿病自我管理相关知识。
3. 孕妇在妊娠期、分娩期及产褥期未发生并发症。

第三节　妊娠合并病毒性肝炎

情境导入

徐女士，26 岁，G_1P_0，孕 35 周。因"乏力，食欲差伴恶心、呕吐，小便深黄、皮肤瘙痒 4 天"门诊以"妊娠合并肝炎"收治入院。体格检查：血压 130/80 mmHg，心率 88 次 / 分，胎心 152 次 / 分，体温 37.2℃，皮肤、巩膜黄染，意识清。实验室检查：ALT：60 IU/L，AST：54 IU/L，胆红素 175 μmol/L，尿蛋白（++）。

请思考：

1. 该孕妇可能的护理诊断有哪些？
2. 如何对其进行分娩期护理和健康保健指导？
3. 胎儿娩出后应接受的免疫治疗内容及方法是什么？

病毒性肝炎是由肝炎病毒引起的，以肝细胞变性坏死为主要病变的传染性疾病。根据致病病毒类型的不同分为甲型、乙型、丙型、丁型及戊型病毒性肝炎，其中以乙型肝炎最为常见，我国约 8% 的人群是慢性乙型肝炎病毒（hepatitis B virus，HBV）携带者。妊娠合并病毒性肝炎容易发展至重症肝炎，对母儿危害较大，是我国孕产妇死亡的主要原因之一。

（一）妊娠、分娩对病毒性肝炎的影响

妊娠期特有的病理、生理改变，容易导致肝结构、功能发生变化，加重肝病。

1. **妊娠期**　妊娠本身并不会增加对肝炎病毒的易感性，但妊娠的某些生理变化可增加肝负担，使原有肝损害进一步加重。如妊娠早期食欲不振，母体摄入减少，体内蛋白质等营养物质相对不足，而妊娠期新陈代谢增加，营养物质消耗较多，肝内糖原储备降低，可使肝负担加重，肝抗病毒能力下降；孕妇产生大量雌激素需在肝内灭活，且胎儿代谢产物也需经母体肝解毒，从而进一步加重肝负担。

2. **分娩期**　分娩时体力消耗、缺氧、酸性代谢产物增加、产后出血等加重肝负担，加重肝损害。此外，某些妊娠并发症可使病毒性肝炎病情复杂化，如妊娠期高血压性肝损害、妊娠期肝内胆汁淤积症、妊娠期急性脂肪肝等极易与病毒性肝炎混淆，使诊断与治疗的难度增加。

（二）病毒性肝炎对妊娠、分娩的影响

1. **对孕产妇的影响**

（1）妊娠期并发症增多：病毒性肝炎发生于妊娠早期可使早孕反应加重；妊娠晚期合并病毒性肝炎，则妊娠期高血压疾病发生率增高，这与病毒性肝炎引起的醛固酮灭活能力下降有关。分娩时，因肝功能的损坏可导致凝血功能障碍，容易发生产后出血。若为重症肝炎，常并发弥散性血管内凝血（DIC），威胁母儿生命。

（2）孕产妇死亡率高：与非妊娠期相比，妊娠合并肝炎易发展为重症肝炎，以乙型、戊型肝炎多见。妊娠合并重型肝炎病死率可高达 60%。

2. **对胎儿及新生儿的影响**

（1）围生儿患病率及死亡率高：病毒性肝炎的孕妇，其发生流产、早产、胎儿窘迫、胎儿畸形、死胎、死产和新生儿死亡的概率均明显增高，其中胎儿畸形发生率比正常高约 2 倍。

（2）慢性病毒携带状态：妊娠期内，肝炎病毒可通过胎盘屏障垂直传播感染胎儿。围生期感染的婴儿，免疫功能尚未完全发育，部分将转为慢性病毒携带状态，易发展为肝硬化或原发性肝癌。

3. **乙型肝炎病毒母婴传播**

（1）垂直传播：HBV 通过胎盘引起宫内传播，传播概率与母体病毒载量水平呈正相关。

（2）产时传播：为主要传播途径，占 40%～60%。胎儿通过产道时接触含有 HBsAg 的母血、羊水、阴道分泌物，或子宫收缩使胎盘绒毛破裂，母体血液进入胎儿血液循环，使新生儿感染。

一般认为,母体血清 HBV DNA 含量越高,产程越长,感染率越高。

(3)产后传播:产后接触母亲唾液或乳汁传播。

(三)处理原则

1. 孕前处理 感染病毒性肝炎的孕妇在妊娠前应行肝功能、肝炎病毒载量测定及肝超声检查。肝功能正常、肝炎病毒载量低水平、肝超声无特殊改变,是最佳的受孕时机。

2. 妊娠期处理

(1)轻型病毒性肝炎:治疗原则与非妊娠期病毒性肝炎相同。妊娠早期,急性病毒性肝炎应积极治疗,可继续妊娠。若为慢性活动性病毒性肝炎,妊娠后对母胎威胁较大,应在适当治疗后终止妊娠。注意休息,积极治疗,预防感染,加强胎儿监护,防治妊娠期高血压疾病,避免妊娠延期或过期。出现黄疸者应立即住院,按重症肝炎处理。

(2)重症肝炎:应保护肝,积极防治肝性脑病,改善氨基酸及氨的异常代谢;限制蛋白质的摄入;保持大便通畅;预防 DIC 及肾衰竭。妊娠末期重症肝炎孕妇,经积极控制 24 h 后,应选择剖宫产结束妊娠。

3. 分娩期处理 非重症肝炎可阴道分娩,为防止滞产,宫口开全后行胎头吸引术或产钳术助产,以缩短第二产程;胎肩娩出后立即应用缩宫素,减少产后出血;防止产道损伤和胎盘残留;对于病情较严重者建议剖宫产。

4. 产褥期处理 选用对肝损害较小的广谱抗生素预防或控制感染,禁用雌激素回奶;注意新生儿隔离,进行免疫接种,以防止母婴传播。

(四)护理评估

1. 健康史 评估有无肝炎病毒疫苗接种史、与病毒性肝炎孕妇密切接触史、半年内是否有接受输血或注射血制品史,有无肝炎病家族史及当地流行病史等。确诊病毒性肝炎应评估治疗史,重症肝炎应评估其诱发因素,同时了解孕妇的治疗状况及其家属对肝炎相关知识的知晓程度等。

2. 身体状况 病毒性肝炎的潜伏期,一般甲型肝炎为 2~7 周,乙型肝炎为 6~20 个月,丙型肝炎为 2~26 周,丁型肝炎为 4~20 周,戊型肝炎为 2~8 周,潜伏期孕妇常无自觉症状。孕妇出现不明原因的消化系统症状,如食欲减退、恶心、厌油腻、呕吐、腹胀、肝区叩击痛等。重症肝炎多见于妊娠末期,起病急、病情重,表现为畏寒发热、皮肤巩膜黄染迅速、尿色深黄、食欲极度减退、频繁呕吐、腹水、肝臭气味、肝进行性缩小、出血倾向、急性肾衰竭及不同程度的肝性脑病症状,如嗜睡、烦躁、神志不清,甚至昏迷。

3. 心理社会状况 应评估孕妇及家人对疾病的认识程度和认知态度,家庭及社会支持系统是否完善。孕妇由于担心自身安全与胎儿安全,会产生焦虑、矛盾、自卑,甚至恐惧心理,应给予重点评估。

4. 辅助检查

(1)肝功能检查

1)血清总胆红素升高,重症肝炎可达 171 μmol/L 以上,或每日上升 17.1 μmol/L。

2)ALT、AST 升高,其中 ALT 是反映肝细胞损伤程度最常用的敏感指标。1% 的肝细胞发生坏死时,血清 ALT 水平即可升高 1 倍。若转氨酶下降,胆红素进一步升高,出现"胆酶分离",说明病情进一步恶化。

3）凝血酶原时间百分活度（prothrombin time activity percentage，PAT），正常值为80%～100%，＜40%是诊断重症肝炎的重要标志之一。

（2）血清病原学检测及其临床意义

1）甲型肝炎病毒：HAV-IgM阳性代表近期感染，有诊断意义。HAV-IgG在急性期后期和恢复期出现，属保护性抗体。

2）乙型肝炎病毒：检测血清中HBV标志物，各标志物的临床意义见表8-3。

表8-3 乙型肝炎血清学标志物及其意义

项目	临床意义
HBsAg	HBV感染特异性标志，见于乙型肝炎孕妇或无症状携带者
HBsAb	曾感染HBV或已接种疫苗，已产生免疫力
HBeAg	血中有HBV复制，其滴度反映传染性强弱
HBeAb	血中HBV复制趋于停止，传染性减低
抗HBc-IgM	HBV复制阶段，出现于肝炎早期
抗HBc-IgG	主要见于肝炎恢复期或慢性感染

3）丙型肝炎病毒：单项HCV抗体阳性多为既往感染，不作为抗病毒治疗的证据。

4）丁型肝炎病毒：急性感染时HDV-IgM出现阳性。慢性感染者HDV-IgM呈持续阳性。HDV是一种缺陷的嗜肝RNA病毒，需依赖HBV的存在而复制和表达，伴随HBV引起的肝炎，需同时检测血清中HDV抗体和HBV血清标志物。

5）戊型肝炎病毒：由于HEV抗原检测困难，而抗体出现较晚，在疾病急性期有时难以诊断，即使抗体阴性也不能排除诊断，需反复检测。

（3）影像学检查：主要是超声检查，可发现肝实质回声增多、增强，有腹水时腹腔内可见液性暗区。必要时可行磁共振成像（MRI）检查，观察是否出现肝硬化、肝脂肪变性等表现。

（4）胎盘功能检查：血清胎盘催乳素（hPL）及孕妇血或尿雌三醇检测等。

（五）常见护理诊断/问题

1. 知识缺乏 缺乏有关病毒性肝炎感染途径、传播方式、母儿危害及预防保健等相关知识。
2. 角色行为无效 与肝炎病毒感染导致的后果有关。
3. 营养失调：低于机体需要量 与厌食、腹胀、呕吐有关。
4. 潜在并发症 肝性脑病、产后出血、DIC。

（六）护理目标

1. 孕妇及家人能描述病毒性肝炎的病程、感染途径及自我保健应对措施等。
2. 建立良好的家庭支持系统，减轻孕妇负面情绪，促进母亲角色的获得。
3. 孕妇孕期营养均衡。
4. 母儿在妊娠期、分娩期及产褥期维持良好的健康状态，无并发症发生。

（七）护理措施

1. 加强卫生宣教，普及防病知识 增强预防疾病意识，各种类型的病毒性肝炎均应采取以切断传播途径为重点的综合性预防措施。提高大众的卫生知识，对切断甲型、戊型肝炎的传播有重要意义。严格执行血液制品的管理，防止通过血液、体液传播乙型、丙型和丁型肝炎。加强营养，摄入富含蛋白质、糖类和维生素的食物，避免因营养不良增加对肝炎病毒的易感性。注意休息，避免因劳累使机体抵抗力降低。

2. 妊娠期

（1）妊娠合并轻型肝炎者

1）注意休息，加强营养：每天保证充足睡眠，避免体力劳动。指导孕妇摄入优质蛋白、高维生素、足量糖类、低脂肪的食物，增强机体抵抗力。

2）定期产前检查，防止交叉感染：定期进行肝功能、肝炎病毒血清病原学标志物及病毒载体量的检查。加强基础护理，积极预防、治疗各种妊娠并发症，减轻对肝的损害。医疗机构需严格执行消毒措施，病毒性肝炎孕妇的检查用物需使用 2 000 mg/L 含氯制剂浸泡。

3）阻断乙型肝炎病毒的母婴传播：孕妇 HBeAg 阳性或 HBV DNA 水平 ≥ 2×10^6 IU/mL，妊娠 24 ~ 28 周开始服用抗病毒药物，首选替诺福韦酯，密切观察妊娠和分娩结局，分娩当日停药，可减少 HBV 母婴传播。

（2）妊娠合并重症肝炎者

1）保护肝，积极防治肝性脑病：正确使用保肝药物。严格限制蛋白质的摄入量，每日应 < 0.5 g/kg，增加糖类。口服新霉素或甲硝唑抑制大肠埃希菌，减少游离氨及其他毒素的产生及吸收，严禁肥皂水灌肠。严密观察孕妇有无性格改变、行为异常、扑翼样震颤等肝性脑病的前驱症状。

2）预防肝肾综合征及 DIC：严密监测生命体征，准确记录 24 h 出入量。注意观察有无出血倾向，如皮下出血点、血尿、黑便等。为防止产后出血，应加强监测凝血功能，产前 4 h 及产后 12 h 内不宜使用肝素治疗。

3. 分娩期

（1）密切观察产程进展，促进产妇身心舒适：为产妇提供安全、温馨、舒适的分娩环境，避免各种不良刺激，密切观察产程进展，防止并发症发生。

（2）监测凝血功能：为预防产后出血及 DIC，分娩前 1 周肌内注射维生素 K_1，配备新鲜血液。密切观察产妇有无口鼻、皮肤黏膜出血倾向。

（3）正确处理产程，防止母婴传播及产后出血：缩短产程，减轻产妇的体力消耗。避免软产道损伤、新生儿产伤和胎盘残留。胎肩娩出后立即应用缩宫素以减少产后出血。胎儿娩出后，抽脐血做血清病原学检查及肝功能检查。

（4）预防感染并严格执行消毒隔离制度：产时、产后使用对肝损害较小的广谱抗生素预防感染。凡病毒性肝炎产妇使用过的医疗用品均需用 2 000 mg/L 的含氯制剂浸泡后进行正规处理。

4. 产褥期

（1）预防产后出血及感染：密切观察阴道流血、子宫收缩、血压、脉搏等情况，发现异常及时报告医生并处理。继续给予对肝损害较小的抗生素预防感染。

（2）指导母乳喂养：新生儿在出生 12 h 内注射乙型肝炎疫苗和乙型肝炎免疫球蛋白（hepatitis B immunoglobulin，HBIG）主动和被动免疫后，可进行母乳喂养。对不宜哺乳者，应教会产妇及家属人工喂养的知识和技能，指导其服用麦芽、芒硝外敷双乳等回奶法，但不宜使用雌激素进行退乳。同时开始评价母亲角色的获得情况，协助其建立良好的亲子关系，提高母亲的自尊心。

（3）新生儿免疫：我国《慢性乙型病毒性肝炎防治指南（2019 年版）》指出，对于 HBsAg 阳性母亲的新生儿，在出生 12 h 内尽早注射 100 IU 乙型肝炎免疫球蛋白（HBIG），同时在不同部位接种 10 μg 重组酵母乙型肝炎疫苗，并在 1 月龄和 6 月龄时分别接种第 2 针和第 3 针乙型肝炎疫苗。建议对 HBsAg 阳性母亲所生小儿，于接种第 3 针乙型肝炎疫苗后 1~2 个月时进行 HBsAg 和抗 –HBs 检测。若 HBsAg 阴性、抗 –HBs < 10 mIU/mL，可按 0、1 和 6 个月免疫程序再接种 3 针乙型肝炎疫苗；若 HBsAg 阳性，为免疫失败，应定期监测（表 8-4）。

表 8-4　新生儿 HBV 阻断方案

母体情况	新生儿情况	接种方案	随访
孕妇 HBsAg（－）	足月新生儿	疫苗行 3 针方案，即 0、1、6 个月各注射 1 次	无须随访
	早产儿且出生体重 ≥2 000 g	疫苗行 3 针方案，即 0、1、6 个月各注射 1 次	最好在 1~2 岁再加强一针疫苗
	早产儿且出生体重 < 2 000 g	待新生儿体重增至 ≥2 000 g，实行疫苗 4 针方案，即出生 24 h 内、1~2 个月、2~3 个月、6~7 个月各注射 1 次	可不随访或最后 1 针后 1~6 个月随访
孕妇 HBsAg（＋）	足月新生儿	出生 12 h 内（越早越好）注射 HBIG 100~200 IU；并行 3 针方案，即 0、1、6 个月各注射 1 次	7~12 月龄随访
	早产儿，无论出生时情况及体重	出生 12 h 内（越早越好）注射 HBIG 100~200 IU，3~4 周后重复 1 次；疫苗行 4 针方案，即出生 24 h 内、3~4 周、2~3 个月、6~7 个月各注射 1 次	最后 1 针后 1~6 个月随访

（4）健康教育：遵医嘱继续为产妇提供保肝治疗指导，加强休息和营养，指导采取适宜的避孕措施，促进产后康复，必要时及时就诊。

（八）护理评价

1. 孕产妇及家属获得有关病毒性肝炎的相关知识，积极面对现实。
2. 建立良好的家庭支持系统，产妇母亲角色适应良好。
3. 孕妇营养状况良好。
4. 妊娠及分娩经过顺利，母婴健康状况良好，未出现并发症。

第四节　妊娠合并缺铁性贫血

情境导入

王女士，G_1P_0，因"停经 30 周，出现面色苍白、头晕、乏力 2 周，加重伴心慌 2 天"来院就诊。一个月前产检诊断铁缺乏，治疗期间孕妇服药欠规范。入院后查体：心率 104 次/分，血压 120/70 mmHg，呼吸 18 次/分，体温 36.2 ℃，呈贫血貌，血红蛋白 65 g/L，

红细胞 3.0×10^{12}/L，血清铁蛋白 10 μg/L，血清铁 4.5 μmol/L，入院诊断：重度缺铁性贫血。

请思考：

1. 该孕妇可能存在哪些护理问题？

2. 针对该孕妇可采取哪些护理措施改善缺铁性贫血？

贫血是妊娠期较常见的合并症。妊娠期血红蛋白浓度 < 110 g/L 及血细胞比容 < 0.33 为妊娠期贫血，以缺铁性贫血（iron deficiency anemia，IDA）最常见，约占妊娠期贫血的 95%。妊娠期 IDA 对母体、胎儿和新生儿均会造成近期和远期的不良影响，显著增加妊娠期高血压、胎儿生长受限、早产、低出生体重儿及胎儿死亡等发病风险。

（一）贫血与妊娠的相互影响

1. 对母体的影响　妊娠可加重原有的贫血病情，贫血也会使孕妇妊娠风险增加。贫血使孕妇抵抗力下降，对分娩、手术和麻醉的耐受能力较差，且容易产生疲倦感，严重时可影响孕妇在妊娠期的心理适应，从而影响产后亲子间的感情及心理康复。重度贫血可导致贫血性心脏病、妊娠期高血压性心脏病、产后出血、失血性休克、产褥感染等并发症，危及孕妇生命。

2. 对胎儿的影响　母体血清铁是胎儿获得铁的唯一途径，胎儿在与母体骨髓竞争摄取血清铁的过程中，以胎儿组织占优势，且血清铁通过胎盘的转运为单向性运输，因此母体轻度贫血时胎儿的缺铁程度影响不大。若孕妇中重度贫血，则会造成胎儿生长发育所需的营养物质和胎盘养分不足，增加胎儿生长受限、胎儿窘迫、羊水减少、死胎、早产、新生儿窒息、新生儿缺血缺氧性脑病的发病风险。孕期缺铁远期可影响儿童的心智发育。

（二）处理原则

合理饮食，补充铁剂，必要时输血；寻找并纠正导致缺铁性贫血的原因；积极治疗并发症，预防产后出血和感染。

（三）护理评估

1. 健康史　评估既往有无孕前贫血、慢性失血性病史；有无因不良饮食习惯，如长期偏食、妊娠早期呕吐或胃肠道功能紊乱导致的营养不良病史等。

2. 身体状况

（1）症状：疲劳是最常见的症状。轻度贫血者多无明显症状，重者可有头晕、乏力、心悸、气短、倦息、食欲缺乏、腹胀、腹泻等症状，甚至出现贫血性心脏病、胎儿生长受限、胎儿窘迫等并发症的相应症状。

（2）体征：轻度贫血者多无明显体征或只有皮肤、口唇黏膜和睑结膜苍白；重者可出现毛发干燥，无光泽易脱落，指（趾）甲扁干、脆薄易裂或反甲（指甲呈勺状），可伴发口腔炎、舌炎等，部分孕妇出现脾轻度肿大。

3. 心理社会状况　孕妇的心理状态与病情的轻重、病程长短、自身性格特点等因素有关，重点评估孕妇是否出现焦虑、倦息等心理。同时评估孕妇及家人对缺铁性贫血的认知情况，以及家庭、社会支持系统是否完整等。

4. 辅助检查

（1）血常规：外周血涂片为小细胞低色素性贫血。血红蛋白 < 110 g/L，血细胞比容 < 0.33，红细胞 < 3.5×10^{12}/L，白细胞计数及血小板计数均在正常范围。

（2）铁代谢

1）血清铁浓度（ST）：正常成年妇女血清铁浓度为 7 ~ 27 μmol/L，若孕妇血清铁 < 6.5 μmol/L 即可诊断为 IDA。

2）血清铁蛋白浓度（SF）：能较准确地反映铁储存量，是评估铁缺乏最有效和最容易获得的指标。根据储存铁水平，IDA 可分为 3 期：①铁减少期：体内储存铁下降，血清铁蛋白 < 20 μg/L，转铁蛋白饱和度及血红蛋白正常；②缺铁性红细胞生成期：红细胞摄入铁降低，血清铁蛋白 < 20 μg/L，转铁蛋白饱和度 < 15%，血红蛋白正常；③ IDA 期：红细胞内血红蛋白明显减少，血清铁蛋白 < 20 μg/L，转铁蛋白饱和度 < 15%，血红蛋白 < 110 g/L。

（3）骨髓象：红细胞系统呈轻度或中度增生活跃，中、晚幼红细胞增生为主，骨髓铁染色可见细胞内外铁均减少，细胞外铁减少明显。

（四）常见护理诊断 / 问题

1. 营养失调，低于机体需要量　与铁需要量增加、摄入不足、吸收不良或丢失过多有关。
2. 活动耐力下降　与贫血引起全身组织缺氧有关。
3. 焦虑　与贫血引起的长期倦怠感和担心自体与胎儿安全有关。
4. 潜在并发症　贫血性心脏病、感染。

（五）护理目标

1. 孕妇能合理搭配饮食、正确补充铁剂，使铁缺乏得到纠正。
2. 孕妇缺氧症状得以减轻或消失，能结合自身情况，进行日常活动。
3. 孕妇情绪稳定，能积极配合治疗与护理。
4. 妊娠期、分娩期未发生并发症。

（六）护理措施

1. 孕前预防　孕前应积极预防和治疗贫血，改变长期偏食等不良饮食习惯，调整饮食结构，增加营养，必要时补充铁剂，以增加铁的储备。

2. 妊娠期

（1）饮食护理：建议孕妇纠正偏食等不良习惯，均衡营养，摄取含铁丰富的食物如红色肉类、鱼类及禽类等，同时多摄入富含维生素 C 的深色蔬菜和水果（如橘子、橙子、柚子、猕猴桃、草莓等），以促进铁的吸收和利用。避免铁剂与牛奶及奶制品、豆类、坚果、茶、咖啡等食物同时服用，影响铁剂吸收。

（2）正确补充铁剂：轻中度贫血者以口服铁剂治疗为主，常用的口服药物有多糖铁复合物、硫酸亚铁、琥珀酸亚铁等。指导孕妇每日服用铁剂，可同时服用维生素 C，促进铁的吸收。铁剂对胃黏膜有刺激作用，可引起恶心、呕吐、黑便等胃肠道反应症状，用药前向孕妇说明，并建议其选择饭后餐中服药。服用抗酸药时须与铁剂交错时间服用。口服铁剂时使用吸管，避免牙齿染黑。对于妊娠期重度缺铁性贫血或口服铁剂胃肠道反应较重者，可采用深部肌内注射法补充铁剂，利用率高达 90% ~ 100%，常见制剂有右旋糖酐铁及山梨醇铁。

（3）加强母儿监护：产前检查时常规检测血常规、血清铁蛋白，妊娠晚期应重点复查。主动了解孕妇服药的依从性，观察治疗效果及有无药物不良反应。加强评估胎儿宫内生长发育状况，并积极地预防各种感染。

（4）健康指导

1）休息与活动：指导孕妇合理休息与活动，减少机体的耗氧量。与孕妇共同制订活动计划，逐步提高活动耐力水平。轻度贫血者，无须太多限制，可适当减轻工作量，避免过度劳累；中度贫血者，增加卧床休息时间，活动量以不加重症状为度；重度贫血者需卧床休息，缓解呼吸困难或缺氧症状，避免因头晕、乏力引起意外伤害。

2）加强基础护理：保持身体清洁干燥。轻度口腔炎孕妇可于餐前、餐后、睡前、晨起用漱口液漱口；重度口腔炎孕妇每日应做口腔护理，有溃疡者可局部用药。

3）疾病知识指导：提高孕妇及家属对疾病的认识，增强治疗依从性。

3. 分娩期　贫血孕妇临产后根据需要配血备用；严密观察产程，鼓励进食；加强胎心监测，必要时给予吸氧；防止产程过长，必要时可行会阴切开术或阴道助产缩短第二产程，动作须规范轻柔，避免发生产道裂伤引起失血；在胎儿娩出后可应用缩宫素、前列腺素、米索前列醇等药物减少产后失血；出血多时应及时输血；产程中严格无菌操作，临产前合并感染者，应及时使用抗生素控制感染。同时，产程中为产妇提供心理支持。

4. 产褥期

（1）密切观察子宫收缩及阴道流血情况，评估宫底高度、恶露量及性状。

（2）合理饮食，加强营养，尤其是选择富含铁食物，必要时补充铁剂。

（3）密切观察伤口或会阴部情况，保持伤口或会阴部清洁干燥，预防感染。

（4）指导母乳喂养，对因重度贫血不宜哺乳者，做好解释，指导产妇及家人掌握人工喂养的方法。指导产妇进行回乳，如口服生麦芽冲剂或使用芒硝外敷乳房等。

（5）提供家庭支持，保证产妇充足休息，避免疲劳。加强亲子互动，提供避孕指导，避免产后抑郁。

拓展阅读 8-2
缺铁性贫血与产后抑郁的关系

（七）护理评价

1. 孕妇饮食合理、正确补充铁剂，铁缺乏与贫血状况得到纠正或恢复正常。

2. 孕妇掌握自我保健措施，能够完成日常生活所需的活动。

3. 孕妇能够正确认识并积极应对缺铁性贫血对身心两方面的影响，保持情绪稳定。

4. 妊娠、分娩经过顺利，无不良分娩结局，无并发症发生。

（王连红）

数字课程学习

📥 教学PPT　　💬 本章小结　　📝 自测题　　🖥 复习思考题及解析

▶▶▶ 第九章
胎儿及其附属物异常的护理

【学习目标】

知识：

1. 掌握前置胎盘、胎盘早剥、胎膜早破的定义、临床表现、处理原则及护理。

2. 熟悉多胎妊娠、胎儿窘迫、羊水量异常的定义、临床表现、处理原则及护理。

3. 了解胎儿及其附属物异常的病因、发病机制。

技能：

1. 正确运用护理程序对胎儿及其附属物异常的母儿进行整体护理。

2. 运用所学知识对紧急情况如前置胎盘、胎盘早剥大出血及急性胎儿宫内窘迫采取有效的抢救措施。

素质：

1. 能认识到早期发现、快速判断及采取有效措施可以有效降低对母婴造成的伤害，具有理解、尊重和爱护孕产妇的职业精神。

2. 拥有娴熟的护理技巧，保证护理工作的顺利进行，体现人文关怀。

3. 与团队成员沟通有效，进行紧急抢救时体现合作精神，配合默契。

胎儿及胎儿附属物在妊娠期或分娩期可能出现一些异常的情况，如不及时处理会影响母儿健康甚至危及母儿生命，做好围产期保健，可以及时发现异常并处理。

第一节 多胎妊娠

情境导入

张女士，25岁，G_3P_0。现妊娠32周，自诉早孕反应出现时间早，症状重。检查：子宫大于妊娠周数，在子宫不同部位闻及频率相差10次/分以上的胎心音。B超提示双胎妊娠。产检发现血常规血红蛋白105 g/L，下腹部紧缩感1天。

请思考：

1. 该孕妇主要的护理问题有哪些？

2. 护士应采取的护理措施有哪些？

一次妊娠子宫腔内同时有两个或两个以上胎儿时称为多胎妊娠（multiple pregnancy），以双胎妊娠（twin pregnancy）多见。近年来辅助生殖技术广泛开展，多胎妊娠发生率明显增高。与单胎妊娠相比，多胎妊娠容易引起妊娠期高血压疾病、妊娠期肝内胆汁淤积症、贫血、胎膜早破及早产、胎儿发育异常等并发症，因此属高危妊娠范畴。本节主要讨论双胎妊娠。

（一）双胎类型及特点

1. 双卵双胎　两个卵子分别受精形成的双胎妊娠，称为双卵双胎（dizygotic twin）。双卵双胎约占双胎妊娠的70%，与应用促排卵药物、多胚胎宫腔内移植及遗传因素有关。两个卵子分别受精形成两个受精卵，遗传基因不完全相同，所以两个胎儿有区别，如血型、性别不同或相同，指纹、外貌、性格类型等多种表型不同。胎盘多为两个，也可融合成一个，但血液循环各自独立。胎盘胎儿面有两个羊膜腔，中间隔有两层羊膜、两层绒毛膜（图9-1）。

2. 单卵双胎　由一个受精卵分裂形成的双胎妊娠，称为单卵双胎（monozygotic twin）。单卵双胎约占双胎妊娠的30%。形成原因不明，不受种族、遗传、年龄、胎次的影响。一个受精卵分裂形成两个胎儿，具有相同的遗传基因，故两个胎儿性别、血型及外貌等均相同。由于受精卵在早期发育阶段发生分裂的时间不同，形成下述4种类型（图9-2）。

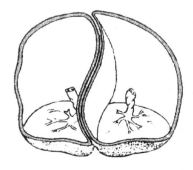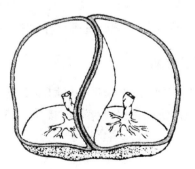

图9-1 双卵双胎的胎盘及胎膜示意图

（1）双绒毛膜双羊膜囊单卵双胎：分裂发生在桑葚期，即受精后3日内，形成两个独立的受精卵、两个羊膜囊。两个羊膜囊之间隔有两层绒毛膜、两层羊膜，胎盘为两个或一个。此种类型约占单卵双胎的30%。

（2）单绒毛膜双羊膜囊单卵双胎：分裂发生在囊胚期，即受精后第4~8日，胚胎发育处于胚泡期，即已分化出滋养细胞，羊膜囊尚未形成。胎盘为一个，两个羊膜囊之间仅隔有两层羊膜，此种类型约占单卵双胎的68%。

（3）单绒毛膜单羊膜囊单卵双胎：受精卵在羊膜囊形成后才分裂，即受精后第9~13日，两个胎儿共存于一个羊膜腔内，共用一个胎盘。此类型占单卵双胎的1%~2%，其围产儿死亡率甚高。

（4）联体双胎：受精卵在受精第13日后分裂，此时原始胚盘已形成，机体不能完全分裂成两个，形成不同形式的联体儿，极其罕见。发生率为单卵双胎的1/1500。

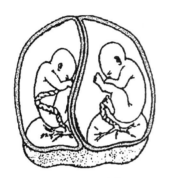 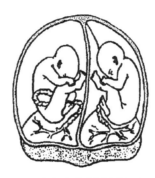 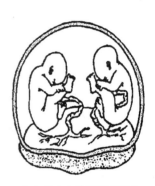

（a）发生在桑葚期　　　　　（b）发生在胚泡期　　　　　（c）发生在羊膜囊已形成

图9-2　受精卵在不同阶段形成单卵双胎的胎膜类型

（二）对母儿的影响

1. 对孕妇的影响　可引起流产、早产、妊娠期高血压疾病、贫血、羊水过多、胎膜早破、胎盘早剥、宫缩乏力、产后出血等。

2. 对胎儿的影响　可引起双胎输血综合征、选择性胎儿生长受限、双胎中某一胎儿死亡、胎头交锁、脐带缠绕或扭转、脐带脱垂、胎儿畸形等。

（三）处理原则

双胎妊娠应按照高危妊娠进行管理，增加产检的次数和项目，积极防治妊娠期并发症。提前住院待产，分娩方式的选择应根据孕妇的健康状况，既往分娩史、孕周、胎儿大小、胎位、有无并发症和合并症、产道情况等综合判断，并预防产后出血。

（四）护理评估

1. 健康史　除一般健康史外，询问孕妇及丈夫家族中有无多胎妊娠史。了解孕妇的年龄、胎次、孕前是否使用过促排卵药或接受了辅助生殖技术。了解本次妊娠的经过及产前检查情况等。

2. 身体状况

（1）症状：妊娠期早孕反应比较重。妊娠中期后体重增加迅速，子宫增大明显。妊娠晚期常有呼吸困难，活动不便。孕妇常感到极度疲劳和腰背部疼痛。可有下肢水肿、静脉曲张等压迫症状。

（2）体征：子宫大于停经月份。妊娠中晚期腹部可触及两个胎头，多个肢体。孕妇腹部不同部位可听到速率不一的胎心，间隔有无音区，或同时听诊 1 min，两个胎心率相差 10 次以上。

3. 心理社会状况 多胎妊娠的孕妇在妊娠期表现为心理的复杂性，一方面，当被告知是多胎妊娠时表现出喜悦的心情。另一方面，当了解到多胎妊娠属于高危妊娠，常发生妊娠及分娩期并发症后，因担心胎儿及自身的健康而产生紧张和焦虑情绪，甚至产生恐惧心理。

4. 辅助检查

（1）B 型超声检查：妊娠早期可发现宫内有两个妊娠囊和两个原始心管搏动。妊娠中晚期可筛查胎儿结构畸形和确定两个胎儿的胎位。

（2）电子胎心监护：若两个胎儿同时发生胎心率加速或相差 15 s 以内称为同步加速，是双胎宫内良好的表现之一。若两个胎儿中任一胎儿发生加速而另一个没有发生，则称为不同步加速，要联合其他检测结果判断胎儿安危。

（五）常见护理诊断 / 问题

1. 营养失调，低于机体需要量 与营养摄入不足，不能满足双胎妊娠需要有关。
2. 舒适度减弱 与子宫异常增大引起的压迫症状有关。
3. 潜在并发症 妊娠期高血压疾病、胎盘早剥、早产、产后出血等。

（六）护理目标

1. 孕妇摄入足够的营养，保证母婴需要。
2. 通过改变体位缓解症状。
3. 能及时发现并发症并处理。

（七）护理措施

1. 妊娠期

（1）增加营养：鼓励孕妇少量多餐，指导孕妇补充营养，增加蛋白质、维生素、铁、钙等的摄入。预防贫血及妊娠期高血压疾病、胎儿生长发育受限，满足妊娠需要。

（2）预防早产：动态监测孕妇的宫高、腹围、体重，评估胎儿生长发育、胎心和胎位。妊娠期避免过度劳累，多卧床休息，左侧卧位，增加子宫、胎盘的血供。抬高下肢，减轻水肿。

（3）健康指导：指导孕妇注意休息，加强营养。增加产前检查次数，有异常及时就诊。

2. 分娩期

（1）阴道分娩：密切观察产程进展和胎心率变化，做好输液、输血和抢救新生儿的准备。保证孕妇足够的摄入量及睡眠，保持良好的体力。第一个胎儿不宜娩出过快，以免诱发胎盘早剥。第一个胎儿娩出后，胎盘侧脐带必须立即夹紧，以防第二个胎儿失血。助手在腹部固定第二个胎儿为纵产式，并密切观察胎心、宫缩及阴道流血情况，及时阴道检查了解胎位及排除脐带脱垂、胎盘早剥。若发现脐带脱垂、胎盘早剥，立即用产钳助产或臀牵引，迅速娩出胎儿。若无异常，等待自然分娩。第二个胎儿一般间隔 20 min 娩出，若等待 15 min 仍无宫缩，可行人工破膜或遵医嘱小剂量缩宫素静脉滴注促进子宫收缩。第二个胎儿前肩娩出后，遵医嘱立即肌内注射或静脉滴注缩宫素，预防产后出血，同时腹部放置沙袋或用腹带包扎，防止腹压骤降引起休克。

（2）剖宫产：做好术前准备和术后护理及新生儿抢救准备，积极预防产后出血。

3. 心理护理　提供心理支持，及时告知孕妇检查结果和处理方案，解除顾虑。说明保持心情愉快、积极配合治疗的重要性。

4. 健康教育　指导产妇注意休息，加强营养，注意观察阴道流血和子宫复旧情况，发现产后出血和感染及时就诊。指导产妇正确进行母乳喂养，帮助产妇选择有效的避孕方法。

（八）护理评价

1. 孕妇摄入足够营养，能够保证母婴需要。

2. 压迫症状能够得到缓解。

3. 孕妇得到积极的治疗和护理，未发生并发症或合并症得到及时处理。

第二节　胎儿窘迫

情境导入

张女士，27岁，现妊娠36周。2 h前阴道有不能自控的液体流出伴腹痛。检查：确定胎膜已破，护士在宫缩间歇期听胎心3次，均在90~100次/分，孕妇自述胎儿活动比往常频繁。

请思考：

1. 该孕妇最可能的诊断是什么？

2. 针对该孕妇采取哪些护理措施？

胎儿窘迫（fetal distress）指胎儿在子宫内因急性或慢性缺氧危及其健康和生命的综合征，发生率为2.7%~38.5%。急性胎儿窘迫多发生在分娩期，慢性胎儿窘迫多发生在妊娠晚期。临产后常表现为急性胎儿窘迫。

（一）病因

母体血液含氧量不足、母胎间血氧运输及交换障碍、胎儿自身因素异常，均可导致胎儿窘迫。

1. 胎儿急性缺氧　因母胎间血氧运输及交换障碍或脐带血液循环障碍所致。常见因素有前置胎盘、胎盘早剥；脐带异常，如脐带绕颈、脐带真结、脐带扭转、脐带脱垂、脐带血肿、脐带过长或过短、脐带附着于胎膜等；母体严重血液循环障碍致胎盘灌注急剧减少，如各种原因导致休克等；缩宫素使用不当，造成宫缩过强及不协调性宫缩；孕妇应用麻醉药及镇静剂过量，抑制呼吸。

2. 胎儿慢性缺氧　母体血液含氧量不足，如合并先天性心脏病或伴心功能不全、肺部感染、慢性肺功能不全及重度贫血等；子宫胎盘血管硬化、狭窄、梗死，使绒毛间隙血液灌注不足，如妊娠期高血压疾病、慢性肾炎、糖尿病、过期妊娠等；胎儿严重的心血管疾病、呼吸系统疾病，胎儿畸形，母儿血型不合，胎儿宫内感染及颅内损伤，导致胎儿运输及利用氧能力下降等。

（二）病理生理

胎儿窘迫是由于缺血缺氧引起的一系列病理生理变化。子宫胎盘提供胎儿氧气及营养，同时排出二氧化碳和胎儿代谢产物。缺氧早期或者一过性缺氧，胎儿交感神经兴奋，血压上升，心率加快，体内血流重新分布以维持胎儿重要脏器的血流量正常，电子胎心监护常出现基线变异减少或消失、反复晚期减速。而肾的血供减少，胎儿尿液形成减少，羊水量下降。如果缺氧状态继续发展，胎儿迷走神经兴奋，动静脉血管扩张，有效循环血量减少，无氧糖酵解增加，乳酸堆积发展为代谢性酸中毒，出现胎儿重要脏器缺血缺氧加重，尤其是脑和心肌的进行性损害，引起严重及永久性脏器功能损害甚至胎死宫内。缺血缺氧后肠蠕动加快，肛门括约肌松弛，引起胎粪排出；重度缺氧可致胎儿呼吸运动加深，羊水吸入，出生后可发生新生儿吸入性肺炎。

（三）临床表现

胎儿窘迫主要表现为胎心率异常、胎动异常、羊水胎粪污染或羊水过少。根据其临床表现，分为急性胎儿窘迫和慢性胎儿窘迫。

1. 急性胎儿窘迫 主要发生在分娩期，多因脐带因素、胎盘因素、宫缩过强、宫缩不协调或宫缩持续时间过长，及孕妇处于低血压或休克状态等引起。

临床上主要表现为：①产时胎心率异常：如胎儿心动过速、胎儿心动过缓、胎心基线无变异或微小变异、反复晚期减速、反复变异减速、延长减速等。②羊水胎粪污染：羊水污染程度与胎粪排出量及时间有关。③胎动异常：胎儿缺氧早期胎动频繁，继而减少直至消失。④胎儿酸中毒：出生后脐动脉血血气分析提示酸中毒。

2. 慢性胎儿窘迫 主要发生在妊娠晚期，常延续至临产并加重。多因妊娠期高血压疾病、慢性肾炎及妊娠期糖尿病等所致。

临床表现为：①胎动减少或消失：胎动减少为胎儿缺氧的重要表现，应警惕，以免延误抢救时机。②电子胎心监护异常：提示有胎儿缺氧的可能，具体见第六章第三节"高危孕妇的处理原则及护理"。③胎儿生物物理评分：≤4分提示胎儿缺氧，5～7分提示可能胎儿缺氧，具体见第六章第三节"高危孕妇的处理原则及护理"。④脐动脉多普勒血流异常：脐血流S/D升高、舒张末期血流消失或倒置。

（四）处理原则

1. 急性胎儿窘迫 应采取果断措施，改善胎儿缺氧状态。

（1）一般处理：立即采取相应措施纠正胎儿缺氧，如改变孕妇体位、吸氧、停止缩宫素使用、抑制宫缩、纠正孕妇低血压等措施，并迅速查找病因，排除脐带脱垂、重度胎盘早剥、子宫破裂等。如果采取以上措施没有改善，应紧急终止妊娠。对于可疑胎儿窘迫者应该综合考虑临床情况、持续胎心监护、采取其他评估方法来判定胎儿有无缺氧，是否需要宫内复苏来改善胎儿状况。

（2）病因治疗：若为不协调性子宫收缩过强，或因缩宫素使用不当引起宫缩过频过强，应给予β受体兴奋剂抑制宫缩。若为羊水过少，有脐带受压征象，可经腹羊膜腔输液。

（3）尽快终止妊娠：根据产程进展，决定分娩方式。预计短期内无法阴道分娩者应立即行剖宫产。无论阴道分娩或剖宫产均需做好新生儿窒息抢救准备。稠厚胎粪污染者需在胎头娩出后立即清理呼吸道，如胎儿活力差则需立即气管插管吸净气道后再行正压通气。胎儿娩出后，留取胎儿脐动静脉血样进行血气分析，以评估胎儿氧合及酸碱平衡状况。

2. 慢性胎儿窘迫　应针对妊娠合并症或并发症特点及其严重程度，根据孕周、胎儿成熟度及胎儿缺氧程度综合判断，拟定处理方案。

（1）一般处理：主诉胎动减少者，应进行全面检查以评估母儿状况，包括 NST 和（或）胎儿生物物理评分。侧卧位，低流量吸氧，每天 2 次，每次 30 min。积极治疗妊娠合并症及并发症。加强胎儿监护，注意胎动变化。

（2）期待疗法：孕周小，估计胎儿娩出后存活可能性小，尽量保守治疗延长胎龄，同时促胎肺成熟，争取胎儿成熟后终止妊娠。应向病人说明，期待过程中胎儿可能随时胎死宫内。胎盘功能低下可影响胎儿发育，预后不良。

拓展阅读 9-1
新生儿复苏

（3）终止妊娠：妊娠近足月或胎儿已成熟，胎动减少，胎盘功能进行性减退，电子胎心监护出现胎心基线率异常伴基线变异异常、OCT 出现频繁晚期减速或重度变异减速、胎儿生物物理评分≤4 分者，均应行剖宫产术终止妊娠。

（五）护理评估

1. 健康史　询问孕妇的年龄、生育史、既往病史；了解本次妊娠有无并发症、合并症及其他异常情况；有无产程延长、缩宫素使用不当、急产等；有无胎儿畸形、母儿血型不合等。

2. 身体状况

（1）急性胎儿窘迫：主要表现为以下几方面：

1）胎心率变化：是胎儿窘迫最早出现的表现。缺氧早期胎心率加快 > 160 次 / 分，随着缺氧的加重，胎心率减慢 < 110 次 / 分。胎心率 < 100 次 / 分，提示胎儿有危险。

2）胎动异常：缺氧早期可表现为胎动频繁，继而减弱且次数减少，进而消失。胎动消失 24 h 内胎心也会消失。

3）羊水胎粪污染：胎儿缺氧可兴奋迷走神经使肠蠕动亢进、肛门括约肌松弛，因而胎粪排入羊水中，使羊水污染。根据污染程度分为 3 度：Ⅰ度羊水呈浅绿色，Ⅱ度羊水呈黄绿色、浑浊，Ⅲ度羊水稠厚呈棕黄色。羊水胎粪污染不是胎儿窘迫的特有征象，如果电子胎心监护正常，不需要特殊处理。

（2）慢性胎儿窘迫：多发生在妊娠晚期，往往延续至分娩期并有所加重。主要表现为胎动减少或消失、胎儿生长受限。胎动减少是慢性胎儿窘迫的一个重要指标，每日监测胎动可预知胎儿的安危。胎动计数≥10 次 /2 h 为正常，< 10 次 /2 h 或减少 50% 者提示胎儿缺氧可能。

3. 心理社会状况　孕妇常因胎儿的生命安危焦虑，对需手术分娩产生犹豫、无助。胎儿死亡的产妇，通常会经历否认、愤怒、抑郁、接受的心理过程。

4. 辅助检查

（1）电子胎心监护：胎心率 > 160 次 / 分或 < 110 次 / 分，出现胎心晚期减速、变异减速或（和）基线缺乏变异，均表示胎儿窘迫。评估胎心改变不能只凭一次而确定，应多次检查并改变体位为侧卧位后，再持续监护数分钟。

（2）胎盘功能检查：检测孕妇血液或尿液中的雌三醇、血液中的人胎盘催乳素（hPL）和妊娠特异性 β_1 糖蛋白等。

（3）胎儿头皮血血气分析：若胎儿头皮血 pH < 7.20（正常 7.25 ~ 7.35）、PO_2 < 10 mmHg（正

常 15 ~ 30 mmHg）、PCO$_2$ > 60 mmHg（正常 35 ~ 55 mmHg），可诊断为胎儿酸中毒。

（4）羊膜镜检查：见羊水混浊呈黄染至深褐色，有助于胎儿窘迫诊断。

（5）超声多普勒血流测定：包括子宫动脉血流测定、胎儿大脑中动脉血流测定、胎儿脐动脉血流测定。

（六）常见护理诊断 / 问题

1. 有受伤的危险（胎儿）　与胎盘功能减退、脐带受压等有关。
2. 焦虑　与担心胎儿安危有关。
3. 恐惧　与胎儿预后不良有关。

（七）护理目标

1. 胎儿宫内缺氧状况改善。
2. 孕妇焦虑程度减轻。
3. 产妇能够面对预后不良的现实。

（八）护理措施

1. 孕妇通过改变体位为侧卧位休息，吸氧，减少子宫收缩频率，降低子宫内压，改善子宫胎盘循环，增加胎儿血氧分压。增加孕妇氧气供给，通过面罩或鼻导管吸氧，提高胎儿血氧饱和度。严密监测胎心变化，每隔 10 ~ 15 min 听胎心 1 次或给予电子胎心监护，注意胎心变化类型。加强监护，指导孕妇计数胎动。

2. 脐带受压者，嘱孕妇朝向脐带受压的对侧卧位。宫缩剂使用不当引起者，应立即停用。

3. 观察产程进展，宫口开全，胎先露部已达坐骨棘水平以下 3 cm，应尽快助产娩出胎儿。宫颈尚未完全扩张，胎儿窘迫情况不严重，可予吸氧，同时指导产妇左侧卧位，观察 10 min，若胎心率变为正常，可继续观察。若因使用缩宫素造成胎心率异常者，应立即停止滴注，继续观察能否转为正常。病情紧迫或经上述处理无效者，应立即行剖宫产。

4. 做好抢救新生儿窒息的准备，配合医生进行抢救。稠厚胎粪污染者应在胎头娩出后立即清理呼吸道，新生儿活力差者要立即气管插管，吸净气道后再行正压通气。

5. 做好心理护理，向孕产妇及家属提供相关信息，对他们的疑虑给予适当的解释。对于胎儿死亡的父母，安排家人陪伴，鼓励诉说悲伤，缓解不良情绪。

6. 做好围生期保健知识宣教，指导高危孕妇增加产前检查次数，必要时提前住院待产。教会孕妇自数胎动，有异常及时到医院检查。胎儿死亡者指导避孕，做好下次妊娠指导。

（九）护理评价

1. 胎儿缺氧情况得到改善。
2. 孕妇焦虑程度减轻。
3. 产妇能接受胎儿死亡的现实。

第三节 前 置 胎 盘

情境导入

张女士，35 岁，G₃P₁，孕 31 周，阴道出血 5 h 入院。该孕妇 5 h 前无明显诱因出现阴道出血，出血量多于月经量，色鲜红，无腹痛，急诊入院。否认出血性疾病及外伤史。检查：一般情况较好，无明显痛苦病容，血压 120/74 mmHg。子宫软，无压痛，无宫缩，大小与妊娠周数相符。胎位：枕左前位，胎心率 132 次 / 分。

请思考：

1. 该孕妇最可能的诊断是什么？

2. 该孕妇的病情观察重点有哪些？

3. 针对该孕妇采取哪些护理措施？

正常妊娠时胎盘附着于子宫体部前壁、后壁或侧壁。妊娠 28 周后，胎盘附着于子宫下段，其下缘达到或覆盖宫颈内口，位置低于胎先露部，称为前置胎盘（placenta previa）。前置胎盘是妊娠晚期阴道出血的常见原因，也是妊娠期严重的并发症之一。国内报道发病率为 0.24% ~ 1.57%。

（一）病因

病因目前尚不清楚。高危因素包括流产史、宫腔操作史、高龄初产妇（> 35 岁）、产褥感染、剖宫产史、孕妇不良生活习惯（吸烟或吸毒）、双胎妊娠、辅助生殖技术受孕、子宫形态异常等。其病因可能与下列因素有关：

1. 子宫内膜损伤或病变　多产、多次刮宫、既往剖宫产或子宫手术造成的瘢痕子宫等是前置胎盘的高危因素。上述情况可引起子宫内膜炎或萎缩性病变，再次受孕时子宫蜕膜血管形成不良，胎盘血供不足，为摄取足够营养而增大胎盘面积，延伸到子宫下段。

2. 胎盘异常　胎盘面积增大，双胎妊娠时前置胎盘的发生率较单胎妊娠明显升高。胎盘形状异常，主胎盘位置正常，而副胎盘位于子宫下段接近宫颈内口。膜状胎盘大而薄，可扩展到子宫下段。

3. 受精卵滋养层发育迟缓　受精卵到达宫腔后，滋养层尚未发育到可着床的阶段，继续向下游走到达子宫下段，并在该处着床而发育成前置胎盘。

（二）分类

前置胎盘根据胎盘下缘与子宫颈内口的关系分为四大类（图 9-3）。

1. 完全性前置胎盘（complete placenta previa）　或称中央性前置胎盘，胎盘组织完全覆盖宫颈内口。

2. 部分性前置胎盘（partial placenta previa）　胎盘组织覆盖部分宫颈内口。

3. 边缘性前置胎盘（marginal placenta previa）　胎盘附着于子宫下段，下缘达到宫颈内口，但未超越宫颈内口。

4. 低置胎盘（low lying placenta） 胎盘附着于子宫下段，胎盘下缘距离宫颈内口 < 2 cm。

由于胎盘下缘与宫颈内口的关系可因宫颈管消失、宫颈口扩张而改变，前置胎盘类型也随之改变。诊断的时期不同，分类也不同。目前，临床上以处理前的最后一次检查结果来确定其分类。

既往有剖宫产史或肌瘤剔除史，此次妊娠为前置胎盘，胎盘附着于原手术瘢痕部位者，发生胎盘粘连、植入和致命性大出血的风险较高，称之为凶险性前置胎盘（pernicious placenta previa）。

拓展阅读 9-2
胎盘植入

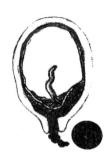 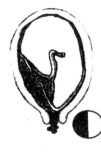 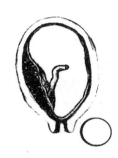 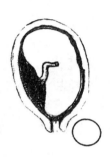

（a）完全性前置胎盘　（b）部分性前置胎盘　（c）边缘性前置胎盘　（d）低置胎盘

图 9-3　前置胎盘的类型

（三）临床表现

1. 症状　典型症状是妊娠晚期或者临产后发生无诱因、无痛性反复阴道流血。妊娠晚期由于子宫下段逐渐伸展延长，附着于子宫下段及宫颈内口的胎盘部分因不能相应伸展而与其附着处分离，导致血窦破裂出血。出血前无明显诱因，出血时间、出血量的多少与前置胎盘类型有关。

2. 体征　孕妇一般情况与出血量及出血速度有关，大量出血者呈现面色苍白、脉搏增快微弱、血压下降等休克表现。子宫软，无压痛，大小与妊娠周数相符。胎位清楚，由于子宫下段有胎盘占据，影响胎先露部入盆，故先露部高浮，常并发胎位异常。反复出血或一次出血量过多可使胎儿宫内缺氧，胎心改变，严重者胎死宫内。当前置胎盘附着于子宫前壁时，可在耻骨联合上方听到胎盘血流杂音。临产后，宫缩表现为阵发性，宫缩间歇期子宫完全松弛，无局限性压痛。

（四）对母儿的影响

1. 对母体的影响

（1）贫血、休克：前置胎盘对孕妇的主要威胁是阴道流血，反复阴道流血可致孕妇贫血，大量出血可致孕妇休克。

（2）产时、产后出血：行剖宫产时，若子宫切口无法避开附着于前壁的胎盘，则导致出血增多。胎儿娩出后，由于子宫下段肌组织菲薄，收缩力差，附着于此处的胎盘不易完全剥离，一旦剥离，开放的血窦不易关闭，常发生产后出血。

（3）胎盘植入：子宫下段的蜕膜发育不良，胎盘绒毛易穿透底蜕膜，侵入子宫肌层，发生部分植入或完全植入。

（4）产褥感染：前置胎盘的胎盘剥离面靠近宫颈外口时，细菌易经阴道上行侵入胎盘剥离面，并且多数产妇贫血、免疫力下降，产褥感染机会增加。

2. 对胎儿及新生儿的影响　前置胎盘孕妇若出血量多，子宫血供明显减少，可致胎儿窘迫甚至缺氧而死亡。前置胎盘常因出血而终止妊娠，因此早产率较高，新生儿呼吸窘迫综合征和贫血发生率增高，产后应进行血常规检查。

（五）处理原则

前置胎盘的处理原则为抑制宫缩、减少出血、纠正贫血和预防感染。对于前置胎盘孕妇强调分级诊疗，一旦确诊，应在有条件的医院行产前检查和分娩。

1. 期待疗法　是在母儿安全的前提下延长孕龄，以降低围产儿病死率，适用于一般情况良好，妊娠<36周，胎儿存活，阴道流血不多，无须紧急分娩的前置胎盘孕妇。若有阴道流血或宫缩，建议住院治疗。

2. 终止妊娠　前置胎盘终止妊娠的时机取决于多种因素，包括妊娠周数、胎儿大小、阴道流血情况、胎盘植入情况、是否合并感染、是否临产、有无妊娠期合并症或并发症等。对于无症状的前置胎盘孕妇，推荐36~38周终止妊娠。有反复阴道流血史，合并胎盘植入或其他高危因素者，可于妊娠34~37周终止妊娠。应充分与孕妇和家属就分娩方式及其风险进行沟通。

（1）剖宫产术：是前置胎盘终止妊娠的主要方式，择期剖宫产术是首选。术前应完善检查，积极纠正休克，确保术中血制品及止血药物和用品备齐，并预防性抗感染治疗。做好处理产后出血和抢救新生儿的准备。

（2）阴道分娩：无症状，无头盆不称的低置胎盘者，尤其是妊娠35周后经阴道B超测量胎盘边缘距子宫颈内口为11~20mm的孕妇，在严密监测下可阴道试产，同时应做好紧急剖宫产和输血的准备。

（六）护理评估

1. 健康史　询问孕妇年龄、生育情况，有无剖宫产史、人工流产史及子宫内膜炎等前置胎盘的高危因素，评估阴道出血量及性状，有无伴发症状。

2. 身体状况　出血前无明显诱因，出血时间、出血量的多少与前置胎盘类型有关。前置胎盘阴道流血多发生在妊娠32周前，可反复发生，量逐渐增多，也可一次发生大量出血。低置胎盘阴道出血多发生于妊娠36周以后，出血量较少或中等。也有不到10%的孕妇到足月仍无症状。对于无产前出血的前置胎盘孕妇，应考虑到胎盘植入的可能性。孕妇全身情况与出血量及出血速度有关。反复出血可呈贫血貌，急性大出血可致面色苍白、脉搏增快、血压下降等失血性休克表现。腹部检查：子宫软，无压痛，轮廓清楚，子宫大小符合孕周。胎位清楚，胎先露高浮或伴有胎位异常。禁止阴道检查和肛门检查，如必须通过阴道检查以明确诊断或选择分娩方式，要在输液、备血及可立即行剖宫产手术的条件下进行。

3. 心理社会状况　孕妇因突然阴道流血感到恐惧或焦虑，既担心自己的健康，又担心胎儿的安危，显得紧张，手足无措等。

4. 辅助检查

拓展阅读9-3
前置胎盘超声随访的频率

（1）超声检查：可清楚显示子宫壁、胎盘、胎先露部及宫颈的位置，胎盘下缘与宫颈内口的关系，有助于确定前置胎盘类型。阴道超声检查能更清楚地辨认胎盘边缘和宫颈内口的关系，确定前置胎盘类型准确性明显高于腹部超声检查。阴道探头观察宫颈内口的最佳位置是距宫颈

2～3 cm，因而前置胎盘孕妇进行该项检查是安全的，故对怀疑胎盘位置异常的孕妇均推荐阴道超声检查。检查时须注意妊娠周数，妊娠中期胎盘占子宫壁面积的 1/2，妊娠晚期约为 1/3 或 1/4，因此妊娠中期胎盘贴近或覆盖宫颈内口的机会增多。随着子宫下段的形成，增加了宫颈内口与胎盘边缘的距离，原来附着在子宫下段的胎盘相对上移，而改变为正常位置胎盘。所以妊娠中期 B 型超声检查发现胎盘前置者，不宜诊断为前置胎盘，而应称为胎盘前置状态。

（2）磁共振：可以显示胎盘的位置及胎盘与子宫肌层的关系，对前置胎盘合并胎盘植入有一定的辅助检查意义，但不能代替超声检查诊断前置胎盘。

（七）常见护理诊断 / 问题

1. 有外周组织灌注无效的风险　与大量阴道流血导致血容量不足有关。
2. 潜在并发症　产后出血、感染等。
3. 焦虑　与担心自身及胎儿的安危有关。

（八）护理目标

1. 孕妇出血得到控制，生命体征稳定在正常范围。
2. 减少孕妇发生并发症或并发症及时发现得到处理。
3. 孕妇情绪稳定，积极配合治疗和护理。

（九）护理措施

1. 饮食指导　建议孕妇多摄入高蛋白、高维生素及含铁丰富的食物，如动物肝、绿叶蔬菜及豆类等，以纠正贫血，增强机体抵抗力。多食粗纤维食物，保持大便通畅，避免用力排便，以防诱发出血。

2. 监测与管理

（1）保证休息：嘱孕妇多卧床休息，以侧卧位为宜。做好日常生活护理。严密观察阴道出血量与出血时间，尤其要加强夜间的巡视观察。

（2）病情监测：注意阴道流血情况，评估出血量。监测孕妇生命体征，尤其是大出血时，及时发现病情变化。监测胎心率、胎动变化和胎儿生长发育情况。通过 B 型超声检查确定前置胎盘类型。动态评估血常规和出凝血时间，测定血型，了解孕妇是否有贫血、感染等异常情况。长期住院治疗的孕妇，其血栓栓塞风险增加，要注意观察防范。

3. 处理与配合

（1）期待疗法

1）避免刺激：禁止做肛门检查和不必要的阴道检查。少做腹部检查，必要时应操作轻柔，以免刺激诱发宫缩。

2）药物治疗：遵医嘱给予药物治疗，观察各种药物的疗效和副作用：①宫缩抑制剂：延长孕周，预防早产，应注意其对心血管的副作用。②糖皮质激素：对于妊娠＜37 周，有阴道流血的前置胎盘孕妇，需促胎儿肺成熟。③铁剂、叶酸及维生素 C 等，纠正贫血。必要时输血，保持静脉输液通道通畅，维持血红蛋白水平≥110 g/L，红细胞压积≥30%。④抗生素：预防感染。

（2）终止妊娠

1）建立静脉通道，配血，吸氧，保暖。遵医嘱进行输液、输血，补充血容量。

2）需行剖宫产术者，做好术前准备，严密监测母胎情况。术后严密监测心、肺等重要器官功能，观察腹腔、阴道流血情况，监测生命体征及精神状态，遵医嘱检查血常规、尿常规、凝血功能及电解质等。观察有无感染及电解质紊乱征象。

3）阴道分娩仅适用于边缘性前置胎盘、低置胎盘、枕先露、阴道流血少，估计在短时间内能结束分娩者，备足血源的前提下。严密观察宫缩、胎心、阴道流血情况和产程进展情况。胎儿娩出后及早遵医嘱使用宫缩剂预防产后出血。分娩后注意检查宫颈有无裂伤，如有裂伤及时缝合。若胎先露下降不理想，有出血或分娩进展不顺利，应立即报告医生，配合行剖宫产术准备。如胎盘自娩困难，或出血增多，需人工剥离胎盘，操作须轻柔，同时行子宫按压、宫腔填塞等止血。若出血仍不止，立即做好手术准备。

4）做好新生儿复苏的抢救准备，严格按照高危儿护理。

（3）产后护理：胎儿娩出后及早使用宫缩剂，防止产后大出血的发生。保持外阴清洁，常规给予抗生素预防感染。指导产妇出院后注意休息，加强营养，纠正贫血，增强抵抗力。

4. 心理护理 加强与孕妇及家属的沟通，给予精神安慰。讲解本病的发病规律，解答相关问题，使孕妇及家属获得所需要的知识和信息，消除顾虑，积极主动地配合治疗和护理。鼓励家属给予孕妇情感支持。

5. 健康教育

（1）积极有效避孕，避免多次刮宫或宫腔感染。

（2）加强妊娠期管理，按时产前检查。在妊娠期间若发生阴道流血，应及时就医，以便早期诊断，正确处理。

（十）护理评价

1. 生命体征稳定，组织灌注量正常。

2. 未发生产后出血和感染等并发症。

3. 孕妇情绪稳定，能积极主动配合治疗与护理。

第四节 胎盘早剥

情境导入

王女士，26岁，G$_2$P$_0$，现孕36周，孕期按时产检，孕期较平顺。今晨过马路时，被逆行的电瓶车撞击到腹部，随即出现持续性腹痛，阴道少量出血，腹部硬如板状，马上来医院急诊科。

请思考：

1. 孕妇最可能发生了什么情况？

2. 针对该情况如何护理？

妊娠20周后，正常位置的胎盘在胎儿娩出前部分或全部从子宫壁剥离，称胎盘早期剥离，简称胎盘早剥（placental abruption）。胎盘早剥发病率约为1%，是妊娠晚期严重并发症之一，起病急、进展快，若处理不及时将严重威胁母儿生命。

（一）病因与发病机制

胎盘早剥确切的病因与发病机制尚不清楚，可能与下列因素有关。

1. 血管病变　妊娠期高血压疾病、慢性肾病或全身血管病变时，底蜕膜螺旋小动脉痉挛或硬化，可导致远端毛细血管缺血、坏死甚至破裂出血，在底蜕膜和胎盘之间形成血肿，导致胎盘与子宫壁剥离。妊娠晚期或临产后，孕产妇若长时间仰卧，增大的妊娠子宫压迫下腔静脉，静脉血回流受阻，子宫静脉压升高，可导致蜕膜层静脉淤血或破裂，形成胎盘后血肿，导致部分或全部胎盘与子宫壁分离。

2. 机械性因素　孕妇腹部受到撞击、挤压或摔伤等均可造成血管破裂而发生胎盘早剥。脐带缠绕或脐带过短，胎儿下降娩出时过度牵拉脐带。羊膜腔穿刺时，刺破前壁胎盘附着处血管，胎盘后血肿形成等均可引起胎盘早剥。

3. 宫腔内压力骤减　未足月胎膜早破，羊水过多破膜时羊水流出过快或双胎妊娠分娩时第一胎娩出过快，均可引起子宫腔内压力骤然降低，宫腔体积缩小，导致胎盘与附着处子宫壁发生错位而剥离。

4. 其他　高龄、多产、吸毒、吸烟、接受辅助生育技术助孕、孕妇有血栓形成倾向、子宫肌瘤等也是胎盘早剥的高危因素。

（二）病理生理

胎盘早剥的主要病理变化是底蜕膜出血并形成血肿，使胎盘自附着处剥离。胎盘早剥可分为显性剥离和隐性剥离（图9-4）。

1. 显性剥离（revealed abruption）或外出血　胎盘剥离面积小，血液很快凝固而出血停止，临床多无症状或症状轻微，仅见凝血块压迫胎盘，在胎盘母体面上遗留一压迹，往往于产后检查胎盘时方发现。若继续出血，形成胎盘后血肿，血液可冲破胎盘边缘和胎膜，经宫颈管流出。

2. 隐性剥离（concealed abruption）或内出血　胎盘边缘或胎膜与子宫壁未分离，或胎头进入骨盆入口压迫胎盘下缘，使血液积聚在胎盘与子宫壁之间不能外流，胎盘后血肿逐渐增大，胎盘剥离面也随之扩大。

隐性剥离内出血急剧增多时，胎盘后血液积聚，压力增加，可使血液浸入子宫肌层，引起肌纤维分离、断裂和变性。当血液浸入达浆膜层时，子宫表面呈现紫蓝色瘀斑，严重时整个子宫呈紫红色，尤以胎盘附着处明显，称为子宫胎盘卒中（uteroplacental apoplexy）。此时肌纤维受血液浸渍，收缩力减弱，有可能发生产后大出血。而大量组织凝血活酶从剥离处的胎盘绒毛和蜕膜中释放进入母体血液循环，激活凝血系统并影响血供，导致多器官功能障碍。随着促凝物质不断入血，激活纤维蛋白溶解系统，产生大量的纤维蛋白原降解产物（FDP），引起继发性纤溶亢进。大量凝血因子消耗，最终导致凝血功能障碍。

微课 9-1
胎盘早期剥离的病理及类型

（三）临床表现

典型症状是阴道流血、腹痛、子宫收缩和子宫压痛。出血特征为陈旧性不凝血，大多数发生在妊

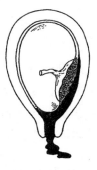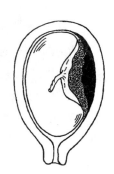

（a）显性剥离　　　　（b）隐性剥离

图9-4　胎盘早剥的类型

娠 34 周以后。往往胎盘早剥的严重程度与阴道出血量不相符。后壁胎盘的隐性剥离多表现为腰背部疼痛，子宫压痛可不明显。部分胎盘早剥伴有宫缩，但宫缩频率高、幅度低，间歇期也不能完全放松。

早期表现通常是胎心率首先发生变化，宫缩间歇期子宫呈高张状态弛缓欠佳。触诊时子宫张力增大，宫底增高，严重时子宫呈板状，压痛明显，胎位触诊不清，胎心率改变或消失。随着剥离面增大，病情逐级加重，孕妇可迅速发生休克、凝血功能障碍甚至多器官功能损害。

临床上可应用胎盘早剥分级标准（表 9-1）对病情进行评估。

表 9-1 胎盘早剥分级标准

分级	临床特征
0 级	胎盘后有小凝血块，但无临床症状；分娩后回顾性产后诊断
Ⅰ 级	外出血，子宫软，无胎儿窘迫
Ⅱ 级	胎儿宫内窘迫或胎死宫内
Ⅲ 级	产妇出现休克症状，伴或不伴 DIC

（四）对母儿的影响

1. 对母体的影响

（1）弥散性血管内凝血（DIC）：胎盘早剥是妊娠期发生凝血功能障碍最常见的原因。大量组织凝血活酶从剥离处的胎盘绒毛和蜕膜中释放，进入母体血液循环，激活凝血系统，可导致 DIC。临床表现为皮肤、黏膜或注射部位出血，阴道出血不凝或仅有软凝血块，甚至发生血尿、呕血等。DIC 病死率较高，应高度重视，积极预防。

（2）产后出血：产后子宫收缩乏力及凝血功能障碍均可导致产后出血。表现为胎盘娩出后发生大量阴道出血，血液常不凝固，检查时发现宫底不清，子宫轮廓不明显，产妇可出现失血性休克和多脏器功能衰竭。

（3）急性肾衰竭：胎盘早剥大量出血使肾血流灌注受损，引起肾皮质或肾小管缺血坏死，胎盘早剥多伴发妊娠期高血压疾病等血管病变，肾内小动脉痉挛、狭窄，肾缺血导致肾衰竭。

（4）羊水栓塞：胎盘早剥时，剥离面的子宫血窦开放，羊水栓塞发生率增加。

2. 对胎儿及新生儿的影响　胎盘早剥出血可引起胎儿急性缺氧，胎儿宫内死亡率、早产率、新生儿窒息率明显增高。胎盘早剥新生儿还可遗留神经系统发育缺陷等后遗症。

（五）处理原则

胎盘早剥的处理原则为早期识别，积极纠正休克，及时终止妊娠，控制 DIC，减少并发症。根据孕周、胎盘早剥的严重程度、有无并发症、宫口开大情况、胎儿宫内状况决定治疗方案。

1. 纠正休克　迅速补充血容量是纠正失血性休克的关键，应积极输血、补液维持血液循环系统的稳定。根据血红蛋白的值选择血制品类型，使血红蛋白维持在 100 g/L，红细胞压积 > 30%，尿量 > 30 mL/h。有 DIC 者尽早纠正凝血功能障碍。

2. 终止妊娠　一旦确诊 Ⅱ、Ⅲ 级胎盘早剥，应及时终止妊娠。0 ~ Ⅰ 级胎盘早剥的孕妇若妊娠 20 ~ 34^{+6} 周，一般情况良好，可保守治疗延长孕周，孕 35 周前应用糖皮质激素促胎肺成熟。密切监测胎盘早剥情况，权衡孕妇及胎儿的风险选择分娩时机。一旦出现明显阴道流血、子宫张力高、凝血功能障碍及胎儿窘迫，立即终止妊娠。

（1）阴道分娩：适用于 0～Ⅰ 级胎盘早剥孕妇，一般情况较好，病情较轻，以外出血为主，宫口已开大，估计短时间内能结束分娩者。

（2）剖宫产：适用于以下情况：

1）Ⅰ级胎盘早剥，出现胎儿窘迫征象者。

2）Ⅱ级胎盘早剥，孕 32 周以上，胎儿存活，不能在短时间内分娩者。

3）Ⅲ级胎盘早剥，孕妇病情恶化，胎死宫内不能立即分娩者。

4）破膜后产程无进展者。当产妇病情加重危及生命时，无论胎儿是否存活，均应立即行剖宫产术。

3. 并发症处理

（1）产后出血：胎儿娩出后立即给予宫缩剂，促进胎盘剥离，持续按摩子宫。预防 DIC，若有不能控制的出血或无血凝块，按照凝血功能障碍处理。可应用子宫压迫止血、动脉结扎、动脉栓塞、子宫切除等控制出血。

（2）凝血功能障碍：在迅速终止妊娠，阻断促凝物质继续进入母体血液循环的同时，纠正凝血机制障碍。补充血容量和凝血因子，及时、足量输入同等比例的红细胞悬液、血小板和血浆，或酌情输入冷沉淀，补充纤维蛋白原。还可应用肝素，阻断 DIC 的发展。

（3）肾衰竭：若产妇在改善休克后尿量仍 < 17 mL/h 或 < 100 mL/24 h，可给予利尿药，如呋塞米注射液 20～40 mg 静脉注射，必要时可重复用药。短期内尿量不增加且肾功能检查异常，提示肾衰竭者，考虑行透析治疗。

（六）健康评估

1. 健康史　询问孕妇一般情况和妊娠情况，有无外伤史及妊娠期高血压疾病、胎盘早剥等病史。

2. 身体状况　当孕妇出现胎盘早剥的症状时，如突然发生持续性腹痛和（或）腰酸、腰痛，阴道流血，应立即评估其血压、心率、尿量、阴道出血量及有无胎心率异常，并及时报告医生。

3. 心理社会状况　胎盘早剥的病情凶险，孕妇及家属常因担心母儿安危而紧张、焦虑。

4. 辅助检查

（1）B 型超声检查：可协助了解胎盘部位及胎盘早剥的类型，明确胎儿情况。典型的超声图像显示胎盘异常增厚，胎盘与子宫壁之间出现边缘不清楚的液性低回声区或胎盘边缘"圆形"裂开。但超声检查无异常发现也不能完全排除胎盘早剥（表 9-2）。

（2）胎心监护：用于判断胎儿宫内状况，可出现胎心基线变异消失、胎心率减慢、变异减速、晚期减速、正弦波形等。

（3）实验室检查：主要监测孕产妇的贫血程度、凝血功能、肝肾功能及电解质等，DIC 筛选实验结果可疑者进一步做纤溶系统确诊试验，以便及时发现 DIC。血纤维蛋白原 < 250 mg/L 为异常。

（七）常见护理诊断／问题

1. 潜在并发症　胎儿窘迫、DIC、产后出血、急性肾衰竭及羊水栓塞等。

2. 有外周组织灌注无效的风险　与胎盘剥离造成的大出血有关。

3. 恐惧　与担心胎儿和自身安危有关。

表 9-2　胎盘早剥与前置胎盘、先兆子宫破裂的鉴别诊断

	胎盘早剥	前置胎盘	先兆子宫破裂
病史	伴妊娠期高血压疾病、原发性高血压、外伤等	多次人流、分娩史	梗阻性分娩、剖宫产史
腹痛	突发剧烈腹痛	一般无腹痛	强烈宫缩、阵发性腹痛
出血	隐性或阵发性出血，贫血程度与阴道出血量不符	反复出血，贫血程度与阴道出血量一致	少量阴道流血或血尿
子宫	硬如板状、压痛，子宫较孕周大，宫底不断上升	子宫软、压痛，子宫与孕周相符	子宫下段压痛，病理性缩复环
胎儿	胎儿窘迫或死亡	一般无胎儿窘迫	多有胎儿窘迫
胎盘	母体面有血凝块及压迹	母体面有血凝块及压迹，胎膜破口距胎盘边缘 < 7.0 cm	无特殊变化
B 型超声	胎盘后有血肿、位置正常	胎盘位于子宫下段或覆盖子宫颈口	无特殊变化
实验室检查	血红蛋白进行性下降、血小板减少、凝血酶原时间延长、血纤维蛋白原下降	血红蛋白正常或下降	无特殊变化

（八）护理目标

1. 产妇未出现并发症或并发症及时发现并处理。
2. 产妇出血及时控制，生命体征稳定在正常范围。
3. 产妇恐惧感减轻，积极配合治疗与护理。

（九）护理措施

1. 纠正休克　监测孕产妇生命体征，迅速建立静脉通路，备血，遵医嘱给予补液，输注红细胞、血浆、血小板等积极补充血容量，维持血液循环系统的稳定。取侧位，吸氧，保暖等。

2. 监测胎儿宫内情况　持续监测胎心以判断胎儿宫内情况。严密观察孕产妇生命体征，特别注意有无休克征象。对于有外伤史的孕妇，疑有胎盘早剥时，应至少行 4 h 的胎心监护，以早期发现胎盘早剥。

3. 病情观察　密切观察生命体征，注意宫底高度、子宫压痛、子宫壁的紧张度、阴道流血量及颜色。如出现腹痛剧烈，子宫硬如板状，宫缩无间歇，宫底上升，腹围增大，胎心音及胎位不清等表现，提示隐性出血，病情严重，应配合医生紧急处理。观察有无皮肤、黏膜或注射针孔出血，鼻出血，牙龈出血，咯血、呕血或阴道流血不凝等出血倾向。观察有无少尿或无尿症状，是否存在急性肾衰竭。

4. 分娩期护理　密切观察孕妇心率、血压、宫缩、阴道流血情况，监测胎心。阴道分娩者，行人工破膜使羊水缓慢流出，腹部包裹腹带压迫胎盘使其不再继续剥离，遵医嘱静脉滴注缩宫素以缩短第二产程。产程中密切观察子宫底高度，全程行电子胎心监护监测胎儿宫内状况。做好阴道助产和新生儿抢救准备。一旦发现病情加重或出现胎儿窘迫征象，应配合医生行紧急剖宫产术。当病情危重，医生决定行剖宫产术终止妊娠时，迅速做好术前准备和术中配合。剖宫产取出胎儿与胎盘后，立即宫体注射强宫缩剂并按摩子宫。若发现子宫胎盘卒中，经上述处理

同时给予热盐水纱垫湿热敷子宫，多数子宫收缩可转佳。若子宫仍不收缩，发生 DIC 或无法控制的大量出血，应快速输注血液和凝血因子，并做好子宫切除术准备。

5. 产褥期管理　密切观察生命体征、宫缩、恶露、伤口愈合情况。更换消毒会阴垫，保持会阴清洁，防止感染。指导产妇加强营养，纠正贫血。根据产妇身体状况给予母乳喂养指导。死产者及时给予退乳措施。

6. 心理护理　胎盘早剥孕妇入院时情况危急，孕妇及其家属会表现出不同程度的焦虑、无助，应稳定其情绪，解答疑问，介绍医疗护理措施的目的、操作过程和所需要的配合。对于胎儿死亡或遭受子宫切除的产妇提供情感支持，多陪伴产妇，帮助其接受现实。

7. 健康教育　定期孕期检查，预防并积极治疗妊娠期高血压疾病、慢性高血压、慢性肾炎等疾病；妊娠晚期鼓励孕妇适当活动，避免长时间仰卧；腹痛及阴道出血者需及时就诊。

（十）护理评价

1. 孕产妇出血能及时控制，生命体征稳定在正常范围。
2. 能及时发现孕产妇的并发症并处理。
3. 孕产妇恐惧感减轻，能积极配合治疗与护理。

第五节　胎膜早破

情境导入

李女士，28 岁，G_1P_0，孕 36 周，发现阴道持续流液 3 h 入院。无腹痛，查体可见宫颈口有液体流出，测试液体 pH＞7，干燥后涂片可见羊齿植物叶状结晶。孕妇及家属非常担心，不断询问是否会影响胎儿。

请思考：

1. 该孕妇目前最可能的情况是什么？
2. 此时的护理措施有哪些？

胎膜早破（premature rupture of membranes，PROM）是指胎膜在临产前发生自发性破裂。根据发生时间可分为两类：妊娠达到及超过 37 周发生者称为足月胎膜早破，在足月单胎中发生率约为 8%；未达到 37 周发生者称未足月胎膜早破（preterm PROM，PPROM），是早产的主要原因之一，发生率在单胎妊娠中为 2%~4%，在双胎妊娠中为 7%~20%。胎膜早破可引起早产、胎盘早剥、羊水过少和脐带脱垂等，孕产妇及胎儿感染率和围产儿病死率显著升高。胎膜早破孕周越小，围产儿预后越差。

（一）病因与发病机制

胎膜早破常是多因素相互作用的结果，一般认为与以下因素有关：

1. 生殖道感染　是胎膜早破的主要原因。细菌、衣原体或病毒上行感染可引起胎膜炎，使胎膜局部抗张力下降而破裂。

2. 胎膜受力不均　头盆不称、胎位异常可使胎膜受压不均而破裂。宫颈功能不全，前羊膜囊楔入而受压不均，也可导致胎膜早破。

3. 羊膜腔压力增高　宫腔压力过高，覆盖于宫颈内口的胎膜为薄弱环节，容易发生破裂。常见于多胎妊娠、羊水过多等。

4. 营养因素　孕妇铜、锌及维生素等缺乏，会影响胎膜的胶原纤维、弹力纤维合成，易引起胎膜早破。

5. 其他　有 PROM 既往史、子宫颈长度短、妊娠中晚期出血、体重指数低、腹腔内压力突然增加（剧烈咳嗽、排便困难）、撞击腹部或妊娠晚期性生活频繁等均有可能导致胎膜早破。

（二）临床表现

典型症状是孕妇突感液体从阴道流出或无控制地"漏尿"，腹压增加时流液量增多，可混有胎脂或胎粪。阴道排液与胎膜破裂位置、孕妇体位变动、活动与否有关。排液通常为持续性，持续时间不等，开始量多然后逐渐减少，无腹痛等其他分娩的先兆。足月胎膜早破时检查触不到前羊水囊。少数孕妇仅感觉到外阴较平时潮湿。

（三）对母儿的影响

1. 对母体的影响　破膜后，阴道内的病原微生物易上行感染，宫内感染的风险随着破膜时间延长和羊水量减少而增加。绒毛膜羊膜炎是 PROM 的主要并发症，若孕妇体温升高（≥37.8℃），同时伴有阴道分泌物异味、白细胞计数≥15×10^9/L、心率≥100 次/分、胎心率≥160 次/分、宫底有压痛这些表现中的任何一项，应考虑绒毛膜羊膜炎。胎膜早破后宫腔压力改变，有时可引起胎盘早剥。

2. 对胎儿的影响　胎膜早破主要是诱发早产，由于早产儿不成熟及宫内感染，可导致各种并发症。羊水过多或胎先露未衔接者破膜时可引起脐带脱垂，以及继发羊水过少、脐带受压，均可致胎儿窘迫。如破膜时间长于 4 周，羊水持续过少，可出现胎儿宫内受压，表现为铲形手、弓形腿等。

（四）处理原则

1. 足月胎膜早破　评估母胎状况，有无胎儿窘迫、绒毛膜羊膜炎、胎盘早剥、脐带脱垂、胎位异常、母体合并症等。无阴道分娩禁忌证的足月胎膜早破孕妇，宜在破膜后 2~12 h 内积极引产，首选缩宫素静脉滴注。破膜超过 12 h 可预防性应用抗生素。有剖宫产指征者，行剖宫产终止妊娠。

2. 未足月胎膜早破　依据孕周、母胎状况、当地的医疗水平及孕妇和家属意愿进行综合决策。

（1）期待疗法

1）妊娠 24~27^{+6} 周的孕妇根据母胎状况、当地医疗水平及孕妇意愿决策，要求保胎者，应充分告知期待治疗过程中的风险。

2）妊娠 28~33^{+6} 周的孕妇，若无继续妊娠的禁忌证，可期待治疗至 34 周以上。

促胎肺成熟：妊娠 <35 周的 PPROM 孕妇，应给予糖皮质激素治疗。

预防感染：应及时预防性应用抗生素，可有效延长孕周，减少绒毛膜羊膜炎和新生儿感染的发生率。通常 5~7 日为一个疗程。B 族链球菌检测阳性者，青霉素为首选药物。

抑制宫缩：妊娠 <34 周者，可给予宫缩抑制剂 48 h，配合完成糖皮质激素的促胎肺成熟治

疗或宫内转运。常用抑制宫缩的药物详见第七章第三节"早产"。

（2）终止妊娠

1）妊娠＜24周的PPROM，由于胎儿存活率极低，母胎感染风险大，建议引产终止妊娠。

2）妊娠34～36⁺⁶周的PPROM，可选择期待疗法或立即终止妊娠。

3）无论任何孕周，在期待治疗中若发现胎儿监护异常、羊膜腔感染、胎盘早剥，均应立即终止妊娠。可综合考虑孕周、胎方位、早产儿存活率、有无羊水过少和绒毛膜羊膜炎，胎儿能否耐受宫缩等因素选择分娩方式。

（五）护理评估

1. **健康史** 准确核实孕周。询问孕妇一般情况和孕育情况，有无创伤、宫颈内口松弛病史。评估孕妇有无感染、多胎妊娠、羊水过多、头盆不称或胎盘早剥等合并症或并发症。评估胎儿大小、胎方位、有无胎儿窘迫或畸形等。

2. **身体状况**

（1）症状：主诉阴道口有液体流出或外阴湿润。量多少不一，因破口大小和位置高低而异。若破口大，位置低，可有大量液体从阴道流出；若破口小，位置高，可间断有液体流出。

（2）体征：阴道检查时触不到前羊膜囊，上推胎头时流液量增多。羊膜腔感染时，胎儿心率加快，子宫有压痛。

3. **心理社会状况** 突然发生不可控制的阴道流液，孕妇及家属会感到惊慌失措，担心胎儿及孕妇的安慰而产生紧张和焦虑情绪。

4. **辅助检查**

（1）阴道窥器检查：应用无菌窥器，可见液体自宫颈口流出或后穹隆有较多积液，有时可见胎脂样物质。阴道检查会增加感染风险，除非孕妇即将分娩，应避免使用。

（2）阴道液 pH 检查：正常妊娠阴道液 pH 为 4.5～6.0，羊水 pH 为 7.0～7.5，用试纸测试阴道液，pH≥6.5 视为阳性，胎膜早破的可能性极大。注意血液、宫颈黏液、尿液、精液等污染均可使测试出现假阳性。破膜时间长，假阴性率增高。

（3）阴道液涂片检查：取阴道后穹隆积液置于载玻片上，阴道液干燥片检查见羊齿植物叶状结晶为羊水。

（4）B 型超声检查：有助于判断胎儿发育大小、羊水量、胎盘功能、宫颈变化等。

（5）生化检查：测定胰岛素样生长因子结合蛋白 –1、胎盘 α 微球蛋白 –1，敏感性和特异性较高，主要用于难确诊的可疑 PROM 孕妇。

（六）常见护理诊断 / 问题

1. **潜在并发症** 脐带脱垂。
2. **有感染的危险** 与胎膜破裂后易造成羊膜腔内感染有关。
3. **焦虑** 担心自身和胎儿的安危。

（七）护理目标

1. 未发生脐带脱垂等并发症或及时发现并得到处理。
2. 孕妇体温、血象正常，未发生感染。
3. 孕妇情绪稳定，积极配合治疗和护理。

（八）护理措施

1. 病情监测

（1）监测孕妇的生命体征，羊水量，胎动，阴道流液的性状、颜色、气味等，注意有无子宫紧张性压痛、阴道分泌物异常、胎盘早剥、绒毛膜羊膜炎或临产征象。定期进行白细胞计数和C反应蛋白测定，了解是否存在感染。保胎时间长者可以考虑行宫颈分泌物培养和中段尿培养，及时发现绒毛膜羊膜炎。

（2）胎儿状况可采用电子胎心监护进行动态评估。

（3）临产后密切观察宫缩、宫口开大、胎先露下降等产程进展情况。

2. 预防并发症

（1）未足月胎膜早破、臀先露或头先露高浮者，嘱孕妇卧床休息，取侧卧位，臀部垫高。

（2）勿刺激乳头和腹部。

（3）避免不必要的阴道检查，必要时可在消毒下用无菌窥器检查宫颈。

（4）保持外阴清洁，放置吸水性好的消毒会阴垫于臀下并勤更换，每日擦洗会阴2次，防止上行性感染。

（5）注意预防孕妇卧床过久导致的一些并发症，如血栓形成、肌肉萎缩等。

3. 处理与配合

（1）为分娩做准备：对于未足月胎膜早破者，当早产不可避免时，应做好分娩的准备，根据病情需要选择合适的分娩方式。无明确剖宫产指征时可阴道试产，产程中密切注意胎心变化，分娩过程中不必常规会阴切开和预防性产钳助产。无论何种方式分娩，均应避免胎头娩出过快，做好新生儿复苏的准备。

（2）遵医嘱给予药物治疗

1）对于未足月胎膜早破者，遵医嘱给予抑制宫缩药物，如硫酸镁、利托君等。研究提示孕32周前有分娩风险孕妇应用硫酸镁可以降低存活儿的脑瘫率。利托君使用时可使母胎心率加快、血钾下降、血糖增高、水钠潴留等，应密切观察用药反应，监测生命体征和血糖，必要时行母亲及胎儿心电监护。

2）对于引产者，可根据医嘱静脉滴注缩宫素以诱发宫缩。

3）遵医嘱予抗生素预防感染，观察用药效果及不良反应。

4. 心理护理　了解孕妇心理状况和社会支持情况。告知孕妇羊水生成的机制和胎膜早破的发病规律，以减少不必要的担心。引导胎膜早破的孕妇和家属讲出其担忧的问题及心理感受，将分娩过程及所采取的治疗方案向其说明，以缓解其焦虑心理。

5. 健康教育

（1）讲解胎膜早破对母儿的影响，使孕妇重视妊娠期卫生保健。嘱孕妇妊娠晚期禁止性生活，不宜过度劳累，避免腹压突然增加。

（2）积极预防与治疗生殖道感染。

（3）指导孕妇加强营养，注意维生素、锌、铜、钙的补充。

（4）宫颈内口松弛者，于妊娠12~14周行宫颈环扎术。

（九）护理评价

1. 母婴结局良好。

2. 孕妇体温、血象正常，未发生严重感染。

3. 孕妇焦虑减轻。

第六节　羊水量异常

情境导入

　　李女士，25 岁，G_1P_0。现妊娠 32 周，腹胀、行动稍困难 2 周。检查见孕妇半卧位，腹部膨隆。宫底剑突下 2 指，宫高 32 cm，腹围 100 cm，胎心 140 次 / 分，遥远，胎位不清。

请思考：

1. 本病例最可能的诊断是什么？

2. 需要做哪些辅助检查以明确诊断？

3. 该疾病对孕妇和胎儿有哪些影响？

　　正常妊娠时羊水的产生与吸收处于动态平衡中。若羊水产生和吸收失衡，将导致羊水量异常发生。

一、羊水过多

　　妊娠期间羊水量超过 2 000 mL，称为羊水过多（polyhydramnios）。发生率为 0.5% ~ 1%。羊水量在数日内急剧增多，称为急性羊水过多；羊水量在数周内缓慢增多，称为慢性羊水过多。

（一）病因与发病机制

　　羊水过多病因复杂，约 1/3 羊水过多原因不明，称为特发性羊水过多。2/3 羊水过多可能与胎儿结构异常、妊娠合并症和并发症等因素有关。

　　1. 胎儿异常　引起羊水过多的主要因素，18% ~ 40% 的羊水过多伴有胎儿畸形，特别是先天性神经系统异常和消化道异常。神经系统异常主要是无脑儿、脊柱裂等神经管缺陷。消化系统畸形主要是消化道闭锁，如食管闭锁、十二指肠闭锁或狭窄等，使胎儿不能吞咽羊水，导致羊水积聚而发生羊水过多。此外，腹壁缺陷、膈疝、心脏结构异常、胎儿脊柱畸胎瘤，以及新生儿先天性醛固酮增多症等代谢性疾病也是引起羊水过多的原因。

　　2. 妊娠合并症　妊娠合并糖尿病、母儿 Rh 血型不合、胎儿免疫性水肿、重度贫血等疾病，均可导致羊水过多。

　　3. 多胎妊娠　双胎妊娠并发羊水过多约为单胎妊娠的 10 倍。单绒毛膜双胎胎盘动静脉吻合，易并发双胎输血综合征，受血儿血容量过多，尿量增加，导致羊水过多。

　　4. 胎盘脐带病变　胎盘绒毛血管瘤直径 > 1 cm 时，15% ~ 30% 合并羊水过多。巨大胎盘、脐带帆状附着也可导致羊水过多。

（二）临床表现及分类

　　羊水过多引起子宫异常增大。子宫腔内压力增加，子宫张力增高。同时增大的子宫压迫邻近的脏器等是羊水过多的主要临床表现。

1. 急性羊水过多　较少见，多发生在妊娠 20～24 周。在数日内宫体急剧增大，产生一系列压迫症状。主要表现为呼吸困难，胸闷气急，不能平卧；腹壁张力增加，感到腹部胀痛；腹壁皮肤变薄，皮下静脉清晰可见。巨大的子宫向后压迫双侧输尿管，同时由于大量液体聚集于羊膜腔，孕妇出现少尿。子宫压迫下腔静脉，血液回流受阻，下腹部、下肢及外阴严重水肿。腹部检查发现子宫大于妊娠周数，子宫张力增加，触诊扪不到胎儿，听诊胎心遥远。

2. 慢性羊水过多　较多见，常发生在妊娠晚期。羊水增多速度缓慢，常在数周内出现，且羊水量为轻度或中度增多，孕妇能够耐受逐渐增大的子宫，压迫症状较轻，孕妇往往无明显不适。腹部查体与急性羊水过多相似。

（三）对母儿的影响

1. 对母体的影响　羊水过多时子宫张力增高，影响孕妇休息而使得血压升高，严重者可引起孕妇心力衰竭。胎膜早破、早产发生率增加。当胎膜破裂时，大量的羊水突然排出，导致宫腔压力骤降，胎盘的子面和母面的压力不平衡，使胎盘母面的血管破裂导致胎盘早剥。羊水过多者子宫较大，子宫肌纤维过度伸展，当羊水突然减少时，平滑肌细胞不能有效收缩，导致宫缩乏力，胎儿娩出后，易引起产后出血。此外，羊水过多者的胎位异常发生率增加，以致剖宫产率升高。

2. 对胎儿的影响　胎位异常发生率增多。破膜时大量羊水流出可引起脐带脱垂、胎儿窘迫及早产。早产儿发育不成熟，围生儿死亡风险增加。

（四）处理原则

根据胎儿有无畸形、孕周大小、羊水过多的程度及孕妇自觉症状的严重程度而定。轻度羊水过多若不伴有其他合并症，可在 39～39^{+6} 周终止妊娠；对于中、重度羊水过多，应采取个体化处理。中、重度羊水过多合并胎儿畸形的概率较高，胎儿应在三级医疗机构分娩。

1. 羊水过多合并胎儿结构异常　如为严重的胎儿结构异常应及时终止妊娠，方法包括以下两种：

（1）人工破膜引产术：采用高位破膜，使羊水以每小时 500 mL 的速度缓慢流出，一次放羊水量不超过 1 500 mL，以免宫腔内压力骤减引起胎盘早剥。如果破膜过程不慎胎膜破口过大，羊水大量涌出，应以手堵住宫口，或垫高臀部，以减缓流速。破膜放羊水过程中注意血压、心率、呼吸及阴道流血情况。放羊水后，腹部放置沙袋或加腹带包扎以防休克。破膜后 12 h 仍无宫缩，可静脉滴注缩宫素诱发宫缩。

（2）依沙吖啶引产：慢性羊水过多的孕妇，一般情况尚好，无明显心肺压迫症状，可采用经腹羊膜腔穿刺，放出适量羊水（1 000 mL 左右）后注入依沙吖啶引产。

2. 羊水过多合并正常胎儿　积极寻找病因，治疗原发病。根据羊水过多的程度与胎龄采取相应的处理方法。若妊娠足月，胎儿成熟，可终止妊娠，但羊水过多不是剖宫产指征。若孕周较小，胎儿尚未成熟，应在密切监护下继续妊娠。

（1）前列腺素合成酶抑制剂（吲哚美辛）：该药通过抑制胎儿排尿使羊水量减少。用药期间每周做 1 次 B 型超声动态监测羊水量变化情况。吲哚美辛可引起胎儿动脉导管狭窄或过早关闭，不宜长时间应用，妊娠 > 32 周者也不宜使用。

（2）经腹羊膜腔穿刺放羊水：羊膜腔穿刺的指征是羊水过多引起子宫张力增高及腹痛，或增大的子宫压迫引起呼吸困难。治疗目的是暂时缓解孕妇的压迫症状，争取时间促胎肺成熟；同时获取羊水检测卵磷脂 / 鞘磷脂（L/S）比值，判断胎肺成熟度。术前行 B 超检查或术中 B 超引导以确定穿刺点，尽量避开胎盘附着的部位，并且穿刺能到达羊水池。术中要求无菌操作，术后 B 超检查，排除胎盘早剥，且密切观察孕妇的生命体征。

如果羊水反复增加且症状严重，妊娠大于 34 周，胎肺已成熟，可考虑终止妊娠。如果胎肺不成熟，可在促胎肺成熟后引产。

无论选用何种方式放羊水，均应从腹部固定胎儿为纵产式，严密观察宫缩，注意有无胎盘早剥症状与脐带脱垂的发生，并预防产后出血。

（五）护理评估

1. 健康史　询问孕妇一般情况和孕育情况，评估有无糖尿病、高血压、母儿血型不合、多胎妊娠等病史，了解有无畸胎病史。

2. 身体状况　妊娠期子宫迅速增大，胎位不清时，要考虑羊水过多。羊水过多时应排除双胎、胎儿畸形、巨大儿、腹水、妊娠合并巨大卵巢囊肿等可能。观察孕妇的生命体征，定期测量宫高、腹围和体重，判断病情进展，了解孕妇有无羊水过多引起的症状，及时发现并发症。观察胎心、胎动及宫缩，及早发现胎儿宫内窘迫及早产的征象。

3. 心理社会状况　孕妇既担心自己的健康又担心胎儿的安危而产生紧张和焦虑的情绪。

4. 辅助检查　B 型超声检查是诊断羊水过多的重要方法，不仅能够测量羊水量，还可以了解有无胎儿畸形、双胎妊娠等情况。

B 型超声诊断羊水过多的标准：①羊水最大暗区垂直深度（AFV）：AFV≥8 cm 诊断为羊水过多。其中 AFV 8～11 cm 为轻度羊水过多，12～15 cm 为中度羊水过多，＞15 cm 为重度羊水过多。②羊水指数（AFI）：是目前最常用的方法。具体方法：孕妇平卧，头部抬高 30°，以孕妇脐部为中心，将子宫分成左上、右上、左下和右下 4 个象限，4 个象限的羊水最大暗区垂直深度之和为 AFI。AFI≥25 cm 诊断为羊水过多。其中 AFI 25～35 cm 为轻度羊水过多，36～45 cm 为中度羊水过多，＞45 cm 为重度羊水过多。超声检查除确诊是否有羊水过多外，还需要注意筛查胎儿有无发育异常，尤其是消化系统畸形和神经管畸形。

（六）常见护理诊断 / 问题

1. 潜在并发症　胎膜早破、胎盘早剥、脐带脱垂等。
2. 舒适度减弱　与子宫过度膨胀导致呼吸困难有关。
3. 焦虑　与担心母儿安全及胎儿畸形有关。

（七）护理目标

1. 母儿未发生因护理不当而导致的受伤。
2. 孕妇的呼吸困难得到改善。
3. 孕妇情绪稳定，积极配合治疗和护理。

（八）护理措施

1. 一般指导
（1）营养：指导孕妇低盐饮食，多食水果、蔬菜，保持大便通畅，以防用力排便时导致胎膜破裂。

（2）休息：指导孕妇注意休息，休息时抬高水肿的下肢，增加静脉回流，减少压迫。有呼吸困难、心悸、腹胀等症状的孕妇取半卧位为宜，必要时给予特制的托腹带。如胎膜破裂尚未入盆，嘱孕妇卧位休息，防止脐带脱垂。

（3）孕妇自我监测：教会孕妇自我监测胎动情况，若出现体重剧增、胎动异常、腹痛、阴道流血或流液及压迫症状等异常情况，应及时来院就医。

2. 监测与管理

（1）孕前管理：既往有不良妊娠史者应积极查明病因，针对病因防治。因胎儿畸形引产者需避孕 3~6 个月后方可再次受孕，受孕前进行遗传咨询及产前诊断，加强孕期保健，并按高危妊娠进行监护。

（2）妊娠期监护：定期监测宫高、腹围、体重，每 1~2 周超声检查评估羊水量、胎儿宫内情况及胎儿成熟度。

（3）分娩期监护：密切观察生命体征、胎心、宫缩及阴道流液与出血的情况，警惕脐带脱垂和胎盘早剥的发生。

3. 处理与配合

（1）羊膜腔穿刺术的配合：向孕妇及家属讲解穿刺的目的及过程，取得知情同意。协助做好术前准备，严格无菌操作，配合医生完成羊膜腔穿刺术。放羊水过程中严密观察孕妇生命体征、胎心率、宫缩、阴道流血等情况，及时发现胎盘早剥征象并且配合处理。

（2）遵医嘱给宫缩抑制剂预防早产，给抗生素预防感染。

4. 终止妊娠的配合

（1）高位人工破膜，用穿刺针刺破胎膜 1~2 个小孔，使羊水缓慢流出，防止胎盘早剥、脐带脱垂、血压骤降与休克。

（2）人工破膜时注意从腹部固定胎儿为纵产式。

（3）监测母胎情况，严密观察羊水颜色、量，胎心音，孕妇的血压、心率、呼吸变化及阴道流血情况。

（4）若破膜后出现子宫收缩乏力，可静脉滴注低浓度缩宫素加强宫缩，密切观察产程。

（5）胎儿娩出后及时应用宫缩剂，预防产后出血的发生。产妇腹部放置沙袋，仔细检查胎儿有无畸形，胎盘、胎膜和脐带有无异常，详细记录。

5. 心理护理　主动、耐心与孕妇及其家属讲解羊水过多的有关知识、注意事项。鼓励孕妇家人陪伴，并给予心理支持。教会孕妇放松技巧，如听音乐、看书，以保持情绪平和，缓解焦虑。

6. 健康教育　指导孕妇再次受孕时接受遗传咨询与产前检查，进行高危监护。

（九）护理评价

1. 母儿未发生因护理不当而导致的受伤。

2. 孕妇的呼吸困难得到改善。

3. 孕妇情绪稳定，积极配合治疗和护理。

二、羊水过少

妊娠晚期羊水量少于 300 mL 者，称为羊水过少（oligohydramnios）。羊水过少的发病率为

0.4%~4.0%。羊水过少严重影响围生儿结局，羊水量少于 50 mL，围生儿病死率高达 88%。

（一）病因与发病机制

羊水生成及其循环机制尚未完全阐明。羊水过少主要与羊水产生减少或羊水外漏增加有关。临床多见于下列情况：

1. 胎儿畸形　以胎儿泌尿系统畸形为主，如 Meckel-Gruber 综合征、Prune-Belly 综合征、胎儿先天性肾缺如、肾小管发育不全、输尿管或尿道梗阻、膀胱外翻等引起少尿或无尿，导致羊水过少。染色体异常、脐膨出、膈疝、法洛四联症、水囊状淋巴管瘤、小头畸形、甲状腺功能减低等也可引起羊水过少。

2. 胎盘功能减退　过期妊娠、胎儿生长受限或者胎盘退行性变时导致胎盘功能减退，慢性缺氧引起胎儿血液循环重新分配，肾血流量下降，胎尿生成减少而致羊水过少。

3. 羊膜病变　某些原因不明的羊水过少与羊膜通透性改变、炎症、宫内感染有关。胎膜在羊水的平衡中有重要作用，当出现胎膜病变时，液体和物质交换受到限制，可能是羊水过少的原因。

4. 母体因素　母体病变使胎盘的血液灌注相对不足而致羊水过少，常见于妊娠期高血压疾病及系统性红斑狼疮等。孕妇脱水、服用某些药物，如利尿药、布洛芬、卡托普利等也可发生羊水过少。

（二）临床表现

孕妇自觉子宫增大较缓慢，胎动时常感腹痛，胎动可能减少。孕中期发生羊水过少者多合并胎儿畸形。孕晚期羊水过少，多与妊娠合并症、并发症有关，往往伴有慢性胎盘功能不全，易发生胎儿生长受限。产前检查发现子宫底高度小于同期妊娠，胎位异常发病率增加。电子胎心监护显示，NST 可呈无反应型。分娩时由于宫缩，使脐带受压加重，容易出现胎心异常，CST 显示变异减速和晚期减速；人工破膜时羊水流出少，有时呈粪染；常出现宫口扩张缓慢，产程延长。

（三）对母儿的影响

1. 对母体的影响　剖宫产率和引产率增加。

2. 对胎儿的影响　羊水过少时，围产儿发病率和死亡率明显增高，死亡原因主要是胎儿缺氧和胎儿结构异常。若羊水过少发生在妊娠早期，胎膜可与胎体粘连，造成胎儿畸形，甚至肢体短缺。若发生在妊娠中、晚期，子宫四周的压力直接作用于胎儿，容易引起胎儿肌肉骨骼畸形，如斜颈、曲背、手足畸形等。

（四）处理原则

根据胎儿是否畸形、孕周大小及羊水量多少选择治疗方案。

1. 羊水过少合并胎儿严重致死性结构异常　确诊胎儿为严重致死性结构异常应尽早终止妊娠。可选用 B 型超声引导下经腹羊膜腔穿刺注入依沙吖啶引产。

2. 羊水过少合并正常胎儿　寻找与去除病因。增加补液量，改善胎盘功能，抗感染。孕妇自测胎动，定期超声及电子胎心监护检查，评估羊水量及胎儿宫内情况。

（1）终止妊娠：妊娠晚期单纯性羊水过少与不良母儿结局相关，其中包括胎盘功能不全、胎粪吸入和脐带受压等。对于单纯性羊水过少，建议在 36~37^{+6} 周终止妊娠。若妊娠已足月，胎儿可宫外存活者，尤其是合并妊娠期高血压疾病、胎儿生长受限、胎儿窘迫等，更应积极终止妊娠。分娩方式应根据胎儿情况及产科指征决定。合并胎盘功能不良、胎儿窘迫，或破膜时羊水少且胎粪严重污染，估计短时间不能结束分娩者，应采用剖宫产终止妊娠，以降低围产儿病死率。对胎儿贮备功能尚好，无明显宫内缺氧，人工破膜羊水清亮者，可以阴道试产。试产过程中，密切观察产程进展，连续监测胎心变化，未破者尽早人工破膜，观察羊水性状，若出现胎儿窘迫征象，也应尽快剖宫产。

（2）增加羊水量期待疗法：对妊娠未足月，胎肺不成熟者，可行增加羊水量期待疗法。多采用羊膜腔灌注的方法，通过羊膜腔输液解除脐带受压，使胎心变异减速率、羊水粪染率及剖宫产率降低，提高新生儿成活率。同时应用宫缩抑制剂预防早产。

3. 胎膜早破引起的羊水过少　按胎膜早破处理（参见本章第五节胎膜早破）。

（五）护理评估

1. 健康史　询问孕妇一般情况和孕产史，了解孕妇有无妊娠期高血压疾病、糖尿病、多胎妊娠等病史，了解有无胎儿畸形生育史。

2. 身体状况　孕妇自觉子宫增大较缓慢，胎动时常感腹痛，胎动可能减少。测量孕妇的宫高、腹围、体重，羊水过少者宫高、腹围增长缓慢。了解孕妇子宫的敏感度，以及胎动情况。

3. 心理社会状况　孕妇因胎动引起疼痛及不适感，担心胎儿可能有畸形、危及自身和胎儿健康，产生焦虑、紧张情绪。

4. 辅助检查

（1）B 型超声检查：是最重要的辅助检查方法。妊娠晚期羊水最大暗区垂直深度（AFV）≤2 cm 为羊水过少，≤1 cm 为严重羊水过少。羊水指数（AFI）≤5 cm 为羊水过少。另外 B 型超声检查还能及时发现胎儿生长受限，以及胎儿肾缺如、肾发育不全、输尿管或尿道梗阻等畸形。

（2）胎儿宫内安危的评估：应用电子胎心监护及生物物理评分评价胎儿宫内状况是否良好。

（3）胎儿染色体检查：需排除胎儿染色体异常时可做羊水细胞培养，或采集胎儿脐带血细胞培养，做染色体核型分析，荧光定量 PCR 法快速诊断。

（4）羊水直接测量：破膜时以容器置于外阴收集羊水，或剖宫产时用吸引器收集羊水。羊水量少于 300 mL 即可诊断，同时观测其性状有无异常。本方法缺点是不能早期诊断。

（六）常见护理诊断 / 问题

1. 有受伤的危险（胎儿）　与胎盘功能下降及羊水过少导致脐带受压有关。
2. 焦虑　与担心胎儿畸形、早产有关。

（七）护理目标

1. 胎儿未因护理不当发生不良结局。
2. 孕妇情绪稳定，积极配合治疗和护理。

（八）护理措施

1. 一般指导
（1）营养：加强营养，同时可适当增加饮水量。

（2）休息：嘱孕妇休息时取侧卧位，改善胎盘血液供应。避免各种不良刺激，保证良好的睡眠，适度运动，积极预防胎膜早破。

（3）孕妇自我监测：指导孕妇自我监测胎动，若胎动减少（12 h 胎动次数＜10 次）或出现腹痛、流液等症状，及时就诊。

2. 监测与管理

（1）孕前管理：对育龄妇女加强优生优育宣传，指导有不良妊娠史的妇女孕前进行遗传咨询和产前筛查。

（2）妊娠期监护：定期监测宫高、腹围、体重。门诊孕妇每周行 1～2 次胎心监护和羊水量评估，并定期评估胎儿生长情况。

（3）分娩期监护：产程中密切观察产程进展情况、宫缩和胎心的变化，发现异常及时报告医生，并配合处理。及时为产妇采取分娩减痛措施。一旦破膜立即听胎心，并观察羊水量及其性状。

3. 处理与配合

（1）妊娠晚期遵医嘱给予相应治疗，观察治疗效果，发现异常及时报告医生。

（2）决定经阴道分娩者，产程中密切监测宫缩、胎心及羊水变化，应早期行人工破膜，观察羊水有无粪染，发现异常及时报告医生。

（3）对胎儿窘迫短时间不能结束分娩者，应积极行剖宫产术前准备。做好抢救新生儿的准备，新生儿均按高危儿护理，并对新生儿进行认真全面的体格检查，进一步排除有无畸形。

（4）采取期待疗法时，配合医生进行羊膜腔灌注治疗，注意严格无菌操作。灌注结束后，应注意观察有无宫缩、阴道流液、发热及腹痛等情况。遵医嘱使用宫缩抑制剂，并观察药物作用与副作用。

4. 心理护理 耐心倾听孕妇诉说，向孕妇及家属介绍羊水过少的病因，鼓励孕妇积极参与治疗和护理。对不良妊娠结局的产妇，给予情感支持。

5. 健康教育

（1）对育龄妇女应加强优生优育宣传指导，做好产前筛查工作，积极控制妊娠合并症和并发症，避免胎膜早破。

（2）指导孕妇休息时侧卧位。教会孕妇自测胎动，有异常及时就医。

（九）护理评价

1. 胎儿没有发生因护理不当产生的宫内窘迫。
2. 孕妇情绪稳定，积极配合治疗和护理。

（彭宪钗）

数字课程学习

 教学 PPT　　💬 本章小结　　✍ 自测题　　🖥 复习思考题及解析

▶▶▶ 第十章
异常分娩妇女的护理

【学习目标】

知识：

1. 掌握产力异常的类型、临床表现及处理原则。

2. 熟悉子宫收缩乏力、子宫收缩过强的病因。

3. 熟悉产道异常、胎位异常的临床表现及处理原则。

4. 了解产道异常的分类，胎位异常的类型及原因。

技能：

1. 正确运用相关知识提出异常分娩妇女的护理问题。

2. 正确采取异常分娩妇女的护理措施，运用所学知识做好健康教育。

3. 运用所学知识对产程异常进行识别及有效处理。

素质：

1. 能认识异常分娩可能对母婴造成的伤害，在工作中增强责任感，及时发现异常并进行及时处理，保障母婴安全。

2. 在处理异常分娩过程中，鼓励和安慰产妇，增强分娩效能，提供人文关怀。

3. 与医生配合默契，体现团队合作精神。及时向产妇及家属做好解释沟通，产妇及家属与医护配合好。

影响分娩的因素包括产力、产道、胎儿及精神心理因素，这些因素既相互影响又互为因果关系，任何一个或一个以上的因素发生异常，或四个因素间相互不能适应，而使分娩进程受到阻碍，称为异常分娩（abnormal labor），又称难产（dystocia）。

第一节　产　力　因　素

情境导入

王女士，36 岁，G_2P_0，孕 40 周，胎膜早破，规律宫缩 2 h 于 2：00 入院。入院时查胎心 145 次 / 分，宫缩 40 s/4 ~ 5 min，强度中等，宫口开 2 cm，S^{-2}。8：00 查宫口开大 6 cm，S^{-1}，10：00 检查宫缩欠佳，持续时间 15 ~ 20 s，间隔时间 6 ~ 7 min，宫缩高峰期宫底不硬，按压时有凹陷，宫口开大 6 cm，S^{-1}，产妇休息差，进食少……

请思考：

1. 该产妇产力有无异常？属于哪种类型？
2. 针对该产妇需采取哪些治疗及护理措施？

产力包括子宫收缩力、腹肌及膈肌收缩力和肛提肌收缩力，其中以子宫收缩力为主，子宫收缩力贯穿于分娩全过程。在分娩过程中，子宫收缩的节律性、对称性、极性不正常或收缩力的强度、频率有改变，称子宫收缩力异常，简称产力异常（abnormal uterine action）。临床上，根据宫缩强度，子宫收缩力异常分为子宫收缩乏力（简称宫缩乏力）及子宫收缩过强（简称宫缩过强）两种类型，每类又分为协调性子宫收缩异常与不协调性子宫收缩异常（图 10-1）。

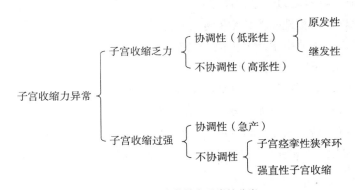

图 10-1　子宫收缩力异常的分类

一、子宫收缩乏力

（一）病因及发病机制

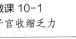

微课 10-1
子宫收缩乏力

子宫收缩乏力的常见原因有以下几个方面：

1. 头盆不称或胎位异常　当骨盆异常或胎位异常时，胎儿先露部下降受阻，不能紧贴子宫下段和宫颈内口，不能有效刺激子宫阴道神经丛引起有力的反射性子宫收缩，是继发性宫缩乏力的最常见原因。

2. 子宫肌源性因素 子宫壁过度膨胀（如多胎妊娠、巨大儿、羊水过多等），可使子宫肌纤维过度伸展，失去正常收缩力；高龄产妇、经产妇、子宫肌纤维变性及结缔组织增生影响子宫收缩；子宫肌瘤、子宫发育不良、子宫畸形等均可引起原发性宫缩乏力。

3. 精神心理因素 部分产妇对分娩存在恐惧心理，精神过度紧张，扰乱大脑皮质的功能，而且待产时间久，睡眠减少，进食少，体力消耗大，机体易疲劳，水、电解质紊乱，均可引起原发性宫缩乏力。

4. 内分泌失调 临产后，胎先露衔接异常的产妇体内雌激素、缩宫素及前列腺素、乙酰胆碱合成及释放减少，使子宫平滑肌间隙连接蛋白数量减少，缩宫素受体量减少及子宫对宫缩物质的敏感性降低，胎儿、胎盘合成与分泌硫酸脱氢表雄酮量较少，致宫颈成熟度欠佳，均可直接或间接导致子宫收缩乏力。

5. 药物影响 临产后过多地使用镇静剂、止痛剂及宫缩抑制剂等均可影响子宫收缩。

（二）临床表现

临床上子宫收缩乏力分为协调性子宫收缩乏力和不协调性子宫收缩乏力。

1. 协调性子宫收缩乏力 又称低张性子宫收缩乏力（hypotonic uterine inertia），子宫收缩仍保持原来的节律性、对称性、极性。但在收缩高峰时，宫腔内压上升甚微，通常压力 <15 mmHg，持续时间短，间歇期长且不规律，10 min 内宫缩少于 2 次。当宫缩高峰期时，宫体隆起不明显，按压宫底时肌壁有凹陷，不能使宫颈扩张，可使产程延长，甚至停滞。

根据宫缩乏力的发生时期可分为：①原发性宫缩乏力：产程一开始即出现子宫收缩乏力，宫口不能如期扩张，胎先露不能如期下降，产程延长；②继发性宫缩乏力：产程开始正常，在进展到第一产程活跃期后期或第二产程后宫缩强度减弱，使产程延长或停滞，多伴有胎位或骨盆的异常。协调性宫缩乏力多属于继发性宫缩乏力，对胎儿影响不大。

2. 不协调性子宫收缩乏力 又称高张性子宫收缩乏力（hypertonic uterine inertia）。子宫收缩失去正常的节律性、对称性，尤其是极性，宫缩的兴奋点不是起源于两侧子宫角部，而是发生在其他部位，子宫收缩波由下向上扩散，收缩波小而不规律，频率高，节律不协调。其特点是宫缩时宫底部不强，子宫下段强，间歇时子宫壁张力仍持续而不放松。这种宫缩不能使宫口如期扩张、不能使胎先露如期下降，为无效宫缩。多属于原发性宫缩乏力，需与假临产相鉴别。产妇表现为自觉宫缩强，持续腹痛，拒按，精神紧张，烦躁不安，体力消耗，严重时出现水、电解质紊乱、尿潴留、肠胀气等，同时可出现胎儿宫内窘迫。产科检查下腹部有压痛，胎位不清，胎心不规律，早期宫口扩张缓慢或停滞，胎先露部下降延缓或停滞，潜伏期延长。

3. 产程异常

（1）潜伏期延长：从临产规律宫缩开始至宫颈口扩张 4~6 cm 为潜伏期。初产妇 >20 h，经产妇 >14 h 称为潜伏期延长。

（2）活跃期异常：包括活跃期延长和活跃期停滞。

1）活跃期延长：从活跃期起点（4~6 cm）至宫颈口开全称为活跃期。活跃期宫颈口扩张速度 <0.5 cm/h 称为活跃期延长。

2）活跃期停滞：当破膜且子宫颈口扩张 ≥6 cm 后，若宫缩正常，宫口停止扩张 ≥4 h；若宫缩欠佳，宫口停止扩张 ≥6 h，称为活跃期停滞。

（3）第二产程异常：包括胎头下降延缓、胎头下降停滞和第二产程延长。

拓展阅读 10-1
关于活跃期的分界及异常处理的推荐

1）胎头下降延缓：第二产程初产妇胎头先露下降速度＜1.0 cm/h，经产妇＜2.0 cm/h，称为胎头下降延缓。

2）胎头下降停滞：第二产程胎头先露停留在原处不下降＞1 h，称为胎头下降停滞。

3）第二产程延长：初产妇＞3 h，经产妇＞2 h（硬膜外麻醉镇痛分娩时，初产妇＞4 h，经产妇＞3 h），产程无进展（胎头下降和旋转），称为第二产程延长。

（三）处理原则

1. 协调性子宫收缩乏力　先明确病因，了解宫颈扩张和胎先露下降情况，及时发现有无头盆不称与胎位异常。有头盆不称，估计无法经阴道分娩者，应及时行剖宫产术。无头盆不称、胎位异常、胎儿窘迫征象，估计能经阴道分娩者，应加强宫缩。

2. 不协调性子宫收缩乏力　调节子宫不协调性收缩，使其恢复正常节律性及极性。可给予强镇静剂哌替啶 100 mg 肌内注射，使产妇充分休息，如经充分休息后不协调性宫缩未能纠正，或伴有胎儿窘迫、头盆不称，均应行剖宫产术。若不协调性宫缩已被纠正，宫缩仍弱时，按协调性宫缩乏力加强宫缩的方法处理。应注意，在子宫收缩恢复为协调性之前，严禁应用缩宫素。

（四）护理评估

1. 健康史　评估产前检查资料，了解产妇身体状况、身高、胎儿大小及头盆关系等；还要注意询问既往病史、妊娠及分娩史。

2. 身体状况　包括：①产妇神志、体温、脉搏、呼吸、血压、心率；②产妇的精神状态、休息、进食及排泄情况；③产程进展情况，监测宫缩的节律性、对称性、极性、强度及频率的变化，区别宫缩乏力是协调性还是不协调性。协调性子宫收缩乏力者，产妇精神好，表现为宫缩软弱无力、间歇时间长、持续时间短，先露下降及子宫颈口扩张缓慢。也有表现为临产开始宫缩正常，当产程进展到某一阶段时，子宫收缩转弱，产程进展缓慢。不协调性子宫收缩乏力者，临产后就表现为持续性腹痛，烦躁不安，进食、休息均差，产妇疲乏无力。宫缩间歇期子宫壁不能完全放松，下腹部有压痛，胎位触不清，胎心不规律，严重时可出现产程停滞。

3. 心理社会状况　由于产程延长，产妇出现焦虑状态，产妇及家属对阴道分娩失去信心，担心母儿安危，通常要求手术分娩。注意观察产妇及家属的情绪表现并倾听其主诉。

4. 辅助检查

（1）多普勒胎心听诊仪或电子胎心监护：可及时发现胎心异常。

（2）阴道检查：评估宫口开大及先露下降情况，了解产程进展。

（3）实验室检查：尿液检查可出现尿酮体阳性，血液生化检查可出现钾、钠、氯及钙等电解质的改变，二氧化碳结合力降低。

（4）Bishop 宫颈成熟度评分：可以利用 Bishop 宫颈成熟度评分（表 10–1），判断引产和加强宫缩的成功率。该评分法满分为 13 分。若产妇得分≤3 分，人工破膜多失败，应用其他方法；4~6 分的成功率约为 50%；7~9 分的成功率约为 80%；≥10 分引产成功。

（五）常见护理诊断/问题

1. 疲乏　与产妇体力消耗，产程延长有关。

2. 有体液不足的危险　与产程延长、产妇体力消耗、过度疲乏影响摄入有关。

表 10-1 Bishop 宫颈成熟度评分

指标	分数			
	0	1	2	3
宫口开大（cm）	0	1~2	3~4	≥5
宫颈管消退 %（未消退为 3 cm）	0~30	40~50	60~70	≥80
先露位置（坐骨棘水平 =0）	-3	-2	-1~0	+1~+2
宫颈硬度	硬	中	软	
宫口位置	后	中	前	

（六）护理目标

1. 产妇情绪稳定，安全度过分娩期。
2. 产妇体液问题得到纠正，水、电解质达到平衡。

（七）护理措施

1. 协调性子宫收缩乏力　无论是原发性还是继发性宫缩乏力，首先应寻找原因，检查有无头盆不称或胎位异常。若发现有头盆不称，估计不能经阴道分娩者，应及时做好剖宫产术前准备。若估计可经阴道分娩者，应采取以下护理措施。

（1）第一产程

1）改善全身情况：①保证休息，消除紧张。护士 / 助产士要关心和安慰产妇，讲解分娩知识，使其了解分娩过程，消除紧张与恐惧心理，增强分娩信心。对产程长、产妇过度疲劳或烦躁不安者可按医嘱给予哌替啶 100 mg 肌内注射，使其休息后体力和子宫收缩力得以恢复。②鼓励进食，补充体能。鼓励产妇多进易消化、高热量饮食，不能进食者静脉补充营养、水分、电解质。③开展陪伴分娩。让有经验的助产士陪伴指导，同时家属陪伴在产妇身边，有利于减少因精神紧张所致的宫缩乏力。④督促排便。嘱产妇自行排尿，对排尿困难者，先行诱导排尿，无效时给予导尿。

2）加强子宫收缩：经上述处理，子宫收缩力仍弱，产程无明显进展，诊断为协调性宫缩乏力，且无胎儿窘迫、无剖宫产史者，则加强子宫收缩。加强宫缩方法有：①人工破膜：宫颈扩张 ≥3 cm，无头盆不称，胎头已衔接而产程延缓者，可行人工破膜，破膜后先露下降紧贴子宫下段和宫颈内口，引起宫缩加强，加速宫口扩张及产程进展。破膜应在宫缩间歇期进行，破膜前检查有无脐带先露，破膜后术者手指停留在阴道内，经过 1~2 次宫缩待胎头入盆后，术者再将手指取出，便于查看和处理脐带脱垂。同时应观察羊水量、性状和胎心变化。②缩宫素静脉滴注：适用于产程延长且协调性宫缩乏力、胎位正常、头盆相称、胎心良好者。原则为以最小浓度获得最佳宫缩，一般在生理盐水 500 mL 中加 2.5 U 缩宫素，使每滴液含缩宫素 0.33 mU，从 1~2 mU/min 开始（4~5 滴 / 分），根据宫缩强弱进行调整，调整间隔为 15~30 min，每次增加 1~2 mU/min 为宜，最大给药剂量通常不超过 20 mU/min（60 滴 / 分），维持宫缩时宫腔内压力达 50~60 mmHg，宫缩间隔 2~3 min，持续 40~60 s。应用缩宫素时必须有专人守护，严密观察产程进展、宫缩强度、胎心变化及血压和脉搏，并做好记录。随时调节剂量、浓度和滴速。若 10 min 内宫缩≥5 次、宫缩持续 1 min 以上或胎心率异常，应立即停止滴注缩宫素。避免因子宫收缩过强而发生子宫破裂、胎儿窘迫等严重并发症。③地西泮静脉注射：地西泮能使子宫颈平滑肌松弛，软化宫颈，促进宫口扩张，适用于宫口扩张缓慢及宫颈水肿时。常用剂量为 10 mg，缓慢静脉推注，与缩宫素联合应用效果更佳。④针刺穴位：通常针刺合谷、三阴交、太冲、关元、中极等穴位，有增强宫缩的效果。⑤刺激乳头可加强宫缩。

3）剖宫产术前准备：经上述处理，产程仍无进展，出现胎儿窘迫及产妇体力衰竭等情况时，应立即做好剖宫产术前准备。

（2）第二产程：应做好阴道助产和新生儿抢救的准备，密切观察胎心、宫缩与胎先露下降情况。若无头盆不称，于第二产程期间出现宫缩乏力时，可静脉滴注缩宫素加强宫缩，同时指导产妇配合宫缩屏气用力。母儿状况良好，胎头下降至≥+3 水平，可等待自然分娩或行阴道助产分娩；若处理后胎头下降无进展，胎头位置在≤+2 水平以上，应及时行剖宫产术。

（3）第三产程的护理：预防产后出血及感染。在胎儿前肩娩出后静脉注射缩宫素 10 U，并同时给予缩宫素 10~20 U 静脉滴注，加强子宫收缩，预防产后出血。对产程长、破膜时间久及手术产者，应给予抗生素预防感染。

（4）产后 2 h：密切观察子宫收缩、阴道流血及生命体征各项指标。指导母乳喂养，给予保暖，鼓励进食，以利于产妇体力恢复。产后 2 h 内：第 1 h，每 15 min 检查 1 次生命体征、宫缩和阴道流血情况并记录；第 2 h，每 30 min 检查并记录 1 次。注意产妇的疼痛情况和其他不适主诉。及时发现产后出血、会阴血肿等异常情况，并给予相应处理；对于高危产妇需延长观察时间至产后 4 h 或病情平稳后方可转出产房。产后 24 h 内仍为发生产后出血的高危时段。在这段时间内，需关注产妇的生命体征、阴道流血、子宫收缩情况、宫底高度、排尿情况及不适主诉，及时发现异常并处理。

2. 不协调性宫缩乏力　处理原则是调节子宫收缩，恢复正常节律性和极性。护理人员应保持亲切、关怀的态度，耐心细致地向产妇解释疼痛的原因，提供减轻疼痛的支持性措施，如鼓励呼吸运动、背部按摩或腹部画线式按摩等以减轻产妇疼痛，缓解其不适。遵医嘱给予适当的镇静剂，如哌替啶 100 mg 或地西泮 10 mg 静脉推注等，确保产妇充分休息。充分休息后不协调性宫缩多能恢复为协调性宫缩。在协调性宫缩恢复之前，严禁应用缩宫素。若宫缩仍不协调或出现胎儿窘迫征象，或伴有头盆不称、胎位异常等，应及时做好剖宫产术和新生儿抢救准备。

（八）护理评价

1. 产妇在待产和分娩过程中获得关怀和支持，情绪稳定，满足了基本需要且舒适度增加，顺利度过分娩期。

2. 产妇营养摄入正常，未发生水、电解质紊乱与酸中毒现象。

二、子宫收缩过强

（一）病因及发病机制

目前病因尚不十分明确，但与以下因素有关：

1. 急产　几乎都发生于经产妇，其主要原因是软产道阻力小。

2. 缩宫素使用不当　产妇对缩宫素过于敏感，缩宫素使用剂量过大、方法不当等。

3. 分娩发生梗阻　当胎儿过大、胎位异常等导致产道有阻力时，为了克服这种阻力而出现过强的子宫收缩。

4. 胎盘早剥 血液浸润子宫肌层，致强直性子宫收缩。

5. 其他 产妇过度疲劳、精神紧张、产程延长及粗暴地、多次宫腔内操作均可引起子宫壁某部肌肉呈痉挛性不协调性宫缩过强。

（二）临床表现

子宫收缩过强分为协调性子宫收缩过强及不协调性子宫收缩过强，后者又包括子宫痉挛性狭窄环和强直性子宫收缩。

1. 协调性子宫收缩过强 子宫收缩保持正常的节律性、对称性和极性，仅表现为子宫收缩力过强、过频。若产道无阻力，总产程 < 3 h 者称为急产（precipitate delivery），多见于经产妇。若存在产道受阻，宫缩过强可发生病理性缩复环（pathologic retraction ring），甚至子宫破裂。

2. 不协调性子宫收缩过强

（1）强直性子宫收缩（tetanic contraction of uterus）：子宫收缩失去节律性，宫缩无间歇。常见于缩宫素使用不当。产妇常有烦躁不安、持续腹痛、腹部拒按，不易查清胎位，胎心听不清。如伴有产道梗阻，可出现病理性缩复环、血尿等先兆子宫破裂征象。

（2）子宫痉挛性狭窄环（constriction ring of uterus）：子宫局部平滑肌呈痉挛性不协调性收缩形成的环形狭窄，持续不放松，称为子宫痉挛性狭窄环。狭窄环多发生在子宫上下段交界处或围绕胎体某一狭窄处，如胎颈、胎腰处。产妇表现为持续性腹痛、烦躁不安、宫颈扩张缓慢、胎先露部下降停滞、胎心时快时慢，此环特点是环的位置不随宫缩上升。第三产程常造成胎盘嵌顿，手取胎盘时在宫颈内口上方可触到此环（图 10-2）。

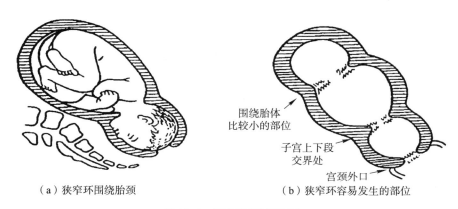

（a）狭窄环围绕胎颈 （b）狭窄环容易发生的部位

图 10-2 子宫痉挛性狭窄环

（三）处理原则

1. 协调性子宫收缩过强 有急产史的孕妇，应提前住院待产，临产后慎用缩宫药物及其他如人工破膜等促进宫缩的处理，提前做好接产及抢救新生儿窒息的准备。

2. 不协调性子宫收缩过强 发生强直性子宫收缩或子宫痉挛性狭窄环时，停止阴道内操作及停用缩宫素等。给予吸氧的同时应用宫缩抑制剂，如硫酸镁，必要时使用哌替啶。若宫缩恢复正常，可等待自然分娩或阴道助产。若宫缩不能缓解、出现病理性缩复环而宫口未开全、胎先露高或伴有胎儿窘迫，应立即行剖宫产术。

（四）护理评估

1. **健康史**　查看产前检查记录，包括胎儿情况及妊娠并发症等有关资料。经产妇需了解有无急产史。重点评估临产时间、宫缩频率和强度及胎心、胎动情况。

2. **身体状况**　测量身高、体重、体温、脉搏、呼吸、血压等。密切观察产妇宫缩、胎心、血压及产程进展情况，评估宫缩强度，及时发现先兆子宫破裂征象：产妇腹痛难忍，子宫收缩过频、过强，宫缩时宫内压很高，宫体硬，间歇时间短，触诊胎方位不清；腹部见到病理性缩复环，子宫下段压痛明显，膀胱充盈或有血尿等。

3. **心理社会状况**　由于子宫收缩过频、过强引起强烈的宫缩痛，产妇毫无思想准备，产妇有恐惧和极度无助感，担心自身与胎儿安危。

（五）常见护理诊断/问题

1. **分娩痛**　与子宫收缩过频、过强有关。
2. **焦虑**　与担心自身及胎儿安危有关。
3. **有胎儿窘迫的危险**　与宫缩过强、急产等有关。

（六）护理目标

1. 产妇能应用减轻疼痛的常用技巧。
2. 产妇情绪稳定，积极配合治疗和护理。
3. 及时发现胎儿窘迫。

（七）护理措施

1. **分娩前护理**　有高危妊娠因素或异常分娩史的孕妇在预产期前 1~2 周不宜外出，以免发生意外，有条件应提前住院待产，嘱其勿远离病房。做好与产妇的沟通，让其了解分娩过程，减轻其焦虑、紧张等不良情绪。

2. **分娩期护理**

（1）减轻产妇疼痛：提供缓解疼痛、减轻焦虑的支持性措施。教会产妇自我放松，鼓励产妇做深呼吸，适当按摩，嘱其不要向下屏气，以减慢分娩过程。如产妇有排便感，应检查宫口大小及胎先露的下降情况，以防意外。

（2）密切观察产程进展：发现异常及时通知医师并配合处理。一旦确诊为强直性子宫收缩或子宫痉挛性狭窄环，应停止一切刺激，如禁止阴道内操作、停用缩宫素等。按医嘱给予宫缩抑制剂，如 25% 硫酸镁 20 mL 加入 5% 葡萄糖注射液 20 mL 内缓慢静脉推注（不少于 5 min），促使宫缩恢复正常。当子宫收缩恢复正常时，可行阴道助产或等待自然分娩。提前做好接产及新生儿复苏的准备。接生时防止会阴撕裂，产后仔细检查宫颈、阴道、外阴，若有撕裂应及时缝合。如有急产来不及消毒情况下的接产，应给予抗生素预防感染。新生儿按医嘱常规给予维生素 K_1 1 mg 肌内注射，以预防颅内出血。

3. **产后护理**　密切观察产妇阴道出血、会阴伤口、子宫复旧及生命体征，进行产后健康指导。若新生儿出现意外，需协助产妇及家属顺利度过哀伤期。

（八）护理评价

1. 产妇能正确认识分娩痛，应用减轻疼痛的技巧，舒适感增加。
2. 产妇分娩经过顺利，母子平安。

第二节 产 道 因 素

情境导入

李女士，30 岁，G_1P_0，孕 40 周，因阴道流液 3 h、规律宫缩 2 h 入院。入院时检查：腹形呈尖腹，LOA，先露未衔接，胎头跨耻征阳性。胎心 140 次 / 分，宫缩 40 s/4～5 min，持续时间 20～30 s。阴道检查宫口开大 1 cm，S^{-3}，阴道有清亮羊水流出。

请思考：

1. 该产妇可能存在哪种异常情况？
2. 针对该产妇需采取哪些护理措施？

产道包括骨产道（骨盆腔）及软产道（子宫下段、宫颈、阴道、外阴），是胎儿经阴道娩出的通道。产道异常包括骨产道异常及软产道异常，临床上以骨产道异常多见，可使胎儿娩出受阻。

（一）骨产道异常

骨盆径线过短或形态异常，致使骨盆腔小于胎先露部可通过的限度，阻碍胎先露部下降，影响产程顺利进展，称为狭窄骨盆（contracted pelvis）。狭窄骨盆可为一个径线过短或多个径线同时过短，也可为一个平面狭窄或多个平面同时狭窄。原因可为先天性发育异常、出生后营养不良、疾病及外伤等。

1. 骨盆入口平面狭窄（contracted pelvic inlet） 以扁平骨盆为代表，主要为骨盆入口平面前后径狭窄。以对角径为主，分 3 级（表 10-2）。根据形态变异将扁平骨盆分为 2 种：①单纯性扁平骨盆：骨盆入口呈横扁圆形，骶岬向前下突出，骨盆入口前后径缩短而横径正常，骶凹存在，髂棘间径与髂嵴间径比例正常（图 10-3）。②佝偻病性扁平骨盆：骨盆入口呈横的肾形，骶岬向

表 10-2 骨盆三个平面狭窄的分级

分级	入口平面狭窄	中骨盆平面狭窄		出口平面狭窄	
	对角径	坐骨棘间径	坐骨棘间径 + 中骨盆后矢状径	坐骨结节间径	坐骨结节间径 + 骨盆出口后矢状径
Ⅰ级（临界性）	11.5 cm	10 cm	13.5 cm	7.5 cm	15.0 cm
Ⅱ级（相对性）	10～11 cm	8.5～9.5 cm	12.0～13.0 cm	6.0～7.0 cm	12.0～14.0 cm
Ⅲ级（绝对性）	≤9.5 cm	≤8.0 cm	≤11.5 cm	≤5.5 cm	≤11.0 cm

前突出，骨盆入口前后径明显缩短，骶凹消失，骶骨下段变直后移，尾骨前翘，坐骨结节外翻使耻骨弓角度及坐骨结节间径增大（图 10-4）。骨盆入口平面狭窄临床上常出现以下表现：

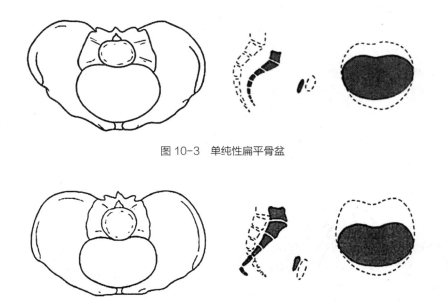

图 10-3　单纯性扁平骨盆

图 10-4　佝偻病性扁平骨盆

（1）胎先露和胎方位异常：骨盆入口平面狭窄时，狭窄骨盆易发生臀先露、肩先露、面先露等异常胎位，发生率是正常骨盆的 3 倍以上。头先露时头盆不称发生率高，初产妇腹形多呈尖腹、经产妇呈悬垂腹，临产后胎头迟迟不入盆，检查跨耻征阳性。

（2）产程进展异常：因骨盆入口平面狭窄而致相对性头盆不称时，常见潜伏期及活跃早期产程延长，经充分试产后，胎头一旦衔接，活跃晚期产程进展顺利。绝对性头盆不称，即使产力、胎儿大小及胎位均正常，胎头仍不能入盆，常导致宫缩乏力及产程停滞，甚至出现梗阻性难产。

（3）其他：胎膜早破及脐带脱垂等发生率增高。偶有狭窄骨盆伴宫缩过强者，因产道梗阻使产妇出现腹痛拒按、排尿困难、尿潴留等症状。检查产妇有下腹压痛明显、耻骨联合分离、宫颈水肿，甚至出现病理性缩复环、肉眼血尿等先兆子宫破裂征象。若处理不及时可发生子宫破裂。

2. 中骨盆平面狭窄（contracted midpelvis） 主要见于男性骨盆及类人猿型骨盆，以坐骨棘间径及中骨盆后矢状径狭窄为主，分 3 级（表 10-2）。临床表现有：

（1）胎方位异常：胎头下降至中骨盆时，由于中骨盆横径狭窄使胎头内旋转受阻，易出现持续性枕横（后）位，产妇过早出现排便感。

（2）产程进展异常：持续性枕横（后）位可引起继发性宫缩乏力，导致第二产程延长，胎头下降延缓与停滞。

（3）其他：胎头受阻于中骨盆，胎头发生变形，软组织水肿，产瘤较大，严重时可发生颅内出血、头皮血肿及胎儿窘迫等；阴道助产可导致严重软产道裂伤及新生儿产伤。中骨盆严重狭窄且宫缩过强者可发生先兆子宫破裂甚至子宫破裂。

3. 骨盆出口平面狭窄（contracted pelvic outlet） 常伴有中骨盆平面狭窄，多见于男性骨盆，以坐骨结节间径及骨盆出口后矢状径狭窄为主，分为 3 级（表 10-2）。骨盆入口各径线值正常，骨盆侧壁内收及骶骨直下使坐骨切迹 < 2 横指、耻骨弓角度 < 90°，呈漏斗型骨盆（图 10-5）。可导致继发性宫缩乏力及第二产程延长甚至停滞，胎头双顶径不能通过骨盆出口平面。强行助产，可导致严重的软产道裂伤和新生儿损伤。

4. 骨盆三个平面狭窄　骨盆外形属于女型骨盆，但骨盆入口、中骨盆及骨盆出口平面均狭窄，每个平面径线均小于正常值 2 cm 或更多，称为均小骨盆（generally contracted pelvis），常见于身材矮小、体形匀称的妇女。

5. 畸形骨盆　骨盆丧失正常形态及对称性。常见的有骨软化症骨盆和偏斜骨盆。偏斜骨盆特征为骨盆两侧的侧斜径（一侧髂后上棘与对侧髂前上棘间径）或侧直径（同侧髂后上棘与髂前上棘间径）之差 > 1 cm（图 10-6）。有尾骨骨折史可致尾骨尖前翘或骶尾关节融合使骨盆出口前后径明显变短，导致骨盆出口平面狭窄而影响分娩。

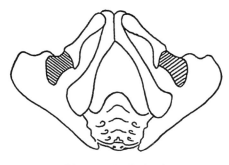

图 10-5　漏斗型骨盆

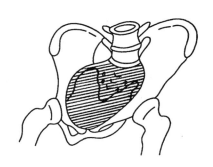

图 10-6　偏斜骨盆

（二）软产道异常

软产道异常同样可致异常分娩，但少见，容易被忽视。软产道异常可由先天发育异常及后天疾病引起。

1. 阴道异常

（1）阴道横隔：影响胎先露部下降，当横隔被撑薄，此时可在直视下自小孔处将横隔做 X 形切开。若横隔高且坚厚，阻碍胎先露部下降，应行剖宫产术结束分娩。

（2）阴道纵隔：若伴有双子宫、双宫颈，位于一侧子宫内的胎儿下降，通过该侧阴道分娩时，纵隔被推向对侧，分娩多无阻碍。当阴道纵隔发生于单宫颈时，有时纵隔位于胎先露的前方，胎先露部继续下降，若纵隔薄可自行断裂，分娩无阻碍。若纵隔厚阻碍胎先露部下降，须在纵隔中间剪断才能分娩。

（3）阴道包块：包括阴道囊肿、阴道肿瘤、阴道尖锐湿疣。阴道壁囊肿较大时，阻碍胎先露下降，可行囊肿穿刺抽出其内容物，分娩后再进行处理。阴道内肿瘤影响胎先露部下降而又不能经阴道切除者，应行剖宫产术。较大或者范围广的尖锐湿疣可阻塞产道，阴道分娩可造成严重的阴道裂伤，以行剖宫产术为宜。

2. 宫颈异常

（1）宫颈粘连和瘢痕：可因损伤性刮宫、感染、手术和物理治疗所致。宫颈粘连和瘢痕易致宫颈性难产。

（2）宫颈坚韧：常见于高龄初产妇、宫颈成熟不良、缺乏弹性或精神过度紧张使宫颈挛缩，致宫颈不易扩张。

（3）宫颈水肿：多见于扁平骨盆、持续性枕后位或潜伏期延长、宫口未开全时过早使用腹压，致使宫颈前唇长时间被压于胎头与耻骨联合之间，血液回流受阻引起水肿，影响宫颈扩张。轻者可抬高产妇臀部，减轻胎头对宫颈压力，也可于宫颈两侧各注入 0.5% 利多卡因 5 ~ 10 mL，宫口近开全时，用手将水肿的宫颈前唇上推，使其越过胎头，即可经阴道分娩。

（4）宫颈癌：癌肿质硬而脆，阴道分娩易致宫颈裂伤、出血及癌肿扩散，应行剖宫产术。

3. 子宫异常

（1）子宫畸形：包括纵隔子宫、双子宫、双角子宫等，子宫畸形时难产发生率明显增加，胎位和胎盘位置异常发生率增加，易出现子宫收缩乏力、产程异常、宫颈扩张慢和子宫破裂。子宫畸形合并妊娠者，可适当放宽剖宫产手术指征。

（2）瘢痕子宫：曾经行剖宫产、穿过子宫内膜的肌瘤挖除术、输卵管间质部及宫角切除术、子宫成形术的妇女，再孕分娩时子宫破裂的风险增加。

4. 盆腔肿瘤

（1）子宫肌瘤：较小的肌瘤且未阻塞产道可经阴道分娩。子宫下段及宫颈部位的较大肌瘤可占据盆腔或阻塞骨盆入口，阻碍胎先露部下降，应行剖宫产术。

（2）卵巢肿瘤：妊娠合并卵巢肿瘤时，由于卵巢随子宫提升，子宫收缩的激惹和胎儿先露部下降的挤压，卵巢肿瘤容易发生蒂扭转、破裂和感染。卵巢肿瘤位于骨盆入口阻碍胎先露衔接者，应行剖宫产术，并同时切除卵巢肿瘤。

（三）处理原则

明确狭窄骨盆异常与软产道异常的类别、程度，了解胎儿大小、胎心率、宫缩强弱、宫口扩张度、胎先露下降程度、破膜与否，结合年龄、产次、既往分娩史及产妇的一般状况进行综合判断，决定分娩方式。

1. 骨盆入口平面狭窄的处理

（1）绝对性骨盆入口狭窄：对角径≤9.5 cm，应行剖宫产术结束分娩。

（2）相对性骨盆入口狭窄：对角径 10.0 ~ 11.0 cm，胎儿大小适宜，产力、胎心率及胎位均正常，应在严密监护下试产。试产充分与否的判断，除参考宫缩强度外，应以宫口扩张的程度为衡量标准。骨盆入口平面狭窄的试产可等到宫口扩张 4 cm 以上。胎膜未破者可在宫口扩张≥3 cm 时行人工破膜。若破膜后宫缩较强，产程进展顺利，多数能经阴道分娩。试产过程中若出现宫缩乏力，可用缩宫素静脉滴注加强宫缩。试产后胎头迟迟不入盆，宫口扩张缓慢或伴有胎儿窘迫征象，应及时行剖宫产术结束分娩。

2. 中骨盆平面狭窄的处理　分娩过程中，胎儿在中骨盆平面完成俯屈及内旋转动作。若中骨盆平面狭窄，则胎头俯屈及内旋转受阻，易发生持续性枕横位或枕后位。产妇多表现为活跃期或第二产程延长及停滞、继发性宫缩乏力等。若宫口开全，胎头双顶径达坐骨棘水平或更低，可经阴道徒手旋转胎头为枕前位，待其自然分娩，或行阴道助产；若胎头双顶径未达坐骨棘水平，或出现胎儿窘迫征象，应行剖宫产术结束分娩。

3. 骨盆出口平面狭窄的处理　骨盆出口平面狭窄阴道试产应慎重。临床上常用坐骨结节间径与出口后矢状径之和估计出口大小。若两者之和 > 15 cm，多数可经阴道分娩，有时需行阴道助产。若两者之和≤15 cm，足月胎儿不易经阴道娩出，应行剖宫产术结束分娩。

4. 均小骨盆的处理　若估计胎儿小、胎位正常、头盆相称、宫缩好，可以试产。胎儿较大，有明显头盆不称，应尽早行剖宫产术。

5. 畸形骨盆的处理 畸形严重，有明显头盆不称者，应及早行剖宫产术。

（四）护理评估

1. 健康史 查看产妇产前检查资料，尤其是骨盆各径线测量值。重点了解既往分娩史、内外科疾病史，询问产妇有无佝偻病、脊髓灰质炎、脊柱和髋关节结核及外伤史。若为经产妇，应了解既往有无难产史及新生儿产伤等。

2. 身体状况 评估本次妊娠经过和头盆是否相称。

（1）一般检查：观察腹部形态，如初产妇呈尖腹、经产妇呈悬垂腹应考虑有骨盆入口平面狭窄。观察产妇体形、步态有无跛足，有无脊柱及髋关节畸形，米氏菱形窝是否对称等。身高 < 145 cm 者，应警惕均小骨盆。

（2）腹部检查

1）测量宫高和腹围：测量子宫底高度和腹围，估计胎儿大小。

2）腹部四步触诊：了解胎先露、胎方位及胎先露是否衔接。

3）评估头盆关系：正常情况下，部分初产妇在预产期前 1~2 周，经产妇于临产后，胎头已经入盆。若已临产，胎头仍未入盆，则应充分估计头盆关系。检查头盆是否相称的具体方法：产妇排空膀胱后仰卧，两腿伸直。检查者一手放于耻骨联合上方，另一手将胎头向骨盆腔方向推压。若胎头低于耻骨联合平面，称胎头跨耻征阴性，提示头盆相称；若胎头与耻骨联合在同一平面，表示可疑头盆不称，为跨耻征可疑阳性；若胎头高于耻骨联合平面，则表示头盆不称，为跨耻征阳性（图 10-7）。不能单凭胎头跨耻征阳性而轻易作出临床诊断，头盆不称提示有骨盆相对性或绝对性狭窄可能，头盆是否相称还与骨盆倾斜度和胎方位相关，需要观察产程进展或试产后方可作出最终诊断。

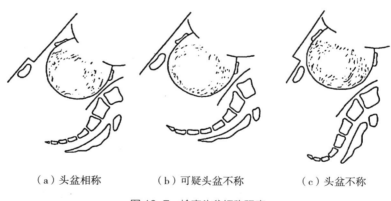

（a）头盆相称　　　（b）可疑头盆不称　　　（c）头盆不称

图 10-7　检查头盆相称程度

3. 心理社会状况 了解产妇的心理状态及社会支持系统等情况。注意观察产妇及家属的情绪表现并倾听其主诉。

4. 辅助检查

（1）B 型超声检查：观察胎先露与骨盆关系，测量胎头双顶径、胸围、腹围、股骨长，预测胎儿体重，判断胎儿能否通过骨产道。

（2）电子胎心监护仪：监测胎心率和子宫收缩的情况。

（五）常见护理诊断 / 问题

1. 有感染的危险　与胎膜早破、产程延长、手术操作有关。

2. 有新生儿窒息的危险　与产道异常、产程延长有关。

3. 焦虑　与知识缺乏、分娩过程的结果未知有关。

4. 潜在并发症　子宫破裂、胎儿窘迫。

（六）护理目标

1. 产妇的感染情况得到预防和控制。

2. 新生儿出生 Apgar 评分 > 7 分。

3. 产妇焦虑减轻，能积极配合产程处理。

4. 产妇能平安分娩，无并发症发生。

（七）护理措施

1. 头盆不称　有明显头盆不称、不能从阴道分娩者，积极做好剖宫产术前准备，同时做好新生儿的抢救准备。

2. 胎位及产程动态监测　初产妇临产后胎头尚未衔接或呈臀、肩等异常胎先露，或头先露呈不均倾位衔接，或胎头内旋转受阻，或产力、胎位正常而产程进展缓慢时，均可能有骨盆狭窄，应及时评估能否经阴道分娩。

3. 阴道试产的护理

（1）心理支持：护理人员应保持亲切、关怀的态度，鼓励产妇及家属表达出他们的担忧和感受。认真解答产妇及家属提出的疑问，使其了解产妇产程进展的情况。向产妇及家属解释阴道分娩的可能性、优点，增强其自信心。讲解产道异常对母儿的影响，使产妇及家属解除未知的焦虑，取得配合。

（2）保证良好的产力：鼓励产妇营养及水分摄入，必要时补液，协助其休息。

（3）指导产妇采用自由体位待产及分娩，扩大骨盆径线，促进胎头下降。可采取坐或蹲踞式以纠正骨盆倾斜度，增加骨盆出口平面的径线，对先露下降缓慢的产妇有效。

（4）密切观察产程：观察产力有无异常，及早发现子宫收缩乏力、不协调性子宫收缩过强及先兆子宫破裂等情况。密切监测胎心，及时发现胎儿窘迫。检查胎先露下降和宫口扩张情况，了解产程进展。

（5）做好新生儿抢救的准备工作。

4. 预防产后出血和感染　产后及时遵医嘱使用宫缩剂、抗生素。保持外阴清洁，每日会阴擦洗 2 次。胎先露长时间压迫阴道或出现血尿时，应及时留置导尿管，防止并及时发现生殖道瘘的发生。

5. 新生儿护理　对胎头在产道压迫时间过长或经手术助产的新生儿，应严密观察其有无颅内出血或其他损伤的症状。

（八）护理评价

1. 产妇体温、白细胞数正常，恶露、伤口无异常，无感染征象。

2. 未发生新生儿窒息。

3. 产妇焦虑减轻，能配合实施处理方案。

4. 产妇平安分娩，未发生分娩并发症。

第三节 胎儿因素

情境导入

张女士，36 岁，G_2P_0，孕 40 周，胎膜早破，规律宫缩 2 h 于 2：00 入院。13：00 产妇宫缩持续时间 25～30 s，间隔时间 4～5 min，胎心 122 次／分，阴道检查：宫口开大 8 cm，S=0，宫颈水肿，母体骨盆 2 点处可扪及胎头菱形凹陷（前囟），胎儿头部有产瘤形成，产妇有肛门坠胀及排便感……

请思考：

1. 该产妇胎方位是否正常？可能为哪种类型？

2. 该产妇存在的主要护理问题有哪些？

3. 针对该产妇需采取哪些治疗及护理措施？

胎儿的胎位异常（abnormal fetal position）或发育异常均可导致不同程度的异常分娩，造成难产。胎位异常是造成难产的主要因素。

（一）胎位异常及临床表现

胎位异常中，头先露异常最常见，胎头为先露的难产，又称头位难产。臀先露及肩先露均属胎位异常。

1. **持续性枕后位、枕横位** 当胎头以枕后位或枕横位衔接，胎头双顶径抵达中骨盆平面时完成内旋转动作，大多数能向前转成枕前位，胎头以最小径线通过骨盆最小平面，顺利经阴道分娩。凡经充分试产，胎头枕部仍位于母体骨盆后方或侧方，不能转向前方，致使分娩发生困难者，称为持续性枕后位（persistent occiput posterior position）或持续性枕横位（persistent occiput transverse position），约占分娩总数的 5%。

（1）原因

1）骨盆异常与胎头俯屈不良：男型骨盆、类人猿型骨盆多伴有中骨盆狭窄，胎头内旋受阻，易形成持续性枕后位或枕横位。扁平骨盆及均小骨盆胎头容易以枕横位衔接，胎头俯屈不良影响内旋转，使胎头以枕横位嵌顿在中骨盆形成持续性枕横位。

2）其他：宫颈肌瘤、头盆不称、子宫收缩乏力、前置胎盘、胎儿过大或过小、胎儿发育异常等均可影响胎头俯屈及内旋转，导致持续性枕后位或枕横位。

（2）临床表现：临产后胎头衔接较晚，容易导致低张性宫缩乏力及宫口扩张缓慢。胎儿枕部压迫产道，产妇有肛门坠胀及排便感，宫口未开全便过早屏气用力，产妇体力消耗过大，宫颈前唇水肿，影响产程进展，使胎头下降延缓和停滞，产程延长。若在阴道口见到胎发，经多次宫缩屏气仍不见胎头继续下降，应考虑持续性枕后位或枕横位。

2. **胎头高直位** 胎头以不屈不仰姿势衔接于骨盆入口，其矢状缝与骨盆入口前后径相一致，称为胎头高直位（sincipital presentation）。胎头高直位包括：①高直前位：又称枕耻位，指胎头枕骨向前靠近耻骨联合者；②高直后位：又称枕骶位，指胎头枕骨向后靠近骶岬者。

（1）原因：头盆不称、骨盆入口平面狭窄、扁平骨盆、腹壁松弛、胎头大，可使胎头矢状缝位于骨盆前后径上，形成胎头高直位。

（2）临床表现：临产后胎头不俯屈，进入骨盆入口的胎头径线增大，入盆困难，活跃期宫口扩张延缓或停滞。若胎头一直不能衔接入盆，表现为活跃期停滞。高直后位时，胎头不能通过骨盆入口，胎头不下降，先露部高浮，活跃期停滞，第二产程延长，出现先兆子宫破裂，甚至子宫破裂。

3. 前不均倾位　枕横位入盆的胎头侧屈以其前顶骨先入盆，称为前不均倾位（anterior asynclitism），发生率为 0.5% ~ 0.8%。

（1）原因：易发生在头盆不称、骨盆倾斜度过大、腹壁松弛时，因胎儿身体向前倾斜，使胎头前顶骨先入盆。

（2）临床表现：因后顶骨不能入盆，使胎头下降停滞，产程延长。膀胱颈受压于前顶骨与耻骨联合之间，产妇过早出现排尿困难及尿潴留。

4. 面先露（face presentation）　是指胎头以极度仰伸的姿势通过产道，使胎儿枕部与胎背接触，以颜面为先露，发生率为 0.08% ~ 0.27%。面先露以颏骨为指示点，有颏左前、颏右前、颏左横、颏右横、颏左后、颏右后 6 种胎方位，其中颏左前及颏右后位较多见。临床表现为胎头不易入盆，常有第一产程延长。

5. 臀先露（breech presentation）　占足月分娩总数的 3% ~ 4%，为最常见且容易诊断的异常胎位。臀先露以骶骨为指示点，有骶左前、骶左横、骶左后、骶右前、骶右横及骶右后 6 种胎方位。根据胎儿两下肢所取姿势又可分为单臀先露或腿直臀先露（胎儿双髋关节屈曲、双膝关节伸直，先露为胎儿臀部），完全臀先露或混合臀先露（胎儿双髋关节及双膝关节均屈曲，先露为胎儿臀部及双足），以及不完全臀先露（胎儿以一足或双足、一膝或双膝或一足一膝为先露，膝先露是暂时的，产程开始后常转为足先露）。

（1）原因

1）胎儿发育因素：胎龄越小臀先露发生率越高。另外，先天畸形如无脑儿、脑积水及低出生体重的臀先露发生率均高于头先露。

2）胎儿活动空间受限或过大：胎儿活动空间过大或过小均可导致臀先露。双胎及多胎妊娠；羊水过多及羊水过少；经产妇腹壁过于松弛或子宫畸形，如单角子宫、纵隔子宫使胎儿活动受限，均易导致臀先露。脐带过短尤其合并胎盘附着宫底或胎盘植入一侧宫角及前置胎盘时易合并臀先露。

3）胎头衔接受阻：骨盆狭窄、盆腔肿瘤（如子宫下段或宫颈肌瘤等）阻碍产道时，也可导致臀先露。

（2）临床表现：妊娠晚期孕妇胎动时常有季肋部胀痛感。临产后胎足及臀不能紧贴子宫下段及子宫颈，容易导致宫缩乏力及产程延长，手术产机会增多。足先露时容易发生胎膜早破及脐带脱垂。

6. 肩先露　胎先露部为肩，称为肩先露（shoulder presentation）。此时胎体纵轴与母体纵轴相垂直，胎体横卧于骨盆入口之上。占妊娠足月分娩总数的 0.25%。以肩胛骨为指示点，有肩左前、肩左后、肩右前、肩右后 4 种胎方位。足月活胎不可能经阴道娩出。若不及时处理，容易造成子宫破裂，威胁母儿生命。

（1）原因：常见原因有多产妇腹壁过度松弛；未足月胎儿，尚未转至头先露时；胎盘前置，阻碍胎体纵轴衔接；子宫畸形或肿瘤，阻碍胎头衔接；骨盆狭窄；羊水过多。

（2）临床表现：由于胎肩不能紧贴子宫下段及宫颈内口，缺乏直接刺激，易发生宫缩乏力、胎膜早破、胎儿窘迫等。

7. 复合先露　胎头或胎臀伴有上肢或下肢作为先露部同时进入骨盆入口，称为复合先露（compound presentation），发生率为 0.08%～0.1%。以胎头与一手或一前臂的复合先露多见，常发生于早产者。

（1）原因：胎先露部与骨盆入口未能完全嵌合留有空间时，均可使小肢体滑入骨盆而形成复合先露。常见原因有：胎头高浮、骨盆狭窄、胎位异常、胎膜早破、早产、羊水过多及双胎妊娠等。

（2）临床表现：常因产程进展缓慢行阴道检查时发现。以头手复合先露最常见，应注意与臀先露及肩先露相鉴别。

（二）胎儿发育异常及临床表现

1. 巨大儿　指出生体重达到或超过 4 000 g 者。多见于父母身材高大、孕妇患 2 型糖尿病、经产妇、过期妊娠等。临床表现为妊娠期子宫增大较快，妊娠后期孕妇可出现呼吸困难、自觉腹部及肋两侧胀痛等症状。常引起头盆不称、肩难产、软产道裂伤和新生儿产伤等。

2. 胎儿畸形

（1）脑积水：指胎头颅腔内、脑室内外有大量脑脊液潴留，使头颅体积增大，颅缝增宽，囟门增大。临床表现为明显头盆不称，跨耻征阳性。

（2）联体儿：胎儿颈、胸、腹等处发育异常，使局部体积增大致难产。

（三）处理原则

1. 胎位异常者　定期产前检查，妊娠 30 周以前顺其自然；妊娠 30 周以后胎位仍不正常者，则根据不同情况予以矫治。若矫治失败，提前 1 周住院待产，以决定分娩方式。持续性枕后（横）位，若骨盆无异常，胎儿不大时可以试产。试产时应严密观察产程，注意胎头下降、宫口扩张程度、宫缩强弱及胎心有无变化。高直前位时，如果骨盆正常、胎儿不大可经阴道试产。高直后位应行剖宫产分娩。前不均倾位一旦确诊，除个别胎儿小、宫缩强、骨盆宽大者给予短时间试产外，均应以剖宫产结束分娩。颏前位时，如无头盆不称、胎心正常，短时间内阴道试产。颏前位伴宫缩乏力、头盆不称、胎儿窘迫，或颏后位，均需剖宫产分娩。肩先露应纠正，纠正方法同臀先露。纠正未成功，应提前住院待产，足月活胎应行剖宫产术。发现复合先露时，首先应排除头盆不称。无头盆不称，嘱产妇向脱出肢体的对侧侧卧，肢体常可自然回缩。复合先露若头盆不称或胎儿窘迫，应及早行剖宫产。

拓展阅读 10-2
肩难产的处理

2. 胎儿发育异常　定期产前检查，发现为巨大儿，应及时查明原因，如系糖尿病孕妇则需积极治疗。各种畸形儿一经确诊，及时终止妊娠。

（四）护理评估

1. 健康史　查看产前检查资料，如身高、骨盆测量值、胎方位，估计胎儿大小、羊水量，评估有无前置胎盘及盆腔肿瘤等。询问既往分娩史，了解有无头盆不称、糖尿病史，分娩巨大儿、畸形儿等家族史。评估产程进展、胎先露下降情况。

2. 身体状况

（1）腹部检查

1）持续性枕后位、枕横位：胎体纵轴与母体纵轴一致，子宫呈纵椭圆形，在宫底部触及胎臀，胎背偏向母体后方或侧方，前腹壁可触及胎儿肢体，胎心在脐下偏外侧处听得最清楚时，一般为枕后位。

2）胎头高直位：胎头高直前位时，腹前壁触不到胎儿肢体，胎心位置近腹中线；高直后位时，腹前壁被胎儿肢体占据，有时可能在耻骨联合上方触及胎儿下颏。

3）前不均倾位：临产早期，于耻骨联合上方可扪及胎头顶部。随前顶骨入盆，胎头折叠于胎肩之后，使在耻骨联合上方不易触及胎头，形成胎头已衔接入盆的假象。

4）面先露：颏后位时，胎背侧触及极度仰伸的枕骨隆突是面先露的特征。枕骨隆突与胎背间有明显凹陷，因胎背远离孕妇腹壁而使胎心听诊遥远。颏前位却相反，因胎体伸直使胎儿胸部更贴近孕妇腹壁，使胎儿肢体侧的母体下腹部胎心听诊更清晰。

5）臀先露：在宫底部触到圆而硬、按压时有浮球感的胎头，在耻骨联合上方触及软而宽、不规则的胎臀，胎心在脐上左（右）侧听得最清楚。

6）肩先露：子宫呈横椭圆形，宫底高度低于妊娠周数，宫底部触不到胎头或胎臀，耻骨联合上方空虚；宫体横径增宽，一侧触到胎头，另一侧触到胎臀。脐周两侧胎心听诊最清晰。

（2）阴道检查：若感胎头很大，颅缝宽、囟门大且紧张，颅骨骨质薄而软，如乒乓球的感觉，则考虑脑积水。

1）持续性枕后位、枕横位：枕后位时盆腔后部空虚，胎头矢状缝位于骨盆斜径上，前囟在前方，后囟在后方。持续性枕横位时矢状缝与骨盆横径一致，前后囟分别位于骨盆两侧方。

2）胎头高直位：胎头矢状缝在骨盆入口的前后径上，其偏斜度不应超过15°。高直前位时后囟在耻骨联合后、前囟在骶骨前，高直后位反之。因胎头嵌顿于骨盆入口，宫口很难开全，常停滞于 3～5 cm。

3）前不均倾位：胎头矢状缝在骨盆入口横径上，矢状缝向后移靠近骶岬侧，盆腔后半部空虚，前顶骨紧嵌顿于耻骨联合后方，宫颈前唇出现水肿。尿道也因受压而不易插入导尿管。

4）面先露：触不到圆而硬的颅骨，在宫口开大后仅能触及胎儿颜面的一些特征，如眼、鼻及口等。

5）臀先露：宫颈扩张 2 cm 以上且胎膜已破时，可触及胎臀的一些特征，如肛门、坐骨结节及骶骨等。

6）肩先露：胎膜已破者，宫口开大的情况下行阴道检查，可触及胎儿肩胛骨、肋骨及腋窝等。

3. 心理社会状况　胎位或胎儿发育异常均可致产程延长，继发宫缩无力、胎膜早破、脐带脱垂等危险，导致胎儿窘迫甚至死亡。产妇产程时间过长，极度疲乏失去分娩信心，同时担心自身及胎儿的安危。

4. 辅助检查

（1）B 型超声检查：产前检查可估计头盆是否相称，探测胎头的位置、大小及形态，作出胎位及胎儿发育异常的诊断。

（2）实验室检查：可疑为巨大儿的孕妇，产前应检测血糖、尿糖。疑为脑积水合并脊柱裂者，妊娠期可查孕妇血清或羊水中的甲胎蛋白水平。

（五）常见护理诊断 / 问题

1. 有新生儿窒息的危险 与产程延长、脐带脱垂、手术助产有关。
2. 有感染的危险 与胎膜早破、产程延长及手术操作有关。
3. 恐惧 与难产及胎儿发育异常有关。
4. 潜在并发症 产后出血、子宫破裂。

（六）护理目标

1. 新生儿出生 Apgar 评分 > 7 分。
2. 产妇无感染征象。
3. 产妇情绪稳定，配合医护，分娩过程顺利。
4. 产妇无分娩并发症发生。

（七）护理措施

1. 加强孕期保健 通过产前检查及时发现并处理异常情况。胎位异常者于 30 周前多能自行转为头先露，若 30 周后仍不纠正，可指导孕妇行膝胸卧位：孕妇排空膀胱，松解裤带，姿势如图 10-8 所示，每日 2 次，每次 15 min，连做 1 周后复查。还可以采用激光或艾灸 "至阴穴"（足小趾外侧，距趾甲角 1 cm）。

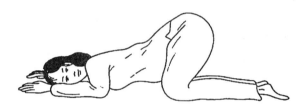

图 10-8 膝胸卧位

2. 选择性剖宫产 对于明显产道异常、胎儿过大、严重胎位异常不宜经阴道分娩者需行剖宫产术，协助完善相关检查，做好剖宫产手术的术前准备。无剖宫产指征的产妇应充分试产，试产中密切观察产程进展情况，及时发现难产倾向并纠正。经积极处理无进展或在试产中有胎儿窘迫等应配合做好术前准备，及时行剖宫产术。

3. 阴道试产孕妇护理

（1）心理护理：多陪伴产妇、给予关爱，鼓励产妇及家属表达出他们的担忧和感受，给予信息支持，介绍环境、产程进展情况、简单的呼吸运动及放松技巧等，增加产妇对分娩的信心。讲解胎位异常分娩时可能出现的情况及预防和处理措施，使产妇及家属减轻焦虑和恐惧。

（2）饮食与休息：鼓励进食易消化的流质、半流质营养丰富的饮食，必要时按医嘱补充水、电解质等。指导产妇注意休息，节省体力及调节精神状态，提供身体上的照顾，按摩产妇背部、腰骶部等。给予呼吸减痛法、音乐疗法、分娩球运动等减轻产妇疼痛，提高舒适度。指导产妇合理用力，避免体力消耗；枕后位者，嘱其不要过早屏气用力，以防宫颈水肿及疲乏。

（3）鼓励自由体位：鼓励产妇采用卧、走、跪、趴、蹲等自由体位（需卧床的除外），减轻产妇疼痛，促进产程进展，纠正异常胎位。

（4）密切观察产程：了解产程进展有无异常，注意胎头下降、宫口扩张程度、宫缩强弱，及早发现子宫收缩乏力、产程停滞或延长等情况，及时报告医生。发现异常胎位时，应根据胎儿大小、宫颈扩张程度、有无头盆不称等情况，综合决定分娩方式。出现紧急情况，如病理性缩复环、先兆子宫破裂（子宫破裂）或母儿危急时，要立即行剖宫产术处理，尽快娩出胎儿，确保母婴安全。

（5）密切监测胎心：及时发现胎儿宫内窘迫，如发现有胎儿窘迫征象，给予吸氧、左侧卧位，根据宫口开大情况决定分娩方式，分娩时积极协助医生做好抢救新生儿窒息的准备工作。一旦胎膜早破，立即观察胎心，若胎心有改变，立即行阴道检查，及早发现脐带脱垂情况。

（6）产后处理：产后应仔细检查胎盘、胎膜的完整性及母体产道的损伤情况。及时应用缩宫素、抗生素，预防产后出血及感染。行阴道手术操作及有软产道损伤者，应及时缝合。产后保持外阴清洁，每日擦洗会阴 2 次，使用消毒会阴垫。胎先露长时间压迫阴道出现血尿时，应及时留置导尿管，保证导尿管通畅，以防止发生生殖道瘘。

（7）新生儿检查：应详细检查新生儿有无产伤。经手术助产的新生儿，应按产伤处理，严密观察颅内出血或其他损伤症状。

（八）护理评价

1. 未发生新生儿窒息。
2. 产妇无感染征象，产后体温、白细胞数正常，恶露、伤口无异常。
3. 产妇情绪稳定，与医护配合好，手术分娩经过顺利。
4. 产妇未发生分娩并发症。

（周昔红）

- -

数字课程学习

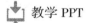 教学 PPT　　　　💬 本章小结　　　　✍ 自测题　　　　🖥 复习思考题及解析

第十一章

分娩期并发症妇女护理

【学习目标】

知识:

1. 掌握产后出血的定义、病因、临床表现、处理原则和护理。

2. 熟悉羊水栓塞和子宫破裂的定义、病因、临床表现、处理原则和护理。

3. 了解羊水栓塞的病理生理。

技能:

1. 运用相关知识对产后出血、羊水栓塞和子宫破裂的妇女进行护理评估,提出相关护理问题,采取正确的护理措施。

2. 结合所学知识做好产后出血、羊水栓塞和子宫破裂的预防和早期识别。

3. 对产后出血、羊水栓塞和子宫破裂的产妇能够进行紧急有效的抢救配合。

素质:

1. 能认识到早期发现、快速判断及采取有效措施可以有效降低对母婴造成的伤害,提高工作责任感,并充分认识到自身专业的价值。

2. 护理过程中同情和安慰产妇,体现人文关怀。

3. 进行紧急抢救时体现团队合作精神,配合默契。

分娩虽然是一个正常的生理过程，但在这个过程中可能会出现一些威胁母婴安全的严重并发症，如产后出血、羊水栓塞、子宫破裂等，是造成孕产妇死亡的主要原因。早预防、早发现、早诊治可以减少或避免对母婴造成的不良影响。

第一节　产后出血

情境导入

刘女士，39岁，G_5P_1，孕38周，妊娠合并子宫肌瘤，因胎膜早破无明显宫缩5 h予0.5%缩宫素引产。宫口开至3 cm时行硬膜外分娩镇痛，第一产程共13 h，第二产程3 h 30 min，胎儿娩出后10 min发现阴道出血300 mL，胎盘尚未完全剥离娩出，立即行徒手剥离胎盘术，经过顺利，检查胎盘胎膜完整。术后阴道仍有出血，量多，色暗红，子宫质地软，考虑子宫收缩乏力，行子宫按摩和使用宫缩剂，产后20 min时阴道出血已达800 mL，阴道仍有出血，产妇出现面色苍白、口渴、眩晕……

请思考：

1. 该产妇存在哪些产后出血的高危因素？
2. 如何预防产后出血？
3. 该产妇有哪些主要的护理问题？需采取哪些护理措施？

产后出血（postpartum hemorrhage，PPH）是指胎儿娩出后24 h内阴道分娩者出血量≥500 mL，剖宫产者≥1 000 mL。产后出血是分娩期严重并发症，是我国孕产妇死亡的首要原因。严重产后出血指胎儿娩出后24 h内出血量≥1 000 mL；难治性产后出血是指经宫缩剂、持续性子宫按摩或按压等保守措施无法止血，需要外科手术、介入治疗甚至切除子宫的严重产后出血。国内外文献报道产后出血的发病率为5%～10%，由于临床上估计产后出血量比实际出血量低，故产后出血的实际发生率更高。绝大多数的产后出血所导致的孕产妇死亡是可避免或创造条件可避免的，关键在于早期诊断和正确处理。

拓展阅读 11-1
实现千年发展目标

（一）病因

产后出血的主要原因包括子宫收缩乏力、胎盘因素、软产道裂伤及凝血功能障碍，这些因素可以单一存在，也可以共存，相互影响或互为因果。

1. **子宫收缩乏力**（uterine atony）　是产后出血最常见的原因，占产后出血总数的70%～80%。正常情况下，胎儿娩出后，子宫肌纤维的收缩和缩复使胎盘剥离面迅速缩小，血窦关闭，出血控制。任何影响子宫肌纤维收缩及缩复的因素，均可引起子宫收缩乏力导致产后出血。常见的因素如下：

（1）全身因素：产妇体质虚弱、过度疲劳、精神过度紧张、高龄、合并慢性全身性疾病。

（2）药物因素：临产后过多使用镇静剂、麻醉剂、子宫收缩抑制剂等。

（3）产科因素：产程因素如急产、产程延长等。产科并发症如妊娠期高血压疾病、胎盘早剥、前置胎盘、宫腔感染等。

（4）子宫因素：①子宫过度膨胀，如多胎妊娠、巨大儿、羊水过多等使子宫肌纤维过度伸展失去弹性；②子宫发育不良或病变，如双子宫、双角子宫、残角子宫等，或子宫肌瘤，影响子宫平滑肌正常收缩；③子宫肌壁损伤，如剖宫产史、子宫肌瘤剔除术后、子宫穿孔等子宫手术史，产次过多、急产等均可造成子宫肌纤维受损。

2. 胎盘因素　根据胎盘剥离情况，胎盘因素所致产后出血的类型如下：

（1）胎盘滞留（retained placenta）：胎儿娩出后超过 30 min 胎盘仍未排出称胎盘滞留。由于影响胎盘剥离面的血窦关闭，导致产后出血。常见原因有：①膀胱充盈：使已剥离的胎盘滞留宫腔；②胎盘嵌顿：宫颈内口附近子宫平滑肌出现环形收缩，使已剥离的胎盘嵌顿于宫腔内；③胎盘剥离不全：第三产程过早牵拉脐带或按压子宫，影响胎盘正常剥离，导致胎盘剥离不全，剥离部分的血窦开放出血。

（2）胎盘植入：根据胎盘绒毛侵入子宫肌层的深度分为胎盘粘连、胎盘植入和穿透性胎盘植入。根据胎盘粘连或植入的面积分为部分性和完全性。部分胎盘粘连或植入者因胎盘部分剥离，剥离面血窦开放引发致命性出血。完全性胎盘粘连或植入因胎盘未剥离而出血不多或未出血。胎盘植入可引起严重产后出血甚至子宫破裂等并发症，穿透性胎盘植入可导致膀胱或直肠损伤。引起胎盘植入的常见原因有：①子宫内膜损伤，如多次人工流产及分娩史、宫腔感染等，易引起蜕膜发育不良而发生植入；②胎盘附着部位异常，胎盘附着于子宫下段、子宫颈或子宫角部；③子宫手术史，如剖宫产史、子宫肌瘤剔除术后等。

（3）胎盘部分残留（retained placenta fragment）：部分胎盘小叶、副胎盘或部分胎膜残留于宫腔，影响子宫收缩而出血。

3. 软产道裂伤　分娩过程中常见的软产道裂伤有会阴、阴道及宫颈裂伤，严重者裂伤可深达阴道穹隆、子宫下段甚至盆壁，形成腹膜后血肿及阔韧带内血肿。常与下列因素有关：①会阴组织弹性差、水肿、静脉曲张，产程进展过快或急产使软产道未充分扩张；②巨大儿；③阴道手术助产（如产钳、胎吸、臀牵引术等）。

4. 凝血功能障碍（coagulation defects）　任何原发或继发的凝血功能异常均可引起产后出血。常见于两种情况：①妊娠合并凝血功能障碍性疾病，如原发性血小板减少、白血病、再生障碍性贫血、肝病等，因凝血功能障碍可引起手术创面及胎盘剥离面出血；②产科并发症所致凝血功能障碍，如重度子痫前期、胎盘早剥、羊水栓塞、死胎等均可引起 DIC。

微课 11-1
产后出血的病因和临床表现

（二）临床表现

产后出血主要表现为胎儿娩出后阴道流血、失血后的低血压表现及严重贫血。

1. 阴道流血　不同原因引起的产后出血其临床表现有所不同。①子宫收缩乏力：常发生在胎盘娩出后阴道大量出血，色暗红，呈间歇性，子宫质软，轮廓不清，触不到宫底，或子宫质地较软，按摩后子宫收缩变硬，停止按摩又变软，宫腔内常积有血凝块，宫底可升高；②胎盘因素：常发生在胎儿娩出后数分钟，色暗红，如因胎盘胎膜残留引起的出血常伴子宫收缩乏力；③软产道裂伤：胎儿娩出后立即发生阴道流血，色鲜红，如果阴道流血量不多，但失血症状明显，考虑隐性软产道裂伤如阴道血肿，可伴有阴道疼痛及肛门坠胀感；④凝血功能障碍：胎儿及胎盘娩出后阴道流血呈持续性，血液不凝，子宫轮廓清、质地硬。

2. 低血压表现　阴道出血量多时，产妇出现头晕、面色苍白、皮肤湿冷、脉搏细数、口渴、心慌、血压下降等表现。

3. 贫血　产妇出血量多如果不及时输血纠正，会出现严重贫血症状，血红蛋白值会下降。但出血早期由于血液浓缩或大量输液引起血液稀释，血红蛋白值的变化可能与实际情况不符。

（三）处理原则

产后出血的处理原则：针对出血原因，迅速止血；补充血容量，纠正失血性休克；防止感染。

（四）护理评估

1. 健康史　了解产妇年龄、孕产次、胎儿大小等；有无出血性疾病、重症肝炎、子宫肌壁损伤史；有无多次人工流产史及产后出血史；有无妊娠期高血压疾病、前置胎盘、胎盘早剥、多胎妊娠、羊水过多；产妇是否精神过度紧张，有无过度疲劳及体力消耗过多；产程中镇静剂、麻醉剂的使用情况；有无产程过长、急产及手术助产等。

2. 身体状况　主要包括出血量、出血原因的评估和产妇的失血症状。

（1）评估产后出血量：正确估计产后出血量是抢救成功的关键。目前常用的方法有以下几种：

1）称重法：失血量（mL）=［胎儿娩出后所有接血敷料湿重（g）−所有敷料干重（g）］/1.05（血液比重g/mL）。

2）容积法：用专用的产后接血容器置产妇臀下收集阴道出血，放入量杯测量。此法与称重法一样，当混入羊水时，影响测量值。临床上主要用于阴道分娩过程中、第二产程结束后。

3）面积法：根据血液浸润纱布的面积粗略估计。将血液浸湿的面积按 10 cm×10 cm（4层纱布）含血量为 10 mL，15 cm×15 cm 含血量为 15 mL……以此类推计算。该法简便易行，但由于纱布浸湿程度不一致，导致估计的出血量不准确。

4）休克指数法（shock index，SI）：休克指数 = 脉率/收缩压（mmHg），根据休克指数结合产妇的临床症状粗略估计出血量。SI=0.5，血容量正常；SI=1.0，失血量为10%～30%（500～1 000 mL）；SI=1.5，失血量为30%～50%（1 500～2 500 mL）；SI=2.0，失血量为50%～70%（2 500～3 500 mL）。此法方便、快捷，尤其是对未收集出血量、外院转诊及隐匿性产后出血者。

5）血红蛋白测定：血红蛋白每下降 10 g/L，累计失血 400～500 mL，但是在产后出血的早期，由于血液浓缩，血红蛋白值常不能准确反映实际出血量。对于有大量补液、溶血或弥散性血管内凝血的产妇，血红蛋白值也不能准确反映实际出血量。

（2）初步评估产后出血的原因：根据产后出血的临床表现，初步评估产后出血的原因。胎儿娩出后立即发生阴道流血，色鲜红，考虑软产道裂伤；胎儿娩出后数分钟出现阴道流血，色暗红，考虑胎盘因素；胎盘娩出后阴道流血较多，子宫质软，轮廓不清，按摩后子宫收缩变硬，停止按摩又变软，考虑子宫收缩乏力或胎盘、胎膜残留；胎儿及胎盘娩出后阴道流血呈持续性，且血液不凝，考虑凝血功能障碍。如果阴道流血量不多，但失血症状明显，考虑隐性软产道裂伤及子宫破裂引起的腹腔内出血等。

（3）产妇的失血症状：出血早期由于机体自身的代偿功能，失血的症状、体征可不明显。若出现失代偿状况，则很快进入休克状态，表现出相应的症状和体征。但有些产妇如妊娠期高血压疾病、妊娠合并贫血、脱水或身材矮小者，对出血的耐受性差，即使出血量未达产后出血的标准也会出现明显的临床症状。

3. 心理社会状况　产后出血发生后，产妇和家属常表现出惊慌、焦虑和恐惧，担心生命安全，迫切希望能得到医护人员的全力救治。注意观察产妇及家属的情绪表现并倾听其主诉。

4. 辅助检查

（1）实验室检查：检查血常规，出、凝血时间，凝血酶原时间，纤维蛋白原，血浆鱼精蛋白副凝试验等。

（2）测量中心静脉压：正常 4~12 cmH$_2$O，其值越低表示血容量越不足。

（五）常见护理诊断/问题

1. 外周组织灌注无效　与出血引起的血容量减少有关。
2. 恐惧　与担心自身安危有关。
3. 潜在并发症　出血性休克。
4. 有感染的危险　与出血后抵抗力下降及手术操作有关。

（六）护理目标

1. 保持组织灌注量充足，产妇的头晕、口渴、心慌、皮肤湿冷等症状缓解。
2. 产妇情绪稳定，积极配合治疗和护理。
3. 及时止血，保持血压、脉搏、呼吸等各项体征的稳定，尿量正常。
4. 产妇体温正常，恶露、伤口无异常，白细胞总数和中性粒细胞分类及 C 反应蛋白正常，无感染征象。

（七）护理措施

1. 积极预防产后出血

（1）产前预防：加强孕期保健，定期产前检查，及时预防和治疗贫血。对有产后出血高危因素的孕妇，要加强产前检查，建议孕妇提前入院待产或转诊。

（2）产时预防：密切观察产程进展，防止产程延长；注意水和营养的补充，防止产妇疲劳；提供心理支持，消除产妇紧张情绪。对于有高危因素的产妇，接产前建立静脉通道，做好备血工作。助产时注意预防软产道裂伤，掌握会阴切开指征并做好会阴保护，指导产妇正确使用腹压，避免胎儿娩出过快，阴道检查及手术助产时动作轻柔、规范。在胎肩娩出后立即使用缩宫素，加强子宫收缩，促进胎盘剥离。胎盘未剥离前，不可过早牵拉脐带或按摩、挤压子宫，出现胎盘剥离征象后，及时娩出胎盘，并仔细检查胎盘、胎膜是否完整。正确评估阴道出血量。

（3）产后预防：产后出血多发生在产后 2 h，故产妇应留在产房观察。密切监测生命体征，观察子宫收缩及子宫底高度、阴道出血量、会阴伤口、膀胱充盈情况。鼓励产妇排空膀胱，无特殊情况做好新生儿早接触、早吸吮，促进子宫收缩，减少出血量。

2. 积极处理产后出血

（1）一般处理：发生产后出血，立即向有经验的助产士、产科医生、麻醉医师等求助，必要时启动快速应急团队。建立两路静脉通道，交叉配血，留取血标本；产妇采取去枕平卧位，注意保暖；保持呼吸道通畅，吸氧；密切监测血压、脉搏、呼吸、氧饱和度，并观察神志变化、面色、肢端温度；留置导尿，观察尿量及尿色。

（2）针对出血原因配合医生做好止血措施

1）子宫收缩乏力：促进子宫收缩是最迅速、有效的止血方法。另外还可通过宫腔填塞、结扎盆腔血管、子宫压缩缝合术、经导管动脉栓塞术等方法达到止血的目的。

按摩子宫：①腹部按摩子宫：是最常用的方法。操作者一手的拇指在子宫前壁，其余4指在子宫后壁，在下腹部按摩并压迫宫底，挤出宫腔内的积血，按摩子宫均匀而有节律，促使子宫收缩（图11-1）；②腹部–阴道联合按摩子宫：如果腹部按摩子宫无效，可以采取腹部–阴道联合按摩子宫。操作者一手戴无菌手套伸入阴道，握拳置于阴道前穹隆顶住子宫前壁，另一手在腹部按压子宫后壁使宫体前屈，两手相对紧压子宫并均匀有节律地进行按摩或按压子宫（图11-2）。评价按摩子宫有效的标准是子宫轮廓清楚、收缩有皱褶、阴道或子宫切口出血减少。按压时间以子宫恢复正常收缩并能持续保持收缩状态为止。按摩子宫同时配合使用宫缩剂。

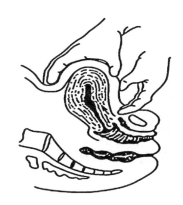

图 11-1 腹部按摩子宫

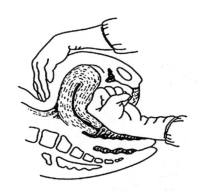

图 11-2 腹部–阴道联合按摩子宫

应用宫缩剂：①缩宫素：是预防和治疗产后出血的一线药物。常用 10～20 U 加于生理盐水 500 mL 中静脉滴注，也可用缩宫素 10 U 肌内注射或宫颈注射，24 h 内的总量不超过 60 U。卡贝缩宫素为长效缩宫素，100 μg 缓慢静脉注射或肌内注射，2 min 起效，半衰期 1 h。②麦角新碱：0.2 mg 肌内注射或静脉注射，可以每隔 2～4 h 重复给药。妊娠期高血压疾病及其他心血管疾病者禁用。③前列腺素类药物：主要用于缩宫素及麦角新碱无效或麦角新碱禁用时，包括米索前列醇、卡前列素氨丁三醇和卡前列甲酯等。

宫腔填塞：用于经子宫按摩及应用宫缩剂等处理无效者，包括宫腔纱条填塞（图11-3）和宫腔球囊填塞（图11-4）。宫腔填塞后应密切观察生命体征、宫底高度和阴道出血量，监测血红蛋白和凝血功能，防止宫腔内继续出血。填塞后 24～48 h 取出，同时使用强有力的宫缩剂，并给予抗生素预防感染。

结扎盆腔血管：经上述处理无效，结扎子宫动脉上、下行支，必要时结扎髂内动脉。

子宫压缩缝合术：常用 B-Lynch 缝合术（图11-5），适用于子宫按摩和应用宫缩剂无效者。

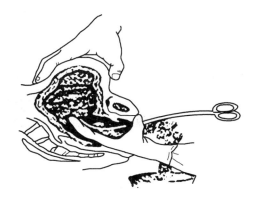

图 11-3 宫腔纱条填塞

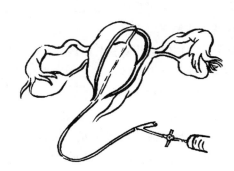

图 11-4 宫腔球囊填塞

经导管动脉栓塞术：适用于经保守治疗无效的难治性产后出血且生命体征稳定者。行股动脉穿刺插入导管至髂内动脉或子宫动脉，注入明胶海绵颗粒栓塞动脉。术后压迫穿刺点并肢体制动 24 h，预防发生局部血肿。栓塞剂于 2～3 周后吸收，血管复通。

切除子宫：经积极抢救无效，危及产妇生命时，应行子宫次全切除或子宫全切除术，做好切除子宫的术前准备。

2）胎盘因素：胎盘已剥离者及时娩出胎盘，胎盘未剥离者，应立即宫腔探查。如果胎盘粘连者，徒手剥离胎盘后娩出（图 11-6）。若剥离困难疑胎盘植入应立即停止操作，根据产妇出血量及胎盘剥离面积行保守治疗或子宫切除术。胎盘胎膜残留者，予徒手宫腔搔爬或刮宫术。

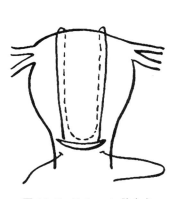
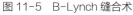

图 11-5　B-Lynch 缝合术

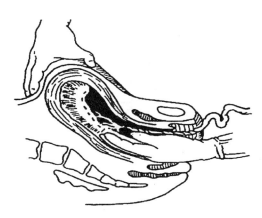

图 11-6　徒手剥离胎盘

3）软产道裂伤：及时缝合止血。宫颈裂伤 < 1 cm 且无活动性出血者无需缝合；若裂伤 > 1 cm 且有活动性出血应缝合，缝合时第一针需超过裂口顶端 0.5 cm，常用间断缝合。若裂伤延及子宫下段，可经腹修补。阴道及会阴裂伤时，按解剖层次逐层缝合，不留死腔，注意避免缝线穿透直肠黏膜。软产道血肿应切开血肿，清除积血，再缝合止血，必要时可置橡皮片引流。

4）凝血功能障碍：尽快输新鲜全血，补充血小板、纤维蛋白原或凝血酶原复合物、凝血因子等。若并发 DIC，则按 DIC 处理。

（3）失血性休克的急救护理：休克程度与出血量、出血速度及产妇自身状况有关。一旦发生失血性休克，快速启动多学科反应团队。立即心电监护监测血压、脉搏、呼吸、氧饱和度，观察产妇意识、面色、肢端温度；建立两路静脉通道，补充血容量，有条件的医院行中心静脉穿刺指导输血输液；产妇采取去枕平卧位，注意保暖；保持呼吸道通畅，吸氧；予留置导尿，监测尿量，防治肾衰竭，如尿量少于 25 mL/h，应快速补充血容量；血压低时按医嘱使用升压药物和糖皮质激素，改善心、肾功能；抢救过程中随时做血气分析，及时纠正酸中毒；出现心衰时按医嘱使用强心药物和利尿药。

（4）预防感染：按医嘱给予抗生素，保持环境清洁，勤换卫生垫，每日用 0.5% 碘伏棉球消毒会阴 2 次，观察产妇体温、恶露性状及伤口情况，查验白细胞总数和中性粒细胞分类及 C 反应蛋白。

（5）心理护理：医护人员需及时给予产妇及其家属提供心理安慰和帮助，主动关心产妇，增加其安全感。教会产妇一些放松的方法，鼓励说出内心感受，消除紧张焦虑的情绪。

3. 健康教育

（1）鼓励产妇进食营养丰富易消化的饮食，多进食含铁、蛋白质、维生素的食物。

（2）出院时，告知继续观察子宫复旧及恶露的变化情况，发现异常，及时就诊。

（3）做好产后复查指导，告知产后复查的时间、目的和意义，使产妇能按时接受检查。部分产妇分娩 24 h 后，于产褥期内发生阴道大量出血，称为晚期产后出血，常发生于产后 1～2 周，也有迟至产后 6 周，应予以警惕。

拓展阅读 11-2
产后出血的三级预警

（八）护理评价

1. 产妇全身状况改善，神志清楚，尿量正常。

2. 产妇焦虑、恐惧感减轻，情绪稳定。

3. 阴道出血减少，生命体征稳定。

4. 产妇体温、白细胞数正常，恶露、伤口无异常，无感染征象。

第二节　羊　水　栓　塞

情境导入

王女士，26 岁，G_2P_1，孕 41 周，既往体健，无心肺疾病，孕期正规产检，未发现明显异常。孕期无阴道流血、流液，无胸闷、心慌，无呼吸困难，无头痛、眼花等。产科检查无宫缩，无头盆不称，胎心监护正常，计划予人工破膜引产，羊水清。1 h 后宫缩不规则，宫口 1 cm，宫颈容受 90%，予 0.5% 催产素加强宫缩，10 min 后产妇出现呼吸困难，口唇发绀，血压 80/40 mmHg，血氧饱和度 85%，心率 120 次 / 分，胎心出现减速……

请思考：

1. 该产妇可能发生什么情况？

2. 应采取哪些应急措施？

羊水栓塞（amniotic fluid embolism，AFE）是由于羊水进入母体血液循环引起肺动脉高压、低氧血症、循环衰竭、DIC 及多器官功能衰竭等一系列病理生理变化的过程。其起病急骤、病情凶险、难以预测、病死率高，是极其严重的分娩并发症。发病率（1.9～7.7）/10 万，死亡率 19%～86%。近年来由于各学科的发展及支持治疗能力的提高，死亡率已有很大的下降。

（一）病因

羊水进入母体血液循环具体原因不明，可能与下列因素有关：

1. **羊膜腔内压力过高**　产程中出现宫缩过强，或不恰当地使用宫缩剂、宫腔操作造成子宫强直性收缩，当羊膜腔内压力增高明显超过静脉压时，羊水有可能被挤入破损的微血管而进入母体血液循环。

2. **血窦开放**　分娩过程中各种原因引起的宫颈或宫体损伤、血窦破裂，羊水可通过破损血管或胎盘后血窦进入母体血液循环。

3. 胎膜破裂　羊水栓塞多发生在胎膜破裂以后，羊水可从子宫蜕膜或宫颈管破损的小血管进入母体血液循环中。

羊水栓塞的高危因素有：高龄初产、经产妇、宫颈裂伤、子宫破裂、子宫收缩过强或缩宫素使用不当、急产、胎膜早破或人工破膜史、羊水过多、多胎妊娠、前置胎盘、胎盘早剥、剖宫产和刮宫术等。

（二）病理生理

羊水进入母体血液循环可引起机体一系列的病理生理变化：

1. 过敏样反应　羊水中的抗原成分作用于母体产生 I 型变态反应。此反应中肥大细胞脱颗粒，异常的花生四烯酸代谢产物包括白三烯、前列腺素、血栓素等进入母体血液循环，出现过敏样反应，严重者导致过敏性休克。

2. 肺动脉高压　羊水中的有形物质形成小栓子经肺动脉进入肺循环，阻塞小血管并刺激肺组织产生和释放血管活性物质，使肺血管痉挛，引起肺动脉高压，导致右心负荷加重，引起急性右心扩张及充血性右心衰竭；又使左心房回心血量减少，左心排血量减少，引起周围血液循环衰竭，出现血压下降等一系列休克症状，产妇可因重要脏器缺血而突然死亡。

3. 炎症损伤　羊水栓塞激活机体炎性介质系统，引起类似于全身炎症反应综合征，导致全身多个脏器功能不全和衰竭。

4. DIC　羊水中含大量促凝物质类似于组织凝血活酶，进入母血后可激活凝血系统，在血管内产生大量的微血栓，消耗大量凝血因子及纤维蛋白原；同时炎性介质和内源性儿茶酚胺大量释放，触发凝血级联反应，导致 DIC。

（三）临床表现

羊水栓塞发病急骤，病情凶险。70% 的羊水栓塞发生在阴道分娩时，19% 发生在剖宫产时，极少发生在中孕引产、羊膜腔穿刺术中。

1. 典型羊水栓塞　以骤然出现的低氧血症、低血压（血压与失血量不符合）和凝血功能障碍为特征，称羊水栓塞三联征。

（1）前驱症状：30%~40% 孕妇会出现非特异性的前驱症状，如呼吸急促、胸痛、憋气、寒战、呛咳、头晕、乏力、心慌、恶心、呕吐、麻木、针刺样感觉、焦虑、烦躁和濒死感、胎心减速、胎心基线变异消失等。重视前驱症状有助于及时识别羊水栓塞。

（2）心肺衰竭和休克：出现突发呼吸困难和（或）发绀、心动过速、低血压、抽搐、意识丧失或昏迷、突发血氧饱和度下降、心电图 ST 段改变及右心受损和肺底部湿啰音等。严重者，产妇于数分钟内心搏呼吸骤停。

（3）凝血功能障碍：出现以子宫出血为主的全身出血倾向，如切口渗血、全身皮肤黏膜出血、针眼渗血、血尿、消化道大出血等。

（4）急性肾衰竭等脏器受损：全身脏器均可受损，除心肺衰竭及凝血功能障碍外，中枢神经系统和肾是最常见受损的器官。

羊水栓塞临床表现有时按顺序出现，有时不按顺序出现，表现多样性和复杂性。

2. 不典型羊水栓塞　有些羊水栓塞的临床表现不典型，仅出现低血压、心律失常、呼吸短促、抽搐、急性胎儿窘迫、心搏骤停、产后出血、凝血功能障碍或典型羊水栓塞的前驱症状。当其他原因不能解释时，应考虑羊水栓塞。

（四）处理原则

羊水栓塞的处理原则是维持生命体征和保护重要脏器功能。

（五）护理评估

1. 健康史　了解有无羊水栓塞发生的高危因素，如胎膜早破或人工破膜、宫缩过强或强直性宫缩、前置胎盘，有无羊膜穿刺术、钳刮术、剖宫产术等手术史。

2. 身体状况　孕妇突然出现烦躁不安、呛咳、呼吸困难、发绀、心动过速、血压下降或出现昏迷、心搏骤停；出现凝血功能障碍的表现，如全身皮肤黏膜出血点、瘀斑，切口及针眼渗血，消化道出血，血尿，阴道大出血且不凝等难以控制的出血；出现少尿、无尿等肾衰竭表现。

3. 心理社会状况　由于羊水栓塞发生比较突然，病情往往比较严重，且死亡率高，产妇及家属难以接受事实，心里充满恐惧。

4. 辅助检查

（1）实验室检查：血常规、凝血功能、DIC 各项血液检查、血气分析、心肌酶谱，必要时采集下腔静脉血，镜检有无羊水有形物质。

（2）床旁胸部 X 线摄片：肺部弥漫性点状、片状浸润影，沿肺门周围分布伴轻度心脏扩大。

（3）心电图或超声心动图：提示 ST 段下降，右心房、右心室扩大，左心室缩小。

（六）常见护理诊断 / 问题

1. 气体交换受损　与肺动脉高压所致的呼吸循环障碍有关。
2. 外周组织灌注无效　与周围血液循环衰竭及 DIC 有关。
3. 恐惧　与病情危重、濒死感有关。
4. 潜在并发症　各脏器功能受损。

（七）护理目标

1. 产妇胸闷、呼吸困难等症状有所改善。
2. 保持产妇血流动力学稳定及良好的外周血液灌注。
3. 产妇恐惧感减轻。
4. 保护各脏器功能，避免脏器功能受损。

（八）护理措施

1. 羊水栓塞的预防　正确使用缩宫素，防止宫缩过强。持续宫缩过强时及时使用宫缩抑制剂。人工破膜应在宫缩间隙期进行。产程中避免产伤、宫颈裂伤及子宫破裂。剖宫产术中刺破羊膜前保护好子宫切口。中期妊娠引产者，羊膜穿刺次数不应超过 3 次。行钳刮术前先刺破胎膜，待羊水流尽后再钳夹。

2. 羊水栓塞的急救与护理配合　一旦怀疑羊水栓塞，立即按羊水栓塞急救流程进行抢救，分秒必争。推荐多学科的协作以提高抢救成功率。处理主要采取支持性和对症性治疗，各种措施应尽快和同时进行。

（1）增加氧合，改善低氧血症：立即保持气道通畅，取半卧位或抬高头肩卧位，予面罩正压给氧，必要时行气管插管或人工辅助呼吸，维持重要脏器的氧供。

（2）迅速全面监测：严密监测血压、心率、呼吸、血氧饱和度、中心静脉压、尿量，观察神志变化、皮肤颜色、阴道出血及全身出血症状，定时监测动脉血气分析和凝血功能，记录液体出入量。

（3）循环功能支持：应迅速建立 2~3 路静脉通道，保证及时补充血容量及用药。①维持血流动力学稳定：多巴酚丁胺和磷酸二酯酶 –5 抑制剂兼具强心和扩张肺动脉的作用，是治疗的首选药物。常用多巴酚丁胺 5~10 μg/（kg·min），静脉泵入；磷酸二酯酶 5 抑制剂首剂 25~75 μg/kg 静脉推注，然后 1.2~3 mg/h 泵入。低血压时及时升压：去甲肾上腺素 0.01~0.1 μg/（kg·min），静脉泵入。②解除肺动脉高压：除使用磷酸二酯酶 5 抑制剂、一氧化氮（NO）及内皮素受体拮抗剂等特异性舒张肺血管平滑肌的药物，也可考虑给予盐酸罂粟碱、阿托品、氨茶碱、酚妥拉明等药物。③加强液体管理：注意液体的出入量，避免过度输液致心脏负荷过重引起左心衰竭和肺水肿。

（4）抗过敏：尽早给予大剂量糖皮质激素，氢化可的松 100~200 mg 加入 5%~10% 葡萄糖注射液 50~100 mL 快速静脉滴注，再用 300~800 mg 加入 5% 葡萄糖注射液 250~500 mL 静脉滴注，每日剂量可达 500~1 000 mg；或地塞米松 20 mg 加 25% 葡萄糖注射液静脉推注后，再加 20 mg 于 5%~10% 葡萄糖注射液中静脉滴注。

（5）纠正凝血功能障碍：①积极处理产后出血；②及时补充凝血因子，包括输注大量的新鲜血、血浆、冷沉淀、纤维蛋白原等，必要时可静脉输注氨甲环酸；③肝素治疗羊水栓塞 DIC 的争议很大，由于 DIC 早期高凝状态难以把握，使用肝素治疗弊大于利，因此不推荐肝素治疗。

（6）器官功能受损的对症支持治疗：维持血流动力学、血氧饱和度和血糖，维持水、电解质、酸碱平衡，适时应用血液透析，积极防治感染，保护神经系统，维护肝功能和胃肠道功能等。

（7）产科处理：羊水栓塞发生于分娩前，应考虑立即终止妊娠。心搏骤停者应实施心肺复苏。如果孕周已达 23~28 周同时紧急剖宫产准备，复苏 4 min 后仍无自主心跳可考虑紧急实施剖宫产。出现 DIC 难以纠正且产后大量活动性出血难以控制，应快速实施子宫切除术。

3. 提供心理支持　医护人员保持镇静，避免恐慌导致产妇及家属情绪紧张，同时稳定产妇和家属的情绪。及时向家属介绍产妇病情及治疗方案，以取得配合。待病情稳定后制订康复计划，提供健康教育。

（九）护理评价

1. 产妇胸闷、呼吸困难等症状改善。
2. 生命体征稳定，尿量正常，全身无出血表现。
3. 产妇情绪稳定。
4. 各脏器功能正常，各项指标趋于正常。

第三节 子宫破裂

情境导入

黄女士，32岁，G₂P₁，因剖宫产术后3年，孕39周，下腹疼痛5h入院。第一胎因产程中胎儿宫内窘迫剖宫产，无产后出血史，术后恢复顺利，无创口感染。此次胎儿体重估计3 200 g左右，无头盆不称，宫缩持续30 s，间隙4~5 min，强度中，宫口开3 cm，胎膜未破，胎心监护正常。与产妇及家属沟通病情后要求阴道试产，予严密监测产程进展及胎心。4 h后产妇诉持续性腹痛、难以忍受，宫缩持续40~45 s，间隙1~2 min，胎心出现频发的变异减速，见血尿，宫口开8 cm。

请思考：

1. 该产妇可能出现什么情况？

2. 针对该产妇的病情，主要的护理问题是什么？

3. 护士应采取哪些护理措施？

子宫破裂（rupture of uterus）指在妊娠晚期或分娩期子宫体部或子宫下段发生破裂，是直接危及产妇及胎儿生命的严重并发症。

（一）病因

1. **子宫手术史（瘢痕子宫）** 是近年来导致子宫破裂的常见原因，如剖宫产术、子宫肌瘤剔除术、宫角切除术、子宫成形术后。在妊娠晚期或分娩期由于宫腔内压力增高使瘢痕破裂。前次术后伴感染、切口愈合不良、剖宫产后间隔时间过短而再次妊娠者，临产后发生子宫破裂的风险更高。

2. **先露部下降受阻** 骨盆狭窄、头盆不称、软产道梗阻、胎位异常、巨大儿或胎儿畸形（如联体双胎等）等均可导致胎先露下降受阻，子宫下段过分伸展变薄发生子宫破裂。

3. **子宫收缩药物使用不当** 胎儿娩出前缩宫素或其他促子宫收缩的药物使用指征或使用剂量不当及方法不当，或孕妇对药物敏感性个体差异，导致子宫收缩过强所致。

4. **产科手术损伤** 宫颈口未开全时行产钳助产、中高位产钳牵引或臀牵引术等可造成宫颈裂伤延及子宫下段；毁胎术、穿颅术可因器械、胎儿骨片损伤子宫导致破裂；肩先露行内转胎位术或强行剥离植入性胎盘或严重粘连胎盘，也可引起子宫破裂。

5. **其他** 子宫发育异常或多次宫腔操作等，局部肌层菲薄导致子宫自发破裂。

（二）临床表现

子宫破裂多发生于分娩期，部分发生于妊娠晚期。按其破裂程度，分为完全性破裂和不完全性破裂。子宫破裂发生通常是渐进的，多数由先兆子宫破裂进展为子宫破裂。胎儿窘迫是最常见的临床表现，大多数子宫破裂有胎心异常。子宫破裂常见的临床表现还包括：宫缩间歇仍有严重腹痛、阴道异常出血、血尿、宫缩消失，孕妇心动过速、低血压、晕厥或休克，胎先露

拓展阅读 11-3
剖宫产后再次妊娠导致子宫破裂的相关因素

异常、腹部轮廓改变等。

1. 先兆子宫破裂 常见于产程长、先露下降受阻、有梗阻性难产因素的产妇。表现为：①子宫呈强直性或痉挛性过强收缩，产妇烦躁不安，呼吸、心率加快，下腹剧痛难忍。②因胎先露部下降受阻，子宫收缩过强使子宫体部肌肉增厚变短，子宫下段肌肉变薄拉长，在两者间形成环状凹陷，称为病理性缩复环（pathologic retraction ring）（图 11-7）。随着产程进展，可见该环逐渐上升至平脐或脐上，压痛明显。③膀胱受压充血，出现排尿困难及血尿。④因宫缩过强、过频，无法触清胎体，胎心率加快或减慢或听不清。

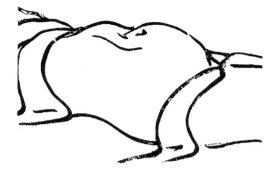

图 11-7 子宫病理性缩复环

2. 子宫破裂

（1）不完全性子宫破裂：子宫肌层部分或全层破裂，但浆膜层完整，宫腔与腹腔不相通，胎儿及其附属物仍在宫腔内，称为不完全性子宫破裂。多见于子宫下段剖宫产切口瘢痕破裂，常缺乏先兆破裂症状，仅在不全破裂处有压痛，体征也不明显。若破裂口累及两侧子宫血管可导致急性大出血。若破裂发生在子宫侧壁阔韧带两叶之间，形成阔韧带内血肿，多有胎心率异常。

（2）完全性子宫破裂：子宫肌壁全层破裂，宫腔与腹腔相通，称为完全性子宫破裂。常发生于瞬间、产妇突感下腹一阵撕裂样剧痛，子宫收缩骤然停止。腹痛稍缓后，因羊水、血液进入腹腔刺激腹膜，出现全腹持续性疼痛，并伴有低血容量性休克的征象。全腹压痛明显、有反跳痛，腹壁下可清楚扪及胎体，子宫位于侧方，胎心、胎动消失。阴道检查可有鲜血流出，胎先露部升高，开大的宫颈口缩小，若破口位置较低，部分产妇可扪及子宫下段裂口。上述表现可能继发于先兆子宫破裂的症状之后，但子宫体部瘢痕破裂多为完全性子宫破裂，常无先兆破裂的典型症状。穿透性胎盘植入者发生子宫破裂时，可表现为持续性腹痛，多伴有胎心率异常，易误诊为其他急腹症或先兆临产。

（三）处理原则

1. 先兆子宫破裂 应立即抑制子宫收缩，肌内注射哌替啶 100 mg，或静脉全身麻醉，尽快手术。

2. 子宫破裂 在抢救休克的同时，无论胎儿是否存活均应尽快手术治疗。

（1）子宫破口整齐、距破裂时间短、无明显感染者，可行破口修补术。子宫破口大、不整齐、有明显感染者，应行次全子宫切除术；破口大、裂伤累及宫颈者，应行全子宫切除术。

（2）手术前后足量足疗程使用广谱抗生素控制感染。

严重休克者应尽可能就地抢救，若必须转院，应输血、输液、抗休克后方可转运。

（四）护理评估

1. 健康史 询问与子宫破裂相关的既往史与现病史，如是否有既往剖宫产史、子宫肌瘤剔除术史、子宫穿孔史；是否有骨盆狭窄、头盆不称、胎位异常；是否有子宫收缩药物使用不当或阴道助产手术操作史等。

2. 身体状况 评估产妇宫缩强度、宫缩持续时间、间隔时间；腹部疼痛的部位、性质、程度；有无排尿困难、血尿；有无出现病理性缩复环；监测胎心、胎动情况，评估有无胎儿宫内窘迫表现；产妇有无烦躁不安、疼痛难忍。腹部检查可发现子宫破裂不同阶段相应的临床症状和体征。

3. 心理社会状况 评估产妇的精神状态及情绪变化，有无恐惧、焦虑。因子宫破裂造成胎死宫内或子宫切除，产妇及家属情绪会非常悲伤。

4. 辅助检查

（1）实验室检查：血常规检查可见血红蛋白下降，白细胞计数增加。尿常规检查可见红细胞或肉眼血尿。

（2）其他：B 型超声检查可协助确定子宫破裂的部位及胎儿与子宫的关系，腹腔穿刺可证实腹腔内出血。

（五）常见护理诊断／问题

1. 急性疼痛 与强直性子宫收缩、病理性缩复环或子宫破裂后血液刺激腹膜有关。
2. 外周组织灌注无效 与子宫破裂后大量出血有关。
3. 有感染的危险 与多次阴道检查、宫腔内损伤、大量出血等有关。
4. 有受伤的危险（胎儿） 与发生子宫破裂引起胎儿缺氧有关。
5. 持续性悲伤 与切除子宫及胎儿死亡有关。

（六）护理目标

1. 疼痛症状减轻，强直性子宫收缩得到抑制或子宫破裂得到及时救治。
2. 保持生命体征稳定，保持良好的组织血液灌注。
3. 产妇无感染症状，C 反应蛋白、白细胞总数和中性粒细胞计数正常。
4. 避免胎儿受到伤害。
5. 产妇情绪得到调整，悲伤程度减轻。

（七）护理措施

1. 预防子宫破裂

（1）做好产前保健，有子宫破裂高危因素的孕妇，提前住院待产。

（2）严密观察产程进展，警惕并尽早发现先兆子宫破裂征象，及时处理。

（3）严格掌握缩宫素、前列腺素制剂的使用指征和方法。严密观察，防止发生宫缩过强导致子宫破裂。使用缩宫素引产时，应有专人观察，按规定稀释后从低浓度、小剂量开始滴注。对于瘢痕子宫的孕妇引产禁止使用前列腺素制剂。

（4）正确掌握产科手术助产的指征及操作常规，阴道助产术后应仔细检查宫颈，及时发现损伤给予修补。

2. 先兆子宫破裂的护理

（1）密切观察产程进展，及时发现导致难产的诱因，注意胎心变化。

（2）产程中，出现宫缩过强及下腹部压痛或腹部出现病理性缩复环时，应立即报告医师，并停止使用缩宫素和一切操作，同时密切监测产妇生命体征，按医嘱给予宫缩抑制剂、吸氧并做好剖宫产的术前准备。

3. 子宫破裂产妇的护理

（1）立即建立两条静脉通道，快速备血，做好输液、输血的工作，及时补充血容量，必要时补充电解质及碱性药物，纠正酸中毒，进行抗休克处理。

（2）予心电监护，严密监测生命体征，吸氧，注意保暖，记录出入量。

（3）积极做好术前准备。如胎儿存活，及时呼叫新生儿医师，配合做好新生儿复苏抢救工作。

（4）术中、术后按医嘱应用大剂量抗生素预防感染。

4. 提供心理支持

（1）耐心安慰产妇，向产妇及家属解释子宫破裂的原因及治疗计划，以配合抢救和治疗。

（2）对胎儿已死亡的产妇，认真倾听产妇诉说内心感受，帮助其尽快调整情绪。

（3）为产妇及其家属提供舒适的环境，做好生活护理，鼓励进食和休息。

（4）告知再次妊娠的风险，指导安全的避孕措施。

（八）护理评价

1. 疼痛症状及时得到缓解和控制，手术经过顺利。

2. 生命体征稳定，外周组织血流灌注较好。

3. 产妇白细胞计数、血红蛋白正常，伤口愈合良好，无感染并发症。

4. 胎儿出生后存活，未发生严重并发症。

5. 产妇情绪较为稳定，饮食、睡眠基本正常。

（李一美）

数字课程学习

 教学 PPT   本章小结   自测题   复习思考题及解析

▶▶▶ 第十二章

产褥期疾病妇女的护理

【学习目标】

知识：

1. 掌握产褥感染、产后抑郁症、晚期产后出血的定义、临床表现、处理原则及护理。

2. 熟悉产褥感染、产后抑郁症、晚期产后出血的病因。

3. 了解产后抑郁症的筛查量表。

技能：

1. 能按照护理程序对产褥感染、产后抑郁症、晚期产后出血的产妇进行整体护理。

2. 运用所学知识做好产褥感染、产后抑郁症、晚期产后出血的预防。

素质：

1. 提高工作责任感，充分认识自身专业的价值。

2. 护理过程中，同情和安慰病人，体现人文关怀。

产褥期母体各系统发生很大的变化，是身体和心理恢复的关键期。产褥期由于个人或其他原因，导致产褥感染、出血、精神心理改变等异常情况，影响母体健康。

第一节 产 褥 感 染

情境导入

李女士，32 岁，G_1P_1，孕 40 周 ROA，顺产一男婴，体重 3700 g，会阴 II 度裂伤行会阴缝合术。产后第 7 天，产妇出现下腹疼痛。查体：体温 38.9℃，脉搏 102 次 / 分，呼吸：18 次 / 分，血压：102/65 mmHg。子宫底脐下三横指，有压痛，会阴伤口无红肿，阴道流出血性分泌物、量少、有异味。实验室检查：白细胞 $17.6 \times 10^9/L$，血红蛋白 101 g/L，中性粒细胞百分比 90%，C 反应蛋白 15 mg/L，其余未见异常。产妇情绪低落，担心身体恢复不好，影响母乳喂养。

请思考：

1. 该产妇最可能的临床诊断是什么？
2. 该产妇最可能存在的护理问题有哪些？
3. 针对该产妇应采取哪些护理措施？

产褥感染（puerperal infection）是指分娩及产褥期内生殖道受病原体侵袭引起的局部和全身感染。产褥病率（puerperal morbidity）是指分娩 24 h 以后的 10 日内，每日测量体温 4 次，间隔 4 h，有 2 次体温达到或超过 38℃。产褥感染是产褥病率的常见原因，也可由生殖道以外感染所致，如急性乳腺炎、上呼吸道感染、泌尿系感染、血栓静脉炎等。产褥感染是常见的产褥期并发症，其发病率为 6%。

（一）病因

1. **诱发因素** 正常妊娠和分娩一般不会增加产妇感染的机会，产褥感染的诱因有胎膜早破、羊膜腔感染、产程延长、孕期贫血、产前产后出血过多、阴道检查次数过多，慢性疾病、营养不良、体质虚弱及妊娠晚期性生活等。正常女性生殖道对外界致病因子侵入有一定的防御功能，任何导致产妇生殖道和全身防御功能降低的因素，均可增加产褥感染的发生率。

2. **感染途径**

（1）内源性感染：正常孕妇生殖道内寄生的微生物多数不致病，当机体抵抗力降低和（或）致病菌数量增加、毒力增强时，非致病微生物转化为致病微生物引起感染。研究表明，内源性感染比外源性感染更重要，孕妇生殖道内的病原体不仅可以导致产褥感染，还能够通过胎盘、胎膜、羊水间接感染胎儿，引起流产、早产、胎儿生长受限、胎膜早破及死胎等。

（2）外源性感染：指外界病原体进入生殖道引起的感染。可通过消毒不严格或被污染的衣物、各种手术器械及临产前性生活等途径侵入机体。

3. **病原体** 正常女性生殖道内寄生大量的微生物，包括需氧菌、厌氧菌、假丝酵母菌及衣原体、支原体，可分为致病微生物和非致病微生物两类。部分非致病微生物在一定条件下可以致病，称为条件致病菌。

（1）需氧菌

1）链球菌：是外源性产褥感染的主要致病菌，以 β- 溶血性链球菌致病性最强，能产生致热外毒素与溶组织酶，使病变迅速扩散导致严重感染。需氧链球菌寄生在生殖道内，也可以通过医务人员或产妇其他部位感染进入生殖道。

2）杆菌：以大肠埃希菌、克雷伯菌属、变形杆菌属多见。这些细菌一般寄生在阴道、会阴、尿道口周围，能产生内毒素，是引起菌血症或感染性休克的最常见致病菌。

3）葡萄球菌：包括金黄色葡萄球菌和表皮葡萄球菌。金黄色葡萄球菌多为外源性感染，容易引起伤口严重感染；其能产生青霉素酶，易对青霉素产生耐药性。表皮葡萄球菌存在于阴道菌群中，引起的感染较轻。

（2）厌氧菌

1）革兰阳性球菌：消化球菌和消化链球菌存在于正常阴道中，当产道损伤、胎盘残留、局部组织坏死缺氧时，细菌迅速繁殖引起感染。如果合并大肠埃希菌感染，常发出异常恶臭气味。

2）杆菌属：脆弱类杆菌是常见的厌氧性杆菌。这类杆菌多与需氧菌和厌氧性球菌混合感染，形成局部脓肿，产生大量脓液，有恶臭味；还可以引起化脓性血栓性静脉炎，形成感染血栓，血栓脱落后随血液循环到全身各器官形成脓肿。

3）芽胞梭菌：主要是产气荚膜梭菌。该菌能产生外毒素，毒素溶解蛋白质而产气及溶血。产气荚膜梭菌感染轻者引起子宫内膜炎、腹膜炎、败血症；严重者引起溶血、黄疸、血红蛋白尿、急性肾衰竭、气性坏疽，甚至死亡。

（3）支原体与衣原体：解脲支原体、人型支原体均可在女性生殖道内寄生，引起生殖道感染，其感染多无明显症状。

（二）临床表现

发热、腹痛、异常恶露是产褥感染的主要症状。产后 24 h 内的发热常见的原因是脱水，但在产后 2 ~ 3 日低热后突然出现高热，多考虑感染可能。由于感染部位、程度及扩散范围不同，产褥感染的临床表现也不同。

1. 急性外阴、阴道、宫颈炎 分娩时会阴裂伤或会阴侧切部位感染引起，以葡萄球菌和大肠埃希菌感染为主。会阴裂伤或会阴侧切伤口感染，表现为会阴部疼痛，不能坐位。会阴伤口周围红肿、发硬、按压疼痛明显、有脓性分泌物流出，严重者伤口裂开。严重时可伴有畏寒、发热。阴道壁裂伤及擦伤感染表现为阴道黏膜充血、水肿、脓性分泌物增多。感染部位较深时，可以引起阴道旁结缔组织炎。宫颈裂伤感染向深部蔓延，达宫旁组织，引起盆腔结缔组织炎。

2. 子宫感染 包括急性子宫内膜炎、子宫肌炎。病原体经胎盘剥离面侵入，扩散至子宫蜕膜层称子宫内膜炎，侵入子宫肌层称子宫肌炎，两者常同时存在。子宫内膜炎表现为子宫内膜充血、坏死，阴道内有大量脓性分泌物，而且有臭味。子宫肌炎表现为腹痛，恶露量多，呈脓性，子宫压痛明显，子宫复旧不良。伴有高热、寒战、头痛、心率增快、白细胞增多等全身感染的症状。

3. 急性盆腔结缔组织炎、急性输卵管炎 病原体沿宫旁淋巴和血液达宫旁组织引起盆腔结缔组织炎，累及输卵管时引起输卵管炎。产妇出现持续高热、下腹痛、肛门坠胀，伴寒战、全身不适等。子宫旁结缔组织增厚并有压痛，严重侵及整个盆腔形成"冰冻骨盆"。

4. 急性盆腔腹膜炎及弥漫性腹膜炎 炎症进一步扩散至子宫浆膜层形成盆腔腹膜炎，继而发展成为弥漫性腹膜炎。产妇主要表现为高热、恶心、呕吐、腹胀等，腹部检查有压痛、反跳痛、肌紧张。腹膜分泌大量渗出液，纤维蛋白覆盖引起肠粘连。可在直肠子宫陷凹形成局限性脓肿，若脓肿波及肠管、膀胱，可引起腹泻、里急后重和排尿困难症状。急性期治疗不彻底可发展为盆腔炎性疾病而引起不孕。

5. 血栓性静脉炎 胎盘剥离处的感染性栓子脱落，经血液循环可引起盆腔血栓性静脉炎，累及子宫静脉、卵巢静脉、髂内静脉、髂总静脉及阴道静脉。病变以单侧居多，产后 1～2 周多见，临床表现为寒战、高热，症状可持续数周或反复发作。下肢血栓性静脉炎常继发于盆腔静脉炎，病变多在股静脉、腘静脉及大隐静脉处。当髂总静脉或股静脉栓塞时影响下肢静脉回流，出现下肢水肿，皮肤发白，习称"股白肿"。小腿深静脉栓塞时可出现腓肠肌及足底部疼痛和压痛。

6. 脓毒血症及败血症 感染血栓脱落进入血液循环引起菌血症，继续发展可并发脓毒血症和迁徙性脓肿（肺脓肿、肾脓肿），若侵入血液循环的细菌大量繁殖引起败血症时，表现为持续寒战、高热、全身中毒症状、多器官受损，甚至危及生命。

（三）处理原则

积极控制感染并纠正全身状况。

1. 支持疗法 加强营养，补充维生素，增强全身抵抗力，纠正水、电解质失衡。遵医嘱输血或血浆。取半坐卧位，有利于恶露流出和使炎症局限于盆腔。

2. 切开引流 会阴伤口及腹部切口感染时，应及时切开引流，盆腔脓肿可经腹或后穹隆穿刺或切开引流。对于严重宫腔感染不可控制者，应及时行手术、清除感染源，挽救病人生命。

3. 胎盘胎膜残留处理 在有效抗感染的同时，行清宫术清除宫腔残留物。产妇急性感染伴发高热，在有效控制感染的同时行钳夹术，清除宫内感染组织，在感染彻底控制、体温正常后，再彻底清宫。

4. 应用抗生素 产褥感染以抗生素治疗为主。在未能确定病原体时，医生根据产妇临床表现，一般选广谱抗生素，作用范围覆盖多种细菌。待细菌培养及药敏试验确定致病菌后，针对性选用抗生素，保证治疗效果。

5. 肝素治疗 血栓性静脉炎时，应用大量抗生素的同时，可加用肝素、尿激酶，用药期间监测凝血功能。同时，还可口服双香豆素、阿司匹林等抗凝药物，活血化瘀的中药也可以应用。

6. 手术治疗 子宫感染严重经治疗无效，炎症蔓延出现不能控制的出血、脓毒血症、败血症时，及时切除子宫。

（四）护理评估

1. 健康史 评估产褥感染的诱发因素，是否有贫血、营养不良或生殖道感染的病史，了解本次有无妊娠合并症和并发症，分娩时是否有胎膜早破、产程延长、产钳助产、软产道撕裂伤、产前出血、产后出血史及产妇的个人卫生习惯等。

2. 身体状况 评估产妇全身情况，监测产妇的体温、脉搏、呼吸、血压。评估子宫复旧、腹部及会阴伤口愈合情况；观察阴道恶露的量、颜色、性状、气味等；评估产妇母乳喂养情况，大小便是否正常。观察产妇是否存在沮丧、烦躁、焦虑等情况。

3. 心理社会状况 评估产妇心理情况及家庭支持系统情况，产妇是否存在因感染导致发热、疼痛、暂停母乳喂养、母婴分离等情况出现沮丧、焦虑等情绪。

4. 辅助检查

（1）血液检查：血常规检查白细胞计数增高，其中中性粒细胞计数升高。血清 C 反应蛋白 ＞8 mg/L 对早期感染的诊断有一定意义。

（2）病原体：取宫腔分泌物、脓肿穿刺物、后穹隆穿刺物做细菌培养和药物敏感实验，必要时做血培养和厌氧菌培养。病原体抗原和特异抗体检测可以作为快速确定病原体的方法。

（3）影像学检查：B 型超声、彩色多普勒超声、CT 及磁共振成像等，能够对产褥感染形成的炎性包块、脓肿作出定位及定性诊断。

（五）常见护理诊断 / 问题

1. 体温过高　与病原体感染及产后机体抵抗力降低有关。
2. 急性疼痛　与感染有关。
3. 焦虑　与疾病影响有关。

（六）护理目标

1. 产妇感染得到控制，体温正常，白细胞及 C 反应蛋白正常。
2. 产妇疼痛症状缓解，舒适感增加。
3. 产妇焦虑缓解。

（七）护理措施

1. 一般护理　保持病房环境安静、清洁、空气新鲜。保持床单位、衣服及用物的清洁干燥。注意保暖，保证产妇有足够的休息和睡眠。取半卧位或抬高床头有利于恶露排出及炎症局限，防止感染扩散。

2. 饮食护理　多进食高蛋白、高热量、高维生素、易消化的饮食。鼓励产妇多喝水、保证足够的液体摄入。

3. 病情观察　密切观察产妇生命体征的变化，尤其体温，每 4 h 测量 1 次；观察产妇腹部或会阴伤口是否出现红、肿、热、痛等感染征象；观察恶露的量、颜色、性质、气味的情况；观察子宫复旧、有无压痛等情况。

4. 治疗配合　遵医嘱进行支持治疗，增加抵抗力。做好脓肿引流、清宫术、后穹隆穿刺术、子宫切除术等的术前准备及护理。遵医嘱使用抗生素及肝素。做好感染性休克或肾衰竭者的抢救工作。

5. 会阴护理　指导和协助产妇做好会阴部的护理，会阴擦洗 2 次 / 日，大小便后及时清洗，保持会阴的清洁干燥。

6. 心理护理　向产妇及家属耐心解答疑惑，讲解该疾病相关知识，使其了解该疾病和治疗护理情况，增加治疗信心，缓解焦虑情绪。

7. 出院指导　教会产妇观察产后子宫复旧及阴道恶露情况，保持会阴的清洁干燥，大小便后及时清洗，及时更换会阴垫；治疗期间宜淋浴，禁止盆浴。指导产妇取半卧位，以利恶露引流，防止感染扩散。产后 42 天随访。

（八）护理评价

1. 产妇体温正常，白细胞及 C 反应蛋白正常。

2. 产妇自诉疼痛症状缓解。

3. 产妇情绪稳定、自诉无焦虑。

第二节 产后抑郁症

情境导入

李女士，32 岁。产后 20 天，闷闷不乐、兴趣减退、精力不足半月。常伴有紧张、焦虑、失眠、食欲下降等。对身边的人充满敌意，感觉没人照顾、关心自己，偶尔会有自伤、自杀及伤婴的想法，但从未实施过这些行为。为此特别自责，时有压抑感、无助感、沮丧、兴趣减低、对生活缺乏信心。不能安心休息、情绪不稳定、莫名其妙地哭泣、入睡困难。也不想和家人沟通，有时脾气又暴躁。丈夫陪同其来医院心理科就诊。其自诉自己不是个好母亲，不能照顾好婴儿。

心理科检查：神情合作，自知力尚可，未引出幻觉、妄想症状。爱丁堡产后抑郁量表（EPDS）测评：13 分，症状自评量表（SCL-90）测评：总分 162 分，阳性项目数＞45，因子分＞3，心电图、脑电图正常。

请思考：

1. 该产妇最可能的临床诊断是什么？

2. 该产妇最可能存在的护理问题有哪些？

3. 针对该产妇应采取哪些护理措施？

产后抑郁症（postpartum depression，PPD）是指产妇在分娩后出现的抑郁症状，是产褥期精神综合征中最常见的一种类型。既往无精神障碍史产妇，一般产后 4 周内第一次发病，症状类似普通抑郁，表现为抑郁、悲伤、沮丧、哭泣、易激惹、烦躁，重者出现幻觉或自杀倾向等症状。产后抑郁症的发生率有很大差异。流行病学资料显示：西方发达国家的发生率为 7%～40%，亚洲国家发生率为 3.5%～63.3%。产后抑郁症不仅影响产妇的生活质量，还影响家庭功能和产妇的亲子行为，影响婴儿认知能力和情感的发展。

（一）病因及发病机制

引起产后抑郁症的病因比较复杂，可能与下列因素有关：

1. 分娩因素 产时并发症、产后并发症、难产、滞产、手术产等不愉快的分娩经历给产妇带来紧张与恐惧情绪，导致神经系统功能状态不佳，进一步促使内分泌功能状态不稳定。

2. 心理因素 焦虑、敏感、情绪不稳定、强迫个性、社交能力不良、成熟度不够及过度自我控制、对母亲角色不适应，性格内向、保守固执的产妇是产后心理障碍的好发人群。

3. 内分泌因素 分娩后产妇体内人绒毛膜促性腺激素（hCG）、胎盘催乳素（hPL）、孕激素、雌激素的含量急剧下降，激素水平的变化是产后抑郁症发生的生物学基础。

4. 社会因素 孕期遇到不良生活事件，如失业、夫妻分离、亲人病丧、家庭不和、家庭困难、居住环境差、缺少家庭和社会的支持与帮助，特别是缺乏来自丈夫与长辈的理解、支持与帮助等，是影响产后抑郁症发生和恢复的重要因素之一。

5. 遗传因素　家族有精神病史，特别是家族抑郁症病史的产妇发病率高。

（二）临床表现

产后抑郁症常发生于产后 2 周，产后 4~6 周症状明显，病程时间长，持续 3~6 个月。主要表现为抑郁状态。

1. 情绪改变　产妇感觉心情压抑，常无缘无故地长时间哭泣。有晨重夜轻的节律性改变，情感低落在早晨较为严重，下午或晚间可有所减轻。

2. 自我评价降低　自暴自弃、自罪感、对身边的人充满敌意，与丈夫及其家庭成员关系不协调。

3. 导致劳累感增加和活动减少　产妇觉得活动困难，精力降低，且通过休息或睡眠并不能有效地恢复精力和体力。

4. 对生活失去信心　觉得生活毫无意义，活着太痛苦了，出现厌食、早醒或入睡困难等。严重者出现绝望、自杀或杀婴倾向，有时陷于错乱或昏迷状态。

（三）处理原则

产后抑郁症重要的治疗方法是心理治疗，包括心理支持、咨询和社会干预等。药物治疗为辅，其适用于中度抑郁症及心理治疗无效者。首选 5- 羟色胺再吸收抑制剂，常用药物有盐酸帕罗西汀、盐酸舍曲林。此类药物不会进入乳汁。

（四）护理评估

1. 健康史　询问产妇有无抑郁症、精神病个人史和家族史、有无重大精神创伤史。了解本次妊娠过程及分娩情况是否顺利，有无难产、滞产、手术产及产时产后的并发症、婴儿健康状况、婚姻家庭关系及社会支持系统等因素并识别诱因。

2. 身体状况　观察产妇的情绪变化、食欲、睡眠、疲劳程度及集中能力。观察产妇的日常活动和行为，如自我照顾能力与照顾婴儿的能力。观察母婴之间接触和交流的情况，了解产妇对婴儿的喜恶程度及对分娩的体验与感受。评估产妇的人际交往能力与社会支持系统，判断病情的严重程度。

3. 心理社会状况　评估此次妊娠产妇的心理状态，夫妻关系和社会支持系统。

拓展阅读 12-1
产后抑郁症的诊断标准

4. 辅助检查　产后抑郁症临床诊断困难，利用产后问卷调查有助于早期发现和诊断。

（1）爱丁堡产后抑郁量表（Edinburgh postnatal depression scale，EPDS）：是目前常用的筛选工具，包括 10 项内容，4 级评分。评定的时间范围是在过去一周。当产妇总分≥13 分时，视为筛查阳性。总分越高，抑郁程度越重，需要进一步确诊。

（2）产后抑郁筛查量表（postpartum depression screening scale，PDSS）：包括睡眠 / 饮食失调、焦虑 / 担心、情绪不稳定、精神错乱、丢失自我、内疚 / 羞耻及自杀想法 7 个因素，共 35 个条目，分 5 级评分，总分≥60 分作为筛查产后抑郁症的临界值。

（3）症状自评量表（symptom checklist 90，SCL-90）：是世界上最著名的心理健康测试量表之一，该量表共有 90 个项目。量表作者未提出分界值，按全国常模结果，总分超过 160 分，或阳性项目数超过 43 项，或任一因子分超过 2 分，考虑筛选阳性，需进一步检查。

（五）常见护理诊断 / 问题

1. 产妇角色行为无效　与无法承担母亲角色有关。
2. 有自杀倾向　与产后严重的心理障碍有关。

（六）护理目标

1. 产妇情绪稳定，能进入母亲角色。
2. 产妇日常行为正常。

（七）护理措施

1. 一般护理　提供温暖、舒适的环境。合理安排饮食，保证产妇的营养摄入。指导产妇进行母乳喂养，使其掌握母乳喂养技巧。家人多陪伴产妇，保证其充足的睡眠，适当活动。

2. 心理护理　对产后抑郁症的治疗非常重要，让产妇感到被支持、尊重、理解、信心增强，加强自我控制，建立与他人良好交流的能力，激发内在动力去应对自身问题。护理人员态度温和，鼓励产妇宣泄、抒发自身的感受，耐心倾听产妇诉说心理问题，做好心理疏导工作。同时，让家人给予更多的关心和爱护，减少或避免不良的精神刺激和压力。

3. 帮助产妇适应母亲角色　帮助产妇适应角色的转换，协助产妇与婴儿进行肌肤接触，增加母婴感情。鼓励产妇参与新生儿的日常生活护理，培养产妇的自信心。

4. 避免暴力行为发生　做好产妇的安全保护措施，合理安排产妇生活和居住环境。产后抑郁症产妇的睡眠障碍主要表现为早醒，自杀、自伤等意外事件就发生在这个时候，应特别注意。

5. 治疗配合　药物治疗是产后抑郁症的重要治疗手段，适用于中重度抑郁症病人和心理治疗无效者，必须在专科医生指导下用药。根据以往疗效和个体情况选择药物。护理人员根据医嘱指导产妇正确服用抗抑郁药，密切观察药物效果及不良反应。

6. 出院指导　本病预后良好，约70%病人1年内治愈。少数持续1年以上，复发率20%，其下一代认知能力可能受影响。因此，应该为产妇提供心理咨询机会。

7. 预防　产后抑郁症的发生受社会因素、心理因素及妊娠因素的影响。因此，应该加强对孕产妇的精神关怀，利用孕妇学校、助产士咨询门诊等多种途径宣传普及有关妊娠、分娩常识，减轻孕产妇对分娩的紧张、恐惧情绪。在分娩过程中，运用医学心理学、社会学知识对产妇增加人文关怀，对产后抑郁症的预防非常重要。产后抑郁症早期诊断比较困难，可以利用心理量表进行筛查。

（八）护理评价

1. 住院期间产妇的情绪稳定，能配合诊治方案。
2. 产妇行为正常，无自残行为。

第三节　晚期产后出血

情境导入

謝女士，23岁，G₁P₁，孕40周LOA，顺产一男婴，体重3 000 g。因胎盘粘连行手取胎盘术，术毕检查胎盘胎膜基本完整，无阴道壁及会阴裂伤，子宫收缩好，阴道流血少，于产后第4天出院回家。产后第12天阴道流血突然增多呈间断性，色鲜红，有凝血块，明显大于月经量，湿透卫生巾2片，遂来医院就诊。查体：T：36.8℃，P：98次/分，R：19次/分，BP：92/62 mmHg。妇科检查：子宫如孕2月大小，子宫大而软，宫颈松弛，宫口有血块堵塞。实验室检查：白细胞11.5×10⁹/L，血红蛋白100 g/L。凝血酶原时间10.08 s，活化部分凝血酶原时间29.7 s。B超提示：产褥期子宫（98 mm×65 mm×60 mm）；宫底部稍强回声团，少许胎膜残留不能除外；宫腔下段混合回声团：积血块残留。产妇比较焦虑，担心住院不能照顾新生儿。

请思考：

1. 该产妇的最可能的临床诊断是什么？

2. 该产妇最可能存在的护理问题有哪些？

3. 针对该产妇应采取哪些护理措施？

产妇分娩24 h后，在产褥期内发生的子宫大量出血，称晚期产后出血（late puerperal hemorrhage）。产后1~2周发病最常见，极少数在产后2月余发病。

（一）病因及发病机制

1. **胎盘、胎膜残留**　为阴道分娩后晚期产后出血最常见的原因，多发生于产后10日左右。正常子宫的收缩有助于分娩后胎盘剥离面的血窦关闭、血栓形成，从而控制出血。子宫内残留的胎盘、胎膜可影响子宫的收缩，使子宫出血不止；而且残留的胎盘、胎膜会发生变性、坏死，当其脱落时可引起子宫附着面的大量出血。

2. **蜕膜残留**　蜕膜多在产后一周内脱落，并随着恶露排出。若蜕膜剥离不全，残留时间过长，可影响子宫复旧，续发子宫内膜炎症，引起晚期产后出血。

3. **感染**　以子宫内膜炎常见，感染引起子宫收缩不良，血窦关闭不全导致子宫出血。

4. **子宫胎盘附着面复旧不全**　多发生在产后2周左右。表现为大量阴道流血，阴道检查时发现子宫大而软，宫口松弛，阴道及宫颈口有血凝块。

5. **剖宫产术后子宫切口愈合不良**　引起切口愈合不良造成出血的原因如下：

（1）子宫下段切口两端切断子宫动脉向下斜行分支，造成局部供血不足。术中止血不良，形成局部血肿或造成局部感染组织坏死，致使切口愈合不良。

（2）横切口选择过低或过高：①切口过低，宫颈两侧以结缔组织为主，血供差，愈合能力差，且靠近阴道，容易发生感染；②切口过高，切口上缘宫体组织与切口下缘子宫下段组织厚薄相差大，缝合时不易对齐，愈合不良。

（3）缝合技术不当：手术者缝合技术不当，组织解剖位置不清，导致缝合时组织对位不佳、手术操作粗暴、出血血管缝扎不紧、切口两侧角部未将回缩血管缝扎形成血肿、缝扎组织过多过密、切口血液循环供应不良等。

（4）切口感染：产妇手术前有胎膜早破、产程延长、阴道检查过频、术中出血多或贫血等，容易发生切口感染。

6. 其他　如滋养细胞肿瘤、子宫黏膜下肌瘤、宫颈癌等疾病也可引起子宫大量出血。

微课 12-1
晚期产后出血的病因
及临床表现

（二）临床表现

1. 阴道流血　胎盘、胎膜残留表现为血性恶露持续时间延长，以后反复出血或突然大量流血。阴道检查发现：

（1）子宫复旧不全：宫口松弛，有时可触及残留组织。

（2）子宫胎盘附着面感染复旧不全：表现为突然大量阴道流血，检查发现子宫大而软，宫颈口松弛，阴道及宫口有血块堵塞。

（3）剖宫产术后，子宫切口裂开：可在肠线溶解脱落后血管重新开放，多发生在术后 2～3 周，突然出现大量阴道流血甚至引起休克。

2. 发热和疼痛　由于产妇抵抗力降低，极易并发感染、发热，恶露增多伴有臭味。

3. 全身症状　阴道出血量多可造成继发性贫血，重症可致失血性休克，甚至危及生命。

拓展阅读 12-2
晚期产后出血诊治专
家共识（2019）

（三）处理原则

1. 药物治疗　产妇有少量或中等阴道流血时，应给予足量广谱抗生素、子宫收缩剂、支持疗法及中药治疗。

2. 手术治疗　疑有胎盘、胎膜、蜕膜组织残留或胎盘附着部位复旧不全者，应行清宫术。产褥期清宫应注意操作轻柔，刮出物送病理检查明确诊断。对于合并感染者，应先清除大块残留组织，避免过度骚刮宫腔造成感染扩散，术后继续使用抗生素及子宫收缩剂，感染控制后酌情行第二次清宫术。疑有剖宫产术后子宫切口裂开，应严密观察。阴道反复出血或再次发生大出血时，立即进行抢救，行手术治疗。必要时应开腹探查，可选择清创缝合及髂内动脉结扎法止血而保留子宫；若子宫切口组织坏死范围不大，周围组织血供良好，可行病灶清创缝合术；若感染严重，酌情做子宫次全切除术或子宫全切除术。

（四）护理评估

1. 健康史　详细询问产妇有无出血史、剖宫产史，询问产妇在分娩过程中有无胎盘、胎膜残留，有无下腹部疼痛、低热或产后低热史。若为剖宫产术后，应注意剖宫产术前或术中特殊情况及术后有无发热等情况，同时排除全身出血性疾病。

2. 身体状况　评估产妇出血的严重程度、症状和体征，监测生命体征，是否有腹痛、发热、感染、头晕、疲乏等表现。评估子宫复旧、阴道流血、腹部切口及会阴伤口情况。

3. 心理社会状况　评估产妇及家属对疾病的了解程度，有无焦虑、恐惧等情绪变化，评估家庭及社会支持程度。

4. 辅助检查

（1）血常规：了解贫血和感染情况。

（2）B 型超声检查：了解宫腔有无残留物及子宫切口愈合情况。

（3）宫腔分泌物培养或涂片检查：进行病原菌和药敏试验。

（4）血 β-hCG 测定：有助于排除胎盘残留及绒毛膜癌。

（五）常见护理诊断 / 问题

1. 外周组织灌注无效　与晚期产后出血有关。

2. 焦虑　与担心自己的生命安全有关。

3. 潜在并发症　感染、失血性休克。

（六）护理目标

1. 产后生命体征平稳，外周组织灌注正常。

2. 产妇焦虑减轻或无。

3. 产妇未发生感染、失血性休克。

（七）护理措施

1. 预防措施

（1）术前预防：合理选择切口位置，避免子宫下段横切口两侧角部撕裂，按解剖结构缝合。

（2）产后检查：胎盘娩出后立即检查胎膜、胎盘是否完整，如有残留及时取出，必要时行清宫术。

（3）预防感染：严格无菌技术操作原则，术后合理使用抗生素。

2. 一般护理　产妇取半卧床休息，注意保暖。保持病房环境舒适、安静，床单位及用物清洁。及时更换会阴垫，会阴擦洗 2 次 / 日，保持会阴部清洁干燥。

（1）饮食护理：产妇进食清淡易消化且富含维生素、高蛋白、含铁的食物。如鸡、鸭、鱼、肉、绿叶蔬菜、水果等。

（2）观察病情：监测产妇生命体征、观察产妇子宫复旧、阴道恶露情况，并做好记录。定期监测血常规、凝血功能等。

（3）治疗护理：遵医嘱给予促进子宫复旧的药物，如缩宫素、麦角新碱及益母草等；遵医嘱给予输液、输血，补充血容量，纠正酸中毒和休克；如有胎盘、胎膜残留在宫腔，在补液、输血、抗生素控制感染后，协助医生行清宫术，刮出组织及时送病理检查；剖宫产术后的出血，首先考虑感染引起出血，给予宫缩剂和抗生素保守治疗，若保守治疗无效，积极做好子宫切除术的准备。

（4）心理护理：耐心解答产妇及家属的疑虑，让其了解病情和治疗方案，减轻产妇及家属紧张、焦虑的情绪。

（八）护理评价

1. 产妇生命体征平稳。

2. 产妇焦虑症状减轻或无。

3. 产妇恢复较好，未发生感染、失血性休克。

（吴浪涛）

数字课程学习

教学 PPT　　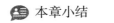本章小结　　自测题　　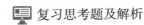复习思考题及解析

▶▶▶ 第十三章
妇科病史采集与检查

【学习目标】

知识：

1. 掌握妇科病史采集和身体评估的方法和内容。

2. 熟悉妇科检查的方法及步骤。

3. 了解妇科病人心理社会评估的内容。

技能：

1. 根据评估资料能正确拟定妇科常见护理诊断。

2. 运用所学知识对妇科病人进行护理并评价护理效果。

素质：

1. 护理评估时，尊重病人，保护病人隐私。

2. 护理过程中，尊重、关心病人，体现人文关怀。

情境导入

李女士，19 岁，停经 1 月余，下腹痛 5 天，父母陪同就诊，否认性生活史。

请思考：

1. 需要对该病人进行哪些方面的护理评估？

2. 采集该病人病史时，采集的内容和方法有哪些？

3. 从哪些方面可以确定病人的护理诊断？

4. 从哪几个方面制订该病人的护理目标和护理措施？

女性出生后经历新生儿期、儿童期、青春期、性成熟期、绝经过渡期、绝经后期 6 个时期，每个阶段女性生殖生理、生殖内分泌功能和心理社会状况均不断发生变化，同时受到外界环境影响，可能发生妊娠和分娩异常、生殖系统肿瘤、生殖道炎症、生殖内分泌疾病等。护士应从生理、心理、社会全面收集病人资料，这样才能正确确定护理诊断，制定护理计划和护理措施，并实施效果评价。

一、护理评估

护理评估是护理程序的基础，是指全面收集有关护理对象的资料，并加以整理、综合、判断，以了解病人目前的健康状况，并评价其过去和现在的应对形态。妇科护理评估可以通过观察、访谈、身体检查、心理测试等方法获得女性病人生理、心理、社会、精神和文化等各方面的资料。护理评估的准确性有赖于收集资料的可靠性和准确性。由于女性生殖系统疾病常常涉及病人的隐私和与性生活有关的内容，收集资料时会使病人感到害羞和不适，不愿说出实际病情，所以护理评估时，要做到态度和蔼、语言亲切。

（一）健康史采集方法

采集病史是护理人员评估病人的第一步，也是护患沟通、建立良好医患关系的重要时机。在采集病史时，护理人员要真诚、耐心和具有同情心，认真听取病人的陈述，同时要注意病人的情绪变化及肢体语言，切忌在采集病史时以指责或粗鲁的态度打断病人讲话。询问病史应有目的性，采用启发式提问，避免主观臆测和暗示。注意要用通俗的语言和病人交谈，尽量少用医学术语，减少歧义。注意保护病人的隐私，尤其是涉及性与生殖等有关的问题，必要时要避免第三者在场。采集病史时，病人也会非常注意医务人员的神情、姿势变化及语言措词，如果护理人员尊重她们的知识、倾听她们的叙述，并能耐心地回答问题，病人会提供尽可能多的病情资料，信任并密切配合护士。

（二）健康史采集内容

1. 一般项目　包括病人的姓名、年龄、婚姻、籍贯、职业、民族、教育程度、宗教信仰、家庭住址、入院日期、入院方式、病史的陈述者等。

2. 主诉　指促使病人就诊的主要症状（或体征）与持续时间。主诉力求简明扼要，通过主诉能初步评估病人疾病的大致范围。妇科常见的症状有外阴瘙痒、阴道流血、白带异常、闭经、下腹疼痛、下腹部包块及不孕等，如病人有停经、下腹痛、阴道出血 3 种不适症状，应按发生时间的先后顺序书写，如"停经 × 日，下腹痛 × 日，阴道出血 × 日"。若病人无任何自觉不适症状，仅仅在体检时发现子宫肌瘤，主诉可写"检查 / 体检发现子宫肌瘤 × 日"。

3. 现病史　指病人本次疾病发生、演变、诊疗和护理的全过程，为病史的主要部分。围绕主诉了解发病的时间、原因及可能的诱因、病情发展经过、就医经过、采取的护理措施及效果。可按照时间顺序进行询问，注意询问病人发病性质、部位、严重程度、持续时间等，有无伴随症状及其出现的时间、特点和演变过程，特别是与主要症状的关系，还应询问既往有无发病及用药情况。此外，还需询问病人相应的一般情况变化及心理反应，如食欲、大小便、体重、活动能力、睡眠、自我感觉、角色关系、应激能力的变化等。

4. 月经史　包括初潮年龄、月经周期、经期持续时间、经量、经期伴随症状。如 11 岁初潮，月经周期 28 ~ 30 日，经期持续 4 日，可简写为 $11\dfrac{4}{28 \sim 30}$。询问经量多少（每日更换卫生巾次数、有无血块）、经前期有无不适（如乳房胀痛、水肿、精神抑郁或易激动等），有无痛经和疼痛部位、性质、程度、起始时间和消失时间。常规询问末次月经时间（LMP）、经量和持续时间，若其流血情况不同于以往正常月经时，还应询问再前次月经（PMP）起始日期。绝经后病人应询问绝经年龄、绝经后有无阴道出血、分泌物情况等。

5. 婚育史　包括结婚年龄、婚次、男方健康情况、是否近亲结婚、同居情况、双方性功能、性病史。生育情况包括足月产、早产、流产次数及现存子女数，可简写为：足 - 早 - 流 - 存，如足月产 2 次，无早产，流产 1 次，现存子女 2 人，可记录为 2-0-1-2；也可记录为孕 3 产 2（G_3P_2）。同时询问分娩方式、有无难产史、新生儿出生情况、有无产后大量出血或产褥感染史，末次分娩或流产的时间，采用何种避孕措施及效果。

6. 既往史　指病人过去的健康和疾病情况。询问以往健康状况、疾病史、传染病史、预防接种史（HPV 疫苗接种史）、手术外伤史、输血史、药物及药物过敏史，特别是妇科疾病及与妇产科疾病密切相关的病史。为防止遗漏，可按全身各系统依次询问。若病人曾患有某种疾病，应记录疾病名称、患病时间及诊疗转归。

7. 个人史　询问病人的生活和居住情况、出生地和曾居住地区，有无烟酒嗜好、有无吸毒史等。

8. 家族史　了解病人的家庭成员包括父母、兄弟、姐妹及子女的健康状况，询问家族成员有无遗传性疾病（如血友病、白化病等）、可能与遗传有关的疾病（如糖尿病、高血压、乳腺癌、卵巢癌等）及传染病（如结核等）。

（三）身体评估方法及内容

身体评估常常在采集病史后进行，包括全身检查、腹部检查、盆腔检查。盆腔检查为妇科病人检查所特有，又称妇科检查，是女性生殖系统疾病诊断的重要手段。检查时要关心体贴病人，按规范进行。除病情危急外，应按下列先后顺序进行。

1. 全身检查　常规测量体温、脉搏、呼吸、血压、身高、体重，观察病人神志、精神状态、面色、体态、全身发育、毛发分布、皮肤、淋巴结（特别是腹股沟淋巴结）、头部器官、颈、心、肺、脊柱及四肢。

2. 腹部检查　是妇产科体格检查的重要组成部分，应在盆腔检查前进行。视诊观察腹部形状和大小，有无隆起或呈蛙腹状，腹壁有无瘢痕、静脉曲张、妊娠纹、腹壁疝、腹直肌分离等。触诊腹壁厚度，肝、脾、肾有无增大及压痛，腹部其他部位有无压痛、反跳痛及肌紧张，腹部能否扪到肿块；若扪及包块，应描述包块的部位、大小（以 cm 为单位或相当于妊娠月份表示）、形状、质地、活动度、表面光滑或高低不平隆起及有无压痛。叩诊时注意鼓音和浊音分布区，有无移动性浊音。必要时听诊了解肠鸣音情况。若合并妊娠，应检查腹围、子宫底高度、胎位、胎心及胎儿大小等。

3. 盆腔检查　包括外阴、阴道、宫颈、宫体及双侧附件检查。

（1）基本要求

1）检查者关心体贴病人，做到态度严肃，语言亲切，检查前向病人做好解释，检查时仔细认真，动作轻柔。检查室温度适中，环境安静，注意遮挡。男性医护人员对病人进行妇科检查时，应有一名女性医护人员在场，以减轻病人紧张心理，并可避免发生不必要的误会。

2）检查前嘱咐病人排空膀胱，必要时先导尿。大便充盈者应在排便或灌肠后进行。

3）为避免交叉感染，置于病人臀部下面的垫单、手套、阴道窥器一人一换，一次性使用。

4）病人取膀胱截石位。病人臀部置于检查台缘，头部略抬高，两手平放于身旁，以使腹肌松弛。检查者面向病人，立于病人两腿间。不宜搬动的危重病人可在病床上检查。

5）避免在月经期做妇科检查，若为阴道异常出血，则必须检查。检查前应先消毒外阴，使用无菌手套和器械，以防发生感染。

6）无性生活的病人，禁做阴道窥器检查和双合诊、三合诊检查，应行直肠 - 腹部诊。若确有双合诊检查必要时，应先征得病人及其家属同意。

7）怀疑有盆腔内病变而腹壁肥厚、高度紧张不合作的病人，当妇科检查不满意时，可行 B 型超声检查。必要时可在麻醉下进行盆腔检查。

（2）检查方法及步骤

1）外阴部检查：观察外阴发育、阴毛多少和分布情况，有无畸形、水肿、炎症、溃疡、赘生物或肿块，注意皮肤和黏膜色泽有无色素减退及质地变化，有无增生、变薄或萎缩。分开小阴唇，暴露阴道前庭观察尿道口和阴道口，观察尿道口周围黏膜色泽及有无赘生物。无性生活的病人处女膜一般完整，阴道口勉强可容示指；有性生活的病人阴道口能容两指通过；经产妇的处女膜仅余残痕或可见会阴后 / 侧切瘢痕。检查时还应让病人屏气用力向下，观察有无阴道前后壁膨出、子宫脱垂或尿失禁等。

2）阴道窥器检查：使用阴道窥器检查阴道和宫颈时，要注意阴道窥器的结构特点，以免漏诊。无性生活者未经本人同意，禁用阴道窥器检查。

① 放置和取出：根据病人阴道宽窄选用适当大小的阴道窥器。放置阴道窥器时，将其前后两叶前端闭合，表面涂润滑剂以利插入阴道，避免阴道损伤。拟做宫颈细胞学检查或取阴道分泌物涂片时，则不宜用润滑剂，改用生理盐水润滑，以免影响涂片质量和检查结果。放置阴道窥器时，检查者左手拇指和示指将两侧小阴唇分开，暴露阴道口，右手持阴道窥器斜行沿阴道侧后壁缓慢插入阴道，边推进边旋转，将窥器两叶转正并逐渐张开两叶，暴露宫颈、阴道壁及穹隆部，然后旋转阴道窥器，充分暴露阴道各壁（图 13-1）。取出阴道窥器时应将两叶合拢后缓慢退出。

② 阴道窥器检查内容：包括阴道、宫颈的视诊。阴道视诊：观察阴道前后壁、侧壁及穹隆黏膜颜色、皱襞多少，是否有阴道隔或双阴道等先天畸形，有无溃疡、赘生物或囊肿等。并注意阴道分泌物的量、性状、色泽，有无臭味，阴道分泌物异常者应进行滴虫、假丝酵母菌、淋菌及线索细胞等检查。宫颈视诊：暴露宫颈后，观察宫颈大小、颜色、外口形状，有无出血、肥大、糜烂样改变、撕裂、外翻、腺囊肿、息肉、赘生物、畸形，宫颈管内有无出血或分泌物。可于此时采集宫颈外口鳞 - 柱交界部脱落细胞做宫颈细胞学检查和 HPV 检测。

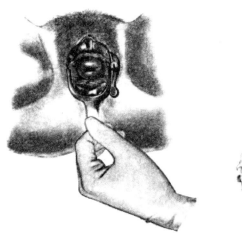
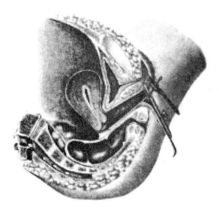

图 13-1 阴道窥器检查

3）双合诊：是盆腔检查中最重要的项目。检查者一手的示指和中指或一指放入阴道内，另一手放在腹部配合检查，称为双合诊。目的在于检查阴道、宫颈、宫体、输卵管、卵巢、宫旁结缔组织及盆腔内壁情况。

检查方法：检查者戴无菌手套，一手示指和中指蘸润滑剂放入阴道，检查阴道通畅度、深度、弹性，有无先天畸形、瘢痕、结节、肿块及阴道穹隆情况。触诊宫颈的大小、形状、硬度及宫颈外口情况，有无接触性出血和宫颈举痛。当扪及宫颈外口方向朝后时，宫体为前倾；宫颈外口方向朝前时，宫体为后倾；宫颈外口朝前且阴道内手指伸达后穹隆顶部可触及子宫体时，子宫为后屈。随后将阴道内两指放在宫颈后方，另一手掌心朝下手指平放在病人下腹部，当阴道内手指向上向前方抬举宫颈时，腹部手指往下往后按压腹壁，并逐渐向耻骨联合部位移动，通过内、外手指同时抬举和按压、相互协调，扪诊子宫体位置、大小、形状、软硬度、活动度及有无压痛。正常子宫位置一般是前倾略前屈，位于盆腔中央。扪清子宫后，将阴道内两指由宫颈后方移至一侧穹隆部，尽可能往上向盆腔深部扪触；与此同时，另一手从同侧下腹壁髂嵴水平开始，由上往下按压腹壁，与阴道内手指相互对合，触摸该侧子宫附件区有无肿块、增厚或压痛（图 13-2），相同方法检查另一侧。若扪及肿块，应查清其位置、大小、形状、软硬度、

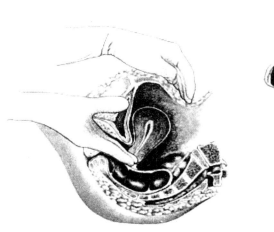
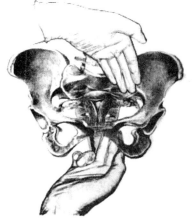

图 13-2 双合诊（检查子宫、附件）

活动度、与子宫的关系及有无压痛等。正常卵巢偶可扪及，触后稍有酸胀感。正常输卵管不能扪及。

4）三合诊：经直肠、阴道、腹部联合检查，称为三合诊。方法是双合诊结束后，一手示指放入阴道，中指插入直肠，其余检查步骤与双合诊相同。通过三合诊能扪清后倾或后屈子宫的大小，发现子宫后壁、宫颈旁、直肠子宫凹陷、子宫骶韧带及盆腔后壁的病变，评估盆腔内病变范围及其与子宫或直肠的关系，特别是癌肿与盆壁间的关系。三合诊在生殖器官肿瘤、结核、子宫内膜异位症、炎症的检查中尤显重要。

5）直肠 - 腹部诊：检查者一手示指伸入直肠，另一手在腹部配合检查，称为直肠 - 腹部诊。适用于无性生活史、阴道闭锁、其他原因不宜做双合诊检查的病人。

拓展阅读 13-1
美国妇产科医师学会（ACOG）常规盆腔检查有效性和适应证解读

（四）辅助检查

记录已有的实验室和特殊检查结果，外院检查应注明医院名称和检查日期。影像学检查如 X 线、B 超、CT、MRI 等，肿瘤标志物如 CA125、CA199、hCG、CEA 等，以及人乳头瘤病毒（HPV）检测、液基薄层细胞学检查（TCT）等辅助检查项目。

（五）心理社会评估

1. 病人对健康问题及医院环境的感知　了解病人对健康问题的感受，对自己所患疾病的认识和态度，对住院、治疗和护理的期望和感受，对病人角色的接受情况。如有的病人因担心经济问题、疾病认识不足等原因不愿就医，延误就医。

2. 病人对疾病的反应　应用量化评估量表评估病人患病前及患病后的应激反应，面对压力时的解决方式，处理问题过程中遭遇到的困难，明确导致病人疾病的心理 - 社会因素，以采取心理护理措施，帮助病人预防、减轻或消除心理因素对健康的影响。应激感受量表（PSS）是目前应用最为广泛的应激感受评定工具，该量表是由 Cohen 等于 1983 年编制的自评工具。

3. 病人的精神心理状态　发病后病人的定向力、意识水平、注意力、仪表、举止、沟通交流能力、思维、记忆和判断能力有无改变。患病后病人有无焦虑、恐惧、否认、绝望、自责、沮丧、愤怒、悲哀等情绪变化。如妇科检查中的暴露常常使病人感到害羞、困扰，或将检查与性联想起来产生罪恶感；以往不愉快的经历使病人对检查产生畏惧，拖延或拒绝妇科检查。

二、护理诊断 / 问题

护理诊断 / 问题是对病人生命历程中所遇到的生理、心理、精神、社会和文化等方面问题的阐述，可以通过护理措施解决。护士全面收集护理对象的资料并加以综合整理、分析后，应确定护理诊断。护理诊断可以按照马斯洛（Maslow）的基本需要层次和戈登（Gordon）的 11 个功能性健康型态进行分类，也可使用北美护理诊断协会（NANDA）认可的护理诊断，根据重要性和紧迫性排列先后顺序。妇科病人常见的护理诊断有焦虑、恐惧、体像紊乱、有悲伤加剧的趋势、知识缺乏、舒适的改变、皮肤完整性受损、活动耐力下降、疼痛、尿潴留等。

三、护理目标

护理目标是指通过护理干预，护士期望护理对象达到的健康状态或在行为上的改变，也是评价护理效果的标准。护理目标应是具体的、可测量的或可观察到的，应在病人能力范围之内。鼓励病人及家属参与讨论，与护士共同制订护理目标，使护理对象提高自我护理和适应环境的能力。

四、护理措施

护理措施是指护士为帮助护理对象达到预定目标所采取的具体护理活动。护理措施包括执行医嘱、缓解症状、促进舒适的护理措施，预防、减轻和消除病变反应的措施，用药指导和健康教育等。护理措施应针对护理目标而制定，必须具有科学性，便于执行和检查，不能与医疗措施相互冲突。

五、护理评价

护理评价是有计划地、系统地将病人的健康现状与预期护理目标进行比较的活动，是对护理效果的鉴定。目标可能完全实现、部分实现或未实现，若目标没有完全实现，应重新评估病人，调整护理诊断和护理计划，不断改进和提高护理质量，促进病人康复。

（王洪萍　武　倩）

数字课程学习

📥 教学 PPT　　💬 本章小结　　📝 自测题　　🖥 复习思考题及解析

第十四章

女性生殖系统炎症病人的护理

【学习目标】

知识：

1. 掌握女性生殖系统自然防御功能的内容。

2. 熟悉阴道炎、子宫颈炎、盆腔炎性疾病的病因、临床表现、处理原则及护理要点。

3. 了解常见性传播疾病的病原体及防治原则与措施。

技能：

1. 正确运用相关知识提出女性生殖系统炎症病人可能的护理问题。

2. 正确运用护理程序为盆腔炎性疾病病人提供整体护理。

3. 运用所学知识指导病人做好女性生殖系统炎症疾病的预防。

素质：

1. 护理过程中动作轻柔、注意隐私保护，体现人文关怀。

2. 具备高度的责任感、同情心、团结协作精神和慎独精神。

生殖系统炎症是妇女常见病，包括外阴、阴道、子宫、输卵管、卵巢、盆腔腹膜、盆腔结缔组织的炎症。炎症可局限于一个部位或多个部位同时受累，病情轻者无症状，重者可引起败血症甚至感染性休克导致死亡。女性生殖系统炎症不仅危害病人本人，还可危及胎儿、新生儿，一些性传播疾病还严重影响配偶健康及家庭和睦。护士应对生殖系统炎症积极干预，为护理对象提供整体护理。

第一节 概　　述

女性生殖系统的解剖、生理方面具有比较完善的自然防御功能，但由于阴道与尿道、肛门毗邻，局部潮湿，易受污染，生殖道又因性交、分娩及各种宫腔操作容易受到损伤及外界病原体的感染。当自然防御功能遭到破坏，或机体免疫功能下降、内源性菌群发生变化或外源性病原菌侵入时，均可导致炎症。

一、女性生殖系统自然防御功能

1. 外阴　外阴皮肤为鳞状上皮覆盖，抵御感染能力强。两侧大阴唇自然合拢，遮掩阴道口、尿道口，防止外界微生物污染。

2. 阴道　由于盆底肌作用，阴道口闭合，阴道前后壁紧贴，减少微生物侵入；阴道分泌物中的黏蛋白可形成网状非特异性物理屏障，防止微生物侵损阴道上皮细胞。生理情况下，阴道上皮在雌激素影响下增生变厚，富含糖原，阴道杆菌使糖原分解为乳酸，使阴道内保持酸性环境（pH 3.8~4.4），抑制致病菌的繁殖，称为阴道自净作用。

3. 子宫颈　子宫颈内口紧闭，宫颈管黏膜为分泌黏液的高柱状上皮所覆盖，分泌大量黏液形成胶冻状黏液栓，成为上生殖道感染的机械屏障，黏液栓内含乳铁蛋白、溶菌酶等，可抑制细菌侵入子宫内膜。

4. 子宫内膜　子宫内膜周期性剥脱，是消除宫腔感染的有利条件。子宫内膜分泌液也含乳铁蛋白、溶菌酶，可清除进入宫腔的病原体。

5. 输卵管　输卵管蠕动及纤毛摆动方向朝向宫腔，有利于阻止病原体侵入。输卵管液也含有乳铁蛋白、溶菌酶，可清除病原体。

6. 生殖道的免疫系统　生殖道黏膜如宫颈和子宫聚集有不同数量的淋巴组织及散在的淋巴细胞，包括 T 细胞、B 细胞。此外，中性粒细胞、巨噬细胞、补体及一些细胞因子均在局部有重要免疫功能，发挥抗感染作用。

微课 14-1
女性生殖系统自然防御功能

二、病原体

1. 细菌　葡萄球菌、链球菌、大肠埃希菌、厌氧菌、变形杆菌、淋病奈瑟菌、结核杆菌等。
2. 原虫　以阴道毛滴虫最为多见。
3. 真菌　以假丝酵母菌最为多见。
4. 病毒　以疱疹病毒、人乳头瘤病毒为多见。
5. 螺旋体　多为苍白密螺旋体。
6. 衣原体　以沙眼衣原体为多见，感染症状不明显，但常导致严重的输卵管黏膜结构及功能破坏，可引起盆腔广泛粘连。

7. 支原体 是正常阴道菌群的一种，为条件致病菌，包括有人型支原体、生殖支原体及解脲支原体。

三、传染途径及转归

（一）炎症传染途径

1. 沿生殖道黏膜上行蔓延 病原体侵入外阴、阴道后，或阴道内的菌群沿黏膜面经宫颈、子宫内膜、输卵管黏膜上行至卵巢及腹腔，是非妊娠期、非产褥期盆腔炎性疾病的主要感染途径。葡萄球菌、淋病奈瑟菌及沙眼衣原体等多沿此途径扩散。

2. 经淋巴系统蔓延 病原体经外阴、阴道、宫颈及宫体创伤处的淋巴管道侵入盆腔结缔组织及内生殖器其他部分，是产褥感染、流产后感染的主要途径，多见于链球菌、大肠埃希菌及厌氧菌感染。

3. 经血液循环传播 病原体先侵入人体其他系统后再经血液循环感染生殖器，为结核杆菌感染的主要途径。

4. 直接蔓延 腹腔其他邻近脏器感染后直接蔓延至内生殖器，如阑尾炎可引起右侧输卵管炎。

（二）炎症的发展与转归

1. 痊愈 病人抵抗力强、病原体致病力弱或治疗及时有效，病原体被消灭，炎症控制，炎性渗出物完全被吸收为痊愈。一般痊愈后组织结构、功能都可以恢复正常，不留痕迹，但如果坏死组织、炎性渗出物粘连或形成瘢痕，则组织结构和功能不能完全恢复。

2. 转为慢性 炎症治疗不彻底，或身体防御功能和病原体的作用处于相持状态，使得炎症长期存在。机体抵抗力强时，炎症被控制并逐渐好转，一旦机体抵抗力下降，慢性炎症可急性发作。

3. 扩散与蔓延 病人抵抗力低下，病原体毒性强、数量多时，炎症可经淋巴系统和血液循环扩散或直接蔓延到邻近器官。严重时可发生败血症，危及生命。

四、临床表现

1. 症状

（1）阴道分泌物异常：阴道分泌物由阴道黏膜渗出物、宫颈管及子宫内膜腺体分泌物等混合而成，俗称白带，其形成与雌激素作用有关。正常白带呈白色稀糊状或蛋清样，带有黏性，无腥臭味，量少，不引起外阴刺激症状。生殖系统炎症病人白带量往往增多，有臭味，性状亦发生改变。

（2）外阴不适：生殖系统炎症病人外阴受到阴道分泌物的刺激，往往出现皮肤瘙痒、疼痛、烧灼感等症状。

（3）全身症状：当炎症扩散蔓延后，病人可有腰骶部疼痛、下腹部坠痛等不适，常在活动或性交后加重。病情严重时还可出现高热、寒战、头痛、食欲减退等。

（4）不孕：由于炎性分泌物不利于精子通过，或炎症致输卵管粘连堵塞、蠕动受限、盆腔淤血等导致不孕。

2. 体征

（1）外阴：局部可出现充血、肿胀、糜烂、溃疡、赘生物或肿块，皮肤和黏膜色泽及质地发生变化。

（2）阴道：阴道黏膜可出现红肿、出血点、赘生物等，阴道分泌物量、性质、色泽、气味可发生改变。

（3）宫颈：宫颈大小、颜色、外口形状可发生改变，可有出血、肥大、糜烂、赘生物、宫颈管分泌物增多等情况。

（4）子宫及附件：双合诊和三合诊检查可发现肿块、压痛、局部组织增厚变粗、活动度减弱，与宫旁、盆壁组织粘连分界不清等异常。

五、处理原则

积极寻找病因，主要为抗生素药物治疗，根据病人具体情况选用物理或手术治疗。

六、护理评估

1. 健康史　询问病人年龄、职业等一般资料，了解其月经史、婚育史、生殖系统手术史、用药史，有无吸毒、输血经历，有无接受大剂量激素治疗或长期应用抗生素治疗史，产后、流产后、宫腔手术操作后有无感染史等。了解病人个人卫生及月经期保健情况，采用的避孕或节育措施，此次发病过程、治疗经过和效果。

2. 身体状况　结合病史，通过询问和观察，评估病人的症状和心理反应。注意询问外阴皮肤瘙痒、疼痛、烧灼等主观感觉；阴道分泌物量、性状、气味；有无阴道流血，持续时间和伴随症状；是否有精神不振、食欲减退、体重下降、乏力、头痛、四肢疼痛等全身症状。

3. 心理社会状况　由于生殖系统炎症常常涉及性与生殖，病灶处于病人的隐私部位，病人一般心理负担较重，常出现不安、烦躁、焦虑、紧张等情绪，应及时评估病人对疾病的认知、情绪反应及应对，社会支持系统是否有效，帮助病人树立治疗信心，减轻心理负担。

4. 辅助检查

（1）生殖道脱落细胞学和阴道分泌物检查：可通过阴道涂片、宫颈刮片、宫颈管涂片、细胞学染色法、免疫细胞化学等技术找到病原体，如滴虫、假丝酵母菌、细菌、病毒、衣原体、支原体等，必要时可做培养。采集标本前 24 h 内禁止性生活、阴道检查和灌洗及阴道用药，以免影响检查结果。

（2）活组织检查：在绝大多数情况下，活检是诊断最可靠的证据，常用的取材方法有局部活组织检查、诊断性刮宫（简称诊刮）等。对有血性白带者、绝经后子宫出血者，应与子宫恶性肿瘤相鉴别，必要时行分段诊刮。

（3）内镜检查：妇产科常用内镜检查有阴道镜、宫腔镜、腹腔镜，可以直接观察或通过连接摄像系统和显示屏幕观察外阴、阴道、宫颈、宫颈管内、宫腔、子宫、输卵管等情况，同时还能在病变部位取活检。

（4）影像检查：B 型超声是妇科常用检查方法，以了解子宫、附件、盆腔等情况；X 线检查借助造影剂可了解子宫和输卵管的腔内形态；计算机体层扫描（CT）和磁共振成像（MRI）在包块诊断上更为精确。

七、常见护理诊断 / 问题

1. 舒适度减弱　与炎性分泌物刺激引起局部瘙痒有关。
2. 焦虑　与健康状态受到威胁有关。
3. 知识缺乏　缺乏疾病相关知识和自我护理知识。

八、护理目标

1. 病人自诉瘙痒症状减轻，舒适感增加。
2. 病人情绪稳定，自诉焦虑明显缓解。
3. 病人能复述疾病治疗及护理配合相关知识。

九、护理措施

1. 一般护理　指导病人多休息，避免劳累，急性炎症期如急性盆腔炎时应卧床休息。增加营养，进食高热量、高蛋白、高维生素、易消化食物，发热时应多饮水。

2. 专科护理　指导病人注意个人卫生，保持外阴清洁，穿棉质内裤，每日更换，做好经期、孕期、分娩期及产褥期卫生。治疗期间避免去公共浴池、游泳池，个人卫生用品、用具应消毒。注意观察病情变化，如有异常及时与医务人员联系。

3. 用药护理　生殖器官炎症病人常需局部用药，告知病人药物作用、用药途径、可能出现的不良反应及注意事项等，指导病人遵医嘱用药，及时复诊，以保证疗程和疗效。

4. 心理护理　由于患病部位为女性隐私处，病人往往有害羞心理，讳疾忌医，护理人员应及时了解其心理问题，尊重病人，耐心倾听，鼓励病人战胜疾病的信心，给予疾病知识讲解与心理疏导，帮助病人选择最佳的治疗方式，以免因拖延而延误病情的诊治。

5. 健康教育　向病人及家属讲解妇科炎症的病因、诱发因素、预防措施，各种检查的目的及可能出现的不适，在治疗期间应禁止性生活，治疗后及时随访，避免复发。指导女性定期妇科检查，及早发现异常、及早治疗。

十、护理评价

1. 病人诉说瘙痒不舒适症状明显减轻。
2. 病人焦虑缓解或消失，愿意接受医务人员治疗与指导。
3. 病人能复述疾病诊疗知识，能正确进行自我护理。

第二节　外阴与阴道炎症

情境导入

孙女士，30岁，因"白带增多伴外阴瘙痒5天"就诊，自述白带有臭味。既往无性传播疾病史，平时月经规律。妇科检查：阴道黏膜充血，有散在出血点，宫颈也可见出血斑点，后穹隆白带量多、黄白色、稀薄泡沫状，子宫及附件未发现异常。

请思考：

1. 该病人可能的问题是什么？还应该进行哪些辅助检查？
2. 主要的治疗方法是什么？
3. 护理有哪些注意事项？

一、非特异性外阴炎

非特异性外阴炎（non-specific vulvitis）是由物理、化学因素造成的外阴皮肤或黏膜的炎症。

（一）病因

外阴与尿道、肛门毗邻，经常受到经血、阴道分泌物、尿液、粪便等刺激，如不注意局部清洁卫生易引起外阴炎；尿瘘、粪瘘病人长期尿液、粪便浸渍；糖尿病病人糖尿刺激，穿紧身化纤内裤，使用卫生巾、卫生垫导致局部潮湿通透性差等，均可引起非特异性外阴炎。

（二）临床表现

外阴皮肤黏膜瘙痒、疼痛、烧灼感，于活动、性交、排尿及排便时加重。检查可见局部充血、肿胀、糜烂，常有抓痕，严重者形成溃疡或湿疹。慢性炎症者，局部皮肤增厚、粗糙、皲裂，甚至苔藓样变。

（三）处理原则

消除病因，局部应用抗生素，保持外阴清洁、干燥。

（四）护理要点

1. 治疗指导　配合医生积极寻找病因，若发现糖尿病应及时正规治疗控制血糖，如有尿瘘、粪瘘应及时行修补术，减少尿液、粪渍等异物刺激。指导病人用 0.1% 聚维酮碘或 1∶5 000 高锰酸钾坐浴，每日 2 次，每次 15~30 min，坐浴后涂抗生素软膏或紫草油。也可选用中药水煎熏洗外阴部。急性期病人还可选用红外线或微波等局部物理治疗。注意提醒病人正确配置药液，坐浴时外阴部浸没于药液中，月经期停止坐浴。

2. 健康教育　指导病人注意个人卫生，保持外阴清洁、干燥，穿棉质内裤，每日更换，注意经期、孕期、分娩期及产褥期卫生。局部严禁搔抓，避免使用热水或刺激性药物或肥皂擦洗。饮食上少进辛辣刺激性食物，忌烟酒。

二、前庭大腺炎

病原体侵入前庭大腺引起的炎症称为前庭大腺炎（bartholinitis）。前庭大腺位于两侧大阴唇后 1/3 深部，如黄豆大，左右各一，腺管细长（1~2 cm），向内侧开口于处女膜与小阴唇之间。性兴奋时分泌出黏液，在性交、分娩等情况污染外阴部时易发生炎症。此病多见于育龄期妇女，幼女及绝经后期妇女少见。

（一）病因

主要病原体为葡萄球菌、大肠埃希菌、链球菌、肠球菌等，随着性传播疾病发病率的升高，淋病奈瑟菌及沙眼衣原体已成为常见病原体。在急性感染时，病原体首先侵犯腺管，导致前庭大腺导管炎，腺管开口处因肿胀或渗出物凝聚而阻塞，脓液不能外流，积存而形成脓肿，称之为前庭大腺脓肿（abscess of bartholin gland）。

（二）临床表现

前庭大腺炎多发于一侧。初起时病人局部出现肿胀、疼痛、灼烧感，行走不便，有时会导致大小便困难。检查可见局部皮肤红肿，发热，压痛明显。当脓肿形成时，直径可达 3~6 cm，疼痛加剧，触及局部有波动感。当脓肿内压力增大时，表面皮肤发红变薄，脓肿可自行破溃，若破孔大，可自行引流，炎症消退而痊愈；若破孔小，引流不畅，炎症持续不消退，并可反复急性发作。部分病人还可出现发热等全身症状，腹股沟淋巴结不同程度增大。

（三）处理原则

根据病原体选择敏感抗生素控制急性炎症，脓肿形成后需行切开引流及造口术。

（四）护理要点

1. 急性炎症发作时，病人应该卧床休息，保持局部清洁。可取前庭大腺开口处分泌物进行细菌培养和药敏试验，遵照医嘱给予病人抗生素治疗。也可选用蒲公英、紫花地丁、金银花、连翘等局部热敷或坐浴。

2. 脓肿或囊肿病人行切开引流术后，局部放置的引流条需每日更换。外阴用消毒液常规擦洗，伤口愈合后，改用坐浴。

三、前庭大腺囊肿

前庭大腺囊肿（bartholin cyst）是因前庭大腺腺管开口部阻塞，分泌物积聚于腺腔而形成。

（一）病因

1. 前庭大腺脓肿消退后，腺管阻塞，分泌物不能排出，脓液吸收后由黏液分泌物所代替。
2. 先天性腺管狭窄或腺腔内黏液浓稠，排出不畅，导致囊肿形成。
3. 前庭大腺管损伤，如分娩时会阴与阴道裂伤后瘢痕阻塞腺管口，或会阴后-侧切开术损伤腺管。

前庭大腺囊肿可继发感染，形成脓肿，并且反复发作。

（二）临床表现

前庭大腺囊肿大小不等，多由小逐渐增大，多为单侧，也可为双侧。若囊肿小且无感染，病人可无自觉症状；若囊肿大，病人可有外阴坠胀感或性交不适。检查见囊肿多呈椭圆形，位于外阴部后下方，可向大阴唇外侧突起。

（三）处理原则

行前庭大腺囊肿造口术取代以前的囊肿剥除术，造口术方法简单、损伤小，术后还能保留腺体功能。还可采用 CO_2 激光或微波行囊肿造口术，效果良好。

（四）护理要点

同前庭大腺炎病人护理。

四、滴虫阴道炎

滴虫阴道炎（trichomonal vaginitis）是由阴道毛滴虫引起的常见阴道炎。

（一）病因

阴道毛滴虫呈梨形，体积为多核白细胞的 2～3 倍，顶端有 4 根鞭毛，体侧有波动膜，后端尖并有轴柱凸出，无色透明如水滴。滴虫适宜在温度 25～40℃，pH 为 5.2～6.6 的潮湿环境生长，在 pH 5.0 以下或 7.5 以上环境中则不生长。滴虫生活史简单，只有滋养体而无包囊期，滋养体生存力较强，能在 3～5℃生存 21 日，在 46℃生存 20～60 min，在半干燥环境中约生存 10 h。月经前、后阴道 pH 发生变化时，隐藏在腺体及阴道皱襞的滴虫得以繁殖，引起炎症发作。妊娠期、产后等阴道环境改变，适于滴虫生长繁殖而发生滴虫阴道炎。滴虫能消耗或吞噬阴道上皮细胞内的糖原，阻碍乳酸生成，使阴道 pH 升高而有利于繁殖。滴虫不仅寄生于阴道，还侵入尿道或尿道旁腺，甚至膀胱、肾盂及男性的包皮皱褶、尿道或前列腺中。

（二）传播方式

1. 经性交直接传播 是主要的传播方式，由于男性感染滴虫后常无症状，易成为感染源。
2. 间接传播 经公共浴池、浴盆、浴巾、游泳池、坐便器、衣物等间接传播，还可通过污染的器械或敷料等传播。

（三）临床表现

滴虫阴道炎潜伏期为 4～28 天，25%～50% 的病人感染初期无症状。典型症状是稀薄泡沫样阴道分泌物增多及外阴瘙痒。分泌物也可呈脓性、黄绿色，有臭味。分泌物呈脓性是因为分泌物中含有白细胞，若合并其他感染则呈黄绿色；分泌物呈泡沫状、有臭味是因为滴虫无氧酵解糖类，产生腐臭气体。病人瘙痒部位主要是阴道口及外阴，若尿道口有感染，病人还可出现尿频、尿痛、血尿等症状。阴道毛滴虫能吞噬精子，并能阻碍乳酸生成，影响精子在阴道内存活，导致不孕。妇科检查时可见病人阴道黏膜充血，严重者有散在出血点，宫颈也可见出血斑点，形成"草莓样"宫颈，后穹隆白带量多，呈灰黄色、黄白色稀薄液体或黄绿色脓性分泌物，常呈泡沫状。少数病人阴道内有滴虫存在但无炎症反应，阴道黏膜也无异常，称之为带虫者。

（四）处理原则

滴虫阴道炎可同时伴有尿道、尿道旁腺、前庭大腺滴虫感染，需全身用药，主要治疗药物为甲硝唑及替硝唑。

1. 全身用药 初次治疗可选择甲硝唑 2 g 或替硝唑 2 g，单次口服；或甲硝唑 400 mg，每日 2 次，连服 7 日。口服吸收好，疗效高，治愈率为 90%～95%，应用方便。孕早期及哺乳期妇女慎用。

2. 局部用药 不能耐受口服药物或不适宜全身用药病人可以局部单独给药，甲硝唑阴道泡腾片 200 mg 每晚塞入阴道 1 次，连用 7 天。也可全身及局部联合用药，效果更佳。

（五）护理要点

1. **健康教育** 指导病人注意个人卫生，保持外阴清洁，尽量避免搔抓外阴部以免溃烂感染。勤换内裤，用过的内裤、毛巾及洗涤用物应煮沸消毒 5～10 min 以消灭病原体，避免交叉和重复感染。

2. **用药注意事项** 甲硝唑口服后偶见胃肠道反应，如食欲减退，恶心，呕吐。此外，偶见头痛、皮疹、白细胞减少等，一旦发现应立即停药并报告医师。由于甲硝唑抑制乙醇在体内氧化而产生有毒的中间代谢产物，故甲硝唑用药期间及停药 24 h 内、替硝唑用药期间及停药 72 h 内禁止饮酒。哺乳期用药不宜哺乳。局部用药者应告知病人各种剂型药物阴道用药方法，月经期间暂停坐浴、阴道冲洗及阴道用药。

3. **性伴侣治疗** 滴虫阴道炎主要由性行为传播，性伴侣应同时进行治疗，治疗期间应避免无保护性行为。

4. **妊娠期合并感染者** 妊娠期女性是否使用甲硝唑治疗目前尚有争议。美国疾病控制中心推荐甲硝唑 2 g，单次口服，但用药前最好取得病人及家属的知情同意。

5. **强调治愈标准及随访** 滴虫阴道炎常于月经后复发，向病人解释坚持按照医嘱正规治疗的重要性。治疗后检查滴虫阴性时，仍应每次月经后复查阴道分泌物，若经 3 次检查均为阴性，方可称为治愈。告知病人取分泌物前 24～48 h 避免性交、阴道灌洗或局部用药，分泌物取出后应及时送检，否则滴虫活动力减弱，造成辨识困难。因滴虫阴道炎可合并其他性传播疾病，应注意鉴别诊断。

五、外阴阴道假丝酵母菌病

外阴阴道假丝酵母菌病（vulvovaginal candidiasis，VVC）是由假丝酵母菌引起的常见外阴阴道炎症。国外资料显示，约 75% 的妇女一生至少患过此病 1 次，45% 的妇女经历过 2 次或 2 次以上的发病。

（一）病因

80%～90% 的病原体为白假丝酵母菌，10%～20% 为光滑假丝酵母菌、近平滑假丝酵母菌、热带假丝酵母菌等。酸性环境适宜假丝酵母菌生长，感染假丝酵母菌的病人阴道 pH 多在 4.0～4.7 之间，通常小于 4.5。假丝酵母菌对热的抵抗力不强，加热至 60℃，1 h 即可死亡，但对于干燥、日光、紫外线及化学制剂等抵抗力较强。

白假丝酵母菌为条件致病菌，有酵母相和菌丝相，酵母相为芽生孢子，在无症状寄居及传播中起作用；菌丝相为芽生孢子伸长成假菌丝，侵袭能力强。10%～20% 非孕妇女及 30% 孕妇阴道中有此菌寄生，但菌量极少，呈酵母相，并不引起症状。当机体全身及阴道局部细胞免疫能力下降、假丝酵母菌大量繁殖并转变为菌丝相才出现症状。常见的发病诱因有：①长期使用抗生素，抑制了乳杆菌生长，假丝酵母菌得以繁殖；②妊娠及糖尿病者，机体免疫力下降，阴道组织内糖原增加，酸度增高，有利于假丝酵母菌生长；③大量使用免疫抑制剂，如皮质类固醇激素或免疫缺陷综合征，机体抵抗力下降；④其他诱因，如应用含高剂量雌激素的避孕药、穿紧身化纤内裤、肥胖等，都可使假丝酵母菌易于繁殖引起感染。

（二）传播方式

1. 内源性感染　为主要感染途径，假丝酵母菌可寄生于人的口腔、上呼吸道、肠道及阴道，这4个部位的假丝酵母菌可互相自身传染，一旦条件适宜就可引起感染。

2. 性交传染　少部分病人可通过性交直接传染。

3. 间接传染　极少病人是接触感染的衣物、用具等间接传染。

（三）临床表现

病人主要症状是外阴瘙痒、灼痛、性交痛、尿痛及阴道分泌物增多。尿痛是排尿时尿液刺激水肿的外阴及前庭导致局部疼痛。阴道分泌物由脱落上皮细胞和假丝菌组成，呈白色稠厚凝乳或豆腐渣样。妇科检查可见外阴红斑、水肿，常有皮肤抓痕，严重者可见皮肤皲裂、表皮脱落。阴道黏膜充血水肿，小阴唇内侧及阴道黏膜有白色膜状物附着，擦除后可见红肿黏膜面，急性期还可见到糜烂及浅表溃疡。目前根据其流行情况、临床表现、真菌种类、宿主情况而分为单纯性外阴阴道假丝酵母菌病和复杂性外阴阴道假丝酵母菌病（表14-1），10%～20% 的妇女表现为复杂性VVC。

表 14-1　VVC 临床分类

项目	单纯性 VVC	复杂性 VVC
发生频率	散发或非经常发作	复发性
临床表现	轻到中度	重度
真菌种类	白假丝酵母菌	非白假丝酵母菌
宿主情况	免疫功能正常	免疫功能低下、应用免疫制剂、糖尿病、妊娠

（四）处理原则

治疗以消除诱因，局部或全身应用抗真菌药物为主。

1. 消除诱因　积极治疗糖尿病，根据病人病情及时停用广谱抗生素、雌激素及皮质类固醇激素等。

2. 单纯性 VVC 治疗　单纯性 VVC 主要以局部短程抗真菌药物为主，全身用药与局部用药疗效相似，治愈率为80%～90%，唑类药物的疗效高于制霉菌素。局部用药可选用下列药物放于阴道内：①咪康唑栓剂，1粒（1 200 mg），单次用药；或每晚1粒（400 mg），连用3日；或每晚1粒（200 mg），连用7日；②克霉唑栓剂，1粒（500 mg），单次用药；或每日早、晚各1粒（150 mg），连用3日；或每晚1粒（150 mg），连用7日；③制霉菌素栓剂，每晚1粒（10万U），连用10～14日。对于不能耐受局部用药者、未婚妇女及不愿采用局部用药者，可选用口服药物，常用药物是氟康唑，150 mg顿服。

3. 复杂性 VVC 的治疗　无论局部用药还是全身用药均应延长治疗时间。局部用药需要适当延长7～14日；若口服氟康唑150 mg，则72 h后加服1次。若病人症状严重，局部还可应用低浓度糖皮质激素软膏或唑类霜剂。

（五）护理要点

1. 健康教育　与病人讨论发病因素及治疗原则，嘱病人积极配合治疗，消除诱因，避免滥用抗生素，坚持正规治疗。平常养成良好的卫生习惯，保持外阴清洁，但切忌频繁使用消毒洗液、消毒护垫等以免过度清洁，破坏阴道自净作用。穿棉质内裤，用过的内裤、盆及毛巾均应开水烫洗，单独清洗，避免交叉感染。

2. 用药注意事项　向病人说明用药的目的、途径及方法，遵医嘱完成正规疗程。需阴道用药的病人应洗手后戴手套，将药物送入阴道深部，宜在晚上睡觉前放置。为提高用药效果，可在 2%~4% 碳酸氢钠液坐浴或阴道冲洗后阴道上药。治疗期间应定期监测疗效及药物副作用，一旦发现副作用，立即停药，及时就医。

3. 性伴侣治疗　约 15% 男性与女性外阴阴道假丝酵母菌病病人接触后患有龟头炎，对有症状男性应及时行假丝酵母菌检查及治疗，避免女性重复感染。

4. 妊娠期合并感染者　局部治疗为主，可选用克霉唑栓剂等，7 日疗法效果为佳，禁用口服唑类药物。

六、萎缩性阴道炎

萎缩性阴道炎（atrophic vaginitis）常见于自然绝经或人工绝经后妇女，也可见于产后闭经、药物假绝经治疗的妇女。

（一）病因

因卵巢功能衰退，雌激素水平降低，阴道壁萎缩，黏膜变薄，上皮细胞内糖原含量减少，阴道内 pH 多增高至 5.0~7.0，嗜酸性乳杆菌不再是优势菌，局部抵抗力降低，致病菌容易入侵繁殖引起炎症。另外，个人卫生习惯不良，营养缺乏，尤其是 B 族维生素缺乏，可能与发病有关。

（二）临床表现

本病主要症状是外阴灼热不适、瘙痒及阴道分泌物增多，由于阴道黏膜萎缩，可伴有性交痛。阴道分泌物稀薄，淡黄色，感染严重者呈脓血性白带。妇科检查可见阴道上皮皱襞消失、萎缩、菲薄。阴道黏膜充血，常伴有散在小出血点或点状出血斑，有时可见浅表溃疡。溃疡面可与对侧粘连，严重时造成狭窄甚至闭锁，炎症分泌物引流不畅形成阴道积脓或宫腔积脓。

（三）处理原则

补充雌激素，增强阴道抵抗力，抑制细菌生长。

1. 雌激素治疗　补充雌激素是萎缩性阴道炎的主要治疗方法（乳腺癌或子宫内膜癌病人慎用）。雌激素制剂可局部给药，也可全身用药。可用雌三醇软膏局部涂抹，每日 1~2 次，连用14 日。全身用药可口服替勃龙 2.5 mg，每日 1 次。也可选用其他雌孕激素制剂连续联合用药。

2. 抗感染治疗　阴道局部应用抗生素，如甲硝唑 200 mg、诺氟沙星 100 mg 等，放入阴道深部，每日 1 次，连用 7~10 日。也可选用中药制剂。

（四）护理要点

1. 健康教育　养成良好的卫生习惯，勤换内裤，保持外阴清洁，温水清洗，避免搔抓加重感染。出现症状应及时诊断并治疗。急性期病人性交可导致阴道黏膜撕裂、出血、疼痛，加重感染，应禁止性生活。症状消失后，对于阴道干涩明显者，可应用润滑剂，消除性生活的不适，增进夫妻感情。

2. 用药护理 告知病人及家属用药的目的、方法及注意事项，特别是老年病人一定要注意用药安全，病人本人用药有困难者，指导其家属协助用药或由医务人员帮助使用。

第三节 子宫颈炎症

子宫颈炎症（cervicitis）是妇科最常见的下生殖道疾病之一，包括宫颈阴道部炎症及宫颈管黏膜炎症。宫颈炎分为急性和慢性两种，若急性宫颈炎未及时诊治或病原体持续存在，可导致慢性宫颈炎。

（一）病因

正常情况下，子宫颈具有多种防御功能，是阻止病原体入侵的重要防线。但因分娩、流产、性交或手术操作，宫颈容易受到机械性损伤；宫颈管黏膜上皮为单层柱状上皮，抗感染能力较差，易受到病原体侵袭发生感染。病原体主要为性传播疾病病原体和内源性病原体，性传播疾病病原体如淋病奈瑟菌、沙眼衣原体、单纯疱疹病毒等，主要见于性传播疾病的高危人群。宫颈阴道部鳞状上皮与阴道鳞状上皮相延续，阴道炎症均可引起宫颈阴道部炎症。

（二）临床表现

1. 急性宫颈炎 病人主要表现为脓性阴道分泌物增多，外阴瘙痒和灼热感，还可出现经间期出血、性交后出血等症状。若合并泌尿系统感染可出现尿路刺激征，如尿急、尿频、尿痛等。妇科检查时可见宫颈充血、水肿、黏膜外翻，有黏液脓性分泌物附着甚至从宫颈管流出，宫颈管黏膜质脆，易出血。

2. 慢性宫颈炎 病人多无症状，少数可有阴道分泌物增多，呈淡黄色或脓性，外阴瘙痒不适，性交后出血、月经间期出血等症状。妇科检查可见子宫颈呈糜烂样改变，也可表现为宫颈息肉、宫颈肥大等。

拓展阅读 14-1
宫颈糜烂

（三）处理原则

急性宫颈炎以抗感染治疗为主。慢性宫颈炎病人病变不同，采用不同的治疗方法，如药物治疗、物理治疗、手术治疗等，目前，物理治疗是临床最常用的有效治疗方法。

（四）护理要点

1. 健康教育 指导病人保持外阴清洁、干燥，穿棉质内裤，勤更换，避免不洁性生活。做好避孕措施，避免过早、过多、过频生育和流产，在分娩、流产、宫颈物理治疗术后应遵医嘱应用抗生素，短期内避免性生活。定期进行妇科检查，及时发现病变及时治疗。

2. 用药指导 急性宫颈炎的治疗应力求彻底，以全身用药为主，针对病原体选择有效抗生素，遵医嘱及时、足量、规范用药。抗生素选择、给药途径、剂量和疗程则根据病原体和病情严重程度决定，指导病人紧密配合，以免病情迁延转为慢性。若宫颈炎病人为沙眼衣原体及淋病奈瑟菌感染时，还应对其性伴侣进行相应的检查及治疗。

3. 物理治疗 临床常用的物理治疗方法有激光、冷冻、红外线凝结及微波治疗等。其原理是将宫颈糜烂面单层柱状上皮破坏，结痂脱落后形成新的鳞状上皮覆盖创面，一般3～4周宫颈恢复光滑外观，病变较深者需6～8周。接受物理治疗的病人应注意：①治疗前常规进行宫颈刮片细胞学检查，排除宫颈上皮内瘤变和宫颈癌；②有急性生殖器炎症者为禁忌；③治疗时间选择月经干净后3～7天内；④术后应保持外阴清洁，每日清洗2次，在创面尚未愈合期间（4～8周）应禁止盆浴、性交和阴道冲洗；⑤病人术后阴道分泌物增多，在宫颈创面痂皮脱落前，可出现大量黄水样排液，术后1～2周脱痂时可有少许出血，如出血量多者，应急诊处理；⑥一般于两次月经干净后3～7天复查，了解创面愈合情况，同时注意观察有无宫颈管狭窄、感染等，及时予以处理。

4. 手术治疗　对宫颈息肉、糜烂面深广且涉及宫颈管者，以及（或）疑有恶变者，可行局部手术治疗。切下组织送病理组织学检查。

第四节　盆腔炎性疾病

情境导入

李女士，25岁，人工流产术后7天，下腹痛伴发热1天入院。平时月经规律5天/30天，G_2P_0。7天前因停经49天在外院行人工流产术。术后一直有少量阴道出血，1天前感右下腹疼痛，测体温38℃，血压120/80 mmHg，脉搏106次/分，下腹肌紧张（＋），压痛（＋），反跳痛（＋），移动性浊音（－）。妇科检查：外阴已婚未产型，阴道通畅，有少量暗红色血液，宫颈触痛（＋），子宫中后位、常大、质软、活动差、压痛（＋），右附件区可扪及2 cm×3 cm×2 cm大小的腊肠型包块，活动差，压痛明显。生化检查：血白细胞$14.6×10^9$/L，血红蛋白112 g/L。以"急性盆腔炎"收入院。

请思考：

1. 急性盆腔炎是妇科急腹症之一，如何与已学的输卵管妊娠流产或破裂、不全流产进行鉴别？

2. 病人诊断为急性盆腔炎，应如何进行护理配合？

3. 急性盆腔炎若未彻底治疗，会出现哪些并发症？

盆腔炎性疾病（pelvic inflammatory disease，PID）是指女性盆腔生殖器官、子宫周围的结缔组织及盆腔腹膜的感染性疾病，主要包括子宫内膜炎（endometritis）、输卵管炎（salpingitis）、输卵管卵巢脓肿（tubo-ovarian abscess，TOA）、盆腔腹膜炎（peritonitis）。炎症可局限于一个部位，也可同时几个部位受累，最常见的是输卵管炎及输卵管卵巢炎。盆腔炎性疾病多见于性活跃期、有月经的妇女，初潮前、绝经后及无性生活妇女很少发生。急性盆腔炎性疾病若未能得到及时、彻底治疗，可导致盆腔炎性疾病后遗症，表现为不孕、慢性盆腔痛、炎症反复发作等，严重影响妇女的生活质量，增加病人及家庭的心理负担和经济负担。

（一）病因及高危因素

盆腔炎性疾病的病原体有内源性和外源性两种，可单独存在，但通常为混合性感染。①内源性病原体：来自寄居于阴道内的微生物群，包括需氧菌（金黄色葡萄球菌、溶血性链球菌等）和厌氧菌（脆弱类杆菌、消化球菌群等）；②外源性病原体：主要是性传播疾病的病原体，如淋病奈瑟菌、沙眼衣原体、支原体等。

女性生殖系统有自然的防御功能，正常情况下能抵御病原体的入侵，当机体抵抗力下降，或由于其他原因使女性的自然防御功能遭到破坏时，导致盆腔炎性疾病的发生。

1. 年龄　据美国资料，盆腔炎性疾病的高发年龄为 15～25 岁。年轻女性患病率高可能与频繁性生活、宫颈柱状上皮生理性异位、宫颈黏液机械防御功能较差有关。

2. 性活动　盆腔炎性疾病多见于性活跃期妇女，特别是初次性交年龄小、有多个性伴侣、性交过于频繁及性伴侣有性传播疾病者。

3. 下生殖道感染　下生殖道的性传播疾病，如淋病奈瑟菌性宫颈炎、衣原体性宫颈炎及细菌性阴道病，可以通过下生殖道向盆腔蔓延，进而导致盆腔炎性疾病的发生。

4. 宫腔操作　如刮宫术、输卵管通液术、宫腔镜检查等各种对盆腔有一定损害的手术及侵入性检查，或没有严格遵守无菌原则，可导致生殖道黏膜损伤、出血、坏死，导致下生殖道内源性菌群的病原体上行感染。

5. 经期卫生不良　在经期进行性行为，使用不洁的月经垫、盆浴等，均可使病原体侵入而引起炎症。

6. 邻近器官炎症直接蔓延　如阑尾炎、腹膜炎等蔓延至盆腔导致炎症发作，病原体以大肠埃希菌多见。

7. 盆腔炎性疾病急性发作　盆腔炎性疾病所致的盆腔广泛粘连、输卵管损伤、输卵管防御能力下降，易造成再次感染，导致慢性盆腔炎的急性发作。

（二）病理

1. 急性盆腔炎性疾病

（1）急性子宫内膜炎及子宫肌炎：子宫内膜充血、水肿，有炎性渗出物，严重者可见内膜坏死、脱落，有溃疡形成。镜下可见大量白细胞浸润，炎症向深部侵入形成子宫肌炎。

（2）急性输卵管炎、输卵管积脓、输卵管卵巢脓肿：急性输卵管炎因病原体传播途径不同而有不同的病变特点：①炎症经子宫内膜向上蔓延者，首先引起输卵管黏膜炎，可见输卵管肿胀、充血、间质水肿，严重者输卵管上皮发生退行性变或成片脱落，造成输卵管黏膜粘连、输卵管管腔及伞端闭锁，如有脓液积聚可形成输卵管积脓。淋病奈瑟菌、大肠埃希菌等除直接引起输卵管上皮损伤外，还可导致输卵管运输功能减退或丧失。衣原体感染后可引起交叉免疫反应，损伤输卵管，导致输卵管黏膜结构及功能破坏，并引起盆腔广泛粘连。②病原菌经宫颈淋巴播散者，通过宫旁结缔组织，首先侵及浆膜层，然后累及肌层，病变以输卵管间质炎为主，轻者输卵管轻度充血、肿胀、略增粗，严重者输卵管明显增粗、弯曲，与周围组织粘连。

卵巢白膜是良好的防御屏障，故而卵巢很少单独发炎，常与发炎的输卵管伞端粘连而发生卵巢周围炎，称为输卵管卵巢炎。炎症可通过卵巢排卵的破孔侵入卵巢实质形成卵巢脓肿，脓肿壁与输卵管积脓粘连并贯通，形成输卵管卵巢脓肿。输卵管卵巢脓肿多位于子宫后方或子宫阔韧带后叶、肠管间粘连处，脓肿可破入直肠或阴道，若破入腹腔则引发弥漫性腹膜炎。

（3）急性盆腔腹膜炎：盆腔内器官发生严重感染时往往蔓延到盆腔腹膜，可见腹膜充血、水肿，并有少量含纤维素的渗出液，形成盆腔脏器粘连。当大量脓性渗出液积聚于粘连的间隙内，可形成散在小脓肿，以直肠子宫陷凹处的盆腔脓肿多见。脓肿前面为子宫，后方为直肠，顶部为粘连的肠管及大网膜，脓肿可破入直肠而使症状突然减轻，也可破入腹腔引起弥漫性腹膜炎。

（4）急性盆腔结缔组织炎：病原体经淋巴管进入盆腔结缔组织而引起结缔组织充血、水肿，以宫旁结缔组织炎最为常见。若组织化脓形成盆腔腹膜外脓肿，可自发破入直肠或阴道。

（5）败血症及脓毒血症：当病原体毒性强、数量多，病人抵抗力低下时，常发生败血症。若身体其他部位发现多处炎症病灶或脓肿者，应考虑有脓毒血症存在。

（6）肝周围炎（Fitz-Hugh-Curtis综合征）：指肝包膜炎症而无肝实质损害的肝周围炎。淋病奈瑟菌及衣原体感染均可引起。肝包膜上可见脓性或纤维渗出物，早期在肝包膜与前腹壁腹膜之间形成松软粘连，晚期形成琴弦样粘连。由于肝包膜水肿，病人可出现吸气时右上腹疼痛症状。5%~10%输卵管炎病人可出现肝周围炎。

2. 盆腔炎性疾病后遗症　盆腔炎性疾病未得到及时有效的治疗，可能出现一系列后遗症。主要病理改变为组织破坏、广泛粘连、增生及瘢痕形成，从而导致输卵管阻塞、输卵管积水或输卵管卵巢囊肿等。盆腔结缔组织炎的遗留改变表现为主韧带、骶韧带增生、变厚，若蔓延范围广泛，可使子宫固定，宫颈旁组织也增厚变硬，形成"冰冻骨盆"。

（三）临床表现

1. 急性盆腔炎性疾病

（1）症状：① 腹痛：病人下腹痛明显，疼痛呈持续性，活动或性交后加重。病人若有输卵管炎的症状及体征并同时伴有右上腹疼痛，应怀疑有肝周围炎；② 发热：若病情严重可有寒战、高热、头痛、食欲不振；③ 阴道分泌物增多：部分病人可出现阴道分泌物增多，呈脓性，有臭味；④ 其他症状：月经期发病者可出现经量增多，经期延长；若盆腔炎包裹形成盆腔脓肿可引起局部压迫症状，压迫膀胱可出现尿频、尿痛、排尿困难；压迫直肠可出现里急后重、排便困难等直肠刺激症状。急性盆腔炎进一步发展可引起弥漫性腹膜炎、败血症、感染性休克，严重者可危及生命。

（2）体征：病人呈急性病容，体温升高，心率加快，下腹部有压痛、反跳痛及肌紧张，叩诊鼓音明显，肠鸣音减弱或消失。妇科检查可见阴道充血，大量脓性臭味分泌物从宫颈口流出；宫颈充血、水肿、举痛，穹隆触痛明显；宫体稍大，有压痛，活动受限；子宫两侧压痛明显。若为单纯输卵管炎，可触及增粗的输卵管，压痛明显；若为输卵管积脓或输卵管卵巢脓肿，可触及包块并且压痛明显，不活动；若有宫旁结缔组织炎，可扪及宫旁一侧或两侧片状增厚，压痛明显；若有盆腔炎脓肿形成且位置较低时，可扪及后穹隆或侧穹隆有肿块，触之有波动感。三合诊常能协助进一步了解情况。

2. 盆腔炎性疾病后遗症　是由于急性盆腔炎性疾病未能彻底治疗或病人体质较差，病程迁延所致，既往称慢性盆腔炎。病人可出现下腹部坠胀、疼痛及腰骶部酸痛等症状，常在劳累、性交后及月经前后加剧。病情往往反复发作经久不愈，导致不孕、异位妊娠、慢性盆腔痛或盆腔炎性疾病反复发作，严重影响女性生活质量。根据病人病变部位，妇科检查可呈现不同特点：通常子宫大小正常或稍大，子宫常呈后倾后屈，活动受限或粘连固定，有触痛；宫旁组织增厚，骶韧带增粗、变硬，有触痛；附件区可触及条索状物、囊性或质韧包块，活动受限，有触痛。如果子宫被固定或封存于周围瘢痕化组织中，则呈"冰冻骨盆"状态。

拓展阅读 14-2
慢性盆腔痛

（四）处理原则

本病治疗主要为抗生素药物治疗，必要时手术治疗（手术治疗主要应用于抗生素控制不满意的输卵管卵巢脓肿或盆腔脓肿）。对于盆腔炎性疾病后遗症者，多采用综合性治疗方案控制炎症，缓解症状，包括中西药治疗、物理治疗、手术治疗等，同时注意增强病人机体抵抗力。

（五）护理要点

1. 一般护理 卧床休息，指导病人取半卧位，有利于脓液积聚于子宫直肠陷凹使炎症局限。给予高热量、高蛋白、高维生素饮食，并遵医嘱纠正电解质紊乱及酸碱失衡。高热病人采用物理降温。减少不必要的盆腔检查以免炎症扩散。

2. 病情观察 病人在治疗后的 72 h 内临床症状应改善，如腹痛减轻，体温下降，恶心呕吐、食欲不振等症状明显缓解或消失；妇科检查腹部压痛、反跳痛，宫颈举痛，子宫及附件区压痛减轻。若症状无改善，应与医生及时沟通，调整治疗方案，遵医嘱对病人进行血培养、复查病原体或手术探查准备等。

3. 用药护理 经恰当的抗生素积极治疗，绝大多数盆腔炎性疾病能彻底治愈。告知病人抗生素治疗的重要性并取得病人的主动配合，遵医嘱及时予以足量抗生素，给药途径以静脉滴注见效快。同时可以辅以中药治疗，主要为活血化瘀、清热解毒药物，内服或局部热敷外用。

4. 心理护理 讲解相关疾病知识，耐心解答病人及家属提出的问题，提供诊疗信息。及时予以心理疏导，解除病人的思想顾虑，增强对治疗的信心，鼓励病人坚持治疗，提高其应对能力。

5. 健康教育 指导病人增加营养，锻炼身体，注意劳逸结合，提高机体抵抗力。做好经期、孕期及产褥期保健，避免不洁性生活，做好避孕措施，尽量减少人工流产术的创伤及损害。若有下生殖道感染应及时正规治疗。对沙眼衣原体感染的高危妇女进行筛查和治疗可减少盆腔炎性疾病发生率。

第五节　性传播疾病

性传播疾病（sexually transmitted diseases，STD）是指可经性行为或类似性行为传播的一组传染性疾病，涉及 8 类病原体引起的 20 余种疾病（表 14-2）。目前我国重点监测的性传播疾病有梅毒、淋病、艾滋病、尖锐湿疣、生殖器疱疹、软下疳、性病性淋巴肉芽肿、非淋菌性尿道炎，其中前 3 种疾病被列为乙类传染病。

性传播疾病的主要传播途径是性行为直接传播，其次是间接传播、血液传播、医源性传播、母儿传播。性传播疾病不仅可引起泌尿生殖器官的病变，还可侵犯全身组织和器官，导致不孕、生殖器畸形、毁容等，严重影响病人身心健康及家庭和谐，成为严重的社会问题。

一、淋病

淋病（gonorrhea）是由淋病奈瑟菌引起的以泌尿生殖系统化脓性感染为主要表现的性传播疾病。其传染性强，潜伏期短，可导致多种并发症和后遗症，是我国常见的性传播疾病，也是

表 14-2　性传播疾病病原体及相关疾病

分类	病原体	疾病
细菌类	1. 淋病奈瑟菌	淋病
	2. 杜克雷嗜血杆菌	软下疳
	3. 肉芽肿荚膜杆菌	腹股沟肉芽肿
	4. 加德纳菌及动弯杆菌	细菌性阴道病
病毒类	5. 人乳头瘤病毒	尖锐湿疣
	6. 单纯疱疹病毒	生殖器疱疹
	7. 巨细胞病毒	巨细胞病毒感染症
	8. 甲型肝炎病毒	病毒性甲型肝炎
	9. 乙型肝炎病毒	病毒性乙型肝炎
	10. 人类免疫缺陷病毒	艾滋病
	11. 传染性软疣病毒	传染性软疣
螺旋体类	12. 梅毒螺旋体	梅毒
支原体类	13. 解脲支原体	生殖道支原体感染
衣原体类	14. 沙眼衣原体 H–K	生殖道衣原体感染
	15. 沙眼衣原体 L1–3	性病性淋巴肉芽肿
真菌类	16. 假丝酵母菌	外阴阴道假丝酵母菌病
原虫类	17. 阴道毛滴虫	滴虫阴道炎
寄生虫类	18. 人疥螨	疥疮
	19. 阴虱	阴虱病

《中华人民共和国传染病防治法》中规定的需重点防治的乙类传染病。

（一）病因

淋病奈瑟菌为革兰氏阴性双球菌，离开人体不易生存，一般消毒剂可将其杀灭。淋病奈瑟菌以侵袭生殖、泌尿系统黏膜柱状上皮和移行上皮为特点。

（二）传播途径

1. 直接传播　淋病主要通过性接触传播，淋病病人及淋病奈瑟菌携带者是淋病的最主要传染源，通常女性较男性更易感染。

2. 间接传播　通过接触含菌衣物、毛巾、床单、浴盆等物品感染外阴及阴道。

3. 母儿传播　孕妇感染后可累及羊膜腔导致胎儿感染，新生儿可在分娩通过软产道时接触污染的阴道分泌物传染。胎儿感染易发生胎儿窘迫、胎儿宫内生长受限、早产、死胎等。新生儿感染后可发生新生儿淋菌性结膜炎、肺炎，甚至出现淋菌败血症，导致新生儿死亡率明显增加。

（三）临床表现

潜伏期 1~10 日，平均 3~5 日。50%~70% 的病人感染淋病奈瑟菌后无症状，易被忽视，但仍具传染性。病人主要症状有阴道分泌物增多,外阴瘙痒或灼热感,偶有下腹痛。妇科检查可见宫颈明显水肿、充血,有脓性分泌物从宫颈口流出,宫颈触痛明显,易出血。感染初期病变局限于下生殖道、泌尿道,随病情发展可累及上生殖道,引起子宫内膜炎、输卵管炎、输卵管卵巢脓肿、盆腔脓肿等。若病情严重,治疗不及时,1%~3% 淋病奈瑟菌可通过血液循环播散,引起全身淋病奈瑟菌性疾病,出现高热、寒战、食欲减退、全身不适等症状,晚期表现为永久性损害的关节炎、心内膜炎、肺炎、脑膜炎等全身病变。

（四）处理原则

及时、足量、规范应用抗生素。由于耐青霉素菌株增多,目前首选药物为第三代头孢菌素,如头孢曲松钠,头孢噻肟钠等,对轻症可用大剂量单次给药,重症者应连续每日给药。由于20%~40% 淋病病人同时合并沙眼衣原体感染,可同时应用抗衣原体药物。妊娠期禁用喹诺酮类及四环素类药物,可首选头孢曲松钠加用红霉素治疗。性伴侣应及时检查及治疗。

（五）护理要点

1. 一般护理　急性期病人应卧床休息,注意隔离消毒,病人接触的生活物品等应严格消毒灭菌,防止交叉感染。在症状发作期间或确诊前 60 日内与病人有过性接触的性伴侣应及时进行淋病奈瑟菌的检查及治疗,治疗期间严禁性交。淋病病人 20%~40% 同时合并沙眼衣原体感染,因此病人及性伴侣应进行衣原体检查。

2. 用药护理　淋病以抗生素药物治疗为主要手段,告知病人及时足量规范用药的重要意义,以防疾病转为慢性,取得病人配合。密切观察药物疗效及不良反应,如有异常,及时就医。

3. 心理护理　淋病病人往往对自身疾病羞于启齿,害怕通过就医会被人所知,因而受到他人的回避,心理压力大,易产生焦虑、恐惧、孤独、失望的心理。淋病病人心理变化,会直接影响疾病的诊治、控制及预后,并且淋病传染性较强,可通过直接或间接传播方式感染他人,因此护理人员应尊重病人的人格和隐私,帮助病人了解疾病相关知识及治疗进展,从而解除就医顾虑,消除焦虑、恐惧的心理,树立战胜疾病的信心。

4. 随访教育　指导病人随访,判断疗效。治疗结束后 2 周内,在无性接触史情况下符合如下标准为治愈:①症状和体征全部消失;②在治疗结束后 4~7 天取宫颈管分泌物涂片及培养,连续 3 次均为阴性方能确定治愈。

二、梅毒

梅毒(syphilis)是由苍白密螺旋体引起的慢性全身性的性传播疾病,病变范围广,危害大。

（一）病因

苍白密螺旋体在体外干燥条件下不易生存,40℃时失去传染力,56℃ 3~5 min 或煮沸立即死亡,一般消毒剂及肥皂水即能将其杀灭。耐寒力强,4℃存活 3 日,−78℃存活数年,仍具有传染性。

（二）传播途径

梅毒是人类独有疾病,显性和隐性梅毒病人是传染源,感染梅毒者的皮损及其分泌物、血液中都含有苍白密螺旋体。

1. 直接传播 最主要的传播途径是性接触直接传播，占95%。未经治疗病人在感染后1年内传染性最强，随着病期的延长传染性越来越小，病期超过4年者基本没有传染性。

2. 间接传播 少数病人可因接吻、哺乳、衣服、被褥、浴具、医源性途径等间接感染，个别病人可因输入有传染性梅毒病人的血液而被感染。

3. 母儿传播 即使梅毒病人病期超过4年，妊娠后仍可通过胎盘将螺旋体传染给胎儿，引起先天梅毒。先天梅毒儿占死胎30%左右，即使幸存，病情也较重，病死率及致残率均高。新生儿可在分娩通过软产道时受到感染，但不属于先天梅毒。

（三）临床表现

梅毒的发病是苍白密螺旋体与机体免疫力相互作用的复杂过程，临床表现多样，进展缓慢，病程长。

梅毒的潜伏期为2~4周。一期梅毒主要表现为硬下疳，可出现在外阴、阴道、宫颈、肛门等部位，初期为小红斑或丘疹，进而形成硬结，表面破溃形成无痛性、边界清楚的溃疡，经2~8周可自然消失。二期梅毒主要表现为皮肤梅毒疹，常在硬下疳消退后3~4周出现，表现为躯干、四肢等处对称、泛白的斑疹、斑丘疹等。三期梅毒主要表现为永久性皮肤黏膜损害，并可侵犯多种组织器官，如眼、骨、心血管、神经系统等，产生各种严重症状，导致病人劳动力丧失甚至死亡。

（四）处理原则

治疗首选青霉素。苄星青霉素240万U，分两侧臀部注射，每周1次，共2~3次。如青霉素过敏可选用盐酸四环素、多西环素或红霉素等，但疗效较青霉素差。治愈标准有临床治愈及血清学治愈。各种损害消退、症状消失为临床治愈；抗梅毒治疗2年内，梅毒血清学试验转为阴性，脑脊液检查阴性，为血清学治愈。

（五）护理要点

1. 一般护理 梅毒病人应注意生活细节，内裤、毛巾等用品单独清洗，煮沸消毒，防止传染他人。性伴侣应同时进行检查及治疗，治疗期间禁止性生活。有梅毒病史的已婚妇女在孕前一定进行全面梅毒检查。对于梅毒治疗完成、症状不明显的已婚女性也要在确定梅毒治愈后，才能怀孕。

2. 用药护理 向病人讲解药物相关知识，取得病人配合，遵医嘱尽早、足量、规范用药。在首剂治疗过程中，由于大量苍白密螺旋体被杀灭，释放异性蛋白质，病人可能出现头痛、发热、肌肉痛等症状，称吉海反应，症状多会在24 h内缓解。

3. 心理护理 尊重病人，讲解相关疾病知识及诊疗进程，帮助病人消除不良情绪，改变错误认知，建立治愈的信心和生活的勇气。

4. 随访教育 梅毒治疗后应随访2~3年。第1年每3个月随访1次，以后每半年随访1次，随访内容包括临床表现及非螺旋体试验。若在治疗后6个月内梅毒临床表现无缓解或血清滴度未下降4倍，应视为治疗失败或再感染，需加倍治疗，还应进行脑脊液检查，观察有无神经梅毒。多数一期梅毒在1年内、二期梅毒在2年内血清学试验转阴。

三、尖锐湿疣

尖锐湿疣（condyloma acuminata）是由人乳头瘤病毒（human papilloma virus，HPV）感染引起的鳞状上皮增生性疣状病变。近年发病率明显升高，仅次于淋病，居第二位，常与多种性传播疾病同时存在。

（一）病因

HPV 有 100 多个型别，其中 50 个型别与生殖道感染有关，生殖道尖锐湿疣主要与低危型 HPV 6 型、11 型有关。HPV 在自然界普遍存在，在人体温暖潮湿的条件下易生存繁殖，早年性交、多个性伴侣、免疫力低下、高性激素水平及吸烟等是高危因素。虽然 HPV 感染多见，但机体产生的细胞免疫和体液免疫可清除 HPV，只有少数病人发生临床可见的尖锐湿疣。

（二）传播途径

1. 直接传播　主要传播途径是经性交直接传播。
2. 间接传播　部分病人可因接触病人使用过的物品而感染，如内裤、浴巾、澡盆等。
3. 母儿传播　孕妇感染 HPV 可传染给新生儿，一般认为新生儿是在通过母亲软产道时因吞咽含 HPV 羊水、血或分泌物而感染。

（三）临床表现

潜伏期为 3 周～8 个月，平均 3 个月，以 20～29 岁年轻妇女多见。病人临床症状多不明显，常以外阴赘生物就诊，部分病人可出现外阴瘙痒、烧灼痛或性交后出血等不适。病变多发生在性交易受损部位，如阴唇后联合、小阴唇内侧、阴道前庭、肛周等，病变也可累及阴道和宫颈。查体可见病灶初期为散在或成簇状增生的粉色或白色乳头状疣，柔软，指样突起；病灶增大后相互融合，呈菜花状、鸡冠状或桑葚状，表面凹凸不平，质脆，可有破溃或感染。少数病人免疫力低下或妊娠期病人疣体可过度增生成为巨大型尖锐湿疣。

（四）处理原则

目前尚无根除 HPV 的方法，处理原则为去除疣体，改善症状和体征。疣体小者局部用药，如足叶草酯酊、三氯醋酸外用；疣体较大者可采用物理治疗或手术切除。

（五）护理要点

1. 一般护理　尖锐湿疣主要通过性接触感染，指导病人避免不洁性生活或多个性伴侣，污染的衣裤、浴巾等要及时消毒处理。性伴侣应及早进行尖锐湿疣的检查。
2. 用药护理　外用药物刺激性较小，病人可自行用药，向病人讲解药物用法、用量及注意事项等。对于病情严重，病变持续存在或反复复发的病人必要时需使用干扰素，因其费用较高，给药途径不方便及全身反应等情况，病人须遵医嘱规范用药。
3. 心理护理　尊重病人，倾听病人诉求，减轻其思想顾虑，讲解相关疾病知识及诊疗方案，帮助病人建立疾病康复的信心。
4. 随访教育　尖锐湿疣病人的治愈标准是疣体消失。病人预后一般良好，治愈率较高，但有复发的可能，特别是在治疗后的 3 个月内，复发率为 25%，病人需遵循医嘱随访，对反复发作的顽固病例应及时取活检排除恶变。

（武　倩）

数字课程学习

📥 教学 PPT　　💬 本章小结　　📝 自测题　　🖥 复习思考题及解析

▶▶▶ 第十五章
外阴阴道手术病人的护理

【学习目标】

知识：

1. 掌握外阴阴道手术病人的一般护理。

2. 掌握外阴癌的相关知识及术后护理。

3. 掌握盆腔器官脱垂、压力性尿失禁的病因、临床表现及盆底康复技能。

4. 熟悉外阴阴道发育异常的临床表现，掌握处女膜闭锁和人工阴道的护理。

5. 了解生殖道瘘的病因、临床表现、治疗方法及护理策略。

技能：

1. 能为外阴阴道手术的病人做好术前准备及术后护理。

2. 学会使用子宫托、阴道模具及其消毒方法。

3. 能运用所学知识正确指导病人盆底肌锻炼。

素质：

1. 关爱、尊重和理解病人，体现人文关怀。

2. 操作和检查时注重保护病人的隐私。

3. 具有良好的沟通和交流技巧。

4. 工作严谨，团队配合默契。

第一节　外阴阴道手术病人的一般护理

情境导入

　　林女士，71岁，绝经21年。5年前自觉阴道有肿物脱出，能自行回纳。近2个月劳累、咳嗽时肿物脱出不能自行回纳，肿物表面溃烂有异味。会阴部湿疹，小便有尿不尽感。

请思考：

1. 该病人存在的主要护理问题有哪些？
2. 该病人需要实施的护理措施有哪些？
3. 术后健康指导的内容是什么？

　　外阴阴道手术因其部位有特殊的解剖结构和生理特点，手术直接涉及身体隐私，手术区域血管、神经丰富，组织松软，前面有尿道，后面近肛门，容易出现疼痛、出血、感染、体像紊乱、自尊低下等护理问题，其护理措施与腹部手术有所不同。

一、手术前护理

（一）心理护理

　　外阴阴道手术涉及隐私部位，加重了病人的心理负担，如担心手术创伤会影响女性身体的完整性，影响生育，导致将来性生活不和谐等。护士应怀同理心，理解并尊重病人，耐心倾听诉求，及时解答疑问，让病人充分表达自己的感受，减轻紧张情绪，针对具体情况给予专业知识宣教，讲解手术的必要性，做好术前准备、保护病人隐私。

（二）身体准备

　　正确评估病人对手术的耐受程度，评估有无贫血、高血压、心脏病、糖尿病等内科合并症，积极配合医生给予纠正。观察生命体征，注意有无月经来潮。术前按需做药物过敏试验、备血等。

（三）健康教育

　　1. 手术宣教　根据病人的具体情况介绍相关手术的名称及过程，讲解术前准备的目的、内容、方法及主动配合的技巧等；讲解疾病相关知识，术后保持外阴、阴道、肛门部位清洁卫生的重要性及方法等。

　　2. 外阴阴道手术病人的饮食　术前、术后有严格要求，护士应进行饮食指导并督促病人及家属落实，择期手术病人术前按要求落实禁食禁水时间；急诊手术病人也应充分考虑胃排空问题。

　　3. 外阴阴道手术术后的体位与活动　针对不同病种及手术有不同的要求。如外阴癌根治术术后卧床时间长，护士应进行预防术后并发症的健康指导，包括深呼吸、咳嗽、翻身、床上使用便器、被动或主动活动双下肢以预防下肢深静脉血栓等，协助病人术前进行练习，直至完全掌握，同时对病人家属进行相关卫生宣教。

（四）皮肤准备

外阴阴道手术病人术前要特别注意会阴部的卫生。如外阴皮肤有炎症、溃疡，需治愈后手术。术前 1 日常规备皮，备皮时注意不能损伤局部皮肤。备皮范围：上至耻骨联合上 10 cm、两侧至腋中线，下至外阴部、肛门周围、臀部及大腿内上 1/3。如经腹部阴道联合手术需要做好下腹部手术皮肤准备。

（五）肠道准备

由于阴道与肛门邻近，术中排便易污染手术视野，因此手术前应严格做好肠道准备。手术涉及肠道的病人，术前 3 日开始少渣饮食，遵医嘱予口服肠道抗生素；术前 1 日禁食，静脉补液；术前 1 日下午口服肠道导泻药；术晨行严格清洁灌肠直至大便呈清水样为止。若手术不涉及肠道者，仅术前 1 日下午口服肠道导泻药或晚间灌肠即可。

（六）阴道准备

因阴道正常情况下是非无菌环境，阴道手术或经阴道手术者，为防止术后感染，应在术前 3 日进行阴道准备：用 0.2% 碘伏液行阴道擦洗消毒和（或）1∶5000 高锰酸钾坐浴，每日 2 次。绝经后妇女术前应积极治疗老年性阴道炎。

（七）膀胱准备

阴道前面是膀胱和尿道，术中容易误伤，病人手术前应排空膀胱。根据手术需要，术中或术后留置尿管。

（八）特殊用物准备

根据不同手术的要求，术前按需准备好用物，如阴道模具、丁字带、弹力绷带、软垫等。

二、手术后护理

外阴阴道手术病人术后需特别重视会阴部和肛周的清洁卫生。

（一）体位与活动

根据手术不同采取相应的体位。处女膜闭锁及有子宫的先天性无阴道病人，术后取半卧位，有利于经血流出；行阴道前后壁修补和（或）阴式全子宫切除术后，病人取平卧位，禁止半卧位，以降低外阴阴道张力，促进伤口的愈合；外阴癌根治术后病人取平卧双腿屈膝外展位，膝下垫软枕，以减少腹股沟及外阴部的张力，利于伤口愈合。

术后为预防下肢静脉血栓形成，鼓励病人尽早在床上活动，进行四肢肌肉的锻炼，或为病人进行下肢物理治疗，预防血栓形成。

（二）切口的护理

外阴阴道肌肉组织少、张力大，切口不易愈合。护士要随时观察会阴切口的局部情况，注意有无皮肤或皮下组织坏死，有无渗血渗液、红肿热痛等炎性反应。注意阴道分泌物的量、性质、颜色及有无异味。协助和嘱咐病人保持外阴的清洁干燥，及时更换内裤、床垫，每日行外阴清洁 2 次，排便后及时进行会阴及肛周的清洁。若局部切口渗出明显需及时换药，炎性水肿明显可进行局部湿热敷或烤灯治疗，以保持切口干燥，促进血液循环，利于切口愈合。

（三）尿管的护理

外阴阴道手术后需保留尿管 2~14 天，时间长短依据手术范围及病情的不同而异。尿瘘修补术、外阴癌根治术和阴道成形术术后留置尿管时间较长，留置尿管期间注意保持尿管持续开放和通畅。特别是尿瘘修补术，术后需密切观察尿液的颜色和量，若发现尿管引流不畅需及时查找原因并及时处理，告知病人不可以随意夹闭尿管。尿管拔除后嘱其尽早排尿，若有排尿困难，予以诱导排尿，必要时重新留置尿管。护士应教会长期留置尿管的病人坚持做盆底肌功能锻炼。

（四）饮食指导

护士要视病情做好个体化的饮食指导。涉及肠道手术病人术后应控制首次排便时间，在肛门排气后抑制肠蠕动，予以口服药物控制大便。术后 3~4 天可进食高蛋白高维生素的少渣流质饮食，少食多餐；术后第 5 日可改为普通饮食；术后第 5 日晚给予肠道缓泻剂以软化大便，避免排便困难。

（五）减轻疼痛

会阴部神经末梢丰富，对疼痛特别敏感，而疼痛会使病人焦虑、失眠、食欲减退，严重消耗体力及精力，使其不能很好地配合治疗及护理。缓解疼痛的方法包括：更换体位以减轻伤口的张力、分散注意力、应用自控镇痛泵或及时给予足量止痛药物。注意观察用药后的止痛效果。

（六）出院指导

出院后休息 3 个月，禁止性生活及盆浴 3 个月。外阴阴道手术后伤口愈合慢，应继续保持会阴及肛周的清洁卫生。避免重体力劳动及增加腹压的动作，逐渐增加活动量。出院后 1 个月复诊伤口恢复情况，术后 3 个月再次复诊，检查确定伤口完全愈合后方可恢复性生活。若有病情变化应及时就诊。阴道成形术者出院前掌握阴道模具的使用及清洁消毒方法。

第二节　外阴阴道发育异常

情境导入

女，13 岁，腹痛 3 天，因小便不能自解就诊，追问病史，有周期性腹痛 3 个月，月经未来潮。

请思考：
1. 该病人可能存在哪些护理问题？
2. 该病人的护理措施有哪些？

外阴阴道发育异常主要因染色体、性腺或生殖器发育过程异常所致。外阴发育异常临床最常见的是处女膜闭锁。阴道发育异常临床常见的有先天性无阴道、阴道闭锁、阴道横隔、阴道纵隔、阴道斜隔综合征。

一、处女膜闭锁

处女膜闭锁（imperforate hymen）又称无孔处女膜，系发育过程中阴道末端的泌尿生殖窦组织未腔化所致。

（一）临床表现

表现为青春期发生周期性下腹坠痛，进行性加重，严重者可引起肛门胀痛、尿频或尿潴留等。由于处女膜无孔，阴道分泌物或月经初潮的经血排出受阻，积聚在阴道内，阴道积血较多时可致宫腔积血，宫腔积血经输卵管逆流至腹腔，可致输卵管和盆腔积血，造成输卵管因积血粘连而致伞端闭锁，经血逆流至盆腔发生子宫内膜异位症。

体格检查：可见处女膜膨出，表面呈紫蓝色。肛诊可扪及盆腔囊性包块，可在下腹部扪及阴道包块上方另有一较小包块，为经血潴留的子宫，有明显压痛，用手按压包块时可见处女膜向外膨隆更加明显。

（二）处理原则

确诊后应及时手术治疗。先用粗针穿刺处女膜中部膨隆部，抽出陈旧积血后再进行"X"形切开，排出积血。保持引流通畅和防止创缘粘连，给予抗生素预防感染。

（三）护理评估

1. 健康史　详细询问病人年龄、有无月经初潮，了解有无先天性缺陷，家族中有无相同疾病者。

2. 身体状况　检查病人第二性征发育情况，测量生命体征，询问周期性下腹痛的次数，观察腹痛及全身情况，了解有无尿潴留等紧急状况。

3. 心理社会状况　处女膜闭锁者多为青春期学生，常因周期性下腹痛而影响学习，造成情绪不稳定，感到烦恼、恐惧、羞怯，甚至抑郁。护士注意评估病人的紧张情绪及对治疗方案的疑虑等心理反应。

4. 辅助检查　盆腔 B 型超声检查示子宫、附件无异常，可见阴道内、宫腔有积血（图 15-1）。

（四）常见护理诊断 / 问题

1. 疼痛　与阴道、宫腔积血有关。
2. 恐惧　与害怕手术有关。
3. 知识缺乏　缺乏疾病相关知识。

（五）护理目标

1. 疼痛减轻并逐步消失。
2. 恐惧感减轻，积极配合医生接受手术治疗。

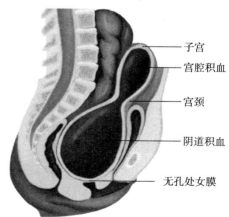

子宫
宫腔积血
宫颈
阴道积血
无孔处女膜

图 15-1　处女膜闭锁并阴道、宫腔积血

3. 正确认识疾病，了解疾病相关知识。

（六）护理措施

1. 护士积极协助医生做好各项检查，尽快明确诊断。有急性尿潴留者先予以导尿，嘱暂时禁食禁水，做好急诊手术的术前准备。

2. 与病人及父母进行有效的沟通，重点讲述 B 超检查结果显示子宫和卵巢发育未见异常，预后良好，减轻其不良情绪。

3. 进行疾病相关知识宣教，讲解疾病的发生发展过程、手术的方法、进行手术切开引流的重要性和必要性。

4. 术后取头高脚低或半卧位，鼓励术后早期下床活动，便于积血排出。术后可以进食高蛋白高维生素易消化饮食。

5. 保持外阴清洁干燥和经血引流通畅，及时更换内裤和会阴垫，一般留置尿管 1~2 天，每天进行外阴清洁 2 次，直至经血排干净。遵医嘱给予抗生素预防感染。

6. 出院前嘱病人注意会阴部卫生，经血多时及时清洗会阴和更换会阴垫，勤换内衣内裤。1 个月后复诊。注意下次月经来潮时经血是否通畅，若仍有下腹胀痛及肛门坠胀等症状，应及时就诊。

（七）护理评价

1. 病人腹痛减轻并逐渐消失。
2. 病人恐惧感消失并接受手术治疗。
3. 病人认识疾病，了解疾病相关知识。

二、阴道发育异常

阴道发育异常系副中肾管的形成和融合过程异常及其他致畸因素引起的阴道发育异常，常见分类：①副中肾管发育不良：MRKH 综合征（Mayer-Rokitansky-Kuster-Hauser syndrome），临床常见为先天性无阴道。②泌尿生殖窦发育不良：阴道闭锁，分为阴道下段闭锁（Ⅰ型闭锁）和阴道完全闭锁（Ⅱ型闭锁）。③副中肾管融合异常：阴道横隔、阴道纵隔和阴道斜隔综合征。

（一）临床表现

青春期前一般无症状，多在青春期因原发性闭经、腹痛、婚后性生活困难等原因就医。

1. 先天性无阴道（congenital absence of vagina）发生率为 1/4000 ~ 1/5000，原发性闭经，性生活困难，子宫仅为始基状而无周期性腹痛（图 15-2），合并其他系统异常。一般无症状，多因青春期后无月经来潮或婚后性交困难而就诊。

2. 阴道闭锁（atresia of vagina）

（1）Ⅰ型阴道闭锁：阴道下段闭锁，阴道上段及宫颈、子宫体均正常，子宫内膜功能多正常，症状出现较早，就诊往往较及时，症状与处女膜闭锁相似。

（2）Ⅱ型阴道闭锁：阴道完全闭锁，多合并宫颈

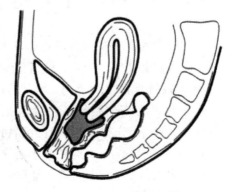

图 15-2 先天性无阴道

发育不良，子宫体发育不良或子宫畸形。

3. 阴道横隔（transverse vaginal septum）

（1）完全性横隔表现为原发性闭经伴周期性腹痛，进行性加剧。

（2）不全性横隔症状不明显，位置偏低者可影响性生活，阴道分娩时影响胎先露部下降（图15-3）。

4. 阴道纵隔（longitudinal vaginal septum）

（1）完全性纵隔：无症状，性生活和阴道分娩无影响。

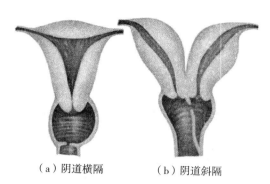

（a）阴道横隔　　（b）阴道斜隔

图 15-3　阴道异常

（2）不全性纵隔：性生活困难或不适，分娩时胎先露下降可能受阻，可有不孕，反复流产。

5. 阴道斜隔综合征

（1）Ⅰ型：无孔斜隔，隔后的子宫与外界及另侧子宫完全隔离，宫腔积血聚积在隔后腔。

（2）Ⅱ型：有孔斜隔，隔上有一数毫米的小孔，隔后子宫与另侧子宫隔绝，经血通过小孔滴出，引流不畅（图15-3）。

（3）Ⅲ型：无孔斜隔合并宫颈瘘管，在两侧宫颈间或隔后腔与对侧宫颈之间有小瘘管，有隔一侧子宫经血可通过另一侧宫颈排出，引流亦不通畅。

（二）诊断

结合病史、妇科检查见外阴发育正常但无阴道口有助于诊断。

（三）处理原则

1. 先天性无阴道　对准备性生活的无子宫或只有痕迹子宫者、有短浅阴道者可选用机械扩张法。不适宜机械扩张或机械扩张无效者行人工阴道成形术，手术时机应选择在性生活开始前进行，手术方式有外阴皮瓣阴道成形术、游离皮瓣阴道成形术、腹膜阴道成形术、羊膜阴道成形术、乙状结肠阴道成形术等，临床多采用外阴皮瓣或阴唇阴道成形术或腔镜下腹膜阴道成形术，效果较理想。子宫发育正常者，在初潮时即行人工阴道成形术，同时引流宫腔积血，并将人工阴道与子宫相接以保留生育能力。子宫无法保留者应予以切除。

2. 阴道闭锁　应尽早手术。术时应先切开闭锁段阴道，并游离积血下段的阴道黏膜，再切开积血包块，排净积血后，利用已游离的阴道黏膜覆盖创面。术后定期扩张阴道以防瘢痕挛缩。

3. 阴道横隔　一般应将横隔切开并切除多余部分，最后缝合切缘以防粘连形成。术后短期放置阴道模具防止瘢痕挛缩。若系分娩时发现横隔阻碍胎先露下降、横隔薄者，当胎先露下降至横隔处并将横隔撑得极薄时，将其切开后胎儿即能经阴道娩出；横隔厚者应行剖宫产。

4. 阴道纵隔　若纵隔妨碍经血排出或影响性交，应将其切除，创面缝合以防粘连。若临产后发现纵隔阻碍胎先露下降，可沿纵隔的中部切断，分娩后缝合切缘止血。

5. 阴道斜隔综合征　采用手术治疗，Ⅰ型、Ⅱ型、Ⅲ型手术方法，在囊壁小孔或穿刺定位包块最突出处，上下剪开斜隔、暴露宫颈，沿斜隔附着处菱形切除，油纱卷压迫24～48 h，一般不放置阴道模具。

（四）护理评估

1. 健康史 绝大多数病人的症状为青春期后无月经来潮，极少数伴有周期性下腹痛，已婚者有性生活困难及不孕史，有些仅因为产程进展缓慢而确诊。

2. 身体状况 病人一般情况好，青春期的病人因经血积聚体内不能有效排出，出现周期性腹痛并进行性加重而急诊就医。育龄期的病人，多因结婚后无法性生活或性生活困难，病情复杂，评估其需求可以选择性住院治疗。

3. 心理社会状况 病人及家属均有不同程度的心理问题。因原发性闭经、周期性下腹部疼痛或性交困难而感到紧张、恐惧。一旦确诊，会感到自卑，已婚者会对丈夫及家庭产生负疚感。家庭成员也会难以接受不能生育的现实。护士应评估病人就诊时的心情、家庭支持状况等，已婚或准备结婚者要评估丈夫对生育的态度。

4. 辅助检查 盆腔 B 型超声检查可发现是否有子宫、卵巢及其发育情况，泌尿系统 B 型超声、MRI、全脊柱拍片、内分泌检查和染色体检查有无其他发育异常。

（五）常见护理诊断 / 问题

1. 疼痛 与手术创伤或更换阴道模具有关。
2. 长期低自尊 与无月经、性生活困难和不能生育有关。
3. 知识缺乏 缺乏女性生殖系统发育不良的相关疾病知识。
4. 潜在并发症 人工阴道瘢痕挛缩。

（六）护理目标

1. 手术后疼痛减轻并逐步消失。
2. 能正确认识自己，重新找到生活的方向，接受不能生育的现实，自尊得到恢复。
3. 逐步了解疾病相关知识，正确选择治疗时机。
4. 术后健康宣教落实到位，能正确使用阴道模具，无阴道瘢痕挛缩发生。

（七）护理措施

1. 心理护理 先天性无阴道病人多数无子宫或始基子宫或先天性阴道上 1/3 闭锁伴宫颈有病变不能生育，病人及家属知情后，往往会感到绝望，对生活失去信心。护士应尊重和理解其不良情绪，多耐心倾听，选择适当时机与其进行沟通。对子宫和卵巢发育良好，手术纠正后能和正常女性一样结婚生育的病人，讲解病变的部位和治疗的方法及效果，提高治疗依从性。

2. 疾病知识宣教 护士运用多种方法宣教，如使用女性生殖系统解剖模型、图片、语言、文字等形象地讲解病变的部位、治疗目的、治疗手段和后期的注意事项。

3. 教会病人机械扩张方法 对于有短浅阴道选用机械扩张方法的病人，应教会其正确使用阴道模具，按由小到大的顺序使用阴道模具进行局部加压扩张，逐渐加深阴道长度，注意力量恰当，不能发生损伤，直至能满足性生活要求为止。阴道模具夜间放置，日间取出，便于工作和生活。

4. 阴道成形术前特殊准备 首先根据病人的年龄、体型选择适当型号的阴道模具，准备两个以上的阴道模具及丁字带，消毒后备用。对游离皮瓣阴道成形术者，应准备一侧大腿中部皮肤以备术中使用。对于涉及肠道的手术如乙状结肠阴道成形术者应严格做好肠道准备。

5. 术后护理

（1）疼痛的护理：会阴部神经末梢丰富，对疼痛敏感，要及时遵医嘱止痛，有条件者术后使用自控镇痛泵。同时给予心理支持，多解释、开导和鼓励病人，增强战胜疾病的信心。

（2）饮食护理：术后禁食 3 日，给予肠外营养支持，维持机体正常营养需求，3~5 日进少渣流质饮食，5 日后由半流质饮食过渡到普食。

（3）尿管的护理：术后常规留置尿管 4~9 日，保持尿管通畅，鼓励多饮水，尿管拔除后嘱尽早排尿，便后保持会阴部清洁，避免尿路感染和影响人工阴道的伤口愈合。

（4）排便的护理：术后 5 日如无大便或大便秘结，可口服肠道缓泻剂。

（5）会阴切口的护理：术后保持会阴切口的清洁干燥，每日换药 1 次，随时观察会阴切口的情况，如大小便污染切口必须及时更换敷料。

（6）特殊护理：放置阴道模具是此手术的重点也是术后护理的难点。更换阴道模具应严格遵守无菌技术操作，沿阴道轴方向置入，在模具外涂浓缩鱼肝油，起到润滑、减轻疼痛的作用，同时观察人工阴道黏膜生长情况。

6. 出院健康指导

（1）出院前掌握阴道模具的正确放置及清洁消毒方法，宣教出院后继续放置阴道模具的重要性、必要性和长期性。

（2）阴道模具每晚更换一次，连续 3 个月，3 个月后阴道模具白天不用，晚上用，连续 3 个月。已婚者术后 2~3 个月若人工阴道上皮生长完好可恢复性生活，有规律的性生活后可不用阴道模具。未婚者术后 6 个月根据具体情况，一般可以每 3~4 日晚间用 1 次模具直至结婚。

（3）嘱术后 1 个月复诊，检查人工阴道上皮生长情况、有无狭窄或闭锁等，如有异常及时处理。

（4）放置阴道模具时需注意不能强行插入，以无不适感为宜。半年内不能从事重体力劳动，不宜剧烈活动及长时间站立、行走，有咳嗽、排便等腹压骤增时用手轻压阴部以防模具脱出，如有模具脱出应消毒后及时重新放置。

（5）注意保持会阴部卫生，观察阴道分泌物的颜色、性状，局部有无疼痛、红肿，如有异常及时就诊。

（八）护理评价

1. 阴道模具更换时疼痛能耐受。
2. 能正确认识自我，积极面对现实。
3. 了解疾病知识，正确选择治疗时机。
4. 能正确使用阴道模具，无阴道瘢痕挛缩发生。

第三节 外 阴 肿 瘤

情境导入

林女士，78 岁，外阴瘙痒 10 年，加重 3 个月，阴道流液 2 天。查体：左侧阴唇上端可见 5 cm × 3 cm 溃疡病灶，右侧阴唇有 0.5 cm × 0.5 cm 溃疡病灶，右侧腹股沟扪及直径 3 cm

包块，左侧腹股沟扪及数枚包块，活动可。

请思考：

1. 该病人可能有哪些护理问题？
2. 该病主要转移途径有哪些？
3. 该病人的护理措施有哪些？

外阴肿瘤分为外阴良性肿瘤、外阴鳞状上皮内病变（vulvar squamous intraepithelial lesion）和外阴恶性肿瘤。外阴良性肿瘤较少，主要包括外阴乳头瘤、纤维瘤、汗腺瘤、脂肪瘤、平滑肌瘤和神经纤维瘤。外阴鳞状上皮内病变（即癌前病变）分为低级别鳞状上皮内病变（low-grade squamous intraepithelial lesion，LSIL）、高级别鳞状上皮内病变（high-grade squamous intraepithelial lesion，HSIL）和分化型外阴上皮内瘤变。外阴恶性肿瘤主要包括外阴鳞状细胞癌、外阴恶性黑色素瘤、外阴基底细胞癌、外阴前庭大腺癌、外阴疣状癌、外阴肉瘤等。外阴鳞状细胞癌（vulva squamous cell carcinoma）是最常见的外阴恶性肿瘤，占外阴恶性肿瘤的 80%~90%，多发生于绝经后妇女，发病率随年龄增长而升高，近年发病率有所增加。本节以外阴鳞状细胞癌为例进行讲解。

（一）病因

病因尚不完全清楚，与以下因素相关：人乳头瘤病毒（human papilloma virus，HPV）感染，40%~60% 的外阴癌与 HPV 感染相关，其中 HPV 16 型感染超过 50%；非 HPV 感染相关病变，如外阴硬化性苔藓、分化型外阴鳞状上皮内瘤变（p53 突变）等。

（二）临床表现

外阴鳞状细胞癌最常见的症状是外阴瘙痒、局部肿块或溃疡，合并感染或较晚期癌可出现疼痛、渗液和出血。体征：癌灶以大阴唇最多见，其次为小阴唇、阴蒂、会阴、尿道口、肛门周围等，若已转移至腹股沟淋巴结，可扪及增大、质硬、固定的淋巴结。

1. **转移途径** 外阴鳞状细胞癌具有转移早、发展快的特点，转移途径以直接浸润和淋巴转移为主，极少血行转移。

（1）直接浸润：癌组织可沿皮肤黏膜直接浸润尿道、阴道和肛门，晚期可累及直肠和膀胱等。

（2）淋巴转移：外阴淋巴管丰富，两侧互相交叉形成淋巴网，外阴鳞状细胞癌几乎均通过淋巴管转移。癌灶多向同侧淋巴结转移，最初转移到腹股沟浅淋巴结，再至腹股沟深淋巴结，并经此进入盆腔淋巴结，最后转移至主动脉旁淋巴结和左锁骨下淋巴结。

（3）血行播散：罕见，仅发生在晚期。

2. **临床分期** 采用国际妇产科联盟（FIGO，2009）分期法（表 15-1）。

（三）诊断

组织学检查：对一切外阴赘生物溃疡和可疑病灶，均需尽早做活组织病理检查以明确诊断。

表 15-1　外阴鳞状细胞癌分期（2009 年）

分期	肿瘤累计范围
Ⅰ期	肿瘤局限于外阴，淋巴结未转移
ⅠA 期	肿瘤局限于外阴或会阴，最大直径≤2 cm，间质浸润≤1 mm
ⅠB 期	肿瘤局限于外阴或会阴，最大直径＞2 cm，间质浸润＞1 mm
Ⅱ期	任何大小的肿瘤，肿瘤侵犯下 1/3 尿道、下 1/3 阴道、肛门，淋巴结无转移
Ⅲ期	任何大小的肿瘤，肿瘤有或无侵犯下 1/3 尿道、下 1/3 阴道、肛门，伴有腹股沟浅淋巴结转移
ⅢA 期	1 个淋巴结转移（≥5 mm），或 1～2 个淋巴结转移（＜5 mm）
ⅢB 期	≥2 个淋巴结转移（≥5 mm），或≥3 个淋巴结转移（＜5 mm）
ⅢC 期	淋巴结转移伴囊外扩散
Ⅳ期	肿瘤侵犯其他区域：上 2/3 尿道、上 2/3 阴道，或远处转移
ⅣA 期	肿瘤侵犯下列任何部位：上尿道和（或）阴道黏膜、膀胱黏膜、直肠黏膜或固定在骨盆壁，或腹股沟淋巴结出现固定或溃疡形成
ⅣB 期	任何部位（包括盆腔淋巴结）的远处转移

（四）处理原则

手术是主要的治疗方式，根据年龄、病变程度和组织学类型实施个体化治疗方案。早期肿瘤以手术为主，晚期肿瘤手术结合放疗，转移病例姑息、对症及支持治疗，强调尽量缩小手术范围，以保留外阴的正常结构。

（五）护理评估

1. 健康史　外阴癌主要发生在绝经后的妇女，应仔细评估全身各系统的健康状况，是否伴有高血压、冠心病、糖尿病等，了解有无不明原因的外阴瘙痒、小伤口、局部刺激或出血等症状，有无疼痛及持续时间，有无外阴赘生物史，个人卫生习惯等。

2. 身体状况　注意评估外阴局部有无皮疹、硬结、溃疡、赘生物或不规则肿块，并观察其形态、涉及的范围、伴随的症状，如疼痛、瘙痒、恶臭分泌物、尿频、排尿困难等。晚期病人主要症状是疼痛，其疼痛与病变的范围、深浅及发生部位有关。若转移到腹股沟淋巴结，可扪及一侧或双侧腹股沟淋巴结肿大、质硬且固定。

3. 心理社会状况　外阴是女性最私密的部位，传统中国女性比较保守，非常不愿意暴露隐私。病程时间较长、伴随外阴局部肿块的增大、长期瘙痒、溃烂、分泌物的增加甚至有异味，常使病人烦躁、精神崩溃，严重影响工作、生活及活动。

4. 辅助检查　外阴组织学检查、影像学检查（超声、MRI、CT、全身 PET-CT）、膀胱镜和直肠镜检查、HPV 检测、血清 HIV 检测等，有助于诊断。

（六）常见护理诊断 / 问题

1. 疼痛　与外阴神经末梢丰富、感觉敏锐、手术后创面大有关。
2. 体像紊乱　与外阴局部切除或外阴广泛切除有关。
3. 知识缺乏　缺乏疾病相关知识。

4. 感染的风险　与年龄大、手术创面大及邻近肛门或有糖尿病等有关。

（七）护理目标

1. 手术后疼痛逐渐减轻。
2. 接受手术治疗后隐私部位自我形象的改变。
3. 了解疾病相关知识，积极配合治疗。
4. 住院期间无感染发生。

（八）护理措施

1. 心理护理　针对病人的心理状态，主动沟通与交流，给予心理支持。讲解外阴肿瘤的相关知识，鼓励表达自己的不适，耐心聆听。做好术前心理辅导，向病人及家属讲解手术的必要性、目的、方法及术中术后的注意事项。帮助病人学会自我调节，消除恐惧与担忧，使其对手术充满信心，积极配合治疗，以良好的心态接受手术。家人的理解和支持，可使病人体会到家庭的温暖。

2. 术前准备

（1）一般护理：按外阴阴道手术进行护理。

（2）综合护理评估：病人多为老年人，常伴有高血压、冠心病、糖尿病等疾病，应协助做好检查，积极纠正内科合并症。术中外阴需植皮者，应在充分了解手术方式的基础上对植皮部位皮肤进行备皮、消毒后用无菌治疗巾包裹。

（3）特殊用物准备：准备好术后用的棉垫、沙袋、弹力绷带、抗血栓弹力袜等。

（4）预防术后并发症：术前加强营养，指导练习深呼吸、咳嗽、床上大小便，讲解预防术后便秘的方法。

3. 术后护理

（1）一般护理：按外阴阴道手术进行护理。

（2）体位与饮食：术后取平卧位，屈膝外展，膝下垫软枕；术后1~4日鼓励进高蛋白高维生素少渣流质饮食；术后第5日进高蛋白高纤维素的普通饮食，术后第5日晚口服缓泻剂软化粪便，排便后注意会阴清洁。

（3）严密观察术后病情变化：会阴部神经末梢丰富，疼痛敏感，为减轻会阴部切口疼痛，术后应积极止痛；外阴癌行广泛外阴切除术后因切除范围广泛、缝合张力大，切口不容易愈合，重点观察引流物的量、颜色、气味，切口有渗血、渗液及时换药，保持切口干燥；术后尿管保持通畅；遵医嘱使用抗生素。

（4）功能锻炼：术后卧床时间长，鼓励病人床上翻身活动，预防压力性损伤和深静脉血栓；手术切除大量外阴组织及阴道下段易致伤口形成瘢痕或挛缩，引起阴道口狭窄，术后1周开始功能锻炼如双腿合拢、分开、前屈、后伸、外展、内收等，动作要轻、慢，活动范围由小到大。

4. 放疗病人的皮肤护理　放射线治疗者常在照射后8~10日出现皮肤反应。护士应在放疗期间及以后的一段时间内随时观察照射皮肤的颜色、结构及完整性，根据损伤的程度进行护理。轻度损伤表现为皮肤红斑，然后转化为干性脱屑，此期在保护皮肤的基础上可继续照射；中度损伤表现为水疱、溃烂和组织皮层丧失，此时应停止放疗，待其痊愈，注意保持皮肤清洁干燥，避免感染，勿刺破水疱，表面可涂碘伏或用无菌凡士林纱布覆盖；重度损伤表现为局部皮肤溃疡，应停止照射，避免局部刺激，除保持局部清洁干燥外，可用生肌散或抗生素软膏换药。

5. 出院健康指导

（1）外阴恶性肿瘤根治术后休息，并禁性生活、禁盆浴3个月。

（2）加强营养支持，补充高蛋白高维生素及富含纤维素的食物，多饮水，保持大小便通畅。

（3）注意会阴部清洁卫生，尽量穿棉质的内衣内裤、用棉质的卫生巾，每日清洗会阴，便后做好外阴清洁，养成良好的卫生习惯。

（4）伴有糖尿病者控制好血糖以免伤口感染。

（5）出院后继续温水坐浴，以软化瘢痕组织，增加皮肤弹性。

（6）出院门诊随访，第1年每1~2个月1次，第2年每3个月1次，第3~4年每半年1次，第5年及以后每年1次。随访内容包括全面评估术后恢复情况、放疗的效果、不良反应及有无肿瘤复发的征象等，若有病情变化如外阴瘙痒、外阴白斑、外阴包块等病变及时就医，明确诊断，做到早发现、早诊断、早治疗。

（九）护理评价

1. 疼痛可以耐受，症状得到缓解。

2. 能积极面对现实，接受自我形象的改变。

3. 正确认识疾病，积极配合并接受治疗。

4. 住院期间无感染发生，切口愈合良好。

第四节　盆腔器官脱垂

情境导入

林女士，64岁，绝经10年，自觉阴道脱出物7年，未治疗，加重1年。

请思考：

1. 该病人可能有哪些护理问题？

2. 怎样为该病人提供适宜的护理措施？

3. 护士应怎样对病人进行健康指导？

盆底肌肉群、筋膜、韧带及其神经构成复杂的盆底支持系统，其相互作用和支持以维持盆腔器官的正常位置。女性盆底支持组织因退化、创伤等因素导致其支持薄弱，从而发生盆底功能障碍（pelvic floor dysfunction，PFD）。PFD又称盆底缺陷（pelvic floor defects）或盆底支持组织松弛（relaxation of pelvic supports），是各种病因导致的盆底支持薄弱，进而盆腔脏器移位，连锁引发其他盆腔器官的位置和功能异常。盆腔器官脱垂（pelvic organ prolapse，POP）指盆腔器官脱出于阴道内或阴道外。盆腔器官脱垂包括阴道前壁膨出（膀胱/尿道膨出）、阴道后壁膨出（直肠膨出）、子宫脱垂和阴道穹隆脱垂。

子宫脱垂（uterine prolapse）是指子宫从正常位置沿阴道下降，宫颈外口达坐骨棘水平以下，甚至子宫全部脱出阴道口以外，常伴有阴道前后壁膨出。临床上常见子宫脱垂伴阴道前壁和（或）后壁膨出。阴道穹隆脱垂多见于子宫切除术后病人。

（一）病因

1. 妊娠、分娩 孕期分泌的激素、妊娠后增大的子宫，对盆底肌肉、神经、韧带及筋膜具有影响作用；分娩时胎头的挤压，特别是产钳或胎头吸引下的阴道助产分娩，盆底筋膜、韧带和肌肉可能因过度牵拉而被削弱支撑力量；产后过早参加体力劳动，特别是重体力劳动，将影响盆底组织张力的恢复而发生盆腔器官脱垂。

2. 衰老 随着年龄的增长，尤其是绝经后出现支持结构的萎缩，在盆底松弛的发生或发展中也具有重要作用。

3. 长期腹压增加 长期慢性咳嗽、大量腹水、慢性便秘、肥胖，经常抬举重物、持续负重、腹腔巨大包块，使腹腔内压力增加导致盆腔器官脱垂。

4. 医源性原因 包括没有充分纠正手术时所造成的盆腔支持结构的缺损。

（二）临床表现

1. 症状 轻症一般无不适。重度脱垂者韧带、筋膜有牵拉，盆腔充血，腰骶部酸痛或下坠感，站立过久或劳累后症状明显，卧床休息则症状减轻。阴道前壁膨出常伴尿频、排尿困难、残余尿增加，部分发生压力性尿失禁，但随着前壁膨出的加重，压力性尿失禁症状可消失甚至需要手指压迫阴道前壁帮助排尿，易发生尿路感染。阴道后壁膨出常表现为便秘、排便困难。外阴肿物脱出后重者不能还纳，暴露在外的宫颈和阴道黏膜长期与衣裤摩擦，可致宫颈和阴道壁发生溃疡和出血，如感染则有脓性恶臭的分泌物甚至发生癌变。子宫脱垂不论程度轻重一般不影响月经，轻度子宫脱垂也不影响妊娠和分娩。

2. 体征 阴道前、后壁组织或子宫颈及宫体可脱垂于阴道口外。脱垂的阴道前后壁、宫颈黏膜常增厚角化，可有溃疡和出血。阴道后壁膨出，肛门检查时手指向前方可触及向阴道凸出的直肠，呈盲袋状。位于后穹隆的球形突出是肠膨出，指诊可触及疝囊内的小肠。年轻的子宫脱垂病人常伴有宫颈延长并肥大。

3. 临床分度 盆腔器官脱垂程度评价均以平卧最大用力向下屏气（Vasalva 动作）时脱出程度为准。

（1）中国沿用传统分度法将子宫脱垂分为 3 度（图 15-4）：

Ⅰ度：轻型为宫颈外口距离处女膜缘 < 4 cm，但未达处女膜缘；重型为宫颈外口已达处女膜缘，在阴道口可见到宫颈。

Ⅱ度：轻型为宫颈已脱出阴道口外，宫体仍在阴道内；重型为宫颈及部分宫体已脱出阴道口外。

Ⅲ度：宫颈与宫体全部脱出阴道口外。

（2）阴道前壁膨出中国传统分度为 3 度：

Ⅰ度：阴道前壁形成球状物，向下突出，达处女膜缘，但仍在阴道内。

Ⅱ度：阴道壁展平或消失，部分阴道前壁突出于阴道口外。

Ⅲ度：阴道前壁全部突出于阴道口外。

（3）阴道后壁膨出中国传统分度为 3 度：

Ⅰ度：阴道后壁达处女膜缘，但仍在阴道内。

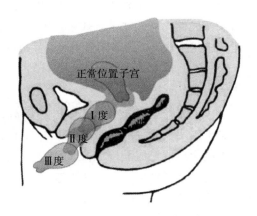

图 15-4 子宫脱垂的临床分度

Ⅱ度：阴道后壁部分脱出阴道口。

Ⅲ度：阴道后壁全部脱出阴道口外。

（三）诊断

根据病史及妇科检查见阴道内或阴道口外肿物脱垂确诊。注意与阴道壁肿物、宫颈延长、子宫黏膜下肌瘤和慢性子宫内翻鉴别。

（四）处理原则

盆腔脏器脱垂的处理以安全、简单、有效为原则。治疗方法包括非手术治疗和手术治疗。

1. 非手术治疗　对于所有 POP 都是一线治疗方法，目的是缓解症状，增加盆底肌肉的强度、耐力和支持力，防止脱垂加重，避免或延缓手术干预。方法包括应用子宫托、盆底康复治疗（pelvic floor rehabilitation）、行为指导、中药和针灸。

（1）支持疗法：加强营养，合理安排工作和休息，避免重体力劳动，积极治疗原发病（便秘、慢性咳嗽及腹腔巨大肿瘤等），肥胖者控制体重在正常范围，避免久站、久蹲、负重等增加腹压的动作。

（2）盆底肌肉锻炼（pelvic floor muscle training，PFMT）：又称为 Kegel 训练（即缩肛运动），Arnold Kegel 在 1948 年首次提出，是指有意识地对以肛提肌为主的盆底肌肉进行自主性收缩。目的是锻炼和强化支撑膀胱、子宫和直肠的肌肉，这些肌肉从耻骨后方向前方伸展，并包围阴道口和直肠，加强训练可以促进尿道和肛门括约肌的功能。缩肛运动对子宫脱垂、张力性尿失禁、性功能障碍等盆底功能障碍性疾病和宫颈癌术后引起的膀胱功能障碍，既有预防作用，又有治疗作用。其方法简单易学。方法与步骤：①做缩紧肛门阴道的动作（即提起肛门）；②每次收紧维持 6～10 s，不少于 3 s，放松；③连续做 15～30 min；④每天做 150～200 次；⑤6～8 周为一个疗程。也可在盆底康复中心进行规范的盆底康复治疗，以增加盆底肌肉群的张力。

（3）子宫托治疗：子宫托是一种支持子宫和阴道壁并使其维持在阴道内而不脱出的工具，简单有效、基本无创，对有自愿意向、恐惧手术者可选择合适子宫托进行治疗。子宫托治疗尤其适用于全身状况差不适宜手术、妊娠期和产后病人及 Ⅲ 度子宫脱垂病人手术前使用以促进子宫溃疡面的愈合。

（4）中药和针灸：可促进盆底肌肉张力恢复，缓解局部症状。

2. 手术治疗　对脱垂超出处女膜且有症状者可考虑手术治疗。根据不同年龄、生育要求及全身健康状况，治疗方案应个体化。手术目的是缓解症状、恢复正常的解剖位置和脏器功能，有满意的性功能并能维持效果。手术分阴道封闭手术和盆底重建手术。合并压力性尿失禁应同时行膀胱颈悬吊手术或阴道无张力尿道吊带术。

（1）阴道封闭（半封闭或全封闭）手术：仅适用于年老体弱不能耐受较大手术者，术后失去性功能。

（2）盆底重建手术：主要针对中盆腔的建设，通过吊带、网片和缝线把阴道顶端或宫骶韧带悬吊固定于骶骨前、骶棘韧带，也可行自身宫骶韧带缩短缝合术，子宫可以切除或保留。手术可经阴道或经腹腔镜或开腹完成，目前应用较多的是子宫/阴道骶前固定术、骶棘韧带固定术、高位骶韧带悬吊术和经阴道植入网片盆底重建术。对于年轻宫颈延长伴子宫脱垂者可行曼氏手术（Manchester 手术）即阴道前后壁修补、主韧带缩短及宫颈部分切除术。

（五）护理评估

1. 健康史　了解年龄、身高、体重、个人生活习惯及工作性质，询问月经史、婚育史、有无产程延长、阴道助产及盆底组织撕裂伤等病史；评估有无长期腹压增高情况，如慢性咳嗽、盆腹腔肿瘤、便秘等；是否营养不良或先天盆底组织发育不良，有无妇科盆底手术史，是否伴有其他器官的下垂等。

2. 身体状况

（1）了解有无下腹部坠胀、腰骶部酸痛症状；是否有大小便困难，是否在增加腹压时症状加重、卧床休息后症状减轻。注意评估子宫脱垂的程度及局部情况，长期暴露的子宫可见宫颈及阴道壁溃疡，注意溃疡面的大小、深浅，有少量出血或脓性分泌物怀疑癌变时及时取活组织病理检查。

（2）检查绝经后是否有老年性阴道炎。

（3）评估是否合并压力性尿失禁，嘱膀胱充盈时咳嗽，观察有无溢尿。

（4）评估是否同时伴有阴道前、后壁膨出，应用单叶窥器进行检查，压住阴道后壁，嘱向下用力，可显示阴道前壁膨出的程度及尿道走行的改变；同样压住阴道前壁时嘱向下用力，可显示阴道后壁、直肠膨出的程度。肛门指诊是区别直肠膨出和肠疝的有效方法，同时可评估肛门括约肌的功能。

3. 心理社会状况　评估病人对子宫脱垂的感受，疾病造成的心理问题程度、社会（家庭）支持的方式及强度；长期的子宫脱出使行动不便、不能从事体力劳动、大小便异常，严重者性生活受到影响，出现焦虑、情绪低落等。

4. 辅助检查　宫颈细胞学检查，用于排除子宫颈上皮内瘤变（cervical intraepithelial neoplasia，CIN）及早期子宫颈癌；膀胱功能检查，包括尿液感染相关的检测，如尿常规、尿培养、残余尿测定、泌尿系彩超及尿流动力学测定等。

（六）常见护理诊断/问题

1. 焦虑　与长期的盆腔器官脱出不能回纳，腰酸胀痛不适影响正常生活有关。
2. 慢性疼痛　与子宫下垂牵拉韧带、宫颈，阴道壁溃疡有关。
3. 知识缺乏　缺乏盆腔器官脱垂的相关知识。

（七）护理目标

1. 焦虑程度减轻，能有效地应对。
2. 慢性疼痛缓解，治疗后疼痛逐渐减轻能耐受。
3. 正确认识疾病，配合治疗，掌握缩肛运动的方法，学会使用子宫托。

（八）护理措施

1. 心理护理　盆腔器官脱垂时间长且表面有溃烂，或伴有感染具有臭味者，往往有烦躁情绪，护士要尊重和理解病人的无助，耐心地进行擦洗消毒，讲解子宫脱垂的疾病知识及预后，让其积极配合采取个体化的治疗方案，解决所面临的问题。与家属沟通交流，让其理解病人的痛苦，给予病人情感上的支持。

2. 纠正一般情况　体弱者加强营养，积极治疗原发疾病，教会缩肛运动的技巧，纠正不良的生活方式。

3. 子宫托治疗专科护理 子宫托有多种类型及不同型号，常用类型是填充型和支撑型两种（图15-5）。根据病人个体情况选择子宫托的类型和大小，先试戴10~20 min，试戴有效后教会病人正确使用子宫托。以填充型子宫托为例，放置前排尽大小便，洗净双手，蹲下并两腿分开，先将脱出阴道口外的盆腔器官回纳阴道内，用润滑剂润滑子宫托，将子宫托盘边折叠沿阴道后壁推送至阴道后穹隆部松开，然后用手指沿子宫托下面轻轻向上推送即可（图15-6）。取出子宫托：一根手指伸入阴道使子宫托与宫颈松动再向外牵拉，即可取出。支撑型子宫托取放容易、使用起来更方便。

微视频 15-1
子宫托的使用

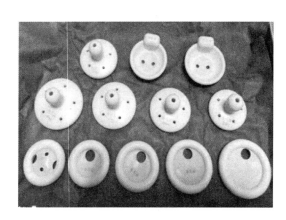

图 15-5 子宫托

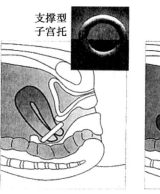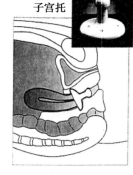

图 15-6 子宫托及其放置

4. 手术治疗的护理

（1）术前护理

1）外阴阴道局部准备：术前3~5日开始行阴道准备，用碘伏液阴道擦洗消毒和（或）高锰酸钾坐浴，每日2次；特别是Ⅲ度子宫脱垂表面有溃烂的，应先行阴道擦洗消毒，将脱出的肿物清洁消毒后局部涂含抗生素的软膏或雌激素软膏，再将脱出的肿物回纳阴道内；脱垂严重者术前建议使用子宫托辅助，以免肿物与内衣摩擦，更有利于保持脱出的肿物表面湿润以促进肿物溃疡面愈合。绝经后的病人术前10~14日局部使用雌激素软膏积极治疗老年性阴道炎。

2）饮食及肠道准备：术前3~5日少渣饮食，术前1日禁食补液治疗，遵医嘱口服肠道缓泻剂或灌肠。

3）皮肤准备：手术前1日常规备皮，备皮范围见本章第一节。

4）膀胱准备：进手术室前排空膀胱，术中留置尿管。

（2）术后护理

1）体位：行阴道前后壁修补和（或）阴式全子宫切除术后应取平卧位，禁止半卧位，以降低外阴阴道张力，促进伤口的愈合。行盆底重建术后可取半卧位。

2）饮食：术后6 h可进流质饮食，少量多餐，排气后鼓励正常饮食，选用高蛋白高热量富含纤维素饮食，大便秘结者及时口服肠道润滑剂。

3）尿管：盆底重建术后留置尿管48~72 h，留置尿管期间多饮水，每天至少3 000 mL，尿管持续开放并保持通畅，尿管拔除后嘱咐不要憋尿，若4 h后未排尿即重新留置尿管1周。

4）活动：应避免一切增加腹压的动作，如大笑、咳嗽、打喷嚏、久站久蹲、负重等。

5）会阴部卫生：每日2次外阴清洁，大小便后注意清洗会阴。

6）预防感染：遵医嘱用抗生素预防感染。

5. 出院健康指导　术后休息并禁止性生活、禁止盆浴 3 个月。半年内避免重体力劳动。有不适随时就诊，术后 1 个月门诊复查，3 个月后再到门诊复查，医生确认完全恢复后可恢复性生活，坚持做缩肛运动。

（九）护理评价

1. 焦虑减轻，依从性好，积极配合治疗。
2. 疼痛症状逐渐减轻或消失。
3. 掌握疾病相关知识，学会缩肛运动，日常生活中避免增加腹压的动作。

第五节　压力性尿失禁

情境导入

　　黄女士，55 岁，绝经 9 年，3 年前因重体力劳动后漏尿，咳嗽、手提重物时漏尿加重，无手术史。

请思考：

1. 该病人存在的护理问题是什么？
2. 引起该病的原因可能有哪些？
3. 术后护理措施有哪些？

压力性尿失禁（stress urinary incontinence，SUI）指腹压突然增加导致的尿液不自主流出，但不是由逼尿肌收缩或膀胱壁对尿液的张力压所引起。其特点是正常状态下无遗尿，而腹压突然增高时尿液自动流出。也称真性压力性尿失禁、张力性尿失禁、应力性尿失禁。2006 年中国流行病学调查显示，压力性尿失禁在成年女性的发病率为 18.9%，是一个重要的卫生和社会问题。

（一）病因

压力性尿失禁分为两型。90% 以上为解剖型压力性尿失禁，由盆底组织松弛引起。盆底组织松弛的原因为妊娠与阴道分娩损伤、绝经后雌激素水平降低等。最为广泛接受的压力传导理论认为，压力性尿失禁的病因在于盆底支持结构缺损而使膀胱颈 / 近端尿道脱出于盆底外。因此，咳嗽时腹腔内压力不能被平均地传递到膀胱和近端的尿道，导致增加的膀胱内压力大于尿道内压力而出现漏尿。不足 10% 的为尿道内括约肌障碍型，为先天发育异常所致。

（二）临床表现

1. 症状　腹压增加下不自主溢尿是最典型的症状，而尿急、尿频、急迫性尿失禁和排尿后膀胱区胀满感亦是常见的症状；几乎所有的下尿路症状及许多阴道症状都可见于压力性尿失禁，80% 的压力性尿失禁常伴有阴道前壁膨出。

2. 分度 有主观分度和客观分度。临床常用简单的主观分度，客观分度主要基于尿垫实验。

（1）主观分度

Ⅰ级：尿失禁只发生在剧烈压力下，如咳嗽、打喷嚏或慢跑。

Ⅱ级：尿失禁发生在中度压力下，如快速运动或上下楼梯。

Ⅲ级：尿失禁发生在轻度压力下，如站立时，但在仰卧位时可控制尿液。

（2）尿垫试验：临床采用 1 h 尿垫试验，试验开始前无须排尿，安放好已称重的尿垫或卫生巾，5～10 min 内饮无糖无盐水 500 mL，接下来 50 min 内按顺序进行下列活动：上下楼梯 4 层，共 4 次，蹲下起立共 10 次；弯腰拾物共 10 次；原地跑步 1 min；冷水洗手 1 min；用力咳嗽 10 次。在试验 60 min 结束后，取下卫生巾称重，计算尿垫称重差值。轻度尿失禁：1 h 尿垫试验 ＜2 g；中度尿失禁：1 h 尿垫试验 2～10 g；重度尿失禁：1 h 尿垫试验 ＞10 g。

（三）诊断

SUI 以临床症状为主要诊断依据。

（四）处理原则

1. 非手术治疗 用于轻、中度压力性尿失禁治疗和手术治疗前后的辅助治疗。非手术治疗包括盆底肌肉锻炼、盆底电刺激、膀胱训练、α₁ 肾上腺素激动剂和阴道局部雌激素治疗。30%～60% 的病人经非手术治疗能改善症状，并治愈轻度的压力性尿失禁。产后进行 Kegel 训练对产后尿失禁的妇女有帮助。

2. 手术治疗 压力性尿失禁的手术方法很多，目前公认的"金标准"术式为耻骨后膀胱尿道悬吊术和阴道无张力尿道中段悬吊术。阴道无张力尿道中段悬吊术更为微创，是一线手术治疗方法。压力性尿失禁的手术治疗一般在完成生育后进行。

（五）护理评估

1. 健康史 一般情况包括年龄、身高、体重；尿失禁是先天还是后发，妊娠、分娩史，尤其有无产程延长、阴道助产、难产，有无长期慢性咳嗽或便秘，是否从事重体力工作，是否绝经，是否伴有发热、血尿、排尿困难、尿路刺激症状或下腹部不适等。

2. 身体状况 询问病史、病程、发生溢尿时的伴随症状，检查有无阴道前壁膨出，观察咳嗽、屏气等增加腹压时尿道口是否有溢尿出现，进行压力性尿失禁的简单分度来初步判断其严重程度，会阴部皮肤有无湿疹等。

3. 心理社会状况 评估病人的精神状态、对疾病的了解和认识。由于长期尿液溢出身上异味重，常害怕被别人发现受到歧视，因而不愿与他人交往，出现焦虑、情绪低落和抑郁等心理问题；因不能从事重体力劳动，甚至性生活时也出现溢尿，生活质量受到严重影响，内心自卑、自责、愧疚、感到失望。

4. 辅助检查 有压力试验、指压试验、棉签试验、尿动力学检查、尿道膀胱镜检查和超声检查等。排除急迫性尿失禁、充盈性尿失禁及感染等情况。急迫性尿失禁在症状和体征上最容易与压力性尿失禁混淆，可通过尿动力学检查来鉴别诊断。

（六）常用护理诊断／问题

1. 皮肤完整性受损 与尿液不受控制流出，长期刺激皮肤引起皮炎有关。

2. 体像紊乱　与长期尿失禁造成精神负担，压力大不能耐受有关。

3. 社交孤立　与长期尿失禁，身上有尿素味有关。

（七）护理目标

1. 病人外阴皮炎及不适得到有效缓解。

2. 病人了解疾病相关知识，精神压力缓解，配合治疗，恢复自信。

3. 病人能主动与他人沟通。

（八）护理措施

1. 一般护理　主要为生活方式指导，指导 SUI 病人戒烟，减少饮用含咖啡因的饮料，多摄入富含纤维素的蔬菜和水果，保持大便通畅，避免便秘。指导体重指数大于 $30\,kg/m^2$ 的病人减轻体重，告知患有 SUI 的肥胖女性，如体重减轻 5%～10%，尿失禁次数将减少 50% 以上。避免和减少增加腹压的动作，如手拎或弯腰搬重物、下蹲、仰卧起坐、登山等。建议有便秘和慢性咳嗽等易致腹压增高疾病的 SUI 病人至相应专科诊治。

2. 心理护理　SUI 病人因不能控制排尿，裤子常浸湿、身上有异味，常有自卑、压抑、忧虑等负性心理，故不愿与人交往，不敢大笑、咳嗽、打喷嚏。多数急切想知道手术方式和手术效果。术前应向病人讲解手术方式、原理及预后等，消除病人紧张心理，帮助病人树立信心，使其积极配合治疗。

3. 非手术治疗的护理

（1）活动及饮食指导：肥胖病人应增加活动量，改变饮食习惯，控制体重在理想范围，预防便秘等增加腹压的情况，有助于预防 SUI 的发生。

（2）指导病人正确进行盆底肌训练：即做缩肛运动（具体内容见本章第五节），持续 8 周或更长时间。

（3）生物反馈：借助置于阴道或直肠内的电子生物反馈治疗仪，监视盆底肌肉的肌电活动，指导进行正确、自主的盆底肌肉训练，并形成条件反射。

（4）药物治疗

1）遵医嘱应用药物，观察药物副作用，出现高血压、心脏等不适症状时，及时停药。

2）阴道局部使用雌激素软膏。雌激素可促进阴道上皮细胞增生，治疗泌尿生殖道萎缩，用于缓解绝经后妇女的 SUI 症状和下尿路症状。第一周每日使用 1 次，宜在睡前使用；第二周使用次数减少为每周 2 次；第三周减少至维持量每周 1 次。使用雌激素软膏局部治疗时注意涂抹阴道口、脱出肿物表面、全阴道壁及阴道穹隆等部位。

拓展阅读 15-1
盆底康复治疗

4. 手术治疗的护理

（1）术前护理

1）术前宣教：讲解疾病相关知识，强调术后外阴清洁的重要性。

2）皮肤准备：术前 1 日备皮，如有异常及时通知医生。

3）肠道准备：术前 3 日少渣饮食，遵医嘱给予肠道抗生素及缓泻剂。

4）阴道准备：遵医嘱术前 3 日高锰酸钾坐浴和（或）碘伏液阴道擦洗消毒，每日 2 次。

5）膀胱准备：进手术室前排空膀胱，术中留置尿管。

（2）术后护理

1）体位：外阴加压包扎时采取平卧屈膝外展位。

2）病情观察：观察尿液的颜色、性质和量，注意下肢有无疼痛及麻木。

3）饮食与排便：术后 6 h 进少渣流质饮食，肠道排气后进普通饮食。

4）疼痛的护理：针对个体差异，采取不同的止痛方法，如更换体位、局部冰袋冷敷或遵医嘱应用止痛剂。

5）尿管的护理：留置尿管 48 ~ 72 h，拔尿管后遵医嘱进行尿常规检查及尿培养，同时进行残余尿量测量，残余尿量 > 100 mL，提示膀胱功能未恢复，应遵医嘱继续留置导尿 1 周。

5. 出院康复指导

（1）休息：手术后应休息 3 个月，2 个月内禁止性生活及盆浴。

（2）活动：3 个月内避免重体力劳动和剧烈运动，避免负重、久站、久蹲等增加腹压的动作。

（3）饮食指导：鼓励多饮水，多食蔬菜、水果等富含纤维素的饮食，保持大便通畅。

（4）康复：指导进行正确的盆底肌训练，有利于术后盆底肌功能恢复。

（5）随访：术后 6 周内至少进行一次随访，主要了解近期并发症；6 周以后的随访主要了解远期并发症及手术疗效。如有排尿困难、排尿不畅等排尿异常或阴道分泌物增多应及时就诊。

（九）护理评价

1. 外阴皮炎逐渐消退。

2. 恢复自信，积极配合治疗，康复出院。

3. 走出自我孤立圈，能与他人进行正常交流。

第六节 生殖道瘘

情境导人

王女士，46 岁，因双侧卵巢恶性肿瘤行肿瘤减灭术，术后 19 天发现阴道排出粪便样暗褐色分泌物，就诊入院。

请思考：

1. 该病人可能有哪些护理问题？

2. 需要实施的护理措施有哪些？

各种原因导致生殖器官与其毗邻器官之间形成异常通道称为生殖道瘘。临床上以尿瘘最常见，其次为粪瘘（图 15-7）。两者可同时存在，称混合性瘘（combined fistula）。

一、尿瘘

尿瘘（urinary fistula）又称泌尿生殖瘘（urogenital fistula），是指生殖道和泌尿道之间形成异常通道，尿液自阴道排出，不能控制。根据尿瘘发生的部位分为膀胱阴道瘘、膀胱宫颈瘘、尿道阴道瘘、膀胱尿道阴道瘘、膀胱宫颈阴道瘘、输尿管阴道瘘及膀胱子宫瘘等。临床上以膀胱阴道瘘最为常见，有时可并存两种或多种类型尿瘘。

（一）病因

常见尿瘘为产伤和盆腔手术损伤所致的膀胱阴道瘘和输尿管阴道瘘。尿道阴道瘘通常是尿道憩室、阴道前壁膨出或压力性尿失禁的手术并发症。

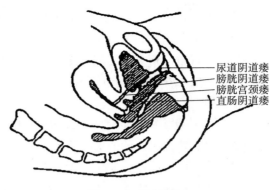

图 15-7 尿瘘及粪瘘

1. 产伤 曾经是引起尿瘘的主要原因，约占90%，多因难产处理不当所致。有坏死型和创伤型两类：坏死型尿瘘是由于骨盆狭窄或头盆不称，产程过长，特别是第二产程延长者，阴道前壁、膀胱、尿道被挤压在胎头和耻骨联合之间，导致局部组织缺血坏死形成尿瘘；创伤型尿瘘是产科助产手术，尤其是产钳助娩直接损伤所致。创伤型尿瘘远多于坏死型尿瘘。

2. 妇科手术创伤 经腹手术和经阴道手术损伤均有可能导致尿瘘。通常是由于手术时分离组织粘连或操作不当而伤及膀胱、输尿管或输尿管末端游离过度，造成膀胱阴道瘘和输尿管阴道瘘。主要原因是术后输尿管血供减少引发迟发性缺血性坏死。

3. 其他 外伤、放射治疗后、膀胱结核、晚期生殖泌尿道肿瘤、子宫托安放不当、局部药物注射治疗等均能导致尿瘘。

（二）临床表现

1. 漏尿 产后或盆腔手术后出现阴道无痛性持续性流液是最常见、最典型的临床症状。根据瘘孔的位置，可表现为持续漏尿、体位性漏尿、压力性尿失禁或膀胱充盈性漏尿等。漏尿发生的时间也因病因不同而有区别，坏死型尿瘘多发生在产后及手术后3~7日；手术直接损伤者术后即开始漏尿；腹腔镜下子宫切除术所致的尿瘘常在术后1~2周发生；根治性子宫切除术所致的尿瘘常在术后10~21日发生，多为输尿管阴道瘘；放射损伤所致尿瘘发生时间晚且常合并粪瘘。

2. 外阴瘙痒和疼痛 局部刺激、组织炎症增生及感染，可引起外阴瘙痒和烧灼痛，外阴呈皮炎改变。若一侧输尿管下段断裂而致阴道漏尿，由于尿液刺激阴道一侧顶端，引起周围组织增生，妇科检查可触及局部增厚。

3. 尿路感染 合并尿路感染者可出现尿频、尿急、尿痛及下腹部不适等症状。

（三）诊断

仔细询问病史、手术史、漏尿发生时间和漏尿表现，首先需要明确漏出的液体是尿液，若漏出液中的电解质和肌酐水平接近尿液则高度怀疑有尿瘘可能。

（四）处理原则

手术修补为主要治疗方法。

1. 非手术治疗 仅限于分娩或手术后1周内发生的膀胱阴道瘘和输尿管小瘘孔，留置导尿管于膀胱内或在膀胱镜下插入输尿管支架，4周至3个月有愈合可能。由于长期放置导尿管会刺激尿道黏膜引起疼痛，并干扰日常活动，影响生活质量，因此膀胱阴道瘘如采用非手术治疗建议行耻骨上膀胱造瘘，进行膀胱引流，注意治疗外阴皮炎和泌尿系统感染。绝经后妇女可以给予雌激素，促进阴道黏膜上皮增生，有利于伤口愈合。对于术后早期出现的仅数毫米的微小尿瘘瘘孔，15% ~ 20% 可以非手术治疗自行愈合。对于瘘管已经形成并且上皮化生者，非手术治疗则通常失败。

2. 手术治疗　要注意时间的选择。直接损伤的尿瘘应尽早手术修补；其他原因所致尿瘘应等待 3 个月，待组织水肿消退、局部血液供应恢复正常再行手术；瘘修补失败后至少等待 3 个月后再手术。由于放疗所致的尿瘘可能需要更长的时间形成结痂，因此有学者推荐 12 个月后再修补。手术后的瘘孔需要等待数周，病灶周围炎症反应消退，瘢痕软化并有良好的血供后方可修补。该段时间内需要进行泌尿系统抗感染治疗，绝经后病人可补充雌激素治疗。膀胱阴道瘘和尿道阴道瘘手术修补首选经阴道手术，不能经阴道手术或复杂尿瘘者，应选择经腹或经腹 – 阴道联合手术。

（五）护理评估

1. 健康史　了解既往史，尤其是肿瘤、结核、接受放射治疗等相关病史，了解有无难产及盆腔手术史，详细了解发生漏尿的时间，找出发生漏尿的原因。

2. 身体状况　观察外阴皮肤因长期尿液浸渍刺激等引起的皮炎和湿疹，注意湿疹面积的大小、涉及的范围、有无溃疡等；询问漏尿的症状，症状因漏孔的部位不同而异，如较高位的膀胱瘘孔在站立时无漏尿，而平卧时则漏尿不止；瘘孔极小者在膀胱充盈时漏尿；一侧输尿管阴道瘘由于健侧输尿管的尿液进入膀胱，因此在漏尿的同时仍有自主排尿；尿道阴道瘘者在排尿时阴道有尿液流出；膀胱阴道瘘者通常不能控制排尿。大的瘘孔通过阴道检查即可发现，明确瘘孔的部位、大小、数目及周围瘢痕情况等，若检查未发现瘘孔，仅见尿液自阴道穹隆一侧流出，多为输尿管阴道瘘。

3. 心理社会状况　病人常因漏尿导致会阴部甚至衣服上都散发出难闻的尿素味，造成自我形象紊乱，不敢与别人靠近，害怕被人嫌弃，生活起居诸多不便而感到自卑、孤独、抑郁。

4. 辅助检查
（1）化验漏出液中的电解质和肌酐含量。
（2）亚甲蓝试验：目的在于鉴别膀胱阴道瘘、膀胱宫颈瘘或输尿管阴道瘘。
（3）靛胭脂试验：将靛胭脂 5 mL 注入静脉，10 min 内若看见蓝色液体流入阴道，可确诊输尿管阴道瘘。
（4）膀胱镜、输尿管镜等检查。

（六）常见护理诊断 / 问题

1. 皮肤完整性受损　与尿液不受自主控制流出至外阴，长期刺激皮肤引起皮炎有关。
2. 体像紊乱　与长期漏尿引起精神和肉体遭受折磨有关。
3. 社交孤立　与长期漏尿，身上有尿素味，不能参加社交有关。

（七）护理目标

1. 病人外阴皮炎及不适得到缓解。
2. 病人了解疾病相关知识，配合治疗，恢复自信。

3. 病人主动与他人沟通。

（八）护理措施

1. 心理护理 护士应以同理心尊重和理解病人因尿瘘所带来的烦躁不安和痛苦，不能因异味而疏远造成病人更加自卑和紧张；多鼓励病人，告知通过手术可能治愈，消除其紧张焦虑的情绪，告知术前术后的注意事项，使其以良好的心态接受手术。手术并发症引起的尿瘘常会引发医疗纠纷，更需团队合作耐心讲解后续有效的解决办法，让其对未来充满希望，接受后续的治疗。

2. 体位 对于有些妇科手术所致小瘘孔的尿瘘应留置导尿管，一般采取瘘孔高于尿液面的体位，使小瘘孔自行愈合。

3. 鼓励饮水 由于漏尿，病人往往限制饮水量，甚至不饮水，造成酸性尿液对皮肤的刺激更大。护士应解释限制饮水的危害，并指出多饮水可以稀释尿液，达到自身冲洗膀胱的目的，从而减少酸性尿液对皮肤的刺激，缓和与预防外阴皮炎。一般每天饮水不少于 3000 mL，必要时遵医嘱静脉补液，保证液体入量。

4. 术前护理

（1）皮肤准备：经腹手术的备皮范围上至剑突，下至大腿内侧上 1/3，两侧达腋中线，包括会阴及肛门周围皮肤。行腹腔镜手术的要清洁肚脐。经阴道手术的备皮范围见本章第一节。

（2）阴道准备：遵医嘱进行阴道擦洗消毒，积极控制外阴炎症，术前 3~5 日高锰酸钾坐浴或碘伏液阴道擦洗消毒，每日 2 次；外阴部有湿疹者坐浴后可行红外线照射，然后涂氧化锌软膏保持局部皮肤干燥，待痊愈后再行手术。

（3）肠道准备：根据病情需要，遵医嘱于术前 1 日或术前 3 日予以口服肠道缓泻剂或灌肠等。

（4）其他：老年妇女遵医嘱术前半个月阴道局部使用含雌激素的软膏，促进阴道上皮增生，有利于手术后伤口的愈合；有尿路感染者应先控制感染后再手术；必要时给予地塞米松促使瘢痕软化；遵医嘱使用抗生素抗感染治疗。

5. 术后护理 是尿瘘修补手术成功的关键。

（1）尿管护理：术后必须留置导尿管或耻骨上膀胱造瘘 7~14 日，并注意避免尿管脱落，保持持续开放和通畅，发现阻塞及时处理，以免膀胱过度充盈影响伤口愈合；术后每日补液不少于 3 000 mL，目的是增加尿量，防止发生尿路感染。督促病人拔管前坚持做缩肛运动，拔管后每 1~2 h 排尿一次，然后逐步延长排尿时间。

（2）体位：应根据瘘孔位置采取合适的体位，膀胱阴道瘘的瘘孔在膀胱后底部者，应取俯卧位；瘘孔在侧面者应取健侧卧位，使瘘孔居于高位，减少尿液对修补伤口处的浸渍。

（3）活动：尽量避免下蹲等增加腹压的动作，以免尿管脱落。

（4）营养支持：术后逐步给予流质、半流质饮食，注意加强营养。

（5）外阴部护理：每日 2 次外阴清洁，保持外阴部清洁干燥。

6. 出院康复指导

（1）疾病知识指导：尿瘘修补手术成功者妊娠后应加强孕期保健并提前住院分娩；手术失败者，应教会保持外阴清洁的方法，尽量避免外阴皮肤的刺激。同时告知下次手术的时间，让其有信心再次手术。

（2）休息：术后休息 3 个月，禁性生活和盆浴 3 个月，避免缝线脱落而致手术失败。

（3）活动：术后 3 个月内勿行重体力劳动和剧烈运动，避免增加腹压的动作，如长期站立、下蹲、负重等；术后 1 个月可恢复一般活动，下蹲时双膝尽可能并拢。可做适当的运动和简单的家务活动。

（4）饮食与排便：选择清淡、易消化和富含纤维素的食物，并鼓励病人多饮水，养成每天排便的习惯，保持大便通畅，必要时使用缓泻剂。

（5）用药指导：遵医嘱继续使用抗生素或雌激素药物。

（6）随访：术后 1 个月门诊复查，有病情变化随时就诊。

（九）护理评价

1. 外阴皮炎逐渐消退。

2. 精神压力缓解，依从性增加，恢复自信。

3. 走出自我孤立圈，能与其他人正常沟通交流。

二、粪瘘

粪瘘（fecal fistula）指肠道与生殖道之间的异常通道，最常见的是直肠阴道瘘（rectal-vaginal fistula）。可以根据瘘孔在阴道的位置分为低位、中位和高位瘘。

（一）病因

1. 产伤 可因胎头在阴道内停滞过久，直肠受压坏死而形成。难产病人行粗暴的手术操作、手术损伤导致Ⅲ度会阴撕裂，修补后直肠未愈合及会阴撕裂后缝线穿破直肠黏膜未发现也可导致直肠阴道瘘。

2. 盆腔手术损伤 妇科有肠道侵犯的恶性肿瘤减灭术或严重盆腔粘连分离手术时易损伤直肠，瘘孔位置一般在阴道穹隆处。

3. 感染性肠病 如克罗恩病或溃疡性结肠炎是引起直肠阴道瘘的另一重要原因。炎性肠病多数累及小肠，但结肠和直肠也可发生。

4. 先天畸形 非损伤性直肠阴道瘘，生殖道发育畸形的手术易发生直肠阴道瘘。

5. 其他 长期放置子宫托不取、生殖器恶性肿瘤晚期浸润或放疗，均可导致粪瘘。

（二）临床表现

1. 阴道内排出粪便为主要症状。

2. 瘘孔大者，成形粪便可经阴道排出，稀便时呈持续外流；瘘孔小者，阴道内可无粪便污染，但肠内气体可自瘘孔经阴道排出，稀便时则从阴道流出。

（三）诊断

根据病史、症状及妇科检查不难诊断。

（四）处理原则

手术修补为主要治疗方法。手术损伤者应术中立即修补，手术方式可以经阴道、经直肠或经腹完成瘘的修补。手术方式的选择主要根据形成瘘管的原因、位置与大小、是否存在多个瘘管及医生的手术经验和技巧。瘘修补术主要是切除瘘管，剥离周围组织后进行多层缝合。高位巨大直肠阴道瘘合并尿瘘者、前次手术失败阴道瘢痕严重者，应先行暂时性乙状结肠造瘘，之后再行修补手术。先天性粪瘘应在 15 岁左右月经来潮后再手术，过早手术容易造成阴道狭窄。

压迫坏死性粪瘘，应等待 3～6 个月后再行手术修补。

（五）护理评估

1. 健康史 了解月经史、生育史、盆腔手术史及有无佩戴子宫托，进一步了解阴道内出现粪便的时间。

2. 身体状况 评估一般营养状况，阴道内排便是粪瘘的最主要症状，观察会阴皮肤潮湿、湿疹、皮炎情况。阴道检查时，大的粪瘘显而易见，小的粪瘘在阴道后壁可见瘘孔处有鲜红的肉芽组织，用示指行直肠指诊可触及瘘孔，如瘘孔极小，用一探针从阴道肉芽样处向直肠方向探查，直肠内手指可以触及探针。阴道穹隆处小的瘘孔、小肠和结肠阴道瘘需行钡剂灌肠检查方能确诊，必要时采用消化道内镜检查。

3. 心理社会状况 因为粪便从阴道流出身上有异味，导致自身不舒服、影响夫妻生活，感到诸多不便，病人常出现抑郁、孤独、烦躁不安等负面情绪。

4. 辅助检查 钡剂灌肠、消化道内镜检查，以明确瘘孔部位。

（六）常见护理诊断/问题

1. 体像紊乱 与粪瘘引起病人精神和肉体遭受双重折磨有关。
2. 社交孤立 与粪瘘造成身上有粪臭味，不愿参加社交有关。

（七）护理目标

1. 病人了解疾病知识，增强治愈的信心。
2. 走出孤立圈，能够正常社交。

（八）护理措施

1. 心理护理 护士应怀同理心尊重和理解病人因为粪瘘带来的身心伤害，主动接触、了解其心理感受，不能因难闻的气味而疏远，否则会加重其自卑和紧张心理。鼓励说出内心感受和需求，给予心理支持；主动告知病人通过手术能使该病痊愈，以消除紧张、焦虑的情绪。告知术前术后的注意事项，使其以良好的心态接受手术。若是手术后并发症造成的粪瘘，家属的情绪难以控制，需要团队积极配合，更加有耐心地解释并反复说明后续的治疗措施及注意事项，给予病人及家属信心和支持。

2. 术前护理
（1）皮肤准备：同本节尿瘘皮肤准备。
（2）阴道准备：同本节尿瘘阴道准备。
（3）肠道准备：术前 3 日进无渣半流质饮食，口服肠道抗生素（如甲硝唑等）抑制肠道细菌；术前 1 日禁食，补液治疗，口服肠道缓泻剂和（或）清洁灌肠，直至排出大便呈清水样为止。
（4）其他：同本节尿瘘。

3. 术后护理
（1）病情观察：严密观察神志及生命体征变化。
（2）管道护理：保留尿管 5～7 日，留置引流管和尿管期间，保持管道通畅，妥善固定，准确记录引流液及尿液的颜色和量，防止滑脱。

（3）饮食与营养：为术后护理的重点。术后3日禁食，给予胃肠外高营养滴注，同时口服肠蠕动抑制药物控制4~5日不排便，5~7日后饮食逐渐从进水、全流质过渡到无渣半流质、软食，术后5日口服肠道缓泻剂软化粪便，避免用力排便致伤口裂开。

（4）活动与休息：术后早期床上翻身，第1日鼓励下床活动，促进排气，避免肠粘连和血栓的发生。

（5）外阴部护理：保持外阴清洁干燥，每日外阴清洁2次，大小便后及时清洗外阴。

4. 出院康复指导

（1）生活指导：术后禁性生活3个月，避免缝线脱落而致手术失败；做好个人卫生，每日清洗外阴，拆线1周后可淋浴，禁盆浴2个月；注意保暖，避免剧烈咳嗽及慢性咳嗽，以免增加腹压。

（2）活动指导：术后3个月内勿进行重体力劳动和剧烈运动，避免增加腹压的动作，如长期站立、下蹲和负重等。术后1个月可恢复一般活动，下蹲时双膝尽可能并拢，可做适当运动和简单的家务活动。

（3）饮食指导：饮食宜选择清淡、易消化、富含粗纤维、营养丰富的食物，鼓励多饮水，养成每天排便的习惯，保持大便通畅，必要时使用肠道缓泻剂。

（4）用药指导：遵医嘱服用抗生素预防感染。

（5）随访：定期进行电话随访，了解出院后状况。若粪瘘修补失败，最好在术后3~6个月再行修补。

（九）护理评价

1. 了解疾病知识，恢复自信。
2. 走出孤立圈，恢复与他人交往。

（黄秀华）

数字课程学习

教学PPT 本章小结 自测题 复习思考题及解析

▶▶▶ 第十六章

妇科腹部手术病人的护理

【学习目标】

知识：

1. 掌握妇科腹部手术围手术期护理的原则和主要措施。

2. 掌握妇科肿瘤的临床表现、处理原则及护理。

3. 熟悉宫颈癌、子宫肌瘤、子宫内膜癌、卵巢肿瘤发病原因、癌前病变的预防和筛查
   策略。

4. 熟悉子宫内膜异位症的发病原因、预防和护理。

5. 熟悉腹部手术前的护理评估、术后并发症的预防和处理。

技能：

1. 正确识别妇科手术术后并发症，能够及时正确地给予干预和护理。

2. 运用所学知识对病人进行围手术期护理及健康教育。

3. 运用快速康复外科理念实施妇科手术前准备和术后护理。

素质：

1. 在围手术期护理过程中，尊重病人，保护病人的隐私。

2. 在护理过程中充分体现爱伤精神，富有同情心、体现人文关怀。

3. 具有良好的职业操守和专业素养。

　　子宫肌瘤、子宫内膜异位症、宫颈癌、子宫内膜癌、卵巢肿瘤为妇科常见疾病，手术治疗是主要手段。妇科肿瘤的预防、治疗和护理各有特点，护理人员应在掌握基本的围手术期护理的同时，积极循证，遵循真实、可靠的科学证据为病人提供个性化的整体护理。

第一节　妇科腹部手术病人的一般护理

　　手术是妇科疾病常用的治疗手段，主要包括腹部手术和外阴阴道手术两大类。根据手术的范围，可分为剖腹探查术、附件切除术、子宫全切除术、子宫肌瘤剥出术、广泛全子宫切除术及盆腔淋巴清扫术、肿瘤减灭术等。随着手术辅助技术迅速发展，腹腔镜手术得以大量开展，达芬奇机器人手术也在逐渐实施，手术方式愈发精准、微创；快速康复外科理念（enhanced recovery after surgery，ERAS）的普遍被认知，结合经自然腔道腹腔镜术式的开展等，临床护理人员应与时俱进，积极学习相关临床诊疗和护理指南，做好手术病人术前评估和术前术后护理。

一、手术前护理

（一）手术前常规准备

　　1. 护理评估　手术前护理评估的目的是排除手术禁忌证，了解病人的生理、心理状况，为手术前准备提供依据。评估内容如下：

　　（1）健康史：评估病人的一般情况，如年龄、婚姻、职业、文化程度、民族、疾病保险等；病人的现病史；手术的意愿和认知；月经史；既往疾病史、过敏史，合并症现况；饮食和睡眠现状；病人对疾病和健康的认知。

　　（2）身体状况：评估疾病相关的症状和体征，病人的自理能力；测量生命体征，尤其是与合并症相关的体征，如有异常及时查明原因；评估病人疼痛，中、重度疼痛病人及时实施干预措施；评估病人身高、体重、全身营养状况（营养筛查 NRS-2000 评估表）、皮肤肤色、阴道流血情况。评估病人原发病治疗情况，若发现手术禁忌证要及时报告医生，纠正后再行手术。

　　（3）心理社会状况：评估病人对医院环境的适应情况，了解病人对疾病和手术的认知和态度，是否对住院、手术存在焦虑、抑郁等情况，病人家庭沟通模式和关系是否和谐。

　　（4）术前辅助检查：包括实验室检查：三大常规、凝血功能、肝肾功能、电解质、血糖、糖化血红蛋白等；影像学检查：胸部 X 线或肺 CT、肺功能检查，排除肺部感染及肺部疾病；还有心电图、超声等辅助检查。

　　2. 护理措施

　　（1）心理支持：当病人与医护人员达成共识，接受手术治疗的方案后，病人从生理和心理上开始准备手术，也因此产生心理压力。病人会担心麻醉的安全、术后的疼痛、手术是否顺利，手术后是否影响某些功能和夫妻生活。一些妇女错误地认为切除子宫会引起早衰、影响夫妻生活等，因此子宫切除术病人及其家属都会产生精神压力。部分受术者会因为丧失生育功能产生失落感，护士应协助她们度过哀伤过程。手术室及病房护士通过远程网络、电子信息推送、图文结合资料等形式，采用通俗易懂的语言耐心解答病人的疑问，帮助病人顺利度过围手术期。同时尊重病人的信仰和生活习惯，鼓励病人表达内心的感受，尽可能减轻病人手术前的心理应激。

（2）术前指导：术前对病人进行全面护理评估，提供针对性的指导。术前指导形式可多样化。团体宣教形式，患友相互间可讨论分享感受；个别会谈方式，能深入了解病人的感受和问题，宣教针对性更强。手术前一日，护士确认已取得病人或家属正式签字的手术同意书，规范完成术前准备宣教内容。术前接受过系统指导并有充分心理准备、表现镇静的受术者，更能耐受麻醉的诱导，较少出现术后恶心、呕吐及其他并发症。

（3）拟实施手术的介绍：用通俗易懂的语言向病人介绍手术名称、手术过程，解释术前准备的内容、必要的检查流程等。让病人了解术后所处的环境状况，如自手术室来到恢复室时，可能需要继续静脉输液、必要时吸氧、留置引流管、安置监护设施。同时让病人家属了解，护士巡视观察、记录病情是术后护理常规，目的在于能及时发现异常情况，应予配合不必紧张。术前告知子宫切除病人术后不再出现月经，双卵巢切除的病人会出现停经、潮热、阴道分泌物减少等。即使保留一侧卵巢，也会因术中影响卵巢血运，暂时性引起体内性激素水平波动而出现停经。症状严重者，可咨询医师进行激素替代治疗（HRT）。

（二）手术前一日护理

1. **皮肤准备**　受术者手术前一日完成沐浴更衣等个人卫生准备。术日晨按顺毛、短刮（或短剪、脱毛）的方式进行手术区皮肤备皮，其范围是上自剑突下、下至两大腿上 1/3 处及外阴部、两侧至腋中线，备皮结束用温水洗净、拭干。目前尚未有明确证据表明剃除毛发可减少手术部位感染（SSI）的发生，因此应避免剃毛，推荐使用剪短毛发的方法。腹腔镜辅助手术的病人，因手术器械将通过脐孔进入腹腔，应注意脐孔的清洁。

2. **肠道准备**　由于妇科手术部位位于盆腔，与肠道毗邻，肠道准备可以防止术中由于肠管膨胀而致误伤；可以防止术中因麻醉引起肛门括约肌松弛，病人排便于手术台上而影响手术；还有部分手术直接涉及肠道。最理想的肠道准备应安全、有效，不良反应小，病人乐于接受。肠道准备的方法包括饮食管理和机械性肠道准备，医务人员应根据手术麻醉方式、病人身体状况、疾病特点等多因素综合考虑，选择最适合病人的个体化肠道准备方法。

> 拓展阅读 16-1
> 肠道准备新进展

（1）饮食管理方法：包括无渣饮食、流质饮食及术前禁食禁饮。禁食禁饮的主要原因之一是为了防止麻醉插管引起逆流窒息，且手术中因牵拉内脏容易引起恶心、呕吐反应。禁食禁饮也使术后肠道得以休息，促使肠功能恢复。但长时间禁食使病人处于代谢的应激状态，可致胰岛素抵抗，不利于降低术后并发症发生率，缩短术前禁食时间，有利于减少手术前病人的饥饿、口渴、烦躁、紧张等不良反应，有助于减少术后胰岛素抵抗，缓解分解代谢，甚至可以缩短术后住院时间。

（2）机械性肠道准备：包括口服导泻剂和灌肠。常用的导泻剂有番泻叶、50% 硫酸镁、20% 甘露醇、复方聚乙二醇电解质散、磷酸钠盐，其中复方聚乙二醇电解质散效果最好，已被临床广泛应用。灌肠法是由肛门经直肠灌入液体，以达到软化粪块、刺激肠蠕动、促进排便和清洁肠道的目的。常用灌肠液有 0.1%～0.2% 肥皂水、生理盐水、磷酸钠盐灌肠液、甘油灌肠剂、等渗盐水。肠道准备应从术前 1～3 日开始，并按医嘱给予肠道抑菌药物，可视情况给予灌肠。

3. **阴道消毒准备**　对于拟行全子宫切除术、广泛性全子宫切除术、卵巢癌细胞减灭术的病人，为了防止微生物经阴道逆行感染手术部位，需清洁和消毒阴道和宫颈。手术前一日行阴道灌洗/擦洗，消毒液消毒宫颈、阴道、宫颈穹隆部，消毒后用大棉签拭干；手术日在手术前再次阴道灌洗/擦洗、消毒。

4. **术后并发症的预防**　积极对待术前贫血、营养不良等内科合并症的治疗。术前贫血病人应遵医嘱予静脉或口服铁剂对症治疗，输注铁剂应注意药物剂量和药物外渗；术前营养状态与围手术期结局密切相关，术前应采用 NRS 2002 营养筛查量表对病人进行全面的营养风险评估。护士应根据病人营养状况和膳食习惯指导病人饮食，尤其老年病人，应邀请营养师会诊协商调整饮食结构，安排合理的食谱，以保证机体处于术前最佳的营养状况。

（1）预防术后并发症的宣教指导，包括床上使用便器，术后的深呼吸、有效咳嗽、床上翻身、收缩和放松四肢肌肉的运动等宣教指导。

（2）让病人及其家属理解术后尽早下床活动的重要性，可促进肠功能恢复，预防坠积性肺炎和深静脉栓塞等并发症。

（3）老年病人各重要脏器趋于老化，修复能力降低，耐受性差，术前应全面评估内科合并症的状况，并进行必要的处理，为手术创造条件，尽可能地减少术后并发症的发生。

5. 术前镇静药物使用　对于存在严重焦虑症状的病人，可遵医嘱使用短效镇静药物，护理人员应做好用药安全指导。术前 12 h 应避免使用镇静药物，因其可延迟术后苏醒及活动。手术前一日晚间巡视病人，注意说话低声、动作轻巧，避免影响其休息，安静、舒适的睡眠环境有助于保证病人获得充分休息，保持术前良好的精神状态。

6. 其他　护士要认真核对接受手术者生命体征、各项辅助检查报告、药物敏感试验结果、交叉配血情况等，发现异常及时与医师联系，确保病人术前处于最佳身心状态。

（三）手术日护理

手术日晨，护士评估病人情绪和夜间睡眠质量；监测体温、血压、脉搏、呼吸，询问病人的自我感受；如果病人月经来潮，表现为焦虑、忧郁的病人，须及时通知主管医师，给予心理护理并陪伴支持。

手术当日，取下病人可活动的义齿、发夹、隐形眼镜、首饰及贵重物品交家属保管，头戴帽子兜住病人头发；认真核对病人信息，包括姓名、住院号、床号、术中用药、手术部位标识、病历资料等，正确无误地完成手术者由病房到手术室的交接过程，完成手术交接单填写并签名。

术前常规安置导尿管并保持引流通畅，妥善固定尿管，避免术中伤及膀胱，术后尿潴留等并发症发生。近年来许多医院实行在手术室待病人实施麻醉后放置导尿管，此时病人全身松弛，无痛苦且便于操作。

根据麻醉师医嘱手术前半小时给基础麻醉药物，常用苯巴比妥、阿托品、地西泮、山莨菪碱等，目的在于缓解病人的紧张情绪并减少唾液腺分泌，防止支气管痉挛等因麻醉引起的副交感神经过度兴奋的症状。

病房护士根据病人手术种类、麻醉方式铺好麻醉床，准备好术后监护仪器、吸氧装置、转运板，等待病人术后返回病房。

二、手术后护理

术后护理指从手术完毕至病人出院，包括复苏室和病房护理。术后护理质量直接关系到手术的效果、病人的康复，手术后应以 Orem 理论和 ERAS 理念为指导，运用护理程序，根据病人个体化特点，为病人分别提供全补偿系统、部分补偿系统或辅助教育系统的护理内容，让病人及家属参与到术后护理活动中，帮助病人尽早康复。

（一）复苏室护理

1. **床边交班** 术毕病人被送回复苏室时，复苏室护士应向手术室护士及麻醉师详尽了解术中情况，包括麻醉类型、手术范围、用药情况、有无特殊护理注意事项等；及时观察病人神志、面色，监测病人血压、脉搏、呼吸；严密注意病人的呼吸频率和深度，检查静脉输液、镇痛泵、腹部伤口、引流管、阴道流血情况，详尽记录观察资料。

2. **体位** 按手术及麻醉方式决定病人的术后体位。全身麻醉的病人在尚未清醒前应有专人守护，平卧、头侧向一旁，以免呕吐物、分泌物呛入气管，引起吸入性肺炎或窒息。麻醉清醒后可取低半卧位。硬膜外麻醉者，术后可睡软枕平卧，生命体征平稳后即可采取半卧位。蛛网膜下腔麻醉者（又称腰麻），术后去枕平卧 4~6 h，第二日可取半卧位。近年来随着腰麻技术的提高、穿刺器具的改良，腰麻术后病人的头痛发生率明显降低，建议术后垫枕平卧，术后次日晨取半卧位。

3. **观察生命体征** 根据病人手术范围、麻醉恢复、术中病情，认真观察并记录生命体征。通常术后前 2 h 每 15~30 min 观察一次血压、脉搏、呼吸，平稳后改为每 4 h 一次，持续 24 h。病情稳定者可改为每日 4 次测量并记录生命体征变化，直至正常后 3 日。若病人生命体征异常或有腹腔内出血征象，应增加测量频次并通知主管医生。病人手术后 1~3 日体温稍有升高，但一般不超过 38℃，此为手术后吸收热；若术后持续高热，或体温正常后再次升高则提示可能有感染存在。

4. **麻醉恢复** 观察全麻术后病人神志、意识的恢复情况，病人神志、意识、自主呼吸恢复的病人送回病房。观察蛛网膜下腔麻醉病人的下肢感觉恢复情况，一般术后 6 h 内下肢感觉恢复，若未恢复，需要联系麻醉科医生干预处理。

（二）病房护理

在病人返回病房之前备好仪器、设备、物品，病房护士了解病人在手术室及复苏室的情况，重新全面评估病人，制订护理计划，落实手术切口、疼痛、引流管道、术后常见并发症等护理，促进病人尽早康复、预防并发症、增强自理能力。

1. **手术切口的观察与护理** 观察腹部切口有无出血、渗液，切口敷料是否干燥，发现异常及时联系医生。术后用腹带包扎腹部，1 kg 沙袋压迫腹部切口 6~8 h，可以减轻切口疼痛，减少出血。

2. **引流管的护理** 部分术后病人需要在腹腔或盆腔留置引流管，引流管可经腹部或经阴道放置，护理人员应注意引流管的妥善固定，避免受压、打折、弯曲。留置阴道引流管的病人应采取半卧位，以利于引流液的排出。观察引流液的颜色、量、性质等，准确记录 24 h 引流量。一般引流液 24 h 不超过 200 mL，性状应为淡血性或浆液性，引流量逐渐减少且颜色逐渐变淡，一般留置 2~3 日后拔出。

3. **导尿管的护理** 妇科一般手术病人在术后 24 h 内拔除尿管。宫颈癌、卵巢癌等疾病的手术范围较大，神经损伤难以短期恢复，影响膀胱排尿功能，导尿管常保留 7 日或更长时间。护士观察并记录尿量、颜色和性状，以期尽早发现输尿管或膀胱损伤。留置尿管期间，应保持导尿管通畅，每日清洁或冲洗尿道口，鼓励病人多饮水。遵医嘱拔出尿管后，护理人员应注意病人第一次排尿的时间和量，通过导尿或超声检查行残余尿测量，若残余尿量超过 100 mL，必须重新留置导尿。

4. 会阴护理 子宫全切术后病人阴道残端有伤口，应注意观察阴道分泌物的性质、量、颜色，以便判断阴道残端伤口的愈合情况。由于受阴道残端缝线反应的影响，术后有少许浆液性阴道分泌物属正常现象。使用清洁棉球进行会阴护理，建议每日 2 次。会阴护理不仅使病人清洁、舒适，而且可防止微生物在导尿管周围积聚，防止感染。

5. 术后常见并发症预防及护理 手术后主要的护理目标就是预防并发症、减轻症状、促进康复。并发症可能在术后立即发生，也可能在稍后的时间发生，护士必须熟知常见并发症的临床表现，及时干预，促进病人康复。

（1）腹胀：术后腹胀多因手术、麻醉导致病人肠管受到激惹使肠蠕动减弱所致。病人术后呻吟、抽泣、憋气等可咽入大量不易被肠黏膜吸收的气体，加重腹胀。术后炎症、低钾也可引起腹胀。通常术后 48 h 内肠蠕动恢复正常，一经排气，腹胀即可缓解。如果术后 48 h 肠蠕动仍未恢复，应排除麻痹性肠梗阻、机械性肠梗阻的可能。临床上刺激肠蠕动缓解腹胀的措施很多，如热敷下腹部、生理盐水低位灌肠、"1、2、3"灌肠、针刺足三里、耳穴压豆"艇中"腹胀区、肛管排气或皮下注射新斯的明等。术后早期下床活动可改善胃肠功能，预防或减轻腹胀。如腹胀因炎症、低钾引起，可给予抗生素或补钾治疗。形成脓肿者则应尽早切开引流。

（2）尿潴留和尿路感染：尿潴留是盆腔内和经阴道手术后常见的并发症之一，也是发生膀胱感染的重要原因之一。不习惯于卧位排尿、留置尿管的机械性刺激、麻醉性止痛剂的使用是术后尿潴留的主要原因。为了预防尿潴留的发生，术后可鼓励病人定期坐位排尿、增加液体入量、通过听流水声等方法帮助病人建立排尿反射；拔除留置尿管前，夹管定时开放以训练膀胱功能。如上述措施无效则应导尿，一次引流尿量不要超过 1 000 mL，以免病人因腹压骤然下降引起虚脱。尿路感染多发生于长期留置尿管的病人，老年病人、术后长期卧床者及过去有尿路感染史的病人都容易发生泌尿系统感染。护士应指导留置尿管的病人多饮水，并保持会阴部清洁。术后出现尿频、尿痛、高热等症状者，应遵医嘱做尿培养，确定是否有泌尿系统感染。

（3）切口血肿、感染、裂开：妇产科手术切口多数是清洁封闭创口，能迅速愈合。术后 24 h 内注意观察腹部切口有无出血、渗液，切口敷料是否干燥，切口周围皮肤有无红肿、热痛等感染征象。如果创口上没有引流物，直到拆线都无须更换敷料。切口敷料污染或渗出较多时应及时给予更换。切口出血较多，或压痛明显、肿胀检查有波动感，应考虑为切口血肿，血肿极易感染，为伤口感染的重要原因。少数病人，尤其年老体弱或过度肥胖者，可出现伤口裂开的严重并发症，此时病人自觉切口部位轻度疼痛，有渗液从伤口流出，更有甚者腹部敷料下可见大网膜、肠管脱出，护士在通知医师的同时应立即用无菌手术巾覆盖包扎，并送手术室处理。子宫全切除的病人，应观察有无阴道流血及阴道分泌物的量、质、色，以判断阴道残端的愈合情况。

（4）下肢深静脉血栓（DVT）：是妇科手术后较为严重的并发症之一，国内妇科手术后无预防措施的病人中 DVT 的发生率较高，为 9.2% ~ 15.6%。DVT 者中肺栓塞（PE）的发生率高达 46%，因此静脉血栓栓塞症（VTE）的预防工作特别重要。静脉血流缓慢、血液高凝状态、血管内膜损伤是下肢深静脉血栓形成的三大重要因素。血栓脱落，随血流运行，引起栓塞，最危险的是肺栓塞，可危及生命。其中高龄、肥胖，合并有高血压、糖尿病及心脑血管疾病，既往有血栓史、盆腔恶性肿瘤手术时间长、口服避孕药及雌激素、应用止血药等是术后 VTE 发生的高危因素。

病人入院后 24 h 内，护理人员协助医生进行 VTE 风险评估，评估工具推荐使用 Caprini 或 Wells 评估量表，筛查出 VTE 高危病人，并给予标准化预防。做好术前宣教，让病人了解深静脉血栓形成的相关因素、常见症状、危险性及预防措施。对于手术时间超过 60 min、妇科恶性肿瘤病人、持续使用激素的病人，以及其他 VTE 中、高危病人，建议联合使用物理及药物预防。物理预防措施有梯度压力袜（又名"弹力袜"）和间歇充气加压装置。加强病人水分和电解质补充，加强术后保暖，指导病人床上踝泵运动，尽早下床活动，同时严密观察双下肢有无色泽改变、水肿，询问病人有无酸胀感，检查小腿腓肠肌有无压痛，尽早发现 DVT。

拓展阅读 16-2
《肿瘤相关静脉血栓栓塞症预防与治疗指南》（2019 版）

6. 观察尿量　在子宫颈外侧约 2 cm 处，子宫动脉自外侧向内跨越输尿管前方，在子宫切除术中有可能伤及输尿管，术中分离粘连时牵拉膀胱、输尿管将会影响术后排尿功能。因此术后应注意保持尿管通畅，并认真观察尿量及性质。术后病人每小时尿量至少 50 mL 以上，若每小时尿量少于 30 mL，伴血压逐渐下降、脉搏细数、病人烦躁不安或诉说腰背疼痛、肛门下坠感等，应考虑有腹腔内出血可能，须及时通报医师。拔除尿管后要协助病人排尿，以观察膀胱功能恢复情况。留置尿管期间应擦洗外阴，保持局部清洁，防止发生泌尿系统感染。

7. 疼痛护理　病人在手术麻醉作用消失后会感到伤口疼痛，通常手术后 24 h 内最为明显，持续而剧烈的疼痛会使病人产生焦虑、不安、失眠、食欲缺乏甚至保持被动体位，拒绝翻身、检查和护理。腹式子宫切除术后疼痛和不适通常集中在切口处，还可能有下背部和肩膀疼痛，多因在手术台上的体位所致。腹腔镜手术后可出现上腹部及肩部疼痛，多由 CO_2 气腹对膈肌刺激所致，术后数日症状可减轻。术后疼痛管理是 ERAS 的重要内容，理想的术后镇痛目标包括：良好的镇痛效果，运动相关性疼痛 VAS≤3 分；减少止痛药物使用的相关不良反应；促进病人术后肠道功能恢复，促进术后早期经口进食及离床活动。病人只有在不痛的情况下才能主动配合护理活动，进行深呼吸、咳嗽和翻身，护士应根据病人具体情况及时给予止痛处理。采用止痛泵者根据医嘱或病人的痛感调节泵速，保证病人舒适并愿意配合术后康复运动。未使用止痛泵者遵医嘱使用曲马多、盐酸哌替啶等止痛药物，止痛剂的使用应在术后 48 h 逐渐减少。

8. 出院指导　妇科 ERAS 病人基本出院标准：恢复半流质饮食，停止静脉补液；口服止痛药物可良好止痛；伤口愈合良好，无感染迹象；器官功能状态良好，可自由活动。护理人员应为病人及家属提供详细的出院指导，包括休息、活动、用药、饮食、性生活、门诊复查时间、异常症状／体征的观察和自我护理。协助医生做好病人出院后的随访工作，包括疼痛评估、伤口护理、并发症的监测、复诊提示等。

第二节　子宫颈肿瘤

情境导入

刘女士，50 岁，既往月经正常，周期 28～30 天，经期 5～7 天，无痛经。近 1 年来同房后阴道出血，血色较鲜红，有时伴臭味。来院后行妇科检查发现子宫体正常大小，宫颈粗大，宫颈上唇肿瘤直径约 2 cm，呈菜花状，质地较脆。

请思考：

1. 该病人可能的临床诊断是什么？

2. 还可以做哪些检查帮助确诊？

3. 病人下一步治疗是什么？护理要点有哪些？

子宫颈肿瘤包括良性肿瘤和恶性肿瘤。子宫颈良性肿瘤以肌瘤最为常见。宫颈癌是最常见的妇科恶性肿瘤，起源于宫颈上皮内瘤变，与高危型人乳头瘤病毒（HPV）持续性感染密切相关。

一、宫颈上皮内瘤变

宫颈上皮内瘤变（cervical intraepithelial neoplasia，CIN）是与子宫颈浸润癌密切相关的一组子宫颈病变，常发生于 25～35 岁妇女。组织学上，根据不典型细胞累及上皮的程度将 CIN 分为三级，CIN Ⅰ 为轻度不典型增生，CIN Ⅱ 为中度不典型增生，CIN Ⅲ 包括重度不典型增生和原位癌。随着现代医学对于 CIN 流行病学及生物学研究的深入，有学者提出了两级分类命名系统，即低级别鳞状上皮内病变（low-grade squamous intraepithelial lesion，LSIL）和高级别鳞状上皮内病变（high-grade squamous intraepithelial lesion，HSIL）。大部分 LSIL 可自然消退，但 HSIL 具有癌变潜能，被视为宫颈癌的癌前病变。通过筛查发现 CIN，及时治疗高级别病变，是预防子宫颈浸润癌的有效措施。

（一）病因

CIN 和宫颈癌与人乳头瘤病毒（human papilloma virus，HPV）感染、多个性伴侣、吸烟、性生活过早、性传播疾病、经济状况低下、口服避孕药和免疫抑制等因素相关。

1. HPV 感染　HPV 是最常见的性传播病毒，分型很多，大部分与宫颈癌及其癌前病变无关，最常见的高危型 HPV 16 和 HPV 18，与 CIN 和宫颈癌发病密切相关。已在接近 90% 的子宫颈鳞状上皮内病变（SIL）和 99% 的宫颈癌组织发现有高危型 HPV 感染，其中约 70% 与 HPV 16 型和 HPV 18 型相关。HPV 感染在有性生活的男性和女性中很常见，但大部分感染是暂时的，一般两年内均可自然消失，只有少数妇女会有持续性的高危型 HPV 感染，更少部分继续发展为 CIN 和宫颈癌。接种 HPV 预防性疫苗可以实现宫颈癌的一级预防。

2. 性行为及分娩次数　多个性伴侣、初次性生活 < 16 岁、早年分娩、多产与宫颈癌发生有关。与有阴茎癌、前列腺癌或其性伴侣曾患宫颈癌的高危男子性接触的妇女，也易患宫颈癌。

3. 其他因素　吸烟可增加感染 HPV 效应，免疫力低下、慢性感染、合并其他性传播疾病可谓协同因素。地理位置、种族、经济状况不同，CIN 和宫颈癌发病率亦不同。

（二）发病机制

子宫颈上皮由子宫颈阴道部的多层鳞状上皮和子宫颈管内的单层高柱状上皮组成。子宫颈鳞状上皮与柱状上皮交界部，又称为鳞 - 柱状交界部或鳞 - 柱交界，也称为原始（生理）鳞 - 柱状交界部。

鳞 - 柱状交界部会随着妇女年龄、性激素分泌状态、分娩和避孕药使用情况等而不断变换位置。胎儿期的原始鳞 - 柱状交界部位于宫颈外口附近；青春期后，在雌激素作用下，宫颈发育增大，子宫颈管柱状上皮及其间质到达子宫颈阴道部，使得原始鳞 - 柱状交界部外移；绝经后雌激素水平下降，宫颈萎缩，原始鳞 - 柱状交界部退回至宫颈管内。在阴道酸性环境下，外移的柱状上皮被鳞状上皮替代，形成新的鳞 - 柱状交界部，即生理鳞 - 柱状交界部。原始鳞 - 柱状交界部和生理鳞 - 柱状交界部之间的区域称为转化区（transformation zone），也称移行带（图 16-1）。

转化区表面覆盖的柱状上皮被鳞状上皮替代的机制有：①鳞状上皮化生：暴露于子宫颈阴

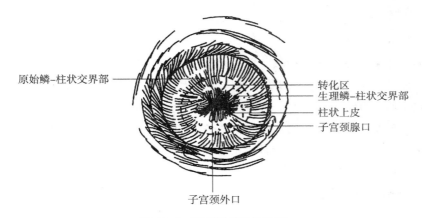

图 16-1　子宫颈转化区示意图

道部的柱状上皮受阴道酸性环境影响，柱状上皮下未分化的储备细胞开始增殖，并逐渐转化为鳞状上皮，继之柱状上皮脱落，被复层鳞状细胞所代替。②鳞状上皮化：子宫颈阴道部鳞状上皮直接长入柱状上皮与其基底膜之间，直至柱状上皮完全脱落而被鳞状上皮替代。多见于宫颈糜烂愈合过程中。

转化区是宫颈癌及其癌前病变的好发部位。转化区成熟的化生鳞状上皮对致癌物的刺激相对不敏感，但未成熟的化生鳞状上皮却代谢活跃，在 HPV 等的作用下，发生细胞异常增生、分化不良、排列紊乱、细胞核异常、有丝分裂增加，最后形成 CIN。

（三）病理学诊断和分级

CIN 根据细胞分化异常程度，分为 3 个级别（图 16-2）：

Ⅰ级：轻度不典型增生。上皮下 1/3 层细胞核增大，核染色稍加深，核分裂象少，细胞极性正常。

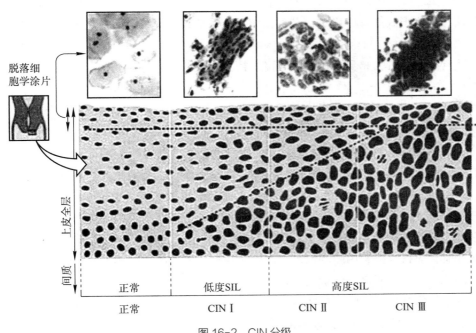

图 16-2　CIN 分级

Ⅱ级：中度不典型增生。上皮下 1/3～2/3 层细胞核明显增大，核质比例增大，核深染，核分裂象较多，细胞极性尚存在。

Ⅲ级：重度不典型增生和原位癌。病变细胞几乎或全部占据上皮全层，细胞核异常增大，核形不规则，核质比例显著增大，染色较深，核分裂象增多，细胞排列紊乱，极性消失。原位癌的基本特点是癌细胞仅限于上皮内，基底膜完整，无间质浸润。

CIN Ⅰ属于低级别病变，转换为宫颈癌的风险较低，而 CIN Ⅱ和 CIN Ⅲ则属于高级别病变，是真正意义的宫颈癌前病变。WHO 女性生殖器官肿瘤分类（2014）建议采用与细胞学分类相同的二级分类法（即 LSIL 和 HSIL），二级分类法简单实用，提高了病理诊断的可重复性，较好地反映了 HPV 相关病变的生物学过程（表 16-1）。

表 16-1　鳞状上皮内病变分类变化

非典型增生／原位癌	宫颈上皮内瘤变（CIN）	鳞状上皮内病变（SIL）
轻度不典型增生	CIN Ⅰ	低级别上皮内瘤变 LSIL
中度不典型增生	CIN Ⅱ	高级别上皮内瘤变 HSIL
重度不典型增生	CIN Ⅲ	
原位癌		

（四）宫颈癌的预防和筛查策略

由于 HPV 的持续感染是导致宫颈癌发生的主要因素，目前全球范围内已广泛开展宫颈癌及其癌前病变的预防，包括一级预防和二级预防。一级预防措施：对青少年女性接种预防性 HPV 疫苗，从源头控制宫颈癌的发生；二级预防措施：开展宫颈病变的筛查，早发现、早诊断、早治疗高级别病变，阻断宫颈癌的进程。宫颈癌的筛查和诊断方法如下：

1. 子宫颈细胞学检查　是 CIN 及早期宫颈癌筛查的基本方法，可选用巴氏涂片法或液基细胞学涂片法，报告形式推荐应用 TBS 分类系统，该系统较好地结合了细胞学、组织学与临床处理方案。

2. 高危型 HPV-DNA 检测　敏感性较高、特异性较低，可与细胞学检查联合应用于宫颈癌筛查。

3. 醋酸染色肉眼观察法　异常宫颈组织被涂以 2%～5% 醋酸后 1～2 min，会暂时变白，肉眼可立即判断正常与否。绝经后妇女因宫颈转化区已退至宫颈管内，不宜使用该方法。

4. 阴道镜检查　若宫颈细胞学检查结果是无明确诊断意义的不典型鳞状细胞（ASC-US）伴高危型 HPV DNA 阳性，应做阴道镜进一步检查。可放大宫颈，观察上皮层细胞的排列和周围血管情况。

5. 子宫颈活组织检查　是确诊 CIN 和宫颈癌的可靠方法。任何肉眼可见病灶或阴道镜诊断为高级别病变者均应做单点或多点活检，常选择宫颈转化区 3、6、9、12 点处取活检。怀疑宫颈管有病变时，应行宫颈管内膜刮取术，刮出物送检。使用醋酸或碘染色（碘试验）可帮助发现宫颈异常，正常宫颈阴道部鳞状上皮含丰富糖原，可被碘液染成棕色。宫颈管柱状上皮、瘢痕、宫颈糜烂部位及异常鳞状上皮区均无糖原故不着色。采用碘试验或醋酸染色法，在碘不着色区或醋酸白区取材行活检可提高诊断率。

（五）处理原则

1. CIN Ⅰ 约 60% 会自然消退，若细胞学检查为 LSIL 及以下病变，可仅观察随访。若在随访过程中病变发展或持续存在 2 年，宜进行治疗。

2. CIN Ⅱ 和 CIN Ⅲ 约 20% CIN Ⅱ 会发展为 CIN Ⅲ，5% 发展成浸润癌。故所有的 CIN Ⅱ 和 CIN Ⅲ 均需要治疗。阴道镜检查满意的 HSIL 可用物理治疗或子宫颈锥切术。阴道镜检查不满意的 HSIL 通常采用子宫颈锥切术，包括子宫颈环形电切除术（loop electrosurgical excision procedure，LEEP）和冷刀锥切术。年龄较大、无生育要求、合并其他手术指征的妇科良性疾病的 CIN Ⅲ 也可行全子宫切除术。治疗后 1 年均需随访。

二、宫颈癌

宫颈癌（cervical cancer）是最常见的妇科恶性肿瘤。高发年龄为 50～55 岁，近年来发病有逐渐年轻化趋势。自 20 世纪 50 年代以来，随着宫颈癌筛查的普及，宫颈癌、癌前病变得以早期发现和治疗，宫颈癌发病率和死亡率明显下降。

（一）病因

同"子宫颈上皮内瘤变"。

（二）发病机制

CIN 形成后继续发展，突破上皮下基底膜，浸润间质，形成子宫颈浸润癌。

（三）病理

1. 浸润性鳞状细胞癌 占宫颈癌的 75%～80%。以具有鳞状上皮分化、细胞间桥，而无腺体分化或黏液分泌为病理特点。多数起源于转化区的非典型增生上皮和原位癌。

（1）巨检：微小浸润性鳞癌肉眼观察无明显异常，或类似子宫颈柱状上皮异位。随病变发展，可形成 4 种类型（图 16-3）。

1）外生型：最常见，癌灶向外生长呈乳头状或菜花样，质脆，触之易出血，常累及阴道。

2）内生型：癌灶向子宫颈深部组织浸润，子宫颈表面光滑或仅有柱状上皮异位，子宫颈肥大变硬，呈桶状。常累及宫旁组织。

3）溃疡型：上述两种类型癌组织继续发展合并感染坏死，脱落后形成溃疡或空洞，似火山口状。

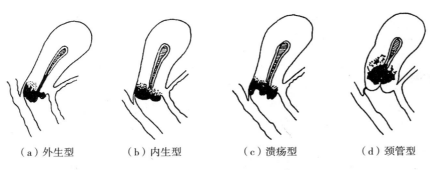

（a）外生型　　　（b）内生型　　　（c）溃疡型　　　（d）颈管型

图 16-3 宫颈癌类型

4）颈管型：癌灶发生于子宫颈管内，常侵入子宫颈管和子宫峡部供血层并转移至盆腔淋巴结。

（2）显微镜检

1）微小浸润性鳞状细胞癌：指在 CIN Ⅲ（HSIL）的基础上镜检发现小滴状、锯齿状癌细胞团突破基底膜浸润间质。诊断标准见临床分期。

2）浸润性鳞状细胞癌：癌灶浸润间质的范围已超过微小浸润癌，多呈网状或团块浸润间质。根据细胞分化程度可分为：Ⅰ级，高分化鳞癌（角化性大细胞型）；Ⅱ级，中分化鳞癌（非角化性大细胞型）；Ⅲ级，低分化鳞癌（小细胞型）。这种分级法可提供肿瘤对化疗和放疗预后的相关信息。

2. 腺癌 近年来腺癌的发病率有上升趋势，占到宫颈癌的 20%～25%。

（1）巨检：来自宫颈管内，浸润管壁；或自宫颈管内向管外口突出生长，常可侵犯宫旁组织。病灶向宫颈管内生长时宫颈外观可正常，但因宫颈管膨大形如桶状。

（2）显微镜检

1）黏液腺癌：最常见，来源于宫颈管柱状黏液细胞，镜下见腺体结构，腺上皮细胞增生呈多层，异型性明显，可见核分裂象，癌细胞呈乳突状突入腺腔，可分为高、中、低分化腺癌。

2）恶性腺瘤：又称为偏腺癌，属于高分化宫颈管黏膜腺癌。腺上皮细胞无异型性，但癌性腺体多，大小不一、形态多变，常伴有淋巴结转移。

3. 腺鳞癌 少见，占宫颈癌的 3%～5%，是由储备细胞同时向腺细胞和鳞状细胞分化发展而成，癌细胞中含有腺癌和鳞癌两种成分。

（四）转移途径

以直接蔓延和淋巴转移为主，血行转移极少见。

1. 直接蔓延 是最常见的转移途径。癌组织直接侵犯邻近组织，向下波及阴道壁；向上由宫颈管累及宫腔，向两侧可扩散至子宫颈旁及阴道旁组织，甚至延伸至骨盆壁。晚期向前、后蔓延，可侵犯膀胱或直肠，甚至造成生殖道瘘。

2. 淋巴转移 癌组织局部浸润后侵入淋巴管形成癌栓，随淋巴液引流到达局部淋巴结，并在淋巴管内扩散。淋巴转移一级组包括宫旁、闭孔、髂内、髂外、髂总、骶前淋巴结，二级组为腹股沟深浅淋巴结、腹主动脉旁淋巴结。

3. 血行转移 极少见，晚期可转移至肺、肝或骨骼。

（五）临床分期

采用国际妇产科联盟（FIGO，2018）的临床分期标准（表 16-2）。临床分期在治疗前进行，治疗后不再更改。

（六）临床表现

早期病人常无明显表现，随着病变发展可出现不同症状和体征。

1. 症状

（1）阴道流血：早期常表现为接触性出血，即性生活或妇科检查后阴道流血。晚期则表现为不规则阴道流血，如经期延长、经量增多等。老年病人常为绝经后不规则阴道流血。出血量

表 16-2 宫颈癌的临床分期（FIGO，2018）

分期	肿瘤范围
Ⅰ 期	癌局限于宫颈（不考虑扩散至宫体）
Ⅰ A	镜下浸润癌，浸润深度 < 5.0 mm
Ⅰ A1	间质浸润深度 < 3.0 mm
Ⅰ A2	间质浸润深度 ≥ 3.0 mm，< 5.0 mm
Ⅰ B	肿瘤局限在子宫颈，镜下最大浸润深度 ≥ 5.0 mm
Ⅰ B1	浸润深度 ≥ 5 mm，最大径线 < 2 cm
Ⅰ B2	最大径线 ≥ 2 cm，< 4 cm
Ⅰ B3	最大径线 ≥ 4 cm
Ⅱ 期	肿瘤超越子宫，但未达到阴道下 1/3 或未达骨盆壁
Ⅱ A	侵犯上 2/3 阴道，无宫旁浸润
Ⅱ A1	最大径线 < 4 cm
Ⅱ A2	最大径线 ≥ 4 cm
Ⅱ B	有宫旁浸润，未达盆壁
Ⅲ 期	肿瘤累及阴道下 1/3 和（或）扩散到骨盆壁和（或）引起肾盂积水或肾无功能和（或）累及盆腔和（或）累及主动脉旁淋巴结
Ⅲ A	肿瘤累及阴道下 1/3，没有扩展到骨盆壁
Ⅲ B	肿瘤扩展到骨盆壁和（或）引起肾盂积水或肾无功能
Ⅲ C	不论肿瘤大小和扩散程度，累及盆腔和（或）主动脉旁淋巴结
Ⅲ C1	仅累及盆腔淋巴结
Ⅲ C2	主动脉旁淋巴结转移
Ⅳ 期	肿瘤侵犯膀胱黏膜或直肠黏膜（活检证实）和（或）超出真骨盆（泡状水肿不分为Ⅳ期）
Ⅳ A	侵犯盆腔邻近器官
Ⅳ B	远处转移

与病灶大小、侵及间质内血管情况有关，若侵蚀大血管可引起大出血。一般外生型癌出血较早，量多，内生型癌出血较晚。

（2）阴道排液：多数病人有白色或血性、稀薄如水样或米泔状、有腥臭味的阴道排液。晚期因癌组织坏死伴感染，可有大量米泔样或脓性恶臭白带。

（3）晚期症状：根据癌灶累及范围出现不同的继发性症状，如尿频、尿急、便秘、下肢肿痛等；癌肿压迫或累及输尿管时，可引起输尿管梗阻、肾盂积水及尿毒症；晚期可有贫血、恶病质等全身衰竭症状。

2. 体征 微小浸润癌可无明显病灶，子宫颈光滑或糜烂样改变。随病情发展，可出现不同体征。外生型宫颈癌可见息肉状、菜花状赘生物，质脆、易出血，常伴感染；内生型表现为子宫颈肥大、质硬，宫颈管膨大；晚期癌组织坏死脱落，形成溃疡或空洞伴恶臭。阴道壁受累时，可见赘生物生长或阴道壁变硬；宫旁组织受累时，双合诊、三合诊检查可扪及子宫颈旁组织增厚、结节状、质硬或形成冰冻骨盆状。

（七）处理原则

根据临床分期、病人年龄、生育要求和全身情况等综合分析后给予个体化治疗方案。一般采用手术和放疗为主、化疗为辅的综合治疗方案。

1. 手术治疗　手术的优点是年轻病人可保留卵巢及阴道功能，主要适用于早期子宫颈癌ⅠA～ⅡA期的病人，无严重内外科合并症，无手术禁忌证者。根据病情选择不同术式，如筋膜外全子宫切除术、改良广泛性子宫切除术或广泛性子宫切除术及盆腔淋巴结清扫术，必要时行腹主动脉旁淋巴结清扫或取样；或同期放、化疗后行全子宫切除术。对于未生育的年轻病人可根据病情选择子宫颈锥形切除术或广泛性子宫颈切除术及盆腔淋巴结清扫术。

2. 放射治疗（简称放疗）　包括根治性放疗、辅助性放疗、姑息性放疗。

（1）根治性放疗：适用于部分ⅠB2期和ⅡA2期及ⅡB～ⅣA期病人和全身情况不适宜手术的早期病人。

（2）辅助性放疗：适用于手术后病理检查发现有中、高危因素的病人。

（3）姑息性放疗：适用于晚期病人局部减瘤放疗或对转移病灶姑息放疗。

放疗包括腔内照射和体外照射。早期病例以局部腔内照射为主，体外照射为辅；晚期病人则以体外照射为主，腔内照射为辅。放疗的优点是疗效高、危险小；缺点是个别病人对放疗不敏感，并能引起放射性直肠炎、膀胱炎等并发症。

3. 全身治疗　包括全身化疗和靶向治疗、免疫治疗。化疗主要用于宫颈癌病灶＞4 cm的手术前辅助化疗病人，晚期、复发转移病人，同步放化疗病人。常用抗癌药物有顺铂、卡铂、紫杉醇、拓扑替康等，多采用静脉联合化疗，也可用动脉局部灌注化疗。靶向药物主要是贝伐珠单抗，常与化疗联合应用。免疫治疗（如PD-1/PD-L1抑制剂等）也已在临床试用中。

（八）护理评估

宫颈癌有较长癌前病变阶段，通常从CIN发展为浸润癌需要10～15年，宫颈癌病人在发生浸润前几乎可以全部治愈。因此，在全面评估基础上，力争早期发现、早期诊断、早期治疗是提高病人5年存活率的关键。

1. 健康史　在询问病史中应注意病人的婚育史、性生活史及与高危男性有性接触史。仔细评估与发病有关的高危因素及高危人群，详细记录既往妇科检查发现、子宫颈细胞学检查结果及处理经过。

2. 身体状况　早期病人常无自觉症状，多在普查时发现异常的子宫颈细胞学报告。病人随病程进展出现典型的临床症状，表现为点滴样出血或因性交、阴道灌洗、妇科检查而引起接触性出血，出血量增多或出血时间延长可致贫血。恶臭的阴道排液使病人难以忍受。当恶性肿瘤穿透邻近器官壁时可形成瘘管。晚期病人则出现消瘦、贫血、发热等全身衰竭症状。

通过双合诊或三合诊进行盆腔检查可见不同临床分期病人的局部体征：宫颈上皮内瘤样病变、镜下早期浸润癌及极早期宫颈浸润癌病人局部无明显病灶，宫颈光滑或与慢性宫颈炎无明显区别。随着宫颈浸润癌的生长发展，类型不同，宫颈局部表现不同。

3. 心理社会状况　早期宫颈癌病人在普查中发现报告异常时会感到震惊和疑惑，确诊后病人会产生恐惧感，与其他恶性肿瘤病人一样会经历否认、愤怒、妥协、忧郁、接受等心理反应阶段。

4. 辅助检查　宫颈癌的诊断方法基本同宫颈上皮内瘤变，早期病例的诊断应采用子宫颈细胞学检查和（或）高危 HPV DNA 检测、阴道镜检查、子宫颈活组织检查的"三阶梯"诊断程序，组织学诊断为确诊依据。根据病人具体情况进行胸部 X 线摄片、静脉肾盂造影、膀胱镜及直肠镜检查、超声检查及 CT、MRI、PET-CT 等影像学检查评估病情。

（九）常见护理诊断 / 问题

1. 恐惧　与确诊宫颈癌需要进行手术治疗有关。
2. 排尿障碍　与宫颈癌根治术后影响膀胱正常张力有关。
3. 潜在并发症　下肢深静脉血栓。

（十）护理目标

1. 病人住院期间，能接受与本疾病有关的各种诊断、检查和治疗方案。
2. 病人适应术后生活方式，愿意配合膀胱功能锻炼。
3. 病人积极配合术后康复，未发生血栓或静脉血栓得到早期发现并及时处理。

（十一）护理措施

1. 协助病人接受各种诊治方案　评估病人目前的身心状况及接受诊治方案的反应，利用挂图、实物、宣传资料等向病人介绍有关宫颈癌的医学常识。为病人提供安全、隐蔽的环境，鼓励病人提问、与护理对象共同讨论健康问题，解除其疑虑，缓解其不安情绪，使病人能以积极态度接受诊治过程。

2. 鼓励病人摄入足够的营养　评估病人对摄入足够营养的认知水平、目前的营养状况及饮食习惯。注意纠正病人不良的饮食习惯，兼顾病人的嗜好。重度营养不良病人邀请营养师会诊，以多样化食谱满足病人需要，改善病人营养状况。

3. 以最佳身心状态接受手术治疗　按腹部、会阴部手术护理内容，认真执行术前护理措施并让病人了解各项操作的目的、时间、可能的感受等，以取得主动配合。尤其注意于手术前 3 日选用消毒剂或氯己定等消毒宫颈及阴道。菜花型癌病人有活动性出血时，需用消毒纱条填塞止血，并及时取出或更换。手术前需要认真做好肠道准备，保证充足睡眠。

4. 协助术后康复　宫颈癌根治术涉及范围广，病人术后不良反应也较一般腹部手术者多。术后应密切观察病人生命体征，注意保持导尿管、腹腔引流管通畅，认真观察引流液性状及量。根治性子宫切除术因切除了子宫骶韧带和主韧带而离断了交感神经和副交感神经支配，容易导致神经性膀胱功能失调、尿潴留发生。通常术后 48～72 h 取出引流管，术后 7～14 天拔除尿管。可采用生物电反馈治疗仪预防和治疗宫颈癌术后尿潴留。拔除尿管后 4～6 h 测残余尿量 1 次，若超过 100 mL 则需继续留置尿管。膀胱训练可以改善膀胱的储尿和排尿功能，也可以通过饮水计划、按时记录排尿日记等方法，指导病人自我管理膀胱。

拓展阅读 6-3
《宫颈癌患者根治术后尿潴留预防及管理的最佳证据总结》

5. 做好出院指导　护士要鼓励病人及家属积极参与出院计划的制订，以保证计划的可行性。根据病理报告告知病人后续是否需要接受放疗和（或）化疗，并向出院病人强调按时随访的重要性。出院后 1 个月行首次随访，2 年内每 3～6 个月复查 1 次，3～5 年内每 6 个月复查一次，第 6 年开始每年复查 1 次。随访内容包括盆腔检查、阴道脱落细胞学检查和高危型 HPV 检测、胸片、血常规及子宫颈鳞状细胞癌抗原（SCCA）、超声、CT、MRI 等。护士应注意帮助病人调整自我，协助其重新评价自我能力，根据病人具体状况提供有关术后生活方式的指导，如根据机体康复情况逐渐增加活动量和强度，适当参加社会交往活动、恢复日常工作，认真听取病人对性问题的看法和疑虑，提供针对性帮助。

6. 预防 宫颈癌是可以预防的肿瘤。

（1）推广 HPV 预防性疫苗接种（一级预防），通过阻断 HPV 感染预防宫颈癌的发生。

微课 16-1
宫颈癌的预防

（2）普及、规范宫颈癌筛查，早期发现 SIL（二级预防），及时治疗高级别病变，阻断子宫颈浸润癌的发生（三级预防）。

（3）开展预防宫颈癌知识宣教，提高预防性疫苗注射率和筛查率，建立健康的生活方式。

（十二）护理评价

1. 病人住院期间能以积极态度配合诊治全过程。

2. 病人能掌握出院后的自我护理内容和康复计划，排尿功能恢复。

3. 患者重视预防静脉血栓，积极配合。

第三节 子宫肌瘤

情境导入

李女士，34 岁，G$_2$P$_0$，因月经量过多，继发贫血就诊。半年来月经周期规则，经期延长，经量增多，为既往经量的 3 倍，偶有痛经现象。B 超发现宫腔左侧壁可见一肌性隆起，约 5 cm×4 cm×3 cm，约 1/4 凸向宫腔。

请思考：

1. 该病人最可能的诊断是什么？

2. 对诊断最有意义的辅助检查是什么？

3. 该病人的护理要点是什么？

子宫肌瘤（myoma of uterus）是女性生殖器中最常见的一种良性肿瘤，由平滑肌及结缔组织组成，多见于 30～50 岁女性。据尸检统计，约 20% 育龄期女性患有子宫肌瘤，因病人多无或少有临床症状，临床报道的子宫肌瘤发生率远低于实际发病率。

（一）病因

确切病因尚不清楚。因肌瘤好发于生育年龄，青春期前少见，绝经后萎缩或消退，提示其发生发展与女性性激素有关。一般认为肌瘤组织局部对雌激素的高敏感性是肌瘤发生的重要因素之一，有研究表明孕激素亦可促进肌瘤细胞有丝分裂，刺激肌瘤生长。细胞遗传学研究显示部分子宫肌瘤存在细胞遗传学异常。分子生物学研究结果提示，子宫肌瘤是由单克隆平滑肌细胞增殖而成，多发性子宫肌瘤则由不同克隆细胞形成。此外，神经中枢活动对肌瘤的发病也可能起部分作用。

（二）分类

肌瘤原发于子宫肌层，向不同方向生长，按肌瘤生长部位分为子宫体和子宫颈肌瘤，前者多见，约占 90%。根据肌瘤与子宫肌壁的关系可分为 3 类（图 16-4）：

1. 肌壁间子宫肌瘤　肌瘤在肌壁内，周围被肌层包围，最常见，占 60%～70%。

2. 浆膜下子宫肌瘤　肌瘤向子宫浆膜面生长，突出于子宫表面，由子宫浆膜层所覆盖，占 20%～30%，若浆膜下肌瘤继续向浆膜面生长，基底部形成蒂与子宫相连时称带蒂的浆膜下肌瘤，营养由蒂部血管供应，若血供不足，肌瘤可变性坏死。

3. 黏膜下子宫肌瘤　肌瘤向子宫黏膜方向生长，突出于宫腔，由子宫黏膜层所覆盖，占 10%～15%。黏膜下肌瘤易形成蒂，在宫腔内生长刺激而引起子宫收缩，肌瘤可被挤至宫颈外而突入阴道。

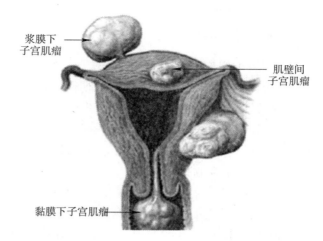

图 16-4　各类型子宫肌瘤

子宫肌瘤常为多个，各种类型的肌瘤可发生在同一子宫，称为多发性子宫肌瘤。

（三）病理

1. 巨检　子宫肌瘤多为球形实质性包块，表面光滑，质硬，大小不一。肌瘤外表有被压缩的肌纤维束和结缔组织形成的假包膜，肌瘤与假包膜之间有一层疏松网状间隙，故易剥除。肌瘤切面灰白色，呈螺旋状结构。肌瘤颜色和硬度与所含纤维组织多少有关。

2. 镜检　镜下可见肌瘤主要由梭形平滑肌细胞和不等量的纤维结缔组织交织而成，肌细胞大小均匀，排列成旋涡状或栅状，核为杆状。

（四）肌瘤变性

肌瘤变性是指肌瘤失去了原有的典型结构。常见的变性如下：

1. 玻璃样变（hyaline degeneration）　又称透明变性，最为常见。肌瘤剖面漩涡状结构消失，由均匀透明样物质取代。镜下可见病变部位肌细胞消失，为均匀透明无结构区。

2. 囊性变（cystic degeneration）　玻璃样变继续发展，肌细胞坏死液化发生囊性变，此时肌瘤变软，肌瘤内出现大小不等的囊腔，其间有结缔组织相隔，数个囊腔也可融合成大囊腔，腔内含清亮无色液体，也可凝固成胶冻状。

3. 红色变性（red degeneration）　多见于妊娠期或产褥期，是肌瘤的一种特殊类型坏死。发生机制不明，可能与肌瘤内小血管退行性变引起血栓及溶血，血红蛋白渗入肌瘤内有关。病人可出现剧烈腹痛伴恶心呕吐、发热，白细胞计数升高，检查发现肌瘤迅速增大、压痛。肌瘤剖面为暗红色，如半熟的牛肉，旋涡状结构消失，质软，有腥臭味。

4. 肉瘤样变（sarcomatous change）　肌瘤恶变为肉瘤非常少见，仅为 0.4%～0.8%，多见于年龄较大妇女。肌瘤在短期内迅速长大或伴有不规则出血者应考虑恶变。肌瘤恶变后，组织变软而且脆，切面灰黄色，似生鱼肉状，与周围组织界限不清。

5. 钙化（degeneration with calcification）　多见于蒂部细小血供不足的浆膜下肌瘤及绝经后妇女的肌瘤。常因脂肪变性后进一步分解成甘油三酯，再与钙盐结合，沉积在肌瘤内。

（五）临床表现

症状与肌瘤生长部位、有无变性有关，与肌瘤大小、数目关系不大，多数病人无明显症状。

1. 月经量增多及经期延长 子宫肌瘤最常见的临床表现是月经改变，月经改变主要的表现形式为经量增多，经期延长，多见于大的肌壁间肌瘤及黏膜下肌瘤。因肌瘤使宫腔增大、子宫内膜面积增加，并影响子宫收缩，从而导致经量增多、经期延长。此外肌瘤可能使肿瘤附近的静脉受挤压，导致子宫内膜静脉丛充血与扩张，亦可引起经量增多、经期延长。长期经量增多可能导致失血性贫血。

2. 下腹肿块 当肌瘤逐渐增大致使子宫超过 3 个月妊娠大小时，可于下腹正中扪及肿块，实性、可活动、无压痛。巨大的黏膜下肌瘤脱出阴道，病人也可因阴道脱出肿物而就医。

3. 压迫症状 长大的肌瘤可压迫周围组织引起相应的压迫症状。如子宫前壁下段肌瘤可压迫膀胱出现尿频、尿急，宫颈肌瘤可引起排尿困难、尿潴留，子宫后壁肌瘤压迫肠道可引起下腹坠胀不适、便秘等。

4. 阴道分泌物增多 肌壁间肌瘤可使子宫腔增大，腺体分泌增加，伴盆腔充血而出现白带增多。黏膜下肌瘤伴感染或坏死时，可产生大量恶臭的血性、脓血性分泌物。

5. 其他 包括腰酸背痛、下腹坠胀，经期加重。当浆膜下肌瘤发生蒂扭转或妊娠期合并子宫肌瘤红色变性时，可发生急性腹痛。黏膜下肌瘤刺激子宫收缩，常引起痉挛性疼痛或痛经。肌瘤压迫输卵管使之扭曲，或使宫腔变形，可能妨碍受精卵着床和生长，导致不孕或流产。

微课 16-2
子宫肌瘤的分类与临床表现

（六）处理原则

根据病人的年龄、症状、肌瘤大小和数目、生长部位及对生育的要求等，全面分析选择处理方案。

1. 随访观察 肌瘤小、无症状或症状轻微者，或已近绝经期妇女，可每 3~6 个月定期复查，若肌瘤增大或出现症状可进一步治疗。

2. 药物治疗 适用于症状不明显或较轻、近绝经期、全身情况不能耐受手术者，在排除子宫内膜癌的情况下，可采用药物对症治疗。常用药物有雄激素如丙酸睾酮注射液，可以对抗雌激素促使子宫内膜萎缩，同时作用于平滑肌促使其收缩而减少出血。还可选用促性腺激素释放激素类似物（GnRHa），通过抑制 FSH 和 LH 的分泌作用，降低雌激素水平，起到治疗作用。米非司酮可作为术前用药或提前绝经使用，但其有增加子宫内膜增生的风险，不宜长期使用。此外，还可将桂枝茯苓胶囊、宫瘤清胶囊等中药制剂用于子宫肌瘤的治疗。

3. 手术治疗 手术是子宫肌瘤的主要治疗方法，手术可经腹、经阴道或采用宫腔镜及腹腔镜进行。

（1）肌瘤切除术：年轻又希望保留生育功能的病人，术前排除子宫及宫颈的癌前病变后可经腹或腹腔镜下切除肌瘤，保留子宫。

（2）子宫切除术：肌瘤大、个数多、无须保留生育功能的病人可行全子宫切除术或次全子宫切除术。术前应行常规检查排除宫颈恶性病变，术中根据个体情况决定是否保留附件。

（3）其他治疗：新型微创治疗手段，如冷冻疗法、射频消融技术、高强度聚焦超声、子宫动脉栓塞术等。

（七）护理评估

1. 健康史　既往月经史、生育史，是否长期使用雌激素；发病后月经变化情况；是否有因子宫肌瘤压迫伴随出现的其他症状；若病人已接受治疗，注意收集病人治疗经过、疗效及用药后反应等信息。

2. 身体状况　多数病人无明显症状，仅在妇科检查时偶然发现。当肌瘤增大致腹部扪及包块时，尤其是浆膜下肌瘤病人下腹部可扪及包块，会有"压迫"感，清晨膀胱充盈时尤为显著。肌瘤长大向前方突起压迫膀胱可致排尿困难、尿潴留，向后方突起压迫直肠可致排便困难。病人因长期月经量过多可导致继发性贫血，并伴有倦怠、虚弱和嗜睡等症状。不同类型子宫肌瘤在妇科检查时有相应的局部体征。检查时可发现子宫不规则或均匀增大，表面呈结节状，质硬、无压痛。黏膜下肌瘤突于宫颈口或阴道内，呈红色，表面光滑；伴有感染时表面则有渗液覆盖或溃疡形成。

3. 心理社会状况　病人患病后可能因担心其为恶性肿瘤，担心手术治疗及对后期生活的影响而产生焦虑、恐惧、不安等心理变化，护士应充分评估病人及家属的心理需要，给予健康教育指导，解答咨询问题，减轻或消除病人的不良情绪。

4. 辅助检查　B 型超声可区分子宫肌瘤与其他盆腔肿块，MRI 可准确判断肌瘤大小、数目和位置，宫腔镜、腹腔镜等可协助明确诊断。

（八）常见护理诊断 / 问题

1. 知识缺乏　缺乏疾病病因、治疗及手术后保健知识。
2. 应对无效　与选择子宫肌瘤治疗方案的无助感有关。
3. 感染的风险　与贫血、长期阴道流血有关。

（九）护理目标

1. 病人能陈述子宫肌瘤疾病相关知识及手术后的保健知识。
2. 病人可利用相应资源及支持系统选择恰当治疗方案，增强治疗信心。
3. 病人住院治疗后无异常体温升高等感染症状。

（十）护理措施

1. 做好健康宣教，增强病人信心　认真细致讲解疾病相关知识，纠正错误认识，消除病人不必要的顾虑，增强康复信心。与病人共同制订住院期间及出院后的康复计划，并帮助病人充分挖掘社会支持系统，从而增强康复信心，减轻心理无助感。

2. 促进治疗配合，缓解病人不适感　对于住院治疗的病人，应观察并记录其生命体征，对于出血较多的病人应评估出血量。按医嘱给予止血药和子宫收缩剂，必要时输血，纠正贫血状态。对于出现局部压迫致排尿、排便不畅的病人，应给予导尿，或用缓泻剂软化粪便，或番泻叶 2～4 g 冲饮，以缓解症状。若肌瘤脱出阴道内，应保持局部清洁，防止感染发生。对于接受手术治疗的病人，依照腹部或阴道手术病人护理常规实施护理。行子宫肌瘤切除术的病人，子宫肌壁间创面可致子宫收缩不良而引起阴道流血，注意观察病人阴道流血情况，遵医嘱使用缩宫素，促进子宫收缩，减少出血。

3. 提供出院指导，实施随访计划　鼓励病人及家属参与制订出院计划，告知随访的目的和确切的随访时间，并向病人强调随访的重要性，以取得病人的配合。接受药物治疗的病人需详细告知其药品使用目的、方法、剂量、可能出现的不良反应和应对方法。如选用雄激素治疗病人，丙酸睾酮注射液 25 mg 肌注，每 5 日 1 次，每月总量不宜超过 300 mg，以免男性化。促性腺激素释放激素类似物一般为长效制剂，每月皮下注射 1 次，用药 6 个月以上可产生绝经综合征、骨质疏松等不良反应，故不宜长期使用。手术病人应术后 1 个月复查，休息 2~3 个月，3 个月内避免久坐久站、负重、重体力劳动或剧烈运动；不同手术方式，病人的日常活动、性生活恢复有差异，应评估病人情况后再确定，如病人出现不适症状应及时就诊。

（十一）护理评价

1. 病人知晓疾病病因、转归、预后及治疗方案，并协同制订康复计划。
2. 病人接受手术治疗方案，并积极配合医护加速术后康复。
3. 病人无生殖道感染发生。

第四节　子宫内膜癌

情境导入

吴女士，58 岁，绝经 3 年后出现阴道不规则流血、淋漓不尽，伴消瘦、乏力半年，行分段诊断性刮宫检查，确诊为子宫内膜癌收入院治疗。病人对病情非常担心，失眠多梦。

请思考：
1. 该病人的诊断依据有哪些？
2. 针对该病人可能采取哪些护理措施？

子宫内膜癌（endometrial carcinoma）是发生于子宫内膜层的一组上皮性恶性肿瘤，以来源于子宫内膜腺体的腺癌最常见，是女性生殖道三大恶性肿瘤之一，占女性全身恶性肿瘤的 7%，占女性生殖道恶性肿瘤的 20%~30%。近年来发病率在世界范围内呈上升趋势，平均发病年龄为 60 岁，其中 75% 发生于 50 岁以上妇女。

（一）病因

本病确切病因仍不清楚，目前认为可能有两种发病类型。Ⅰ型是雌激素依赖型（estrogen-dependent），其发生可能是在无孕激素拮抗的雌激素长期作用下，发生子宫内膜增生、不典型增生，继而癌变。子宫内膜增生主要分为两类：不伴有不典型的增生（hyperplasia without atypia）和不典型增生（atypical hyperplasia，AH），前者属良性病变，后者属癌前病变。Ⅰ型子宫内膜癌多见，均为子宫内膜样腺癌，肿瘤分化较好，雌、孕激素受体阳性率高，预后好。病人较年轻，常伴有肥胖、高血压、糖尿病、不孕或不育及绝经延迟，或伴有无排卵性疾病、功能性卵巢肿瘤、长期服用单一雌激素或他莫昔芬等病史。Ⅱ型子宫内膜癌是非雌激素依赖型（estrogen-independent），发病与雌激素无明确关系。这类子宫内膜癌的病理形态类型少见，如子宫内膜浆液性乳头状癌、透明细胞癌、腺鳞癌、黏液腺癌等。多见于老年妇女，肿瘤恶性度高，分化差，雌、孕激素受体多呈阴性，预后不良。

（二）病理

1. **巨检** 病变多见于宫底部内膜，以子宫角附近居多。依病变形态和范围分为弥漫型和局灶型。

（1）弥漫型：子宫内膜大部或全部为癌组织侵犯，从内膜表层长出并突向宫腔，癌组织呈灰白或淡黄色，表面有出血、坏死，有时形成溃疡。虽广泛累及内膜，但较少浸润肌层，晚期侵犯肌壁全层并扩展至宫颈管，若阻塞宫颈管可引起宫腔积脓。

（2）局灶型：多见于宫腔底部或子宫角部，癌灶小，呈息肉或菜花状，易浸润肌层。

2. **镜检** 有多种组织类型，如内膜样腺癌、腺癌伴鳞状上皮分化、浆液性腺癌、黏液性癌、透明细胞癌等，其中以内膜样腺癌最为多见，占 80% ~ 90%。

（三）转移途径

多数子宫内膜癌生长缓慢，局限于内膜或在宫腔内时间较长，部分特殊病理类型（浆液性乳头状癌、腺鳞癌）和低分化癌可快速发展，短期内出现转移。其主要转移途径为直接蔓延、淋巴转移和血行转移。

1. **直接蔓延** 癌灶初期沿子宫内膜蔓延生长，向上可沿子宫角波及输卵管，向下可累及宫颈管及阴道。若癌瘤向肌壁浸润，可穿透子宫肌层，累及子宫浆膜，种植于盆腹腔腹膜、直肠子宫陷凹及大网膜等。

2. **淋巴转移** 为子宫内膜癌的主要转移途径。当癌灶累及子宫深肌层、宫颈或分化不良时，易发生淋巴转移。转移途径与癌肿生长部位有关：子宫角部癌灶沿圆韧带至腹股沟淋巴结；子宫底部癌灶沿阔韧带上部淋巴管网，经骨盆漏斗韧带至卵巢、腹主动脉旁淋巴结；子宫下段或已累及子宫颈管癌灶的淋巴转移途径与宫颈癌相同，可累及宫旁、闭孔、髂内、髂外及髂总淋巴结；子宫后壁癌灶可沿宫骶韧带转移至直肠淋巴结。约 10% 内膜癌经淋巴管逆行引流累及阴道前壁。

3. **血行转移** 晚期病人经血行转移至全身各器官，常见部位为肺、肝、骨等。

（四）临床表现

1. **症状** 早期病人无明显症状，随病情发展可出现阴道流血、阴道排液、疼痛等。

（1）阴道流血：主要表现为绝经后阴道流血，量一般不多。尚未绝经者可表现为经量增多、经期延长或月经紊乱。

（2）阴道排液：多为血性液体或浆液性分泌物，合并感染则有脓血性排液、恶臭。因异常阴道排液就诊者约占 25%。

（3）下腹疼痛及其他：若肿瘤累及宫颈内口，可引起宫腔积脓，出现下腹胀痛及痉挛样疼痛。肿瘤浸润子宫周围组织或压迫神经可引起下腹及腰骶部疼痛。晚期可出现贫血、消瘦及恶病质等症状。

2. **体征** 早期病人妇科检查可无异常发现。晚期可有子宫增大，合并宫腔积脓时可有明显压痛，宫颈管内偶有癌组织脱出，触之易出血。癌灶浸润周围组织时，子宫固定或在宫旁扪及不规则结节状物。

（五）临床分期

目前，临床广泛采用国际妇产科联盟（FIGO）2014 年修订的手术 – 病理分期（表 16-3）。

表 16-3 子宫内膜癌手术 – 病理分期（FIGO，2014 年）

期别	肿瘤范围	
Ⅰ 期	肿瘤局限于子宫体	
Ⅰ A	肿瘤浸润深度 < 1/2 肌层	
Ⅰ B	肿瘤浸润深度 ≥ 1/2 肌层	
Ⅱ 期	肿瘤侵犯宫颈间质，但无宫体外蔓延	
Ⅲ 期	肿瘤局部和（或）区域扩散	
Ⅲ A	肿瘤累及浆膜层和（或）附件	
Ⅲ B	阴道和（或）宫旁受累	
Ⅲ C	盆腔淋巴结和（或）腹主动脉旁淋巴结转移	
Ⅲ C1	盆腔淋巴结转移	
Ⅲ C2	腹主动脉旁淋巴结转移伴（或不伴）盆腔淋巴结转移	
Ⅳ 期	肿瘤累及膀胱和（或）直肠黏膜，（或）远处转移	
Ⅳ A	肿瘤累及膀胱和（或）直肠黏膜	
Ⅳ B	远处转移，包括腹腔内转移和（或）腹股沟淋巴结转移	

（六）处理原则

根据肿瘤累及范围及组织学类型，结合病人年龄及全身情况制订适宜的治疗方案。早期病人以手术为主，术后根据高危因素选择辅助治疗。晚期病人采用手术、放射、药物等综合治疗，对于影像学评估病灶局限于子宫内膜的高分化的年轻子宫内膜样癌病人，可考虑采用孕激素治疗为主的保留生育功能治疗。

1. **手术治疗** 为首选治疗方法。手术目的是切除病变子宫及其他可能存在的转移病灶并进行手术 – 病理分期，确定病变范围及预后相关因素。手术可经腹或腹腔镜途径进行，根据病情选择手术方案，如全子宫及双侧附件切除术、广泛子宫切除及双侧附件切除伴盆腔及腹主动脉旁淋巴结清扫术、肿瘤细胞减灭术等。切除的标本应常规进行病理学检查，癌组织还应行雌、孕激素受体检测，作为术后选用辅助治疗的依据。

2. **放疗** 是治疗子宫内膜癌的有效方法之一，适用于已有转移或可疑淋巴结转移及复发的病人。手术前后辅助放疗可提高疗效。

3. **化疗** 为全身治疗，适用于晚期或复发子宫内膜癌，也可用于术后有复发高危因素病人的治疗，以期减少盆腔外的远处转移。常用化疗药物有顺铂、多柔比星、紫杉醇等，可单独或联合应用，也可与孕激素合并应用。

4. **孕激素治疗** 主要用于保留生育功能的早期子宫内膜癌病人，也可作为晚期或复发子宫内膜癌病人的综合治疗方法之一。以高效、大剂量、长期应用为宜，至少应用 12 周方可评定疗效。

（七）护理评估

子宫内膜癌的早期症状不明显，多数病人的病程较长、发生转移较晚，早期病例的疗效好，护理人员在全面评估的基础上，加强对高危人群的指导管理，有利于增加病人的生存机会。

1. 健康史　重视高危因素，如老年、肥胖、绝经期推迟、少育、不育等；询问近亲家属中是否有乳腺癌、子宫内膜癌、林奇综合征等病史；高度警惕育龄期妇女雌激素治疗或绝经期女性接受雌激素补充治疗等病史。对于确诊为子宫内膜癌者，需详细询问并记录其发病经过、有关检查治疗及出现症状后机体反应等情况。

2. 身体状况　多数病人在普查或因其他原因做检查时偶然发现。不规则的阴道出血最为多见。绝经后阴道流血则是最典型的症状，通常出血量不多，病人可表现为持续或间歇性出血。约有 25% 的病人因阴道排液异常就诊。晚期病人常伴全身症状，表现为贫血、消瘦、恶病质、发热及全身衰竭等情况。早期病人妇科检查时无明显异常，随病程进展，妇科检查可发现子宫增大，质稍软；晚期偶见癌组织自宫颈口脱出，质脆，触之易出血。合并宫腔积脓者，子宫明显增大，极软，触痛明显。癌灶向宫旁浸润时子宫固定，在宫旁或盆腔内可扪及不规则结节样物。

3. 心理社会状况　面对不熟悉的检查过程病人可能会出现焦虑和恐惧，担心检查结果及检查过程带来的不适。当得知为恶性肿瘤时，与其他癌症病人类似可能出现较严重的心理反应。

4. 辅助检查

（1）分段诊断性刮宫：是目前早期诊断子宫内膜癌最常用且最有价值的诊断方法。分段诊断性刮宫的优点是能鉴别子宫内膜癌和子宫颈管腺癌；同时可以明确子宫内膜癌是否累及宫颈管，为制订治疗方案提供依据。病理组织学检查是子宫内膜癌的确诊依据。

（2）细胞学检查：采用特制的宫腔吸管或宫腔刷放入宫腔，吸取分泌物做细胞学检查，供筛选检查用。

（3）宫腔镜检查：可直接观察子宫腔及宫颈管内有无病灶存在、了解病灶的生长情况，并在直视下取可疑病灶活组织送病理检查，对局灶型子宫内膜癌的诊断和评估宫颈是否受侵更为准确。可减少对早期病人的漏诊。

（4）B 型超声检查：经阴道 B 型超声检查可了解子宫大小、宫腔形状、宫腔内有无赘生物、子宫内膜厚度、肌层有无浸润及深度等，为临床诊断及处理提供参考。

（5）血清 CA125 测定：有子宫外转移者或浆液性癌，血清 CA125 值可升高。也可作为疗效观察的指标。

（八）常见护理诊断/问题

1. 营养失调　低于机体需要量，与癌症、化疗药物的治疗反应等有关。
2. 焦虑　与担心疾病治疗及预后有关。
3. 体像紊乱　与手术丧失子宫，而引起自身体像缺失有关。

（九）护理目标

1. 病人能合理均衡膳食，适当运动。
2. 病人了解疾病相关知识、治疗方案和预后，能主动参与诊疗过程。
3. 病人了解子宫的功能，能接受手术切除的事实。

（十）护理措施

1. 普及防癌知识，加强预防意识 大力宣传癌症普查的重要性，中年妇女应每年进行一次妇科检查。注意子宫内膜癌的高危因素和人群，督促绝经过渡期、月经紊乱及绝经后出现不规则阴道流血者，进行必要检查以排除子宫内膜癌的可能，并接受正规治疗。严格掌握雌激素的用药指征，加强用药期间的监护、随访措施。

2. 提供疾病知识，缓解焦虑 评估病人对疾病及有关诊治过程的认知程度，鼓励病人及其家属讨论有关疾病及治疗的疑虑，耐心解答增强治病信心。针对个人需求及学习能力，向护理对象介绍住院环境、诊断性检查、治疗过程、可能出现的不适及影响预后的相关因素。

3. 提供支持和治疗配合

（1）为需要接受手术治疗的病人提供术前术后指导（详见本章第一节）；将手术切除标本及时送病理学检查，并进行雌、孕激素受体检测，以作为术后辅助治疗的依据。

（2）注意观察孕激素药物的副作用，用药后病人可能出现潮热、急躁等类似围绝经期综合征的表现，轻度的白细胞、血小板计数下降等骨髓抑制表现，可有头晕、恶心、呕吐、不规则少量阴道流血、闭经等。如不适明显应及时告知医护人员。

4. 出院指导和定期随访 完成治疗后出院病人应定期随访，根据病人的康复情况建议恢复性生活的时间及体力活动的程度。随访时间为术后 2～3 年内每 3 个月 1 次，3 年后每 6 个月 1 次，5 年后每年 1 次。随访内容包括详细病史（新的症状）、盆腔检查、阴道细胞学检查、胸部 X 线片、血清 CA125 等，必要时可做 CT 及 MRI 检查。子宫根治术后、服药或放射治疗后，病人可能出现阴道分泌物减少、性交痛等症状，指导病人使用水溶性润滑剂等以增进性生活的舒适感。

（十一）护理评价

1. 病人饮食状况良好、膳食均衡，体重稳定。

2. 病人情绪稳定，知晓并参与疾病的诊疗过程，依从性高。

3. 病人能正确面对疾病，能接受部分女性组织器官丧失的事实。

第五节 子宫内膜异位症

情境导入

王女士，30 岁，因婚后 2 年一直未孕入院检查。自诉平素月经尚规律，经期腹痛 2 年，月经前 1～2 日开始腹痛，月经后逐渐消失，有性交痛。妇科检查：子宫大小正常，后位，粘连；子宫后壁有触痛结节，双侧子宫骶韧带呈串珠状增厚；双侧卵巢均有直径 6～7 cm 的囊性肿块。

请思考：

1. 该病人可能的临床诊断是什么？

2. 诊断依据有哪些？还可以做哪些检查帮助确诊？

3. 该病人的护理要点有哪些？

子宫内膜组织（腺体和间质）出现在子宫体以外的部位时，称为子宫内膜异位症（endometriosis，EMT），简称内异症。异位内膜可侵犯全身任何部位，如脐、膀胱、肾、输尿管、肺、胸膜、乳腺，甚至手臂、大腿等处，但绝大多数位于盆腔脏器和壁腹膜，以卵巢、宫骶韧带最常见，其次为子宫及其他脏腹膜、阴道直肠隔等部位，故有盆腔子宫内膜异位症之称（图 16-5）。子宫内膜异位性疾病包括子宫内膜异位症和子宫腺肌病，两者均由具有生长功能的异位子宫内膜所致，临床上常可并存。但两者的发病机制及组织发生学不尽相同，临床表现及其对卵巢激素的敏感性亦有差异，前者对孕激素敏感，后者不敏感。

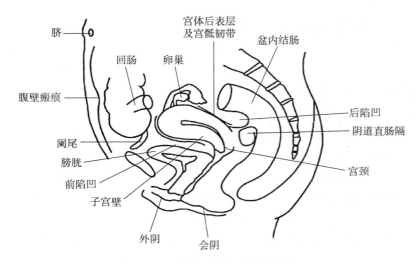

图 16-5　子宫内膜异位症的发生部位

流行病学调查显示，生育期是内异症的高发时段，其中 76% 在 25～45 岁，与内异症是激素依赖性疾病的特点相符合，有报道绝经后用激素补充治疗的妇女也有发病者。生育少、生育晚的妇女发病明显高于生育多、生育早者。近年来发病率呈明显上升趋势，与社会经济状况呈正相关，与剖宫产率增高、人工流产与宫腹腔镜操作增多有关，在慢性盆腔疼痛及痛经病人中的发病率为 20%～90%，25%～35% 不孕病人与内异症有关，妇科手术中有 5%～15% 病人被发现有内异症存在。

（一）病因及发病机制

1. **异位种植学说**　是目前较为公认的重要学说。该学说认为，经期时子宫内膜腺上皮和间质细胞可随经血逆流，经输卵管进入盆腔，种植于卵巢和邻近的盆腔腹膜，并在该处继续生长、蔓延，形成盆腔内异症。异位种植学说虽被绝大多数学者接受，但无法解释在多数育龄女性中存在经血逆流，但仅少数（10%～15%）女性发病。不少学者发现盆腔淋巴管、淋巴结和盆腔静脉中有子宫内膜组织，提出子宫内膜可通过淋巴和静脉向远处播散。临床上所见远离盆腔的器官，如肺、四肢皮肤、肌肉等发生内异症，可能就是内膜通过血行和淋巴播散的结果。该学说无法说明子宫内膜如何通过静脉和淋巴系统，而盆腔外内异症的发病率又极低。

2. **体腔上皮化生学说**　卵巢表面上皮、盆腔腹膜均是由胚胎期具有高度化生潜能的体腔上皮分化而来的，Mayer 提出体腔上皮分化来的组织在受到卵巢激素或慢性炎症的反复刺激后，能被激活转化为子宫内膜样组织。但目前仅有动物实验证实。

3. **诱导学说**　未分化的腹膜组织在内源性生物化学因素诱导下，可发展成为子宫内膜组织，种植的内膜可以释放化学物质诱导未分化的间充质形成子宫内膜异位组织。此学说是体腔上皮化生学说的延伸，在动物实验中已证实，而在人类尚无证据。

4. 其他因素　子宫内膜异位症可能还与遗传因素、免疫与炎症因素等有关。国内学者提出"在位内膜决定论"，认为在位子宫内膜的生物学特性是内异症发生的决定因素，局部微环境是影响因素。内异症病人的在位子宫内膜特性如黏附性、侵袭性、刺激形成血管的能力均强于非内异症病人的在位子宫内膜。环境因素也与内异症之间存在潜在联系。

（二）临床表现

内异症的临床表现因病变部位不同而多种多样，症状特征与月经周期密切相关，有 25% 的病人无任何症状。

1. 症状

（1）下腹痛和痛经：疼痛是内异症的主要症状，典型症状为继发性痛经、进行性加重。疼痛多位于下腹、腰骶及盆腔中部，有时可放射至会阴部、肛门及大腿，常于月经来潮时出现，并持续至整个经期。疼痛严重程度与病灶大小不一定成正比，粘连严重的卵巢异位囊肿病人可能并无疼痛，而盆腔内小的散在病灶却可引起难以忍受的疼痛。少数病人可表现为持续性下腹痛，经期加剧。但有 27% ~ 40% 的病人无痛经。

（2）不孕：内异症病人不孕率高达 40%。引起不孕的原因复杂，如盆腔微环境改变影响精卵结合及运送、免疫功能异常导致抗子宫内膜抗体增加而破坏子宫内膜正常代谢及生理功能、卵巢功能异常导致排卵障碍和黄体形成不良等。中、重度病人可因卵巢、输卵管周围粘连而影响受精卵运输。

（3）性交不适：多见于直肠子宫陷凹有异位病灶或因局部粘连使子宫后倾固定者。性交时碰撞或子宫收缩上提而引起疼痛，一般表现为深部性交痛，月经来潮前性交痛最为明显。

（4）月经异常：15% ~ 30% 病人有经量增多、经期延长或月经淋漓不尽、经前期点滴出血。可能与卵巢实质病变、无排卵、黄体功能不足或合并有子宫腺肌病和子宫肌瘤有关。

（5）其他特殊症状：盆腔外任何部位有异位内膜种植生长时，均可在局部出现周期性疼痛、出血和肿块，并出现相应症状。肠道内异症可出现腹痛、腹泻、便秘或周期性少量便血，严重者可因肿块压迫肠腔而出现肠梗阻症状；膀胱内异症常在经期出现尿痛和尿频，异位病灶侵犯和（或）压迫输尿管时，可引起输尿管狭窄、阻塞，出现腰痛和血尿，甚至形成肾盂积水和继发性肾萎缩；手术瘢痕异位症病人常在剖宫产或会阴侧切术后数月至数年出现周期性瘢痕处疼痛，在瘢痕深部扪及包块，随时间延长，包块逐渐增大，疼痛加剧。

除上述症状外，卵巢子宫内膜异位囊肿破裂时，囊内容物流入盆腹腔可引起突发性剧烈腹痛，伴恶心、呕吐和肛门坠胀。

2. 体征　卵巢异位囊肿较大时，妇科检查可扪及与子宫粘连的肿块。囊肿破裂时腹膜刺激征阳性。典型盆腔内异症双合诊检查时，可发现子宫后倾固定，直肠子宫陷凹、宫骶韧带或子宫后壁下方可扪及触痛性结节，一侧或双侧附件处触及囊实性包块，活动度差。病变累及直肠阴道间隙时，可在阴道后穹隆触及、触痛明显，或直接看到局部隆起的小结节或紫蓝色斑点。

（三）处理原则

子宫内膜异位症虽为良性病变，但却具有类似恶性肿瘤的远处转移和种植、浸润生长及复发等恶性行为，治疗内异症的根本目的是缩减和去除病灶，减轻和控制疼痛，治疗和促进生育，预防和减少复发。治疗方法应根据病人年龄、症状、病变部位和范围及对生育要求等加以选择，强调治疗个体化。无症状或症状轻微的病变可采用期待治疗；有生育要求且症状轻微的病人可以先给予药物治疗；根据病人生育需求可以选择保留生育功能手术或保留卵巢功能手术，并辅以性激素治疗；症状及病变均严重的无生育要求者，考虑行根治性手术。

（四）护理评估

1. 健康史　询问年龄、婚姻状况等信息。了解病人出现典型症状的开始时间、持续时间，有无就医经历，治疗方法及效果。重点询问病人的家族史、月经史、孕产史，有无宫颈管狭窄或阴道闭锁经血排出不畅的病史。不孕症病人要特别注意询问有无多次输卵管通液、碘油造影、子宫镜及腹腔镜检查或手术史。

2. 身体状况　询问病人有无继发性痛经且进行性加重的症状，每次痛经或腹痛起始时间、疼痛程度和持续时间，有无性交痛和肛门坠胀感等，了解疼痛是否明显发生在某次手术或宫腔操作之后。应进行双合诊和三合诊检查，判断子宫的位置、活动度、有无触痛，附件处有无肿块、肿块的大小和性质。阴道后穹隆是否扪及小结节或包块，是否有触痛等。

3. 心理社会状况　子宫内膜异位症给病人带来的心理压力，主要是对疼痛的恐惧和对不孕的担忧。周期性、规律性的下腹疼痛和腰骶部疼痛，使病人常常在月经来潮前几日就开始紧张，恐惧月经期的来临。不孕的诊断是心理压力源之一，在不孕症的治疗过程中，再次经受社会和经济的压力。病人常因为治疗无效、疼痛加剧，而有无望感。

4. 辅助检查

（1）腹腔镜检查：是目前诊断子宫内膜异位症的最佳方法，特别是对不明原因不孕或腹痛病人更是首选。腹腔镜可直接窥视盆腔子宫内膜异位症病灶的典型外观，对可疑病变进行活检以确诊疾病。

（2）B超检查：是辅助检查子宫内膜异位症的有效方法，诊断敏感性及特异性达96%以上。可以明确异位囊肿位置、大小和形状，并可发现盆腔检查时未能扪及的包块。

（五）常见护理诊断/问题

1. 焦虑　与不适症状及疾病反复有关。
2. 疼痛　与疾病引起的痛经、下腹痛有关。

（六）护理目标

1. 病人情绪稳定，能够主动表达焦虑情绪，并能寻求帮助。
2. 病人逐渐建立应对与减轻疼痛的方法。

（七）护理措施

1. 做好预防　子宫内膜异位症病因不清，并且复发的可能性较高，应根据可能的病因和流行病学结果从以下几个方面加强预防。

（1）预防经血逆流：妇女经期需注意休息，避免吃生冷食物，避免引起经血逆流的运动或剧烈运动。及时治疗可能导致经血逆流的疾病，如先天性生殖道畸形、闭锁、狭窄和继发性宫颈粘连、阴道狭窄等。

（2）妊娠和药物避孕：口服避孕药可抑制排卵，促进子宫内膜萎缩，进而达到治疗子宫内膜异位症的目的。因此对于需要避孕的子宫内膜异位症病人，可推荐使用药物避孕。由于妊娠可以延缓此病的发生及发展，鼓励已至婚龄或婚后痛经的女性及时婚育，鼓励母乳喂养。

（3）防止医源性异位内膜种植：尽量减少宫腔手术操作。进入宫腔内的经腹手术，尤其是孕中期剖宫取胎术，手术护士均应用纱布垫保护好子宫切口周围手术野，以防宫腔内容物进入腹腔或种植腹壁切口。缝合子宫壁时应避免缝线穿过子宫内膜层。经宫颈及阴道手术均不宜在月经前进行。人工流产吸宫术时，宫腔内负压不宜过高，避免突然将吸管拔出，使宫腔血液和内膜碎片逆流至腹腔。

2. 心理护理　子宫内膜异位症所导致的疼痛、性交痛和不孕症常常影响病人的家庭幸福和生存质量。另外，除根治性手术外，其复发率较高。所以在治疗和随访的过程中需观察病人及其家庭的心理反应和应激状况。针对病人急需解决的不同问题给予相应治疗会产生良好的心理缓解作用。应根据病人及其家庭的需求，个性化地制订治疗和护理方案提高诊疗效果，给病人希望，同时也给病人家属希望，使病人可从家属处获得有效的社会支持。

3. 药物治疗病人的护理　药物治疗的主要目的是缓解症状，延缓复发。病人必须对药物治疗的效果有正确的认识，从而增加依从性，提高疗效。同时要告知病人定期随访，如有异常及时与医生联系，以便修正治疗方案。

治疗子宫内膜异位症的药物种类较多，不同的药物作用机制不同，不良反应亦各有不同。应明确告知病人药物的治疗作用、剂量、服用时间、不良反应及注意事项。孕激素的不良反应常见有乳房胀痛、水钠潴留、食欲增加和体重增加等。睾酮类衍生物（达那唑）一般需连续使用6个月，不良反应较明显，但一般可耐受，主要为男性化表现，如多毛、痤疮、皮脂增加等，偶有肝功能损害，所以要定期检查肝功能，已有肝损伤病人不宜使用。停药后4~6周可恢复月经和排卵，不良反应大部分可随之消失。促性腺激素释放激素激动剂的不良反应主要是雌激素水平低下造成的类似围绝经期综合征的一些表现，如潮热，阴道干燥，骨质疏松等。停药后大部分症状可缓解或消失，但骨质疏松恢复较慢，需向病人强调并防止意外骨折。

4. 手术病人的护理　详见本章第一节。对于希望妊娠的病人，在手术治疗后，应向其宣教尽早妊娠的好处，并鼓励尽快妊娠。手术后2年内不能妊娠者，再妊娠机会非常小，可向病人提供辅助生育技术支持。

（八）护理评价

1. 病人焦虑、恐惧减轻，情绪稳定。
2. 病人疼痛感减轻或较好掌握缓解疼痛的方法。

第六节　卵　巢　肿　瘤

卵巢肿瘤（ovarian tumor）是常见的妇科肿瘤，各个年龄均可发病，是女性生殖器常见的三大恶性肿瘤之一。卵巢肿瘤有各种不同的形态和性质，有单一型或混合型，发生一侧或双侧性，呈囊性或实质性，又有良性、交界性和恶性之分。20%~25%卵巢恶性肿瘤病人有家族史；发病还可能与高胆固醇饮食、内分泌因素、环境因素有关；此外，持续性排卵增加了卵巢修复过程中卵巢表面上皮细胞突变的可能性，流行病学调查显示不孕、绝经年龄晚、应用促排卵药物等也是卵巢恶性肿瘤发病的高危因素。由于卵巢位于盆腔深部，早期通常无症状，一旦出现症状往往已属晚期（70% 以上的病人确诊时已属晚期），治疗困难，故死亡率高居妇科恶性肿瘤之首，已成为严重威胁妇女生命和健康的主要肿瘤。

（一）组织学分类

卵巢组织成分非常复杂，是全身各脏器原发肿瘤类型最多的器官，不同类型的组织学结构和生物学行为均存在很大差异。根据世界卫生组织（WHO）制定的女性生殖器肿瘤组织学分类（2014 版），卵巢肿瘤分为 13 大类，其中主要组织学类型为上皮性肿瘤、生殖细胞肿瘤、性索间质肿瘤及转移性肿瘤（表 16-4）。

表 16-4　卵巢肿瘤组织学分类（WHO，2014 年，部分内容）

分类	组织学类型
一、上皮性肿瘤（良性、交界性、恶性）	1. 浆液性肿瘤 2. 黏液性肿瘤 3. 子宫内膜样肿瘤 4. 透明细胞瘤 5. 布伦纳瘤 6. 浆黏液性肿瘤 7. 未分化癌
二、间叶性肿瘤	低级别子宫内膜样间质肉瘤、高级别子宫内膜样间质肉瘤
三、混合性上皮性和间叶性肿瘤	腺肉瘤、癌肉瘤
四、性索间质肿瘤	
1. 单纯间质肿瘤	纤维瘤、细胞型纤维瘤、卵泡膜瘤、硬化性脂膜炎相关的黄素化卵泡膜瘤、纤维肉瘤、硬化间质瘤、印戒间质瘤、微囊性间质瘤、Leydig 细胞瘤、类固醇细胞瘤、恶性类固醇细胞瘤
2. 单纯性索肿瘤	成人型颗粒细胞瘤、幼年型颗粒细胞瘤、Sertoli 细胞瘤、环管状性索瘤
3. 混合性性索 - 间质瘤	Sertoli-Leydig 细胞瘤、非特异性性索 - 间质瘤
五、生殖细胞肿瘤	1. 无性细胞瘤 2. 卵黄囊瘤 3. 胚胎癌 4. 非妊娠性绒癌 5. 成熟畸胎瘤 6. 未成熟畸胎瘤 7. 混合性生殖细胞瘤
六、单胚层畸胎瘤及与皮样囊肿有关的体细胞肿瘤	卵巢甲状腺肿、类癌、神经外胚层肿瘤、皮脂腺肿瘤、其他罕见单胚层畸胎瘤等
七、生殖细胞性索间质瘤	性母细胞瘤、混合性生殖细胞性索间质肿瘤
八、其他各种肿瘤	卵巢网腺瘤、小细胞癌、Wilms 肿瘤、副神经节瘤、实性假乳头状瘤
九、间皮组织肿瘤	腺瘤样瘤、间皮瘤

续表

分类	组织学类型
十、软组织肿瘤	黏液瘤、其他
十一、瘤样病变	卵泡囊肿、黄体囊肿、大的孤立性黄素化卵泡囊肿、高反应性黄素化、妊娠黄体瘤、间质增生、间质胞膜增生症、纤维瘤样增生、卵巢广泛水肿、Leydig 细胞增生等
十二、淋巴瘤和髓样肿瘤	淋巴瘤、浆细胞瘤、髓样肿瘤
十三、转移性肿瘤	

1. 上皮性肿瘤 是最常见的组织学类型，占原发性卵巢肿瘤的 50%～70%，其恶性类型占卵巢恶性肿瘤的 85%～90%。可分为浆液性肿瘤、黏液性肿瘤、子宫内膜样肿瘤、透明细胞瘤等，各类别依据生物学行为进一步分为良性、交界性（不典型增生肿瘤）和恶性。

2. 生殖细胞肿瘤 为来源于原始生殖细胞的一组肿瘤，占卵巢肿瘤的 20%～40%，好发于青少年及儿童，青春期前病人占 60%～90%。可分为畸胎瘤、无性细胞瘤、卵黄囊瘤、混合性生殖细胞肿瘤等，其中畸胎瘤最为常见。

3. 性索间质肿瘤 来源于原始性腺中的性索及间叶组织，占卵巢肿瘤的 4.3%～6%，该类肿瘤常有内分泌功能，故又称卵巢功能性肿瘤。可分为单纯间质肿瘤、单纯性索肿瘤和混合性性索 - 间质瘤，以颗粒细胞瘤最为多见。

4. 转移性肿瘤 体内任何部位的原发癌灶都可能转移到卵巢，其中乳腺、胃肠道、生殖道、泌尿道等是常见的原发肿瘤器官。

（二）卵巢瘤样病变

卵巢瘤样病变属卵巢非赘生性肿瘤，是卵巢增大的常见原因。常见有滤泡囊肿、黄体囊肿、黄素囊肿、多囊卵巢及卵巢子宫内膜异位囊肿，病人表现为下腹压迫感、盆腔一侧胀痛、月经不规则等。如果症状不严重，一般追踪观察 1～2 个月，囊肿会自行消失，无须特殊治疗。

（三）卵巢恶性肿瘤的转移途径

直接蔓延、腹腔种植和淋巴转移是卵巢恶性肿瘤的主要转移途径。其转移特点是盆、腹腔内广泛转移灶，包括横膈、大网膜、腹腔脏器表面、壁腹膜及腹膜后淋巴结转移等。即使原发部位外观为局限的肿瘤也可发生广泛转移，其中以上皮性癌表现最为典型。淋巴转移途径有三种方式：①沿卵巢血管经卵巢淋巴管向上至腹主动脉旁淋巴结；②沿卵巢门淋巴管达髂内、髂外淋巴结，经髂总淋巴结至腹主动脉旁淋巴结；③沿圆韧带进入髂外及腹股沟淋巴结。横膈为转移的好发部位，尤其右膈下淋巴丛密集、最易受侵犯。血行转移少见，晚期可转移到肺、胸膜及肝实质。

（四）卵巢恶性肿瘤的临床分期

采用国际妇产科联盟（FIGO）2014 年手术 - 病理分期，用以评估预后及评价疗效（表 16-5）。

（五）临床表现

1. 良性肿瘤 肿瘤较小时多无症状，常在妇科检查时偶然发现。肿瘤增大时，感腹胀或腹

表 16-5 原发性卵巢癌手术 - 病理分期标准（FIGO，2014 年）

分期	肿瘤范围
Ⅰ 期	肿瘤局限于卵巢或输卵管
Ⅰ A（T1a-N0-M0）	肿瘤局限于一侧卵巢（包膜完整），卵巢表面无肿瘤；腹水或腹腔冲洗液未找到癌细胞
Ⅰ B（T1b-N0-M0）	肿瘤局限于双侧卵巢（包膜完整），卵巢表面无肿瘤；腹水或腹腔冲洗液未找到癌细胞
Ⅰ C 期	肿瘤局限于单或双侧卵巢，并伴有如下任何一项： Ⅰ C1（T1c1-N0-M0）：手术导致肿瘤破裂 Ⅰ C2（T1c2-N0-M0）：手术前肿瘤包膜已破裂或卵巢表面有肿瘤 Ⅰ C3（T1c3-N0-M0）：腹水或腹腔冲洗液发现癌细胞
Ⅱ 期	肿瘤累及一侧或双侧卵巢并有盆腔扩散（在骨盆入口平面以下）或原发性腹膜癌
Ⅱ A（T2a-N0-M0）	肿瘤蔓延至或种植到子宫和（或）卵巢
Ⅱ B（T2b-N0-M0）	肿瘤蔓延至其他盆腔内组织
Ⅲ 期	肿瘤累及单侧或双侧卵巢，伴有细胞学或组织学证实的盆腔外腹膜转移或证实存在腹膜后淋巴结转移
Ⅲ A1（T3a1-N1-M0）	仅有腹膜后淋巴结阳性（细胞学或组织学证实）
Ⅲ A1（i）	转移灶最大直径 ≤ 10 mm
Ⅲ A1（ii）	转移灶最大直径 > 10 mm
Ⅲ A2（T3a2-N0/N1-M0）	显微镜下盆腔外腹膜受累，伴或不伴腹膜后阳性淋巴结
Ⅲ B（T3b-N0/N1-M0）	肉眼见盆腔外腹膜转移，病灶最大直径 ≤ 2 cm，伴或不伴腹膜后阳性淋巴结
Ⅲ C（T3c-N0/N1-M0）	肉眼见盆腔外腹膜转移，病灶最大直径 > 2 cm，伴或不伴腹膜后阳性淋巴结（包括肿瘤蔓延至肝包膜和脾，但未转移到脏器实质）
Ⅳ 期	超出腹腔外的远处转移
Ⅳ A	胸腔积液中发现癌细胞
Ⅳ B	腹腔外器官实质转移（包括肝实质转移和腹股沟淋巴结、腹腔外淋巴结转移）

部扪及肿块。肿瘤长大占满盆、腹腔时，可出现尿频、便秘、气急、心悸等压迫症状。检查见腹部膨隆，叩诊实音，无移动性浊音。双合诊和三合诊检查可在子宫一侧或双侧触及圆形或类圆形肿块，多为囊性，表面光滑，活动，与子宫无粘连。

2. 恶性肿瘤 早期常无症状。晚期主要表现为腹胀、腹部肿块、腹腔积液及其他消化道症状，部分病人可有消瘦、贫血等恶病质表现，功能性肿瘤可出现不规则阴道流血或绝经后出血。妇科检查可扪及肿块多为双侧，实性或囊实性，表面凹凸不平，活动差，常伴有腹腔积液。三合诊检查可在直肠子宫陷凹处触及质硬结节或肿块。有时可扪及上腹部肿块，以及腹股沟、腋下或锁骨上肿大的淋巴结。

（六）并发症

1. 蒂扭转 为常见的妇科急腹症，约 10% 卵巢肿瘤可发生蒂扭转。好发于瘤蒂较长、中等大小、活动度好、重心偏于一侧的肿瘤，如成熟畸胎瘤。常在体位突然改变，或妊娠期、产褥期子宫大小、位置改变时发生蒂扭转（图16-6）。卵巢肿瘤扭转的蒂由骨盆漏斗韧带、卵巢固有韧带和输卵管组成。发生急性扭转后，因静脉回流受阻，瘤内充血或血管破裂致瘤内出血，导致瘤体迅速增大。若动脉血流受阻，肿瘤可发生坏死、破裂和继发感染。卵巢肿瘤蒂扭转的典型症状是体位改变后突发一侧下腹部剧痛，常伴恶心、呕吐甚至休克。双合诊检查可扪及肿块，压痛以蒂部最明显。有时不全扭转可自然复位，腹痛随之缓解。蒂扭转处理原则是一经确诊，尽快进行手术。

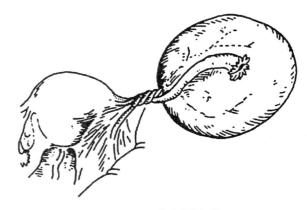

图 16-6　卵巢肿瘤蒂扭转

2. 破裂　约3%卵巢肿瘤会发生破裂，有自发性破裂和外伤性破裂。自发性破裂常因肿瘤浸润性生长穿破囊壁所致。外伤性破裂则在腹部受重击、分娩、性交、盆腔检查及穿刺后引起。病人症状轻重取决于破裂口大小、流入腹腔囊液的量和性质。小的囊肿或单纯浆液性囊腺瘤破裂时，病人仅有轻度腹痛；大囊肿或畸胎瘤破裂后，病人常有剧烈腹痛伴恶心呕吐。破裂也可导致腹腔内出血、腹膜炎及休克。体征有腹部压痛、腹肌紧张，可有腹腔积液征，盆腔原本的肿块消失或缩小。诊断肿瘤破裂后应立即手术，术中尽量吸净囊液，并涂片行细胞学检查，彻底清洗盆、腹腔。

3. 感染　较少见，多继发于蒂扭转或破裂，也可来自邻近器官感染灶（如阑尾脓肿）的扩散。病人可有发热、腹痛、腹部肿块、腹部压痛和反跳痛及肌紧张、白细胞升高等。处理原则是抗感染后手术切除肿瘤，如感染不能短期内控制则应立即手术。

4. 恶变　肿瘤迅速生长尤其双侧性，应考虑有恶变可能，应尽早手术。

（七）处理原则

卵巢肿瘤一经确诊首选手术治疗。手术目的包括明确诊断、切除肿瘤、恶性肿瘤进行手术－病理分期和解除并发症。术中应剖检肿瘤，必要时做冷冻切片组织学检查明确肿瘤的性质以确定手术范围。恶性肿瘤病人术后应根据其组织学类型、细胞分化程度，手术－病理分期和残余病灶大小决定是否接受辅助性治疗，化疗是主要的辅助治疗手段。

（八）护理评估

1. 健康史　病人早期多无特殊症状，于妇科普查中发现盆腔肿块而就医。注意收集与发病有关的高危因素，根据病人年龄、病程长短及局部体征初步判断是否为卵巢肿瘤、有无并发症等。

2. 身体状况　体积小的卵巢肿瘤不易早期诊断，尤其肥胖者或妇科检查时腹部不放松的病人难以发现。被确定为卵巢肿瘤者，在定期追踪检查过程中应重视病灶生长速度、质地、伴随出现的腹胀、膀胱直肠等压迫症状及营养消耗、体重下降等恶性肿瘤的临床特征；当出现并发症时，病人将出现相应的临床症状和体征。随卵巢肿瘤增大，通过盆腔检查可以评估卵巢肿块的质地、大小、单侧或双侧、活动度、肿瘤与子宫及周围组织的关系，初步判断有无恶性可能。

3. 心理社会状况　卵巢肿瘤病人及其家属在等待确定卵巢肿瘤性质期间，是一段艰难且恐惧的心理过程，迫切需要相关信息支持，需要护理人员协助其做好心理应对。同时加强家属的宣教工作，以便病人获得良好的家庭社会支持。

4. 辅助检查

（1）影像学检查：①超声检查；可了解肿瘤的大小、形态、部位及性质等，诊断符合率＞90%。②磁共振、CT、PET 检查：可较好判断肿块性质及其与周围器官的关系，有利于病灶定位及病灶与相邻结构关系的确定。

（2）肿瘤标志物：①血清 CA125：80% 病人的血清 CA125 水平升高，但近半数的早期病例并不升高，不单独用于早期诊断，更多用于病情监测和疗效评估。②血清 AFP：对卵黄囊瘤有特异性诊断价值。卵巢未成熟畸胎瘤、混合性无性细胞瘤中含卵黄囊成分者，AFP 也可升高。③血清 hCG：对非妊娠性绒癌有特异性。④性激素：卵巢颗粒细胞瘤、卵泡膜细胞瘤产生较高水平雌激素，而浆液性、黏液性囊腺瘤或布伦纳瘤有时也可分泌一定量雌激素。⑤血清 HE4：是继 CA125 后被高度认可的卵巢癌肿瘤标志物，与 CA125 联合应用来判断盆腔肿块的良、恶性。

（3）腹腔镜检查：可直接观察肿块外观及其与盆腔、腹腔及横膈等部位的关系，在可疑部位进行多点活检，抽取腹水行细胞学检查。

（4）细胞学检查：抽取腹水或腹腔冲洗液和胸腔积液，查找癌细胞。

（九）常见护理诊断/问题

1. 营养失调：低于机体需要量　与癌症、化疗药物的治疗反应等有关。
2. 焦虑　与担心疾病预后有关。
3. 体像紊乱　与手术切除子宫、卵巢有关。

（十）护理目标

1. 病人有合理均衡膳食，适当运动。
2. 病人了解疾病相关知识、治疗方案和预后，愿意表达焦虑情绪。
3. 病人了解手术可能带来的影响，并积极接受治疗。

（十一）护理措施

1. 做好心理护理，缓解病人焦虑情绪　评估病人焦虑的程度及应对压力的技巧，耐心向病人及家属讲解疾病相关知识。详细了解病人的疑虑和需求，鼓励病人参与治疗决策，增进家庭成员互动，增强病人治疗信心。

2. 协助病人做好各项检查和治疗　向病人及家属介绍诊疗过程、可能施行的检查与手术，取得主动配合。如为放腹水者备好腹腔穿刺用物，协助医师完成操作过程。在放腹水过程中，严密观察、记录病人的生命体征变化、腹水性质及出现的不良反应；一次放腹水 300 mL 左右，不宜过多，以免腹压骤降，发生虚脱，放腹水速度宜缓慢，后用腹带包扎腹部。发现不良反应及时报告医师。手术病人积极完成各项术前准备，做好术前术后护理工作，需要辅助化疗的病人做好用药指导，积极应对化疗不良反应，预防并发症的发生。

3. 做好随访工作

（1）卵巢非赘生性肿瘤直径＜5 cm 者，应 3~6 个月复查一次。

（2）手术后病人根据病理报告结果配合治疗，良性肿瘤病人术后1个月常规复查；恶性肿瘤病人常需辅以化疗，依照组织类型制订不同化疗方案，疗程多少因病人情况而异。早期病人常采用静脉化疗3~6个疗程，疗程间隔4周。晚期病人可采用静脉腹腔联合化疗或静脉化疗6~8个疗程，疗程间隔3周。老年病人可用卡铂或紫杉醇单药化疗。护士应配合家属督促、协助病人克服实际困难，努力完成治疗计划以提高疗效。

（3）卵巢癌容易复发，病人需长期接受随访和监测。随访时间：术后1年内，每月1次；术后第2年，每3个月1次；术后3~5年视病情每4~6个月1次；5年以上者，每年1次。随访内容包括临床症状与体征、全身及盆腔检查、B型超声检查等，必要时做CT或MRI检查；根据病情需要测定血清CA125、AFP、hCG等肿瘤标志物。

4. 加强预防保健意识

（1）大力宣传卵巢癌的高危因素，提倡高蛋白、富含维生素A的饮食，避免高胆固醇饮食，高危妇女宜预防性口服避孕药。

（2）积极开展普查普治工作，30岁以上妇女每年应进行一次妇科检查，高危人群不论年龄大小最好每半年接受一次检查，必要时进行B型超声检查和血清CA125、HE4等肿瘤标志物检测。

（3）卵巢实性肿瘤或囊性肿瘤直径 > 5 cm 者应及时手术切除。盆腔肿块诊断不清或治疗无效者宜及早行腹腔镜检查或剖腹探查。

（4）乳腺癌、子宫内膜癌、胃肠癌等病人，术后随访中应定期行妇科检查，以确定有无卵巢转移癌。

5. 妊娠合并卵巢肿瘤病人的护理　妊娠合并卵巢肿瘤的病人比较常见，其危害性较非孕期大。恶性肿瘤病人很少妊娠。

（1）合并良性肿瘤病人：早孕者可等待孕12周后手术，以免流产；妊娠晚期发现肿瘤者可至妊娠足月行剖宫产术，同时行卵巢肿瘤切除术。需为病人提供相应的手术护理。

（2）合并恶性肿瘤病人：诊断或考虑为恶性肿瘤者，应及早手术并终止妊娠，其处理和护理原则同非孕期。

（十二）护理评价

1. 病人饮食状况良好、膳食均衡，体重稳定。
2. 病人焦虑、恐惧感减轻，情绪稳定。
3. 病人能接受部分女性组织器官丧失的状况，积极应对现实健康问题。

（郑　琼　王洪萍　武　倩）

数字课程学习

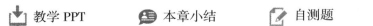 教学PPT　　本章小结　　自测题　　复习思考题及解析

第十七章

妊娠滋养细胞疾病病人的护理

【学习目标】

知识：

1. 掌握妊娠滋养细胞疾病的临床表现及护理措施。

2. 掌握妊娠滋养细胞疾病病人的随访时间及内容。

3. 熟悉妊娠滋养细胞疾病病人常用化疗药物的主要毒副作用及护理措施。

4. 了解葡萄胎、妊娠滋养细胞肿瘤的病理、治疗原则。

技能：

1. 运用所学知识教会化疗病人自我护理。

2. 运用所学知识对妊娠滋养细胞疾病病人制订随访计划及内容。

素质：

1. 能认识化疗药物的毒副作用对病人身心造成的影响，同情理解病人，耐心帮助病人减轻痛苦。

2. 能认识随访的重要性，通过健康教育等方式让病人按时随访。

妊娠滋养细胞疾病（gestational trophoblastic disease，GTD）是一组来源于胎盘滋养细胞的增生性疾病。在组织学上可将其分为葡萄胎妊娠和妊娠滋养细胞肿瘤（gestational trophoblastic neoplasia，GTN）。前者包括完全性葡萄胎、部分性葡萄胎和侵蚀性葡萄胎，后者包括绒毛膜癌（简称绒癌，choriocarcinoma）、胎盘部位滋养细胞肿瘤和上皮样滋养细胞肿瘤。虽然侵蚀性葡萄胎在组织学上归类为葡萄胎妊娠，但其在临床表现、诊断和处理原则等方面与绒癌有相似性，临床上仍将其与绒癌一起合称为妊娠滋养细胞肿瘤。

滋养细胞疾病绝大部分继发于妊娠，故本章主要讨论妊娠性滋养细胞疾病。

第一节 葡 萄 胎

情境导入

陈女士，28 岁，停经 3 个月，阴道不规则流血 10 日，血中伴有小水泡状物，妇科检查子宫如孕 4 个月大，质软。

请思考：

1. 本病例最有可能的诊断是什么？
2. 该病人的处理原则是什么？

妊娠后胎盘绒毛滋养细胞增生、间质水肿变性，形成大小不一的水泡，水泡间借蒂相连成串，形如葡萄，称为葡萄胎，也称水泡状胎块（hydatidiform mole，HM）。葡萄胎是一种滋养细胞的良性病变，但部分可发展成妊娠滋养细胞肿瘤。葡萄胎可分为完全性葡萄胎和部分性葡萄胎两类。完全性葡萄胎表现为宫腔内充满水泡状组织，没有胎儿及其附属物，年龄 < 20 岁及 > 35 岁妊娠妇女的发病率显著升高，有过 1 次或 2 次葡萄胎妊娠者，再次葡萄胎的发生率分别为 1% 和 15%～20%。另外，营养因素、社会经济因素、遗传因素等可能与发病有关。流行病学调查资料显示，亚洲和拉丁美洲国家的发病率较高。部分性葡萄胎表现为有胚胎、胎盘绒毛部分水泡状变性，并有滋养细胞增生，其高危因素可能与口服避孕药和不规则月经等有关。

（一）病理

完全性葡萄胎大体检查水泡状物形如串串葡萄，大小不一，直径数毫米至数厘米不等，其间有纤细的纤维素相连，常混有血块及蜕膜碎片。水泡状物占满整个宫腔，无胎儿及其附属物。镜下为弥漫性滋养细胞增生、绒毛水肿、间质内胎源性血管消失。部分性葡萄胎仅部分绒毛呈水泡状，常合并胚胎或胎儿组织，胎儿多已死亡，合并足月儿极少，且常伴发育迟缓或多发性畸形。镜下见有胚胎或胎儿组织存在、部分绒毛水肿，绒毛呈显著的扇贝样轮廓，滋养细胞增生程度较轻，间质内可见胎源性血管。

（二）临床表现

1. 完全性葡萄胎　由于诊断技术的进展，葡萄胎病人常在妊娠早期已得到诊治，症状典型者已少见。典型症状如下：

（1）停经后阴道流血：为最常见的症状。停经 8~12 周开始出现不规则阴道流血，量多少不定，若大血管破裂可造成大量出血，导致休克，甚至死亡。有时在血中可发现水泡状物。反复阴道流血若未及时治疗，可导致贫血和感染。

（2）子宫异常增大、变软：因葡萄胎迅速增长及宫腔内积血导致子宫大于停经月份，质地极软，并伴血清 hCG 水平异常升高。部分病人的子宫大小与停经月份相符或小于停经月份，可能与水泡退行性变、停止发展有关。

（3）妊娠呕吐：出现时间较正常妊娠早，症状严重且持续时间长。发生严重呕吐未及时纠正者可导致水电解质紊乱。

（4）子痫前期征象：多发生于子宫异常增大者，可在妊娠 24 周前出现高血压、蛋白尿和水肿，但子痫罕见。

（5）卵巢黄素化囊肿：大量 hCG 刺激卵巢卵泡内膜细胞发生黄素化而形成囊肿。常为双侧性，大小不等，囊壁薄，表面光滑。一般无症状，偶可发生扭转。黄素化囊肿常在葡萄胎清宫后 2~4 个月自行消退。

（6）腹痛：为阵发性下腹痛，由葡萄胎增长迅速和子宫过度快速扩张所致。常发生在阴道流血前，一般不剧烈，可忍受。如黄素化囊肿扭转或破裂则可出现急性腹痛。

（7）甲状腺功能亢进征象：表现为心动过速、皮肤潮热和震颤，但突眼少见。

2. 部分性葡萄胎　也常表现为停经后阴道流血，其他症状较少，易误诊为不全流产或过期流产。

（三）处理原则

一旦确诊应及时清除子宫腔内容物。

（四）护理评估

1. 健康史　询问病人的月经史、生育史，本次妊娠早孕反应发生的时间及程度，有无阴道流血及腹痛等。如有阴道流血，应询问阴道流血的量、质、时间，并询问是否有水泡状物质排出。询问病人及其家族的既往疾病史，包括滋养细胞疾病史。

2. 身体状况　病人反复不规则阴道流血未得到适当的处理可有贫血和感染的症状，急性大出血可出现休克。多数病人子宫大于停经月份，变软，扪不到胎体，无自觉胎动。病人可有腹部不适或阵发性隐痛，发生黄素化囊肿急性扭转时则有急腹痛。有些病人可伴有水肿、蛋白尿、高血压等子痫前期征象。

3. 心理社会状况　一旦确诊，病人及家属可能会担心孕妇的安全、是否需进一步治疗、此次妊娠对今后生育的影响，并表现出对清宫手术的恐惧。对妊娠滋养细胞疾病知识的缺乏及预后的不确定性会增加病人的焦虑情绪。

4. 辅助检查

（1）绒毛膜促性腺激素（hCG）测定：病人的血、尿 hCG 处于高值范围且持续不降或超出正常妊娠水平。

（2）超声检查：是常用的诊断葡萄胎的辅助检查方法，最好采用经阴道彩色多普勒超声。完全性葡萄胎典型超声影像学表现为子宫大于相应孕周，无妊娠囊或胎心搏动，宫腔内充满不均质密集状或短条状回声，呈"落雪状"，若水泡较大则呈"蜂窝状"。常可测到一侧或双侧卵巢囊肿。部分性葡萄胎可在胎盘部位出现局灶性水泡状胎块影像，有时可见胎儿或羊膜腔，胎儿通常畸形。

（五）常见的护理诊断 / 问题

1. 焦虑　与担心清宫手术及预后有关。
2. 情境性低自尊　与分娩的期望得不到满足及担心不能再妊娠有关。
3. 有感染的危险　与长期阴道流血、贫血造成免疫力下降有关。

（六）预期目标

1. 病人能掌握减轻焦虑的技能，积极配合清宫手术。
2. 病人能接受葡萄胎及流产的结局。
3. 病人未发生感染。

（七）护理措施

1. 心理护理　详细评估病人对疾病的心理承受能力，确定其主要的心理问题。向病人及家属讲解有关葡萄胎的疾病知识，说明尽快清宫手术的必要性，让病人以较平静的心理接受手术。

2. 严密观察病情　观察和评估腹痛及阴道流血情况，流血过多时，密切观察血压、脉搏、呼吸等生命体征。观察每次阴道排出物，一旦发现有水泡状组织要送病理检查。

3. 做好术前准备及术中护理　清宫前完善全身检查，对症处理休克、子痫前期、甲状腺功能亢进及贫血，配血备用。术前排空膀胱，建立静脉通路，准备好缩宫素、抢救药品及物品。术中严密观察生命体征，有无羊水栓塞的表现，术后观察阴道流血及腹痛情况。注意选用大号吸管吸引，待子宫缩小后再慎重刮宫，刮出物选取靠近宫壁的葡萄状组织送病理检查。对合并子痫前期者做好相应的护理。葡萄胎清宫不易一次吸刮干净，一般于 1 周后再次刮宫。

4. 健康教育　让病人和家属了解坚持正规的治疗和随访是根治葡萄胎的基础，懂得监测 hCG 的意义。指导病人进高蛋白、高维生素、易消化饮食，适当活动，保证充足的睡眠时间和质量；保持外阴清洁和室内空气清新，每次刮宫手术后禁止性生活及盆浴 1 个月。

5. 预防性化疗　不常规推荐，仅适用于有高危因素和随访困难的完全性葡萄胎病人。高危因素包括：年龄大于 40 岁、刮宫前 hCG 值异常升高、刮宫后 hCG 值不进行性下降、子宫比相应的妊娠月份明显大或短期内迅速增大、黄素化囊肿直径 > 6 cm、滋养细胞高度增生或伴有不典型增生、出现可疑的转移灶。部分性葡萄胎不做预防性化疗。

6. 随访指导　葡萄胎病人清宫后必须定期随访。随访内容包括：① hCG 定量测定，葡萄胎清空后每周一次，直至连续 3 次阴性，然后每月一次持续至少半年，然后 2 个月一次共 6 个月。自第一次阴性后共计 1 年；②注意月经是否规则，有无阴道异常流血，有无咳嗽、咯血及其他转移灶症状；③妇科检查、盆腔 B 超及 X 线胸片或 CT 检查。

7. 避孕指导　葡萄胎病人随访期间必须严格避孕。首选避孕套，也可选择口服避孕药，一般不选用宫内节育器，以免穿孔或混淆子宫出血的原因。再次妊娠后应早期做超声检查和 hCG 测定，以明确是否正常妊娠，产后亦需随访至 hCG 正常。

（八）护理评价

1. 病人和家属能理解清宫手术的重要性，配合医护人员顺利完成清宫手术。

2. 病人情绪稳定，接受本次妊娠结局。

3. 病人体温及血象正常，未发生感染。

第二节　妊娠滋养细胞肿瘤

情境导入

　　王女士，30 岁，葡萄胎清宫术后 5 个月，现停经 2 个月，阴道不规则流血 10 日，咳嗽，痰中带血丝 1 周，子宫底位于脐耻之间，质软，血 hCG>100 kIU/L。超声显示子宫腔内未见胎囊，子宫肌层内有回声不均区域，边界不清且无包膜，肺部 X 线检查有棉球状阴影。

　　请思考：

　　1. 该病人最可能的诊断是什么？

　　2. 该病人的处理原则是什么？

　　3. 该病人出院后应如何进行随访？

　　妊娠滋养细胞肿瘤 60% 继发于葡萄胎，30% 继发于流产，10% 继发于足月妊娠或异位妊娠。侵蚀性葡萄胎全部继发于葡萄胎之后，具有恶性肿瘤行为，但恶性程度不高，多数仅造成局部侵犯，仅 4% 病人发生远处转移，预后较好。绒毛膜癌可继发于葡萄胎、流产、足月妊娠、异位妊娠，恶性程度极高，早期就可通过血行转移至全身，在化疗药物问世前，死亡率高达 90% 以上。随着诊断技术和化学治疗的发展，病人的预后已得到极大改善。

拓展阅读 17-1
胎盘部位滋养细胞肿瘤

（一）病理

　　1. **侵蚀性葡萄胎**　大体检查可见子宫肌层内有大小不等、深浅不一的水泡状组织。当侵蚀病灶接近子宫浆膜层时，子宫表面可见紫蓝色结节，病灶也可穿透子宫浆膜层或阔韧带。镜下可见侵入子宫肌层的水泡状组织的形态与葡萄胎相似，可见绒毛结构和滋养细胞增生和分化不良。绒毛结构也可退化，仅见绒毛阴影。

　　2. **绒毛膜癌**　肿瘤常位于子宫肌层内，也可突入宫腔或穿破浆膜，单个或多个，无固定形态，与周围组织分界清，质地软而脆，剖视可见癌组织呈暗红色，常伴出血、坏死及感染。镜下表现为滋养细胞不形成绒毛或水泡状结构，极度不规则增生，排列紊乱，广泛侵入子宫肌层及血管，周围大片出血、坏死。肿瘤不含间质和自身血管，瘤细胞靠侵蚀母体血管获取营养。

（二）临床表现

微课 17-1
妊娠滋养细胞肿瘤的
临床表现

　　1. **无转移滋养细胞肿瘤**　多数继发于葡萄胎后。

　　（1）阴道流血：葡萄胎排空后、流产或足月产后出现不规则阴道流血，量多少不定，也可表现为一段时间的正常月经后再停经，然后又出现阴道流血。长期流血者可继发贫血。

　　（2）子宫复旧不全或不均匀增大：葡萄胎排空后 4~6 周子宫尚未恢复正常大小，质软，也可表现为子宫不均匀性增大。

　　（3）卵巢黄素化囊肿：在葡萄胎排空、流产或足月产后，卵巢黄素化囊肿可持续存在。

（4）腹痛：一般无腹痛，若肿瘤组织穿破子宫，可引起急性腹痛和腹腔内出血症状。黄素化囊肿发生扭转或破裂时也可出现急性腹痛。

（5）假孕症状：在肿瘤分泌激素的作用下病人可表现为乳房增大，乳头、乳晕着色，甚至有初乳样分泌，外阴、阴道、宫颈着色，生殖道质地变软。

2. 转移性妊娠滋养细胞肿瘤　大多为绒毛膜癌，主要经血行播散，最常见的转移部位是肺（80%），其次是阴道（30%）、盆腔（20%）、肝（10%）、脑（10%）等。症状和体征视转移部位而异，各转移部位的共同特点是局部出血。

（1）肺转移：当转移灶较小时可无任何症状。典型表现为咳嗽、血痰或反复咯血、胸痛及呼吸困难，常急性发作。少数情况下可因肺动脉滋养细胞瘤栓形成造成急性肺梗死，出现肺动脉高压和急性肺衰竭。

（2）阴道转移：转移灶常位于阴道前壁及穹隆。局部表现紫蓝色结节，破溃后可引起不规则阴道流血，甚至大出血。

（3）肝转移：预后不良，多同时伴有肺转移，表现为上腹部或肝区疼痛，若病灶穿破肝包膜可出现腹腔内出血，导致死亡。

（4）脑转移：预后凶险，为主要致死原因。按病情进展可分为三期。瘤栓期：表现为一过性脑缺血症状，如暂时性失语、失明、突然跌倒等。脑瘤期：瘤组织增生侵入脑组织形成脑瘤，出现头痛、喷射性呕吐、偏瘫、抽搐直至昏迷。脑疝期：瘤组织增大及周围组织出血、水肿，表现为颅内压升高，脑疝形成，压迫生命中枢导致死亡。

（5）其他转移：包括脾、肾、膀胱、消化道、骨等，症状视转移部位而异。

（三）处理原则

本病治疗以化疗为主，手术和放疗为辅。需手术治疗者一般主张先化疗，待病情基本控制后再手术。对肝、脑有转移和肺部病灶耐药病人，可加用放射治疗。

（四）护理评估

1. 健康史　采集个人及家属的既往史，重点是滋养细胞疾病史；若既往曾患葡萄胎，应详细了解第一次清宫的时间、水泡大小、吸出组织物的量等；以后清宫次数及清宫后阴道流血的量、质、时间，子宫复旧情况；随访的情况及结果；阴道不规则流血的病史；生殖道、肺部、脑等转移的相应症状，是否用过化疗及化疗的时间、药物、剂量、疗效和用药后的反应情况。

2. 身体状况　大多数病人有阴道不规则流血，当滋养细胞穿破子宫浆膜层时则有腹腔内出血及腹痛；若发生转移，不同部位的转移病灶可出现相应的临床表现。评估病人的出血量，如出血较多，病人可有休克表现。

3. 心理社会状况　由于不规则阴道流血，病人会有不适感、恐惧感，担心疾病的预后，害怕化疗的副作用，对治疗和生活失去信心。有些病人会情绪低落、焦虑不安，不能接受现实。若需要手术切除子宫会担心女性特征的改变，因为不能再生育而自卑、绝望，迫切希望得到丈夫及家人的理解、帮助。

4. 辅助检查

（1）血清 hCG 测定：hCG 水平异常是主要的诊断依据。葡萄胎清宫后随访过程中 hCG 符合下列任何一项且排除妊娠物残留或再次妊娠即可诊断为妊娠滋养细胞肿瘤：hCG 测定 4 次呈高水平平台状态（±10%），并持续 3 周或更长时间；hCG 测定 3 次升高（>10%），并至少持续 2

周或更长时间；hCG 水平持续异常达 6 个月以上。流产、足月产、异位妊娠后若出现异常阴道流血或腹腔、肺、脑等脏器出血或肺部症状、神经系统症状时，应及时行血 hCG 检查。对 hCG 异常者结合临床表现并排除妊娠物残留或再次妊娠，可诊断为妊娠滋养细胞肿瘤。

（2）胸部 X 线摄片：病人如有咳嗽、咯血等症状应给予胸部 X 线摄片，棉球状或团块状阴影是肺部转移的典型 X 线表现。

（3）超声检查：是诊断子宫原发病灶最常用的方法。子宫正常大小或不同程度增大，肌层内可见高回声团，边界清但无包膜；或肌层内有回声不均区域或团块，边界不清且无包膜；彩色多普勒超声主要显示丰富的血流信号和低阻力型血流频谱。

（4）CT 和磁共振成像：CT 对发现肺部较小病灶有较高的诊断价值。磁共振成像主要用于脑、腹腔和盆腔病灶的诊断。

（5）组织学诊断：在子宫肌层或子宫外转移灶中若见到绒毛或退化的绒毛阴影，则诊断为侵蚀性葡萄胎；若仅见大量的滋养细胞浸润和坏死出血，未见绒毛结构，则诊断为绒癌。若原发灶和转移灶诊断不一致，只要在任一组织切片中见有绒毛结构即可诊断为侵蚀性葡萄胎。

（五）常见护理诊断 / 问题

1. 活动耐力下降　与化疗副作用有关。
2. 潜在并发症　肺转移、阴道转移、脑转移。

（六）预期目标

1. 病人日常生活护理能得到满足。
2. 病人转移灶能及时被发现并给予对症处理。

（七）护理措施

1. 心理护理　评估病人及家属对疾病的心理反应，详细了解病人的疑虑和需求，为病人提供表达情感的机会和环境；耐心向病人讲解病情，详细解释病人所担心的各种疑虑，安排已康复的病友分享感受；向病人提供有关化学药物治疗及其护理的信息，以减少恐惧及无助感；鼓励病人尽可能参与护理活动，帮助病人和家属树立战胜疾病的信心。

2. 严密观察病情　严密观察腹痛及阴道流血情况，出血多时监测生命体征，配合医生做好抢救工作，及时做好手术准备。

3. 做好治疗配合　接受化疗者按化疗病人的护理常规护理（见本章第三节）。手术治疗者按妇科手术前后护理常规实施护理。

4. 有转移灶者，对症护理

（1）阴道转移病人的护理

1）禁止做不必要的检查和窥阴器检查，尽量卧床休息，密切观察阴道有无破溃出血。

2）配血备用，准备好各种抢救器械和物品（如输血、输液用物，长纱条，止血药物，照明灯及氧气等）。

3）若发生破溃大出血，应立即通知医生并配合抢救。保持外阴清洁，严密观察阴道出血情况及生命体征，同时观察有无感染及休克。配合医生用长纱条填塞阴道压迫止血。填塞的纱条必须于 24～48 h 内取出，取出时必须做好输液、输血及抢救的准备。若出血未止可用无菌纱条重新填塞，记录取出和再填入纱条数量，给予输血、输液。遵医嘱用抗生素预防感染。

（2）肺转移病人的护理

1）卧床休息，有呼吸困难者给予半卧位并吸氧。

2）大量咯血时有窒息、休克甚至死亡的危险，应立即让病人取头低患侧卧位并保持呼吸道通畅，轻击背部，排出积血。同时迅速通知医生，配合医生进行止血、抗休克治疗。

（3）脑转移病人的护理

1）让病人尽量卧床休息，观察颅内压增高的症状，记录出入水量，观察有无电解质紊乱的症状，一旦发现异常情况立即通知医生并配合处理。

2）按医嘱给予静脉补液，给予止血剂、脱水剂、吸氧、化疗等，严格控制补液总量和补液速度，防止颅内压升高。

3）采取必要的护理措施预防跌倒、咬伤、吸入性肺炎、角膜炎、压疮等发生。

4）昏迷、偏瘫者按相应的护理常规实施护理，提供舒适环境，预防并发症的发生。

5. 健康教育 鼓励病人进食高蛋白、高维生素、易消化的饮食，以增强机体的抵抗力。不过分劳累，有转移灶症状出现时，应卧床休息。注意外阴清洁，防止感染。节制性生活，做好避孕指导。出院后严密随访，第1次在出院后3个月，随后每6个月1次至3年，此后每年1次直至5年。随访内容同葡萄胎。随访期间应严格避孕。

（八）护理评价

1. 病人能积极参与日常的治疗和护理，出院时生活可以自理。

2. 病人未发生转移灶所致的跌倒、咬伤、吸入性肺炎、压疮等并发症。

第三节 化疗病人的护理

情境导入

李女士，28岁，人工流产及上环后，阴道流血1个月，取环后仍阴道流血至今3个月，近10天咳嗽，痰中带血丝，查子宫稍大，质软，超声显示子宫腔内未见胎囊，胸部X线检查有3 cm直径球形阴影，血hCG 1 000 kIU/L。病人入院后完善检查，给予氟尿嘧啶30 mg/（kg·d）静脉滴注，用药第3日病人出现恶心、呕吐，第5日出现口腔溃疡，溃疡疼痛难以进食。

请思考：

1. 该病人最可能的诊断是什么？

2. 病人用药过程中出现了何种不良反应？应如何护理？

滋养细胞疾病是所有肿瘤中对化疗最为敏感的一种。随着化疗的方法学和药物学的快速进展，妊娠滋养细胞肿瘤病人的死亡率已大为下降。常用的一线化疗药物有甲氨蝶呤（MTX）、氟尿嘧啶（5-FU）、放线菌素-D（Act-D）、长春新碱（VCR）、环磷酰胺（CTX）、依托泊苷（VP-16）等。低危病人选择单一药物化疗，高危病人选择联合化疗。

（一）化疗药物的常见毒副作用

1. **骨髓抑制**　主要表现为外周血白细胞和血小板计数减少，且有一定的规律性。多数化疗药物骨髓抑制作用最强的时间为化疗后 7～14 日，恢复时间为之后的 5～10 日。用药期间细胞计数虽有下降，在停药后多可自然恢复。

2. **消化系统损害**　最常见的表现为恶心、呕吐，多数在用药后 2～3 日开始，5～6 日后达高峰，如呕吐过多可造成离子紊乱，出现低钠、低钾或低钙症状，病人可有腹胀、乏力、精神淡漠及痉挛等。有些病人会有腹泻或便秘，还有消化道溃疡，以口腔溃疡多见，多数是在用药后 7～8 日出现。胃肠道反应一般于停药后能自然消失，不影响继续治疗。

3. **神经系统损害**　长春新碱对神经系统有毒性作用，表现为指趾端麻木、复视等。氟尿嘧啶大剂量用药可发生小脑共济失调。

4. **药物中毒性肝炎**　主要表现为用药后血转氨酶值升高，偶见黄疸。一般在停药后一定时期恢复正常，但未恢复时不能继续化疗。

5. **泌尿系统损伤**　环磷酰胺对膀胱有损害，甲氨蝶呤对肾有一定的毒性，肾功能正常者才能应用。

6. **皮疹和脱发**　皮疹最常见于应用甲氨蝶呤后，严重者可引起剥脱性皮炎。脱发最常见于应用放线菌素 –D 者，1 个疗程即可全脱，但停药后均可生长。

（二）护理评估

1. **健康史**　采集病人既往化疗史及药物过敏史。记录既往化疗过程中出现的药物不良反应及应对情况。询问有关造血系统、肝、消化系统及肾病史。采集病人的肿瘤疾病史、发病时间、治疗方法及效果，了解总体和本次治疗的化疗方案，目前的病情状况。

2. **身体状况**　测量生命体征、体重，了解病人的意识状态、发育、营养、面容与表情，了解病人的日常饮食形态、嗜好、睡眠形态、排泄状态及自理程度，观察皮肤、黏膜、淋巴结有无异常，了解本次化疗的副作用。

3. **心理社会状况**　具有化疗经历的病人往往对化疗的副作用有恐惧心理，病人通常会对疾病的预后及化疗效果产生焦虑、悲观情绪。了解病人对化疗的感受，让病人对化疗做好充分的思想准备，增强战胜疾病的信心。

4. **辅助检查**　化疗前测血常规、尿常规、肝肾功能等，如有异常则暂缓治疗。如果在用药前白细胞低于 4.0×10^9/L，血小板低于 50×10^9/L，则不能用药；化疗过程中密切观察血常规的变化趋势，每天或隔天检查，如白细胞低于 3.0×10^9/L，考虑停药；用药后一周继续监测各项化验指标，如有异常及时处理。

（三）常见护理诊断/问题

1. **恐惧**　与化疗副作用及担心恶性肿瘤预后有关。
2. **营养失调：低于机体需要量**　与化疗所致的消化道反应有关。
3. **体像紊乱**　与化疗所致的头发脱落有关。

（四）预期目标

1. 病人对化疗准备充分，能积极配合治疗。

2. 病人能满足机体的营养需要，体重未明显下降。

3. 病人能接受自己形象的改变。

（五）护理措施

1. 心理护理 向病人和家属介绍化疗药常见的不良反应，使其对化疗做好充分的准备。认真倾听病人诉说恐惧、不适及疼痛，关心病人以取得信任。介绍同病种的、治疗效果满意的病人相互交流经验，告知病人化疗不良反应停药后可逐渐恢复，增强病人战胜疾病的信心。

2. 讲解化疗护理的常识 告知病人化疗药物可能发生的毒副作用的时间及症状；即使出现口腔溃疡或恶心、呕吐等消化道症状，仍需坚持进食的重要性；化疗造成的脱发并不影响生命，化疗结束后就会长出秀发。

3. 用药护理

（1）准确测量并记录体重：化疗时应根据体重来正确计算和调整药量，一般在每个疗程的用药前及用药中各测一次体重，应在早上空腹并排空大小便后进行测量，酌情减去衣服重量。如体重不准确，用药剂量过大，可发生中毒反应，过小则影响疗效。

（2）正确使用药物：根据医嘱严格三查七对，正确溶解和稀释药物，做到现配现用。如果联合用药应根据药物的性质排出先后顺序。更生霉素、顺铂等使用时要避光。环磷酰胺等药物应选择静脉推注；氟尿嘧啶、阿霉素等药物需慢速进入，最好使用静脉注射泵或输液泵给药；依托泊苷类药物对肾损害严重，需在给药前后给予水化，同时鼓励病人多饮水并监测尿量，保持尿量大于 2 500 mL/d。腹腔内化疗时应注意变动体位以增强效果。

（3）合理使用静脉血管并注意保护：建议病人尽量使用经外周静脉穿刺的中心静脉导管（PICC）及输液港等给药，以保护静脉，减少反复穿刺的痛苦。如外周静脉给药应每日更换穿刺血管。用药前先注入少量生理盐水，确认针头在静脉中后再注入化疗药物。一旦怀疑或发现药物外渗应立即停止滴入，重新穿刺。如外渗药物局部刺激较强，如长春新碱、更生霉素等，需给予局部冷敷，同时用生理盐水或普鲁卡因局部封闭，以后用金黄散外敷，防止局部组织坏死，减轻疼痛和肿胀。化疗结束前用生理盐水冲管，以降低穿刺部位拔针后的药物残留浓度，起到保护血管的作用。

4. 病情观察 经常巡视病人，及时发现感染征象；观察有无活动性出血，观察有无肝损害的症状和体征；如有腹痛、腹泻，要严密观察次数及性状，并正确收集大便标本；观察有无尿频、尿急、血尿等膀胱炎症状；观察有无皮疹等皮肤反应；观察有无肢体麻木、肌肉软弱、偏瘫等神经系统的副作用。如有上述发现，应即刻报告医生。

5. 药物毒副作用护理

（1）骨髓抑制的护理：按医嘱定期测定白细胞计数，如低于 3.0×10^9/L，应与医生联系考虑停药；对于白细胞计数低于正常的病人要采取预防感染的措施，严格无菌操作。指导病人经常擦身更衣，保持皮肤干燥和清洁。在自觉乏力、头晕时以卧床休息为主，尽量避免去公共场所，如非去不可，应戴口罩，加强保暖。如白细胞低于 1.0×10^9/L，则机体几乎已没有自身免疫力，要进行保护性隔离，谢绝探视，告之病人和家属保护性隔离的重要性，使其理解并能配合治疗。按医嘱应用抗生素、输入新鲜血或白细胞浓缩液、血小板浓缩液等。

（2）口腔护理：应保持口腔清洁，预防口腔炎症。进食前后用生理盐水漱口，用软毛牙刷刷牙，如有牙龈出血，改用手指缠绕纱布清洁牙齿；如发现口腔黏膜充血疼痛，可局部喷射西瓜霜等粉剂；如有黏膜溃疡，则做溃疡面分泌物培养，根据药敏试验结果选用抗生素和维生素

B_{12} 液混合，涂于溃疡面，促进愈合。化疗时和化疗后 2 周内是化疗反应较重的阶段，不宜吃损伤口腔黏膜的坚果类和油炸类食品；给予温凉的流食或软食，避免刺激性食物；如因口腔溃疡疼痛难以进食，可在进食前 15 min 给予地卡因溶液涂敷溃疡面；进食后漱口并用冰硼散等局部涂抹。鼓励病人进食，促进咽部活动，减少咽部溃疡引起的充血、水肿、结痂。

（3）止吐护理：化疗前预防性给予镇吐剂，合理安排用药时间以减少化疗所致的恶心、呕吐；避免吃油腻、甜的食品，与家属商量根据病人的口味提供高蛋白、高维生素、易消化的清淡饮食，鼓励病人少量多餐，每次进食以不吐为度，间隔时间以下次进食不吐为准；创造良好的进餐环境；对不能自行进餐者，主动提供帮助，按病人的进食习惯喂食；病人呕吐严重时应补充液体，以防电解质紊乱，保证所需营养的摄取及液体的摄入。

（六）护理评价

1. 病人住院期间能以积极的态度配合治疗及护理，对治愈疾病有信心。

2. 病人能坚持进食，保证摄入量，未发生水电解质紊乱。

3. 病人以平和的心态接受自己形象的改变。

（潘颖丽）

数字课程学习

 教学 PPT　　　　本章小结　　　　 自测题　　　　复习思考题及解析

第十八章
女性生殖内分泌疾病病人的护理

【学习目标】

知识:

1. 掌握异常子宫出血的分类、临床表现及处理原则,熟悉发病机制。

2. 熟悉闭经的概念、病因及处理原则,了解闭经的护理措施及健康指导。

3. 了解痛经和绝经综合征的概念、病因、临床表现及处理原则。

技能:

正确运用护理程序对生殖内分泌疾病的病人进行整体护理及健康教育。

素质:

1. 同情和理解病人的感受,帮助病人改善症状,提高病人的生活质量。

2. 护理过程中,注意隐私保护,体现人文关怀。

　　女性生殖内分泌疾病是妇科常见病，通常由下丘脑－垂体－卵巢轴功能异常或靶细胞效应异常所致，部分还涉及遗传因素、女性生殖器官发育异常等。

第一节　异常子宫出血

情境导入

　　张女士，13 岁，学生，未婚。12 岁初潮，平素月经不规律，周期 30～60 天，经期 3～5 天，量中，无痛经。末次月经 2020 年 8 月 13 日，开始时量少，无需用卫生垫，9 月 20 日始，量增多似月经量，晚上突然经量增多，有血块，伴头昏，急诊入院。

　　体格检查：体温 36.8℃，脉搏 120 次 / 分，呼吸 28 次 / 分，血压 120/80 mmHg，发育正常，贫血貌，神志清，精神可，查体合作，皮肤黏膜无黄染、无皮疹及出血点，甲状腺正常大小，心肺听诊无异常，腹平软，未及压痛及反跳痛。

　　妇科检查：外阴：发育正常，未婚式；肛查：子宫后倾后屈位，大小正常，质正常，活动好，无压痛；双附件区未见异常。

　　辅助检查：血常规：WBC $11.1×10^9$/L，RBC $2.16×10^{12}$/L，Hb 70 g/L，HCT 37.1%，PLT $170×10^9$/L。B 超：子宫形态正常，双侧附件未见异常。尿 hCG 阴性。血生化正常。

请思考：

1. 该病人可能出现什么情况？
2. 该病人目前主要的护理诊断是什么？
3. 针对该病人需采取哪些主要的护理措施？

　　异常子宫出血（abnormal uterine bleeding，AUB）是指与正常月经的周期频率、规律性、经期长度、经期出血量中的任何一项不符、源自子宫腔的异常出血。AUB 的常见病因分为两大类 9 型，按英语首字母缩写为"PALM-COEIN"，PALM 存在结构性改变，可采用影像学技术和（或）病理学方法明确诊断，而 COEIN 无子宫结构性改变。PALM-COEIN 具体指：P 表示子宫内膜息肉（polyp）所致 AUB；A 表示子宫腺肌病（adenomyosis）所致 AUB；L 表示子宫肌瘤（leiomyoma）所致 AUB；M 表示子宫内膜恶变和不典型增生（malignancy and hyperplasia）所致 AUB；C 表示全身凝血相关疾病（coagulopathy）所致 AUB；O 表示排卵障碍性（ovulatory dysfunction）AUB；E 表示子宫内膜局部异常（endometrial）所致 AUB；I 表示医源性（iatrogenic）AUB；N 表示未分类（not yet classified）的 AUB。其中排卵障碍性 AUB（AUB-O）最为常见，约占 AUB 的 50%。导致 AUB 的原因可以是单一因素，也可多因素并存，有时还存在原发疾病导致的其他临床表现。

　　本节内容仅限定于无排卵性和排卵性异常子宫出血，前者属于 AUB-O；后者包括黄体功能不足（luteal phase defect，LPD）和子宫内膜不规则脱落（irregular shedding of endometrium）等，涉及 AUB-O 和 AUB-E，不包括妊娠期、产褥期、青春期前和绝经后出血。

（一）病因及发病机制

正常月经的发生是基于排卵后黄体生命期结束，雌激素和孕激素撤退，使子宫内膜功能层皱缩坏死而脱落出血。正常月经的周期、经期和经量具有规律性和自限性的特点。当机体受内部和外界各种因素影响时，可引起下丘脑－垂体－卵巢轴功能调节或靶器官效应异常而导致子宫异常出血。不伴有器质性病变，临床分为无排卵性异常子宫出血（anovulation abnormal uterine bleeding）和排卵性异常子宫出血（abnormal ovulatory uterine bleeding）。

视频 18-1
正常月经调节机制

1. 无排卵性异常子宫出血　常见于青春期、绝经过渡期，生育期也可发生。

（1）青春期：下丘脑－垂体－卵巢轴激素间的反馈调节尚未成熟，大脑中枢对雌激素的正反馈作用存在缺陷，下丘脑和垂体与卵巢间尚未建立稳定的周期性调节，FSH 呈持续低水平，无促排卵性 LH 峰形成，卵巢虽有卵泡生长，但卵泡发育到一定程度即发生退行性变，形成闭锁卵泡，无排卵发生。

（2）绝经过渡期：卵巢功能不断衰退，卵泡近于耗尽，剩余卵泡往往对垂体促性腺激素的反应性低下，故雌激素分泌量锐减，以致促性腺激素水平升高，FSH 常比 LH 更高，不形成排卵期前 LH 高峰，故不排卵。

（3）生育期：有时因应激、肥胖或多囊卵巢综合征（PCOS）等因素影响，也可发生无排卵。各种原因引起的无排卵均可导致子宫内膜受单一雌激素作用而无孕酮对抗，从而引起雌激素突破性出血。

2. 排卵性异常子宫出血（排卵性月经失调）　较无排卵性少见，多发生于生育期女性。病人有周期性排卵，既往有规律的月经周期。主要包含黄体功能不足、子宫内膜不规则脱落和子宫内膜局部异常所致的异常子宫出血。

（1）黄体功能不足：月经周期中有卵泡发育及排卵，但黄体期孕激素分泌不足或黄体过早衰退，导致子宫内膜分泌反应不良和黄体期缩短。

（2）子宫内膜不规则脱落：月经周期有排卵，黄体发育良好，但萎缩过程延长，导致子宫内膜不规则脱落。

（3）子宫内膜局部异常所致异常子宫出血：由子宫内膜局部凝血纤溶调节机制异常、子宫内膜修复机制异常、子宫内膜血管生成异常等原因引起。

（二）子宫内膜病理改变

1. 无排卵性异常子宫出血　根据体内雌激素水平的高低和持续作用时间长短，以及子宫内膜对雌激素反应的敏感性，子宫内膜可表现出不同程度的增生性变化，少数可呈萎缩性改变。

（1）增殖期子宫内膜：子宫内膜所见与正常月经周期的增殖内膜无区别，只是在月经周期后半期甚至月经期仍表现为增殖期形态。

（2）子宫内膜增生（endometrial hyperplasia）：根据 2014 年世界卫生组织（WHO）女性生殖系统肿瘤学分类，分为以下两类：

1）不伴有不典型的增生（hyperplasia without atypia）：指子宫内膜腺体过度增生，大小和形态不规则，腺体和间质比例高于增殖期子宫内膜，但无明显的细胞不典型。

2）不典型增生（atypical hyperplasia，AH）/子宫内膜上皮内瘤变（endometrioid intraepithelial neo-plasia，EIN）：指子宫内膜增生伴有细胞不典型。镜下表现为管状或分支腺体排列拥挤，并伴有细胞不典型，病变区域内腺体比例超过间质，腺体拥挤，仅有少量间质分隔。

发生子宫内膜癌的风险较高，属于癌前病变。

（3）萎缩性子宫内膜：内膜萎缩菲薄，腺体少而小，腺管狭而直，腺上皮为单层立方形或矮柱状细胞，间质少而致密，胶原纤维相对增多。

2. 排卵性异常子宫出血

（1）黄体功能不足：子宫内膜形态一般表现为分泌期内膜，腺体分泌不良，间质水肿不明显或腺体与间质发育不同步，或在内膜各个部位显示分泌反应不均。内膜活检显示分泌反应较实际周期日至少落后 2 日。

（2）子宫内膜不规则脱落：正常月经第 3~4 日时，分泌期子宫内膜已全部脱落。黄体萎缩不全时，月经期第 5~6 日仍能见到呈分泌反应的子宫内膜。常表现为混合型子宫内膜，即残留的分泌期内膜与出血坏死组织及新增生的内膜混合共存。

（三）临床表现

1. 无排卵性异常子宫出血　无排卵性异常子宫出血可有不同类型的临床表现。临床上最常见的症状有：月经周期紊乱，经期长短和经量多少不一，出血量少者仅为点滴出血，出血量多、时间长者可能继发贫血，大量出血可导致休克。出血期间一般无腹痛或其他不适。

2. 排卵性异常子宫出血

（1）黄体功能不足：月经周期缩短，表现为月经频发（周期 < 21 日）。经期正常。有时月经周期虽在正常范围内，但卵泡期延长、黄体期缩短（ < 11 日），以致病人不易受孕或在妊娠早期流产。

（2）子宫内膜不规则脱落：月经周期正常，经期延长，可达 9~10 日，出血量可多可少。

（3）子宫内膜局部异常所致异常子宫出血：表现为月经过多（ > 80 mL）、经间期出血或经期延长，而周期、经期持续时间正常。

（四）处理原则

1. 无排卵性异常子宫出血　一线治疗是药物治疗。青春期以止血、调整周期为主，有生育要求者需促排卵治疗；绝经过渡期以止血、调整周期、减少经量，防止子宫内膜病变为主。

2. 排卵性异常子宫出血

（1）黄体功能不足：针对发生原因，调整性腺轴功能，促使卵泡发育和排卵，以利于正常黄体的形成。

（2）子宫内膜不规则脱落：促进黄体功能，使黄体及时萎缩，内膜按时完整脱落。

（3）子宫内膜局部异常所致异常子宫出血：首选药物治疗，缓解症状，减少经量，无生育要求者可考虑保守性手术。

（五）护理评估

1. 健康史　询问病人年龄、月经史、婚育史、既往有无慢性疾病（如肝病、血液病、高血压、代谢性疾病等）。有无引起月经紊乱的诱发因素，评估患病经过、目前流血及治疗情况等。既往用药史，如避孕药物的剂量、用法。

2. 身体状况　进行全身体格检查和妇科检查，妇科检查应排除阴道、宫颈及子宫结构异常和器质性病变。确定出血来源。

3. 心理社会状况　观察病人的精神状态，因月经的异常，病人会出现不同程度的生理和

微课 18-1
异常子宫出血的病因及临床表现

心理改变。

4. 辅助检查

（1）诊断性刮宫：目的是止血和明确子宫内膜病理类型。排卵性异常子宫出血病人于经前期或月经来潮 6 h 内刮宫，内膜无分泌期变化；黄体功能不足者在月经来潮前刮宫，内膜分泌反应落后至少 2 日。子宫内膜不规则脱落者常在月经周期第 5~6 日刮宫，能见到残留的分泌期子宫内膜与出血坏死组织及新增生的内膜混杂共存。不规则流血或大出血病人可随时进行刮宫。诊刮时应注意刮出物的性质和量，及时送检。

（2）宫腔镜检查：直视观察子宫内膜的情况，观察宫腔有无畸形及器质性病变，可在宫腔镜直视下对疑似病变区进行活检，其诊断准确率显著高于盲取。

（3）基础体温测定：基础体温（basal body temperature，BBT）是测定排卵的简易可行的方法，是指在静息状态下，保持睡眠至少 6 h 所测的体温。无排卵性异常子宫出血的体温呈单相型，提示无排卵（图 18-1）。黄体功能不足者基础体温呈双相型，排卵后体温上升缓慢，上升幅度偏低，升高时间仅维持 9~10 日即下降（图 18-2）。子宫内膜不规则脱落者，基础体温呈双相型，但下降缓慢（图 18-3）。

（4）宫颈黏液结晶检查：经前宫颈黏液呈羊齿植物叶状结晶提示无排卵，若为椭圆体结晶提示有排卵。

（5）血清激素水平测定：可在下次月经前 5~9 日或早卵泡期测定血雌激素、孕激素水平以了解卵巢功能。

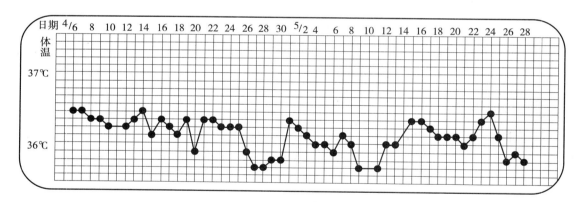

图 18-1　基础体温单相型（无排卵性异常子宫出血）

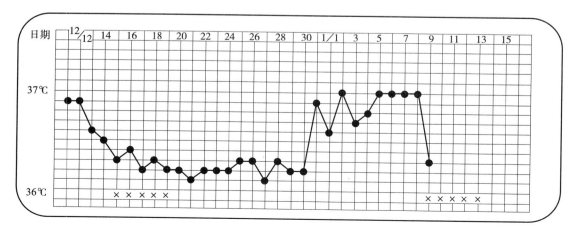

图 18-2　基础体温双相型（黄体功能不足）

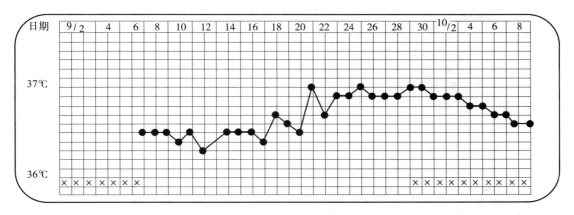

图 18-3 基础体温双相型（黄体萎缩不全）

（六）常见护理诊断 / 问题

1. 活动耐力下降 与阴道流血导致贫血有关。
2. 焦虑 与子宫不规则出血的治疗效果有关。
3. 有感染的危险 与机体抵抗力下降有关。

（七）护理目标

1. 病人的日常活动不受影响，贫血得到及时纠正。
2. 病人正确认识疾病，积极配合治疗，焦虑减轻或消失。
3. 病人生命体征正常，无感染征象。

（八）护理措施

1. 一般护理
（1）指导病人注意休息，保证充足睡眠，适当锻炼增强体质。
（2）指导病人补充铁剂、维生素 C 和蛋白质等，保证病人获得足够营养，评估病人饮食需求，制订个性化饮食计划。

2. 诊疗配合
（1）无排卵性异常子宫出血
1）止血：绝经过渡期妇女止血首选刮宫术，青春期女性用性激素止血。对少量出血病人，使用最低有效量激素，减少药物不良反应。对于大量出血病人，性激素治疗应在 8 h 内见效，24 ~ 48 h 内出血基本停止，若 96 h 以上仍不止血，应考虑有器质性病变存在的可能。

性激素：①单纯雌激素：也称"子宫内膜修复法"，应用大剂量雌激素可促使子宫内膜迅速生长，短期内修复创面而止血，适用于急性大量出血的病人。②单纯孕激素：也称"子宫内膜脱落法"或"药物刮宫"。孕激素可使雌激素作用下持续增生的子宫内膜转化为分泌期，并有对抗雌激素作用。停药后子宫内膜脱落较完全，起到药物性刮宫作用。适用于体内已有一定雌激素水平、血红蛋白＞80 g/L、生命体征稳定的病人。③雌孕激素联合用药：性激素联合用药的止血效果优于单一药物。采用孕激素占优势的口服避孕药，可以有效治疗青春期和生育期无排卵性异常子宫出血。对于存在血液高凝状态或血栓性疾病史的病人，禁忌应用大剂量雌激素止血。

刮宫术：适用于急性大出血、病程长的生育期病人和绝经过渡期病人。绝经过渡期病人激素治疗前宜常规刮宫，且宜行分段诊断性刮宫，以排除器质性病变。

2）调整月经周期：应用性激素止血后，必须调整月经周期。

雌激素、孕激素序贯法：适用于青春期病人。通过模拟自然月经周期中卵巢的内分泌变化，序贯应用雌激素、孕激素，使子宫内膜发生相应变化，引起周期性脱落。

雌激素、孕激素联合法：此法开始即用孕激素。孕激素可限制雌激素的促内膜生长程度，使撤退性出血逐步减少，雌激素则可预防治疗过程中孕激素突破性出血。

后半周期疗法：适用于青春期或活组织检查为子宫内膜增生期的病人。

3）促进排卵：适用于育龄期无排卵性异常子宫出血，尤其是不孕病人。

氯米芬：适用于体内有一定雌激素水平者。

人绒毛膜促性腺激素：当卵泡发育接近成熟时遵医嘱用药，可引起排卵。

4）手术治疗：对于药物治疗疗效不佳或不宜用药、无生育要求的病人，尤其是不易随访的年龄较大病人，应考虑子宫内膜切除术或子宫切除术等手术治疗。

（2）排卵性异常子宫出血

1）黄体功能不足：促进卵泡发育和诱发排卵，促使正常黄体形成。肌内注射绒毛膜促性腺激素，可促进黄体形成，并提高孕酮的分泌量，延长黄体期。

2）子宫内膜不规则脱落：给予黄体酮等孕激素治疗，使黄体及时萎缩，内膜按时完整脱落。对于无生育要求者，可口服避孕药，调整周期。

3）子宫内膜局部异常所致异常子宫出血：首选药物治疗，给予氨甲环酸抗纤溶药物或非甾体抗炎药等非激素类药物治疗。对于药物治疗效果欠佳者可选非药物治疗，如左炔诺孕酮宫内节育系统（曼月乐）、子宫内膜切除术等。

3. 遵医嘱使用性激素

（1）按时、按量正确服用性激素，不得随意停服和漏服。

（2）药物减量必须按医嘱规定在血止后才能开始，每3日减量一次，每次减量不得超过原剂量的1/3，直至维持量。

（3）维持量服用时间，按停药后发生撤退性出血的时间与病人上一次行经时间综合考虑，无出血日期达21日即可停药。

（4）告知病人在治疗期间如出现不规则阴道流血应及时就诊。

4. 病情观察

（1）观察并记录病人的生命体征，密切观察出血的量及性质，准确估计出血量。遵医嘱做好配血、输血、止血等措施，维持病人正常血容量。

（2）严密观察生命体征，监测白细胞计数和分类，做好自我卫生保健护理

5. 心理护理　耐心倾听病人的诉说，向病人解释正确认识生殖内分泌疾病的发病原因，提供相关信息，缓解病人焦虑情绪。

（九）护理评价

1. 病人贫血得到及时治疗，能够自理完成生活基本需求。

2. 病人治疗有效，焦虑得到缓解。

3. 病人白细胞计数正常，未发生感染。

第二节 闭 经

闭经（amenorrhea）是常见的妇科症状，表现为无月经或月经停止。根据既往有无月经来潮，分为原发性闭经和继发性闭经两类。原发性闭经（primary amenorrhea）指年龄超过 14 岁，第二性征未发育；或年龄超过 16 岁，第二性征已发育，月经还未来潮。继发性闭经（secondary amenorrhea）指正常月经建立后，月经停止 6 个月，或按自身原有月经周期计算停止 3 个周期以上。闭经可分为生理性闭经和病理性闭经，青春期前、妊娠期、哺乳期及绝经后的无月经来潮属生理性闭经。

情境导入

周女士，33 岁，已婚。闭经半年，自感潮热，多汗。失眠多梦，易醒，偶感心慌、烦躁。

体格检查：体温 36.4℃，脉搏 68 次 / 分，呼吸 20 次 / 分，血压 100/80 mmHg，发育正常；双侧乳房无泌乳；腹软，肝脾未及包块。

妇科检查：外阴已婚经产型，阴毛女性分布、无脱落；阴道通畅，黏膜无萎缩；宫颈光滑，无举痛，宫口闭合；子宫前位，质软，活动好，无压痛；双附件区未见异常。

辅助检查：WBC 5.4×10^9/L，Hb 117 g/L，HCT 32%，PLT 126×10^9/L，尿 hCG 阴性，尿常规及肝肾功能均在正常范围。激素水平测定：FSH：601 U/L，LH 401 U/L，PRL：0.81 nmol/L（18 ng/mL），E_2：73.2 pmol/L，T：1.8 mmol/L。

基础体温测定（BBT）：单相。盆腔超声提示：子宫、双附件未见异常。

请思考：

1. 该病人可能发生什么疾病？
2. 该病人目前主要的护理问题是什么？
3. 针对该病人需采取哪些主要的护理措施？

（一）病因

正常月经的建立和维持，有赖于下丘脑 - 垂体 - 卵巢轴的神经内分泌调节，靶器官子宫内膜对性激素的周期性反应和下生殖道的通畅，其中任何一个环节发生障碍均可导致闭经。

1. 原发性闭经 较少见，多为遗传因素或先天性发育缺陷引起。约 30% 的病人伴有生殖道异常，根据第二性征的发育情况，分为第二性征存在（包括米勒管发育不全综合征、雄激素不敏感综合征、对抗性卵巢综合征、生殖道闭锁、真两性畸形）和第二性征缺乏（低促性腺激素性腺功能减退、高促性腺激素性腺功能减退）两类。

2. 继发性闭经 是直接或间接由中枢神经 - 下丘脑 - 垂体 - 卵巢轴及靶器官子宫的各个环节的功能性或器质性病变引起的闭经，是一种临床症状而并非某一种疾病。按生殖轴病变和功能失调的部位，闭经分为下丘脑性闭经、垂体性闭经、卵巢性闭经、子宫性闭经及下生殖道发育异常性闭经。

（1）下丘脑性闭经：是最常见的一种闭经形式，功能失调性下丘脑性闭经属于病理性闭经，其特征是下丘脑 – 垂体 – 卵巢轴抑制而导致闭经，不伴有任何解剖或器质性疾病。

1）精神应激：突然或长期精神压抑、紧张、过度劳累、情感创伤、寒冷等应激状态下，下丘脑分泌的促肾上腺皮质激素释放激素和皮质素分泌增加，进而刺激内源性阿片肽和多巴胺分泌，抑制下丘脑分泌 GnRH 和垂体分泌促性腺激素，引起神经内分泌障碍而导致闭经。

2）体重下降和神经性厌食：体重减轻 10%～15%，或体脂丢失 30% 时将出现闭经。当内在情感剧烈矛盾或为保持体型强迫节食时，易发生严重的神经性厌食。因过度节食，体重急剧下降，导致下丘脑多种神经激素分泌减少，引起垂体前叶多种促激素包括 LH、FSH、促肾上腺皮质激素等分泌下降。临床表现为厌食、极度消瘦、低促性腺激素性闭经、皮肤干燥、低体温、低血压、各种血细胞计数及血浆蛋白低下，重者危及生命。

3）运动性闭经：长期剧烈运动或芭蕾舞、现代舞等训练易致闭经，与病人的心理、应激反应程度及体脂下降有关。运动剧增后，GnRH 释放受抑制，使 LH 释放受抑制，也可引起闭经。

4）药物性闭经：长期应用甾体类避孕药，因药物抑制下丘脑 GnRH 的分泌，引起闭经。吩噻嗪衍生物（奋乃静、氯丙嗪）、利血平等，通过抑制下丘脑多巴胺，使垂体分泌催乳素增多，引起闭经。

5）颅咽管瘤：瘤体增大可压迫下丘脑和垂体柄引起闭经、生殖器萎缩、肥胖、颅内压增高、视力障碍等症状，也称肥胖生殖无能营养不良症。

（2）垂体性闭经：主要病变在垂体。腺垂体器质性病变或功能失调可影响促性腺激素分泌，继而影响卵巢功能引起闭经。如垂体梗死（常见希恩综合征）、垂体肿瘤及空蝶鞍综合征等。

（3）卵巢性闭经：卵巢缺如或发育不良、卵巢损坏或早衰，使体内无性激素产生时，子宫内膜不能发生周期性变化和剥脱，月经不能来潮，这种闭经称为卵巢性闭经。

（4）子宫性闭经：闭经原因在子宫。继发性子宫性闭经的原因包括感染、创伤导致宫腔粘连。月经调节功能正常，第二性征发育也正常。反复激素序贯试验，若无出血提示子宫内膜有缺陷或破坏，可诊断子宫性闭经。

（5）下生殖道发育异常性闭经：如宫颈闭锁、处女膜闭锁、阴道发育异常等，均能引起假性闭经。

（二）处理原则

明确病变部位及病因后，针对病因给予治疗，改善全身情况，进行心理治疗，给予相应激素治疗，以达到治疗目的。

（三）护理评估

1. 健康史　详细询问月经史，包括初潮年龄、月经周期、经期、经量和闭经时间长短及伴随症状等。了解发病前有无导致闭经的诱因，询问第二性征发育情况。

2. 身体状况　注意观察病人全身发育状况、精神状态、营养，测量身高、体重、智力情况，注意躯干和四肢比例，五官特征及第二性征发育情况，有无多毛、溢乳等。妇科检查应注意内生殖器、外生殖器发育，有无先天缺陷、畸形等。

3. 心理社会状况　病人常因闭经担心生育能力及生活质量，会出现不同程度的心理及情绪改变。

4. 辅助检查

（1）功能试验

1）药物撤退试验：用于评估体内雌激素水平，以确定闭经程度。

孕激素试验：为评估内源性雌激素的简单、快速方法。口服孕激素，如甲羟孕酮、地屈孕酮、微粒化黄体酮，或肌内注射黄体酮注射液。停药后出现撤退性出血，则为阳性反应，提示子宫内膜已受一定水平雌激素影响。停药后无撤退性出血，则为阴性反应，应进一步行雌孕激素序贯试验。

雌孕激素序贯试验：适用于孕激素试验阴性的闭经病人。服用足够量的雌激素，如戊酸雌二醇或结合雌激素，连服 20~30 日后，加用孕激素，停药后发生撤退性出血为阳性，提示子宫内膜功能正常，可排除子宫性闭经，应进一步寻找原因。无撤退性出血为阴性，应重复一次试验，若仍无出血，提示子宫内膜有缺陷或被破坏，可诊断为子宫性闭经。

2）垂体兴奋试验：又称 GnRH 刺激试验，可了解垂体对 GnRH 的反应性。静脉注射黄体生成素释放激素后 LH 值升高，说明垂体功能正常，病变在下丘脑。若经多次重复试验，LH 值无升高或升高不显著，说明垂体功能减退，病变在垂体。

（2）血清激素测定：应停用雌、孕激素药物至少 2 周后行 E_2、P、T、FSH、LH、PRL、TSH、胰岛素等激素测定，以协助诊断。

（3）影像学检查

1）盆腔 B 超检查：了解子宫的发育状况、形态、大小及内膜厚度，卵巢大小、形态、卵泡数目等。

2）子宫输卵管造影：了解有无宫腔病变和宫腔粘连。

3）CT 或 MRI：用于盆腔及头部检查，了解有无盆腔肿块和垂体肿瘤等。

4）静脉肾盂造影：用以确定有无肾畸形。

（4）宫腔镜检查：能精确诊断宫腔粘连。

（5）腹腔镜检查：可观察卵巢及子宫情况。

（6）其他检查：染色体检查可用于鉴别性腺发育不全的病因及指导临床处理。

（四）常见护理诊断/问题

1. 自我认同　与长期闭经，治疗效果不明显，月经不能正常来潮等有关。

2. 焦虑　与担心疾病对健康、性生活、生育的影响有关。

3. 体像紊乱　与担心丧失女性形象有关。

（五）护理目标

1. 病人能够接受闭经的事实，客观地评价自己。

2. 病人能够主动诉说病情及担心。

3. 病人能够主动、积极地配合诊治。

（六）护理措施

1. 减轻或消除诱发闭经的原因　应激或精神因素所致闭经，应进行耐心的心理治疗，消除精神紧张和焦虑；体重下降引起的闭经，应供给足够营养，保持标准体重；运动性闭经者应适当减少运动量；因肿瘤、多囊卵巢综合征等引起的闭经，应进行特异性治疗。

2. 诊疗配合

（1）激素治疗

1）性激素补充治疗

雌激素补充治疗：适用于无子宫者。

雌激素、孕激素人工周期疗法：适用于有子宫者。

孕激素疗法：适用于体内有一定内源性雌激素水平者。

2）促排卵：适用于有生育要求的病人。①对于 FSH 和 PRL 正常的闭经者，体内有一定内源性雌激素，首选氯米芬。②对于低促性腺激素性闭经者及氯米芬促排卵失败者，在雌激素治疗促进生殖器发育，子宫内膜已获得对雌、孕激素的反应后，可采用 HMG-HCG 疗法促进卵泡发育及诱发排卵。

（2）其他治疗

1）溴隐亭：为多巴胺受体激动药。通过与垂体多巴胺受体结合，直接抑制垂体 PRL 分泌，恢复排卵。

2）肾上腺皮质激素：适用于先天性肾上腺皮质增生所致的闭经，一般用泼尼松或地塞米松。

3）甲状腺素：适用于甲状腺功能减退引起的闭经。

4）辅助生殖技术：适用于有生育要求，诱发排卵后未成功妊娠，合并输卵管问题的闭经者或男方因素不孕者。

5）手术治疗：适用于生殖器畸形、Asherman 综合征、肿瘤等。

3. 指导合理用药　说明性激素的作用、不良反应、剂量、具体用药方法、用药时间等。嘱病人严格遵医嘱用药，不得擅自停服、漏服，不随意更改药量，监测用药效果。

4. 心理护理　鼓励病人表达自己的感受，建立良好的护患关系。向病人提供正确的诊疗信息，了解病人的心理压力，鼓励病人与同伴、亲人交往，参与社会活动，减轻心理压力。

（七）护理评价

1. 病人接受闭经的现实，积极配合诊治。
2. 病人了解病情，并能与病友交流病情和治疗感受。
3. 病人遵医嘱按时服药配合治疗。

第三节　痛　经

痛经（dysmenorrhea）是妇科最常见的症状之一，指月经期出现的子宫痉挛性疼痛，可伴下腹坠痛、腰酸或合并头痛、乏力、头晕、恶心等其他不适，严重者可影响生活和工作质量。痛经分为原发性和继发性两类，前者指生殖器官无器质性病变的痛经，后者指由盆腔器质性疾病如子宫内膜异位症、盆腔炎等引起的痛经。本节只叙述原发性痛经。

（一）病因及发病机制

原发性痛经的发生主要与月经时子宫内膜前列腺素（prostaglandin，PG）含量增高或失衡有关。痛经病人子宫内膜和月经血中 $PGF_{2\alpha}$ 和 PGE_2 的含量均较正常妇女明显升高，尤其是 $PGF_{2\alpha}$ 含量升高是造成痛经的主要原因。在月经周期中，分泌期子宫内膜前列腺素浓度较增生期子宫内膜高，分泌期晚期因孕激素水平的下降，子宫内膜启动溶解性酶促反应，激活环氧酶通路，释放前列腺素类物质。$PGF_{2\alpha}$ 含量高可引起子宫平滑肌过强收缩，血管挛缩，造成子宫缺血、乏氧状态而出现痛经。增多的前列腺素进入血液循环，还可引起心血管和消化道等症状。血管加压素、内源性缩宫素及 β- 内啡肽等物质的增加也与原发性痛经有关。此外，原发性痛经还受精神、神经因素影响，疼痛的主观感受也与个体痛阈有关。无排卵的增生期子宫内膜因无孕酮刺激，所含前列腺素浓度很低，通常不发生痛经。

（二）临床表现

原发性痛经在青春期多见，常在初潮后 1~2 年内发病。疼痛多自月经来潮后开始，最早出现在经前 12 h，以行经第 1 日疼痛最剧烈，持续 2~3 日后缓解，疼痛常呈痉挛性，通常位于下腹部耻骨上，可放射至腰骶部和大腿内侧。可伴有恶心、呕吐、腹泻、头晕、乏力等症状，严重时面色发白、出冷汗。妇科检查无异常发现。

（三）处理原则

避免精神刺激和过度疲劳，以对症治疗为主。

（四）护理评估

1. 健康史　了解病人年龄、月经史与婚育史，询问诱发痛经的相关因素，疼痛与月经的关系，疼痛发生的时间、部位、性质及程度，是否服用止痛药、用药量及持续时间，疼痛时伴随的症状及自觉最能缓解疼痛的方法。

2. 身体状况　评估下腹痛严重程度及伴随症状，注意与其他原因造成的下腹部疼痛症状相鉴别。妇科检查无阳性体征。

3. 心理社会状况　因反复疼痛，病人常常会感到焦虑。

4. 辅助检查　通过盆腔超声、腹腔镜、宫腔镜、子宫输卵管造影等相关检查，可排除子宫内膜异位、子宫腺肌症、黏膜下子宫肌瘤、宫腔粘连症等引起的痛经。

（五）常见护理诊断／问题

1. 急性疼痛　与月经期子宫收缩，子宫缺血缺氧有关。

2. 焦虑　与反复痛经造成的精神紧张有关。

（六）护理目标

1. 病人的疼痛症状缓解。

2. 病人月经来潮前及月经期无焦虑。

（七）护理措施

1. 加强保健　进行月经期保健的教育工作，注意经期清洁卫生，经期禁止性生活。足够的休息和睡眠、充分的营养摄入、规律而适度的锻炼、戒烟等均对缓解疼痛有一定的帮助。

2. 重视精神心理护理　讲解有关痛经的生理知识，阐明痛经是月经期常见的生理表现，关心并理解病人的不适和焦虑心理。

3. 健康教育 腹部局部热敷和进食热的饮料，如热汤或热茶，可缓解疼痛。增加病人的自我控制感，使身体放松，以解除痛经。疼痛不能忍受时可遵医嘱服药。

4. 用药指导 治疗痛经的药物包括：①口服避孕药：有避孕要求的痛经妇女可使用口服避孕药，通过抑制排卵，抑制子宫内膜生长，降低前列腺素和加压素水平，缓解疼痛；②前列腺素合成酶抑制剂：该类药物通过抑制前列腺素合成酶的活性，减少前列腺素产生，防止过强子宫收缩和痉挛，从而减轻或消除痛经。适用于不要求避孕或口服避孕药效果不佳的原发性痛经病人。

（八）护理评价

1. 病人诉说疼痛减轻，并能说出减轻疼痛的措施。
2. 病人焦虑的行为或表现减少，舒适感增加。

第四节　绝经综合征

绝经（menopause）指卵巢功能停止所致永久性无月经状态。绝经的判断是回顾性的，停经后 12 个月随访方可判定绝经。绝经综合征（menopausal syndrome，MPS）指妇女绝经前后出现性激素波动或减少所致的一系列躯体及精神心理症状。绝经分为自然绝经和人工绝经。自然绝经是指卵巢内卵泡生理性耗竭，或残余卵泡对促性腺激素失去反应，卵泡不再发育和分泌雌激素，导致绝经；人工绝经指手术切除双侧卵巢或放疗、化疗等损伤卵巢功能，人工绝经者更容易发生绝经综合征。

情境导入

李女士，50 岁，自诉于 2020 年 9 月 8 日月经来潮，血止后间断性阴道出血，呈鲜红色，伴少量凝血块、呈黑色，伴乏力、头晕，未予重视，期间否认乳胀、腹痛等不适症状，持续阴道流血 10 余天。近日无明显诱因出现心悸不适，否认黑矇、晕厥，为求进一步诊治就诊于我院急诊科。

体格检查：脉搏 87 次 / 分，呼吸 90 次 / 分，血压 100/75 mmHg，身高 162 cm，体重 63 kg，贫血貌，结膜苍白，心肺查体无异常，腹部平坦，未触及包块及压痛。

妇科检查：外阴发育正常，婚产型，皮肤色素无改变，无赘生物。阴道通畅、黏膜血染，褐色，后穹隆不饱满。宫颈血染、肥大，质地中等，无接触性出血，无息肉，无撕裂，无举痛，口闭。宫体前位，如孕 8 周大小，质中，活动可，无压痛。双附件无增厚，无压痛，因皮下脂肪厚未触及明显包块。

辅助检查：妇科超声提示：子宫大小约 12.1 cm×4.7 cm×6.1 cm，子宫前位、外形规则，饱满光滑，肌层回声均匀，内膜厚 1.2 cm，子宫内膜回声不均匀。血常规提示：血红蛋白 55 g/L。女性内分泌激素水平检查：FSH 29.67 mIU/mL，LH 25 mIU/mL，E_2 209 pg/mL。

宫腔镜检查示：子宫内膜粉色，宫腔深 7.5 cm，宫腔形态规则，内膜厚 7~9 mm，前壁稍内凸，双侧宫角显示清，未见明显黏膜下肌瘤及息肉。给予全面诊断性刮宫，刮出宫内物约 2 g，送常规病理检查。内镜检查结果：宫内未见明显异常。病理检查结果：（宫内物）子宫内膜单纯性增生。

请思考：

1. 该病人可能患了什么疾病？

2. 病人目前主要的护理问题是什么？

3. 针对该病人需采取哪些主要的护理措施？

（一）内分泌变化

卵巢功能在绝经前后出现明显衰退变化，下丘脑 - 垂体轴的功能也会相应退化。

1. 雌激素　卵巢功能衰退的最早征象是卵泡对 FSH 敏感性降低，FSH 水平升高。绝经过渡期早期雌激素水平波动很大，由于 FSH 升高对卵泡过度刺激引起雌激素分泌过多，甚至可高于正常卵泡期水平，因此整个绝经过渡期雌激素水平并非逐渐下降，在卵泡完全停止生长发育后，雌激素水平才迅速下降。绝经后卵巢极少分泌雌激素，体内低水平雌激素主要来源于肾上腺皮质和卵巢的睾酮和雄烯二酮经周围组织中芳香化酶转化的雌酮。

2. 孕激素　绝经过渡期卵巢尚有排卵功能，但因卵泡期延长，黄体功能不良，导致孕激素分泌减少。

3. 雄激素　绝经后雄激素来源于卵巢间质细胞及肾上腺，其中雄烯二酮主要来源于肾上腺，量约为绝经前的一半。卵巢主要产生睾酮，由于升高的 LH 对卵巢间质细胞的刺激增加，使睾酮水平较绝经前增高。

4. 促性腺激素　绝经过渡期 FSH 水平升高，呈波动型，LH 仍在正常范围，FSH/LH 仍 < 1。绝经后雌激素水平降低，诱导下丘脑释放 GnRH 增加，刺激垂体释放更多的 FSH 和 LH，其中 FSH 升高较 LH 更显著，FSH/LH > 1。

5. 抑制素　绝经后妇女血抑制素水平下降，较 E_2 下降早且明显，可能成为反映卵巢功能衰退更敏感的指标。卵泡闭锁导致雌激素和抑制素水平降低及 FSH 水平升高，是绝经的主要信号。

（二）临床表现

1. 近期症状

（1）月经紊乱：是绝经过渡期最早出现的症状，大致分为三种类型：①月经周期缩短、经量减少；②月经周期不规则，周期和经期延长，经量增多，甚至大出血或出血淋漓不断，然后逐渐减少而停止；③月经突然停止，较少见。

（2）血管舒缩症状：主要表现为潮热，为血管舒缩功能不稳定所致，是雌激素低落的特征性症状，其特点是反复出现短暂的面部、颈部及胸部皮肤阵阵发红，伴有烘热，继之出汗，一般持续 1~3 min。症状轻者每日发作数次，严重者十余次或更多，夜间或应激状态易促发。该症状可持续 1~2 年，有时长达 5 年或更长。潮热严重时可影响妇女的工作、生活和睡眠。

（3）自主神经失调症状：常出现心悸、眩晕、头痛、失眠、耳鸣等症状。

（4）精神神经症状：常表现为注意力不易集中，并且情绪波动大，如激动易怒、焦虑不安或情绪低落、抑郁、不能自我控制等，记忆力减退也较常见。

2. 远期症状

（1）泌尿生殖道症状：主要表现为泌尿生殖道萎缩症状，如阴道干燥、性交困难及反复阴道感染，子宫脱垂、膀胱或直肠膨出、压力性尿失禁，尿频、尿急、反复发生的尿路感染。

（2）骨质疏松：绝经后妇女缺乏雌激素使骨质吸收增加，导致骨量快速丢失而出现骨质疏松。50 岁以上妇女半数以上会发生绝经后骨质疏松，一般发生在绝经后 5~10 年内，最常发生在椎体。

（3）阿尔茨海默病（Alzheimer's disease）：绝经后期妇女比老年男性患病风险高，可能与绝经后内源性雌激素水平降低有关。

（4）心血管疾病：绝经后妇女糖、脂代谢异常增加，动脉硬化、冠心病的发病风险较绝经前明显增加，这可能与雌激素水平低落有关。

（三）处理原则

缓解近期症状，早期发现并有效预防骨质疏松症、动脉硬化等老年性疾病。针对病人不同的症状和体征，配合对症治疗或激素补充治疗，有效缓解绝经相关症状。

（四）护理评估

1. 健康史　询问病人绝经综合征症状持续时间、严重程度及治疗、疗效等信息；评估月经史、生育史及既往健康史、用药史，排除肝病、高血压、糖尿病、冠心病、其他内分泌腺体器质性疾病及精神疾病；了解既往有无切除子宫、卵巢的手术史。

2. 身体状况　评估病人因卵巢功能减退及雌激素不足引起的相关症状。对病人进行全身体格检查，包括精神状态、心血管、呼吸、血液、生殖及泌尿等系统检查，排除器质性病变。妇科检查评估内、外生殖器呈现不同程度的萎缩性改变。

3. 心理社会状况　评估病人有无因家庭和社会环境的变化、精神状态及个性特征诱发的不良心理情绪反应。

4. 辅助检查

（1）血清激素测定：① FSH 及 E_2 测定：检查血清 FSH 及 E_2，了解卵巢功能。绝经过渡期血清 FSH > 10 U/L，提示卵巢储备功能下降。闭经、FSH > 40U/L 且 E_2 < 10~20 pg/mL，提示卵巢功能衰竭。②抑制素 B（inhibin B）：血清抑制素 B≤45 ng/L，是卵巢功能减退的最早标志，比 FSH 更敏感。③抗米勒管激素（anti-Mullerian hormone，AMH）：抗米勒管激素≤0.5~1.0 ng/mL，预示卵巢储备功能下降。

（2）超声检查：基础状态卵巢的窦状卵泡数减少，卵巢容积缩小，子宫内膜变薄。

（五）常见护理诊断/问题

1. 焦虑　与绝经过渡期内分泌改变，或个性特点、精神因素等有关。
2. 知识缺乏　缺乏绝经过渡期自我保健知识。

（六）护理目标

1. 病人能够描述自己的焦虑心态和应对方法。
2. 病人能够知晓绝经过渡期的自我保健知识。

（七）护理措施

1. 心理护理　与病人建立良好的相互信任的关系，帮助病人及其家属了解绝经过渡期的生理和心理变化，以减轻病人焦虑和恐惧的心理，帮助病人建立适应绝经过渡期生理、心理变化的新生活方式，使其安全度过该阶段。

2. 健康教育　指导病人建立健康的生活方式，坚持锻炼，增加日照时间，摄入足量的蛋白质及含钙丰富的食物，预防骨质疏松；设立"妇女围绝经期门诊"，提供系统的绝经过渡期咨询；重视绝经过渡期妇女的预防保健工作，提高妇女的自我保健意识。

3. 用药指导　激素补充治疗（hormone replacement therapy，HRT）是针对绝经相关健康问题而采取的一种医疗措施，可有效缓解绝经相关症状，并会对骨骼、心血管和神经系统产生长期的保护作用，指导病人知晓HRT治疗的目的、适应证、禁忌证、药物剂量、时间及不良反应，督促定期接受随访。开始用药后及用药后1个月、3个月、半年、1年复诊，在医生指导下调整用药。HRT治疗者每年应复诊1次，内容包括：①体格检查，如体重、身高、血压、乳腺及妇科检查等。②辅助检查，如盆腔B型超声、血糖、血脂及肝肾功能检查。每3～5年测定一次骨密度，可根据病人情况，酌情调整检查频率。

拓展阅读 18-1
HRT 窗口期的用药评估
拓展阅读 18-2
关爱女性健康，促进社会和谐

（八）护理评价

1. 病人的焦虑感减轻或消失。
2. 病人正确掌握绝经过渡期自我保健知识。

（程建云）

数字课程学习

⬇ 教学 PPT　　💬 本章小结　　📝 自测题　　🖥 复习思考题及解析

第十九章

不孕症妇女的护理

【学习目标】

知识：

1. 掌握不孕症的定义、分类及护理。

2. 掌握辅助生殖技术的定义、分类。

3. 熟悉不孕症的病因，辅助生殖技术的主要步骤、常见并发症及护理要点。

技能：

1. 运用所学知识对不孕症夫妇进行护理评估及健康指导。

2. 针对不孕症妇女的心理特点进行个性化的心理指导。

素质：

1. 培养良好的专业技能，正确指导不孕症夫妇对辅助生殖技术的认知，提升自身职业价值感。

2. 具有同理心，做好不孕症夫妇的心理指导，提升治疗期间的配合与信任。

不孕症是一种由多种病因导致的生育障碍状态，是生育期夫妇的生殖健康不良事件。不孕症不仅会给女性带来巨大的伤痛，也会严重影响其家庭和睦，已成为影响男女双方身心健康的医学和社会问题。辅助生殖技术的产生对不孕症妇女的治疗具有里程碑意义。此类技术可在一定程度上治疗不育夫妇以达到生育的目的，也是生育调节的主要组成部分。辅助生殖技术包括人工授精（artificial insemination，AI）、体外受精 – 胚胎移植（in vitro fertilization and embryo transfer，IVF-ET）、卵胞质内单精子注射、胚胎植入前遗传学诊断、精液冷冻、胚胎冷冻等技术。

第一节　不　孕　症

女性无避孕性生活至少 12 个月而未孕称为不孕症（infertility），对男性则称为不育症。不孕症分为原发性和继发性两大类，既往未避孕而从未妊娠者为原发不孕；既往有过妊娠史，未避孕连续 12 个月仍未孕者为继发不孕。不同人种和地区间不孕症发病率差异并不显著，我国不孕症发病率为 7% ~ 10%。

情境导入

李女士，25 岁，婚后 4 年，夫妻恩爱，备孕 2 年，未怀孕。该妇女平素月经规律，左下腹隐痛约半年，伴随白带增多。阴道超声提示：左侧附件低回声包块，32 mm × 29 mm 大小。妇女因有生育需求，故要求住院进行全面检查。

请思考：

1. 该妇女的可能诊断是什么？
2. 该妇女的护理措施是什么？

（一）病因分类

流行病学调查显示，阻碍受孕的因素女方因素占 40% ~ 55%，男方因素占 25% ~ 40%，男女双方共同因素占 20% ~ 30%，不明原因的因素占 10%。

1. 女方因素　受孕是一个复杂的生理过程，必须具备下列条件：卵巢排出正常的卵子；精液正常并含有正常的精子；卵子和精子能够在输卵管内相遇并结合成为受精卵，受精卵顺利地被输送进入子宫腔；子宫内膜已充分准备适合受精卵着床。其中任何一环节出现病变均会影响受孕。

（1）盆腔因素：是不孕症尤其是继发性不孕症最主要的原因，约占全部不孕因素的 35%。具体原因如下：

1）输卵管因素：是不孕症最常见的因素。输卵管具有运送精子、摄取卵子和将受精卵送进宫腔的作用，任何影响输卵管功能的病变均可导致不孕发生。盆腔粘连、盆腔炎症（淋菌、结核分枝杆菌、沙眼衣原体等感染）及盆腔手术后粘连可导致输卵管梗阻、周围粘连、积水和功能受损等。

2）子宫因素：子宫具有储存和输送精子、孕卵着床及孕育胎儿的功能。病变主要指子宫黏膜下肌瘤、体积较大影响宫腔形态的肌壁间肌瘤、子宫腺肌症、宫腔粘连和子宫内膜息肉等。

3）子宫颈因素：宫颈管是精子上行的通道，其解剖结构和宫颈黏液的分泌性状与生育存在着密切关系，直接影响精子上游进入宫腔。影响因素包括宫颈狭窄、松弛，先天性宫颈发育异常和宫颈感染等。

4）子宫内膜异位症：典型症状为盆腔痛和不孕，机制目前尚不明确。可能通过盆腔和子宫腔免疫机制紊乱所导致的排卵、输卵管功能、受精、黄体生成和子宫内膜功能等多个环节的改变从而影响受孕。

5）先天生殖器官畸形：包括米勒管畸形，如纵隔子宫、双角子宫和双子宫、先天性输卵管发育异常等。

（2）排卵障碍：占女性不孕的 25% ~ 35%，常见原因如下：

1）下丘脑病变：如低促性腺激素性无排卵。

2）垂体病变：如高催乳素血症。

3）卵巢病变：如多囊卵巢综合征、早发性卵巢功能不全和先天性性腺发育不全等。

4）其他内分泌疾病：如先天性肾上腺皮质增生症和甲状腺功能异常等。

2. 男方不育因素

（1）精液异常：先天或后天疾病因素所致精液异常，表现为少弱精子症、无精子症、精子发育停滞、畸形精子症和单纯性精浆异常等。

（2）男性性功能障碍：指器质性或心理性原因引起的勃起功能障碍、不射精或逆行射精，或性唤起障碍所致的性交频率不足等。

3. 男女双方因素

（1）缺乏性生活的基本知识：男女双方都缺乏性生活的基本知识，夫妇双方因缺乏生殖系统的解剖和生理结构的相关知识而导致不正确的性生活。

（2）精神因素：夫妇双方过分盼望妊娠、性生活紧张而出现心理压力。此外，工作压力、经济负担、家人患病、抑郁、疲乏等都可以导致不孕。

（3）免疫因素：精子、精浆、透明带和卵巢等生殖系统抗原均可通过自身免疫或同种免疫产生相应的抗体，阻碍精子和卵子的结合导致不孕。

4. 不明原因不孕　不孕症是一种生育力低下的状态，男女双方因素均不能排除，占不孕症人群的 10% ~ 20%。病因包括免疫因素、隐形输卵管因素、受精障碍、胚胎发育阻滞、胚胎着床失败和遗传缺陷等，但缺乏针对性的检测手段，难以明确病因。

（二）处理原则

1. 加强体育锻炼，增强体质，增进健康，戒烟戒酒，养成良好的生活习惯。

2. 增加性生活知识，了解排卵规律、性交频率适中，以增加受孕机会。

3. 年龄是不孕的重要因素之一，应充分评估女性卵巢的生理年龄、治疗方案合理性和有效性。

4. 针对明确的病因进行治疗，包括重建输卵管正常解剖关系、促使卵细胞发育成熟、治疗排卵障碍，必要时选择辅助生殖技术。

5. 对不明原因的不孕，年轻及卵巢功能良好的妇女可期待，试孕不超过 3 年；年龄大于 30 岁，卵巢储备开始减退的妇女建议行宫腔内夫精人工授精，仍未受孕则可考虑行体外授精 - 胚胎移植。

（三）护理评估

对符合不孕（育）症夫妇的检查和评估，应将男女双方看作一个生殖整体，询问病史、身体评估、相关检查，同时明确就诊病因。询问健康史应从家庭生活史、避孕措施等方面，全面评估既往史和现病史。

拓展阅读 19-1
《不孕症诊断指南》

1. 男方检查

（1）病史采集：包括不育年限、有无性交或射精障碍、不育相关检查和治疗经过，既往疾病和治疗史（如腮腺炎、前列腺炎、结核病、糖尿病），手术史（如输精管结扎术），个人史（如高温环境暴露、吸烟、酗酒和吸毒），家族史。

（2）体格检查：包括全身检查和生殖系统检查。

（3）精液分析：是不孕夫妇首选的检查项目。根据《世界卫生组织人类精液检查与处理实验室手册》（第 5 版）进行，需行 2~3 次精液检查，以明确精液质量。

（4）辅助检查：包括激素检测、生殖系统超声和遗传筛查等。

2. 女方检查

（1）病史采集：需详细询问不孕相关的病史。

1）现病史：包括不孕年限、性生活频率、有无避孕及方式、既往妊娠情况，有无盆腹腔疼痛、白带异常、盆腔包块，有无情绪异常、环境和进食变化、过度运动和体重显著变化、泌乳伴或不伴头痛和视野改变，有无多毛、痤疮和体重改变等。详细了解相关辅助检查及治疗经过。

2）月经史：初潮年龄、周期规律性和频率、经期长短、经量变化和有无痛经；若有痛经，需进一步询问发生的时间、严重程度及有无伴随症状。

3）婚育史：婚姻状况、孕产史、有无孕产期并发症。

4）既往史：有无结核病和性传播疾病史及治疗情况、盆腹腔手术史、自身免疫性疾病史、外伤史及幼时的特殊患病史，有无慢性疾病服药史和药物过敏史。

5）其他病史信息：个人史，包括吸烟、酗酒、成瘾性药物、吸毒、职业及特殊环境和毒物接触史；家族史，特别是家族中有无不孕不育和出生缺陷史。

（2）体格检查：全身检查需评估体格发育及营养状况，包括身高、体重和体脂分布特征，乳房发育及甲状腺情况，注意有无皮肤改变，如多毛和黑棘皮征等；妇科检查应依次检查外阴发育、阴毛分布、阴蒂大小、阴道和宫颈，注意有无异常排液和分泌物，子宫位置、大小、质地和活动度，附件有无包块、增厚和压痛，子宫直肠陷凹有无触痛结节，下腹有无压痛、反跳痛和异常包块。

（3）不孕相关辅助检查

1）超声检查：推荐使用经阴道超声。明确子宫、卵巢有无异常结节或包块，评估卵巢储备，监测卵泡发育和子宫内膜厚度。

2）激素测定：排卵障碍和年龄≥35 岁女性，在月经经期 2~4 日测定 FSH、LH、E_2、T、PRL 基础水平。排卵期 LH 测定有助于预测排卵时间，黄体期 P 测定有助于提示有无排卵、评估黄体功能。

3）输卵管通畅检查：子宫输卵管造影是评价输卵管通畅度的首选方法。应在月经干净后 3~7 日无任何禁忌证时进行。可以同时评估宫腔病变和输卵管通畅度。

4）其他检查：基础体温测定，双向型体温提示排卵可能；宫腔镜、腹腔镜检查，适用于宫腹腔存在病变的妇女，可明确病变位置和程度，并进行相应的治疗。

3. 心理社会状况 生育被看做是女性基本的社会职能之一，具有生育和养育能力是女性的成功标志之一，是自我实现的具体体现。不孕的诊断及其治疗给女性带来了生理和心理上的不安，诊治过程可能是长期且令人心力交瘁的过程，不孕夫妇双方在生理、心理、社会和经济方面都可能遭受压力，在希望和失望之中反复受到波折而影响心理健康。与男性比较而言，女性更容易出现心理问题，严重者可导致自我形象紊乱和自尊紊乱。需要酌情同时对夫妇双方或分别评估其心理反应。

（1）心理影响：一旦女性被确认患有不孕症之后，会立刻出现一种"不孕危机"的情绪状态。曼宁（Menning）曾将不孕妇女的心理反应描述为震惊、否认、愤怒、内疚和孤独、悲伤、解脱。

1）震惊：因为生育能力被认为是女性的自然职能，所以对不孕症诊断的第一反应是震惊。尤其是以往使用过避孕措施的女性对此诊断感到惊讶和不可置信。

2）否认：是不孕妇女经常出现的一种心理反应，特别是被确诊为不可治疗的不孕症之后妇女的强烈反应。尽量帮助妇女缩短此期反应，减少心理健康隐患发生。

3）愤怒：在得到可疑的临床和实验结果时，经历过一系列的不孕症检查而未得出异常的诊断结果时，愤怒、挫折感、失望感和困窘感会同时爆发。

4）内疚和孤独：是缺少社会支持者常常出现的一种心理反应。内疚感也可能来源于既往的婚前性行为、婚外性行为、使用过避孕措施或流产。这种心理会导致不孕妇女社交减少，也可能导致夫妇缺乏交流、降低性生活的快乐，造成婚姻的压力和关系紧张。

5）悲伤：诊断确定之后妇女的一种明显的心理反应。悲伤源于生活中的丧失，如丧失孩子、丧失生育能力等。

6）解脱：并不代表对不孕的接受，而是在检查和治疗的漫长过程当中寻求结果。此阶段会出现一些负性的心理状态，如挫败、愤怒、自我概念低下、紧张、疲乏、强迫行为、焦虑、歇斯底里、恐惧、抑郁、失望和绝望。

（2）生理影响：多来源于激素治疗和辅助生殖技术干预过程。不孕因素无论来自男方或女方，介入性的治疗方案均针对女性实施，女性经历着众多检查、治疗、手术等，过程既耗时又痛苦。

（3）社会影响：传统文化、宗教思想，将生育能力、不孕责任强加在女性身上，传宗接代的思想与婚姻的目的密不可分。不孕症夫妇不仅承受着家庭社会的压力，还要承受辅助生殖干预需要的时间和经济压力，严重影响着他们的工作和生活质量。

（四）常见的护理诊断 / 问题

1. 知识缺乏 缺乏性生殖知识、不孕的相关知识。
2. 情境性低自尊 与专科检查、治疗效果不理想有关。
3. 社交孤立 与缺乏家人的支持、不愿与人交流有关。

（五）护理目标

1. 妇女了解受孕过程及不孕的相关知识。
2. 妇女能客观评价自我控制的方法。
3. 妇女能与家庭成员、朋友进行有效沟通。

（六）护理措施

1. 一般护理　改变生活方式，均衡饮食，保持心情愉快，避免过度紧张和劳累。体重超重女性减轻体重 5%～10%，体重瘦弱女性纠正营养不良和贫血。戒除不良嗜好，如烟、酒、毒品等。

2. 向妇女解释诊断性检查可能引起的不适　子宫输卵管碘油造影可能引起腹部疼挛感，在术后持续 1～2 h，可以在检查当日或第 2 日返回工作岗位而不留后遗症。腹腔镜手术后 1～2 h 可能感到一侧或双侧肩部疼痛，可根据医嘱给予艾盐包热敷、非甾体类药物止痛。子宫内膜活检后可能引起下腹部的不适感，如痉挛，按医嘱予间苯三芬解痉、艾盐包热敷等对症治疗。如子宫颈管有炎症，黏液黏稠并有白细胞，需要治疗干预后再进行性交后穿透力实验。

3. 指导正确服药　妇女服用克罗米酚类促排卵药物，护士应告知此类药物的不良反应。较多见的不良反应如经间期下腹一侧疼痛、卵巢囊肿、血管收缩征兆（如潮热），少见的不良反应有乏力、头昏、头痛、抑郁、恶心、呕吐、食欲增加等。采取的护理措施包括：①教会妇女在月经周期根据医嘱正确按时服药。②说明药物的作用及副作用，提醒妇女及时报告药物的不良反应，如潮热、恶心、呕吐、头疼。③指导配合阴道超声监测卵泡发育。④指导妇女在发生妊娠后立即停药。⑤在医生指导下完成用药过程。

4. 重视心理护理　不孕症对于不孕夫妇来说是一个生活危机，将经历一系列的心理反应，护士应对夫妇双方提供护理干预，使用倾听、鼓励等方法促进男女双方分别表达内心感受，促进夫妇双方沟通和交流。不孕的压力可以引起一些不良的心理反应如焦虑和抑郁，护士必须教会妇女进行放松，如练习瑜伽、改变认知、改进表达情绪的方式方法等，提高妇女的自我控制感、降低孤独感。不孕的时间越长，夫妇对生活的控制感越差，因此应采取心理护理措施帮助他们尽快度过悲伤期，正视不孕症治疗的结局。当各种治疗措施的效果不佳时，无论不孕夫妇作出何种选择，护士都应给予尊重并提供支持。

5. 协助选择人工辅助生殖技术　在不孕症诊治过程中，医护人员要帮助不孕夫妇了解各种辅助生殖技术的优缺点及其适应证，及时告知风险，便于不孕夫妇知情选择、合理决策。影响不孕夫妇决定的因素有：①社会、文化、宗教信仰因素。②治疗的困难程度，包括风险性、不适感等，可涉及生理、心理、时间等方面。③妇女的年龄可以影响成功率。④经济问题，昂贵的费用使得不孕家庭将可能面临经济困窘等影响治疗决定。

6. 健康教育　女性生育力与年龄密切相关，治疗时需要充分考虑妇女卵巢生理年龄，选择合理、安全、高效的个性化方案。教会妇女提高妊娠率的技巧：①对于肥胖、消瘦、有不良生活习惯或环境接触史的妇女，首先保持健康生活方式，规律生活，劳逸结合，保持良好心态，合理营养，适当体育锻炼，戒除烟、酒等不良嗜好。②与伴侣交流自己的感受和希望，保持愉悦心情。③性生活异常者，指导学会监测排卵，选择最佳的受孕时机，调节性交频率和时机增加受孕机会。④性交前后避免阴道灌洗、用药和使用润滑剂。

（七）护理评价

1. 妇女了解不孕的病因，能够选择适合的治疗措施。
2. 妇女能客观认识此种疾病的治疗过程及治疗结局，保持良好心态。
3. 妇女能与家庭成员、朋友进行有效沟通。

第二节　辅助生殖技术及护理

微课 19-1
辅助生殖技术

　　辅助生殖技术（assisted reproductive techniques，ART）也称为医学助孕，指在体外对配子和胚胎采用显微操作技术，帮助不孕夫妇受孕的一组方法。辅助生殖技术包括人工授精、体外受精 – 胚胎移植及其衍生技术等。ART 技术本身及其带来的社会、伦理、道德、法律等诸多方面的问题日益突出，其应用的安全性值得引起重视。

一、分类

（一）人工授精

　　人工授精（artificial insemination，AI）是将精子通过非性交方式注入女性生殖道内，使其受孕的一种技术。按精液来源不同分两类：丈夫精液人工授精（artificial insemination with husband's sperm，AIH）和供精者精液人工授精（artificial insemination by donor，AID）。按国家法规，目前 AID 精子来源一律由国家卫生健康委员会认定的人类精子库提供和管理。

　　具备正常发育的卵泡、正常范围的活动精子数目、健全的女性生殖道结构、至少一条通畅的输卵管的不孕（育）症夫妇，可以实施人工授精治疗。根据授精部位可将人工授精分为宫腔内人工授精（intrauterine insemination，IUI）、宫颈管内人工授精（intra-cervical insemination，ICI）、阴道内人工授精（intra-vaginal insemination，IVI）、输卵管内人工授精（intra-tubal insemination，ITI）及直接经腹腔内人工授精（direct intra-peritoneal insemination，DIPI）等，目前临床上以 IUI 和 ICI 最为常用。

　　宫腔内人工授精常规流程为：将精液洗涤处理后，去除精浆，取 0.3～0.5 mL 精子悬浮液，在女方排卵期间通过导管经宫颈注入宫腔内。人工授精可在自然周期和促排卵周期进行，在促排卵周期中应控制优势卵泡数目，以免增加多胎妊娠的发生率。当有 3 个及以上优势卵泡发育时，可能增加多胎妊娠发生率。

　　1. 人工授精的适应证

　　（1）AIH 适应证：主要适用于：男性因少精、弱精、液化异常、性功能障碍、生殖器畸形等不育，宫颈因素不育，生殖道畸形及心理因素导致性交不能等不育，免疫性不育，原因不明不育。

（2）AID 适应证：主要适用于：不可逆的无精子症、严重的少精症、弱精症和畸精症，输精管复通失败，射精障碍，男方和（或）家族有不宜生育的严重遗传性疾病，母儿血型不合不能得到存活新生儿。

2. AID 供精者的选择　宜选择：①智商高，身体素质好，已婚已育的青壮年自愿者；②无遗传性疾病和遗传性疾病家族史；③供受精双方互相不认识；④供受精双方血型最好相同；⑤供精者外貌五官端正，体格健壮，最好与受方夫妇双方相像。

3. AID 的管理　①建立供精者档案；②人工授精前对采集的供精者精液进行常规检查；③取精前禁性生活 5～7 日，要求 24 h 内禁饮含乙醇饮料；④供精者泌尿生殖道性病检查；⑤已使受精者受孕达 5 人次时，不能再使用此供精者的精液。由于供精者精液人工授精实施中存在很多伦理问题，所以卫生健康委员会规定实施 AID 的医疗机构需要经过特殊审批后方可实施此项技术。

4. AID 的安全性　性传播疾病是 AID 的主要危险。因为沙眼衣原体可以通过 AI 传给受精者而造成许多不良后果，如盆腔炎、异位妊娠或输卵管梗阻性不孕，因此必须对供精者尿道取材进行沙眼衣原体检查。HIV 感染后 3 个月血清才呈阳性反应，故美国生殖学会禁止用新鲜精液而必须采纳冷冻精子 AI 技术。

5. 人工授精的禁忌证　目前尚无统一标准。一般包括：①患有严重全身性疾病或传染病；②严重生殖器官发育不全或畸形；③严重宫颈糜烂；④双侧输卵管梗阻；⑤无排卵。

6. 人工授精主要步骤

（1）收集及处理精液：男性用干净无毒取精杯自行体外取精。根据世界卫生组织的标准，在 Makler 精子计数器上计算精子的浓度和活动度。

（2）促进排卵或预测自然排卵的规律：排卵障碍者可促排卵治疗，单用或联合用药。预测排卵的方法包括：月经周期史、基础体温测定、宫颈黏液、B 型超声卵泡监测、实验室生化检查 E_2 和 LH。

（3）选择 AI 时间：一般通过宫颈黏液、B 型超声、基础体温等综合判断排卵时间，于排卵前和排卵后 24 h 内各注射一次。

（4）方法：人工授精的妇女取膀胱截石位，臀部略抬高，妇科检查确定子宫位置，以阴道窥器暴露子宫颈，无菌棉球拭净子宫外口周围黏液，然后用 1 mL 干燥无菌注射器接用于人工授精的塑料管，吸取经过洗涤处理过的精子悬浮液 0.3～0.5 mL，通过插入宫腔的导管注入宫腔内授精。

7. 人工授精的妊娠率　妊娠率与妇女选择、诊断标准、精液处理、授精时间、统计方法等相关。对于精子质量较好、性交时精液未能接触宫颈的 AIH，妊娠率可达到 80% 以上；而精子质量差或因宫颈因素行 AIH 者妊娠率偏低。采用新鲜精液人工授精比冷冻精液的妊娠率高，但存在感染某些疾病的危险性。

（二）体外受精–胚胎移植

体外受精–胚胎移植（in vitro fertilization and embryo transfer，IVF-ET）俗称"试管婴儿"，指从女性卵巢内取出卵子，在体外与精子发生受精并培养 3～5 日，再将发育到卵裂球期或囊胚期阶段的胚胎移植到宫腔内，使其着床发育成胎儿的全过程。1978 年英国学者 Steptoe 和 Edwards 采用该技术诞生世界第一例"试管婴儿"。Edwards 因此贡献在 2010 年获诺贝尔生理学或医学奖。1988 年我国第一例"试管婴儿"在北京大学第三医院诞生。

1. 适应证 临床上对输卵管性不孕症、原因不明的不孕症、子宫内膜异位症、男性因素不育症、排卵异常及宫颈因素等不孕症妇女，通过其他常规治疗无法妊娠，均为 IVF-ET 的适应证。

2. IVF-ET 的主要步骤

（1）促进与监测卵泡发育：采用药物诱发排卵，以获取更多的卵母细胞供使用。采用 B 超测量卵泡直径并测定血 E_2、LH 水平，监测卵泡发育。

（2）取卵：卵泡发育成熟尚未破裂时，经腹壁或经阴道穹隆处在 B 超指引下穿刺成熟卵泡，抽取卵泡液找出卵母细胞。

（3）体外受精：取出的卵母细胞放入培养液中培养，与优化处理过的精子在试管内混合受精，体外培养受精卵，受精卵体外培养 2～3 日。

（4）胚胎移植：将体外培养至 4～8 个细胞的早期囊胚移植入母体子宫腔内。

（5）移植后处理：卧床 24 h。限制活动 3～4 天，使用黄体酮或 HCG 针支持黄体功能，移植后第 14 日测定血 β-hCG，明显增高提示妊娠成功，2～3 周后行 B 超检查，确定是否宫内妊娠。妊娠成功后按高危妊娠加强监测管理。

3. 控制性超促排卵（controlled ovarian hyperstimulation，COH） 是指用药物在可控的范围内诱发多卵泡同时发育和成熟，以获得更多高质量卵子，从而获得更多可供移植胚胎，提高妊娠率。

由于治疗目的、反应和使用的药物等各种因素的不同，在超促排卵方案的选择上存在很大差异。因此应结合以下因素综合考虑：年龄、治疗、各种药物的差异、病因及其他病理情况、既往用药史、卵巢储备功能等，强调治疗个体化。

（三）卵泡质内单精子注射术

卵泡质内单精子注射术（intracytoplasmic sperm injection，ICSI）是在显微镜操作系统帮助下，在体外直接将精子注入卵母细胞质内使其受精。1992 年 Palermo 等将精子直接注射到卵细胞质内，获得正常卵子受精和卵裂过程，诞生人类首例单精子卵胞质内注射技术受孕的婴儿。

1. ICSI 的适应证 主要适用于严重少、弱、畸精子症，不可逆的梗阻性无精子症，体外受精失败、精子顶体异常及需行植入前胚胎遗传学诊断/筛查的夫妇。

2. ICSI 的主要步骤 刺激排卵和卵泡监测同 IVF 过程，后行经阴道超声介导下取卵，去除卵丘颗粒细胞，在高倍倒置显微镜下行卵母细胞质内单精子显微注射授精，继行胚胎体外培养、胚胎移植及黄体支持治疗过程同 IVF 技术。

（四）植入前胚胎遗传学诊断

植入前胚胎遗传学诊断（preimplantation genetic diagnosis，PGD）是利用现代分析生物学技术与显微操作技术，在受精卵分裂为 8 细胞左右囊胚细胞时，取出 1～2 个细胞，进行特定的遗传学性状监测，选择合适的囊胚进行移植的技术。1990 年该技术首先应用于 X- 性连锁疾病的胚胎性别选择。

PGD 技术步骤：从体外受精第 3 日或第 5 日的囊胚取 1～2 个卵裂球或部分滋养细胞，进行细胞和分子遗传学检测，检出带致病基因和异常核型的胚胎，将正常基因和核型的胚胎移植，得到健康后代。主要用于单基因相关遗传病、染色体病、性连锁遗传病及可能生育异常患儿的高风险人群等。该技术的主要目的是将产前诊断提早到胚胎期，可以避免反复的选择性流产或

拓展阅读 19-2
《冷冻胚胎保存时限的中国专家共识》

引产、遗传性疾病患儿的出生。

二、并发症及临床表现

辅助生殖技术的并发症主要是由于药物刺激超促排卵过程所引起，常见的有卵巢过度刺激综合征、卵巢反应不良、多胎妊娠、流产或早产，超促排卵药物的使用与卵巢和乳腺肿瘤的发生也存在相关性。

1. 卵巢过度刺激综合征（ovarian hyperstimulation syndrome，OHSS） 指诱导排卵药物刺激卵巢后，导致多个卵泡发育、雌激素水平过高及颗粒细胞黄素化，引起全身血管通透性增加、血液中水分进入体腔、血液成分浓缩等血流动力学病理改变，hCG 升高会加重病理进程。轻度仅表现为轻度腹胀、卵巢增大；重度表现为腹胀，大量腹水、胸腔积液，导致血液浓缩、重要脏器血栓形成和功能损害、电解质紊乱等严重并发症，严重者可引起死亡。在接受促排卵药物的妇女中，约 20% 发生不同程度 OHSS，重症者占 1%~4%。处理原则以增加胶体渗透压扩容为主，防止血栓形成，辅以改善症状和支持治疗。

根据临床表现及实验室检查，可将 OHSS 分为轻、中、重度：①轻度：症状及体征通常发生于注射 hCG 后 7~10 日，主要表现为下腹不适、腹胀或轻微腹痛，伴食欲下降、乏力，血 E_2 水平 ≥1 500 pg/mL，卵巢直径可达 5 cm。②中度：有明显下腹胀痛、恶心、呕吐或腹泻，伴有腹围增大，体重增加 ≥3 kg，明显腹水，少量胸腔积液，血 E_2 水平 ≥3 000 pg/mL，双侧卵巢明显增大，直径达 5~10 cm。③重度：腹胀痛加剧，妇女口渴多饮但尿少，恶心、呕吐甚至无法进食，疲乏、虚弱、腹水明显增多，可因腹水而使膈肌上升或胸腔积液致呼吸困难，不能平卧，卵巢直径 ≥12 cm，体重增加 ≥4.5 kg，严重者可出现急性肾衰竭、血栓形成及成人呼吸窘迫综合征甚至死亡。未妊娠、月经来潮前其临床表现可停止进展或减轻；一旦妊娠，OHSS 症状将趋于严重、病程延长。

2. 多胎妊娠 促排卵药物的使用、多个胚胎移植会导致多胎妊娠发生率增加，IVF-ET 后发生率高达 25%~50%，甚至出现较多的高序多胎妊娠（三胎以上妊娠）。多胎妊娠可增加母婴并发症、流产和早产的发生率、围产儿患病率和死亡率。目前我国《人类辅助生殖技术规范》限制移植的胚胎数目在 2~3 个以内，国内很多生殖中心已经采用了单胚胎移植的概念和技术，以减少双胎妊娠、杜绝三胎及以上多胎妊娠。对于多胎妊娠（三胎以上的妊娠）者，可在孕早期或孕中期在 B 超引导下施行选择性胚胎减灭术。

3. 卵巢反应不足（poor response） 表现为卵巢在诱发超排卵下卵泡发育不良，卵泡数量或大小或生长速率不能达到药物的要求。主要表现为治疗周期应用 HMG 25~45 支，但直径达到 14 mm 的卵泡数量 <3 个，血 E_2 水平 <500 pg/mL。

4. 其他并发症 体外受精技术穿刺取卵时可能损伤邻近肠管、输尿管甚至血管，引起出血和感染等并发症。经辅助生殖技术治疗获得的妊娠与自然妊娠比较，其流产率、早产率、异位妊娠率、胎儿畸形率、宫内外同时妊娠率均较高。

拓展阅读 19-3
《中国高龄不孕女性辅助生殖临床实践指南》

三、护理措施

1. 详细询问健康史 包括年龄、既往不孕症治疗时的并发症、超促排卵治疗情况（血清 E_2 峰值、使用 hCG 的日期、取卵的日期、胚胎移植的胚胎数量、血 β-hCG 数值、超声检查妊娠孕囊情况），症状的发生、发展及严重程度。评估妇女腹部症状、胸部症状、消化道症状、尿量、体重、四肢皮肤水肿等内容。

2. 配合做好辅助检查 包括血常规、凝血酶原时间、D-二聚体、血电解质、肝功能、肾功能、盆腹腔超声检查。如果有胸闷、气促、胸痛或胸部体检异常，可行胸腔超声检查或胸部摄片；监测血氧饱和度。

3. 严密观察病情 中重度 OHSS 住院妇女每 4 小时测量生命体征、记录出入量、每天测量体重和腹围，完善各项检查。防止继发于 OHSS 的严重并发症，如卵巢破裂或蒂扭转、肝功能和肾功能损害甚至衰竭、血栓形成、成人呼吸窘迫综合征等。加强多胎妊娠产前检查的监护，要求提前住院观察，足月后尽早终止妊娠。

4. 配合治疗 对于中重度 OHSS 住院妇女静脉输注白蛋白、低分子右旋糖酐、琥珀酰明胶、前列腺素拮抗剂。对于卵巢反应不足的妇女可以遵医嘱使用 HMG，合用生长激素或生长激素释放激素，然后再使用诱发超排卵治疗。多胎妊娠者进行选择性胚胎减灭术。

5. 积极采取预防措施 注意超排卵药物应用的个体化原则、严密监测卵泡的发育，根据卵泡数量适时减少或终止使用 HMG 及 hCG，提前取卵。①对于有 OHSS 倾向者或已发生 OHSS 的妇女，取卵后行体外受精，但不行胚胎移植而是将所获早期胚胎进行冷冻保存，待自然周期再行胚胎移植。②预防自然流产：合理用药，避免多胎妊娠；充分补充黄体功能；移植前进行胚胎染色体分析，防止异常胚胎的种植。

6. 心理护理 向妇女介绍辅助生殖技术的适应证、治疗过程、可能出现的并发症、应对措施，使得妇女有一定的心理准备，消除焦虑、紧张。注重倾听、陪伴，了解妇女的心理感受和家庭支持系统，提供个性化护理和支持。

（王洪萍）

数字课程学习

📥 教学 PPT　　💬 本章小结　　📝 自测题　　🖥 复习思考题及解析

▶▶▶ 第二十章
计划生育妇女的护理

【学习目标】

知识：

1. 掌握女性常用避孕方法的原理及优缺点。

2. 熟悉放置宫内节育器的时间、适应证、禁忌证、并发症及其处理。

3. 熟悉人工终止妊娠的适应证、并发症及处理。

4. 了解女性绝育手术。

技能：

1. 正确运用所学知识为计划生育妇女提供健康教育指导。

2. 正确运用护理程序为手术流产妇女提供整体护理。

素质：

1. 护理过程中动作轻柔、注意隐私保护，体现人文关怀意识。

2. 具备高度的责任感、同情心、团结协作精神和慎独精神。

计划生育是通过科学的方法实施生育调节，调控人口数量，提高人口素质，使人口增长和经济、资源、社会发展相适应。常见的计划生育措施包括避孕、绝育及避孕失败补救措施。计划生育不仅关系到女性的身心健康，还会影响家庭的幸福和社会的和谐。医务人员应严格掌握适应证，为计划生育妇女提供安全、有效的指导及护理。

第一节　常用避孕方法

情境导入

王女士，32 岁，已婚，G_3P_2，既往体健，现准备放置宫内节育器避孕。

请思考：

1. 宫内节育器放置术有哪些禁忌证？
2. 什么时间放置合适？
3. 术后护理有哪些注意事项？

避孕（contraception）是指采用药物、器具或利用女性生殖的生理自然规律使妇女暂时不受孕。常用的避孕方法有工具避孕和药物避孕。每年 9 月 26 日为世界避孕日，旨在提高年轻人的避孕意识，提高安全避孕率，改善生殖健康教育水平，从而促进年轻人的生殖健康和性健康。

一、避孕原理

正常受孕必备三个条件：一是男女双方必须有成熟健康的卵子和足够数量健康的精子；二是生殖道畅通无阻，精子和卵子才能相遇而受精；三是受精后要有适合受精卵生长发育的子宫内膜环境。避孕主要是通过控制生殖过程的三个环节来达到避孕或节制生育的目的，使女性暂时不怀孕。

二、工具避孕

（一）安全套避孕

避孕在人类历史上由来已久，古希腊哲学家亚里士多德被认为是提议采用香柏油、含铅软膏或香油这类天然化学物作为杀精剂的第一人。公元 17 世纪英国国王查理二世的御医 Condom 医师使用小羊的盲肠制作了男用保险套，这是安全套的前身。安全套成为全世界较为广泛、安全的避孕方式之一。

1. 避孕原理　安全套（condom）又称避孕套，通过阻止精子与卵子的相遇从而达到避孕的目的，亦有防止淋病、艾滋病等性传播疾病的作用。

2. 类型　安全套原料通常采用天然橡胶或聚亚氨酯，分为男用和女用两种，用以包裹阴茎、阴道或肛门的长条状薄膜，其一端封闭并通常含有突起形成的空间用以储存射出的精液。中国市售的男用安全套长度一般为 19 cm，依其直径大小，可分为大、中、小、特小四种型号；依其厚度可分为局部加厚型、普通型、薄型及超薄型；外观亦各色各样，如普通型、波纹型、颗粒型等。

3. 使用　安全套避孕效果相对可靠，没有损害身体的副作用，还可以防止性病的传播，故使用广泛。但安全套如未正确使用，往往会导致避孕失败。因此，正确使用安全套也是避孕的关键。安全套正确使用四步骤：①使用前，首先检查安全套的保质期及包装有无破损，套子有无漏气。②在阴茎未完全勃起时，捏住套子顶端的储精囊将安全套套在阴茎上，并将橡胶圈退至阴茎根部。③待射精后，在阴茎尚未疲软之前，捏紧套口连同阴茎一并退出阴道。④安全套取下后，应立即打结并用纸巾包裹后丢弃。此时，也应尽量避免性器官的再次接触，因残留的男性体液里仍含有少量精子，易导致避孕前功尽弃。女用安全套又称阴道套，应用较少。套的两端各有一个弯曲的环，套底完全封闭，使用时用食指和中指挤压内环推入阴道深处，外环贴在外阴处，性生活结束后，捏紧并旋转外环，同时缓缓地将阴道套拉出。

4. 优缺点　作为避孕工具，安全套和其他避孕方法相比，使用方便，没有副作用，正确使用避孕成功率可达95%，还可以防止性病的传播。因此，多年来安全套在世界各国得到广泛应用，成为工具避孕首选措施。

（二）宫内节育器避孕

宫内节育器（intrauterine device，IUD）又称节育环，是目前我国育龄妇女的主要避孕措施，具有安全、有效、简便、经济、可逆性等特点。

1. 避孕原理　其抗生育作用主要是：①干扰着床。长期异物刺激导致慢性炎症反应及损伤子宫内膜，产生前列腺素，引起子宫内膜白细胞及巨噬细胞增多，子宫腔液体成分发生改变，产生无菌性炎症反应。前列腺素又可改变输卵管蠕动，使受精卵运行速度与子宫内膜发育不同步，受精卵着床受阻。②影响受精卵的发育。子宫内膜受压缺血及吞噬细胞的作用，激活纤溶酶原，局部纤溶活性增强，致使囊胚溶解吸收。③宫腔内自然环境改变。吞噬细胞被覆于子宫内膜，有吞噬精子的作用。④宫腔内炎症细胞增多，有毒害胚胎的作用。⑤对抗机体囊胚着床的免疫耐受性，使囊胚崩解，有免疫性抗着床作用。

2. 类型　国内外有不同形状、大小、制作材料的宫内节育器数十种（图20-1）。我国最早使用的第一代IUD由惰性材料如金属、硅胶、塑料或尼龙等制成，主要为不锈钢圆环及其改良型，如宫形环等，目前大部分已淘汰。第二代IUD为活性宫内节育器，其内含有活性物质如金属、激素、药物及磁性物质等，可以提高避孕效果，减少不良反应。如含铜宫内节育器有T形、V形、宫形、伞形等，目前是临床最常用的IUD。药物缓释型IUD，含有孕激素或吲哚美辛等药物，每天微量释放达到避孕作用，且副作用小。第三代IUD致力于降低脱落

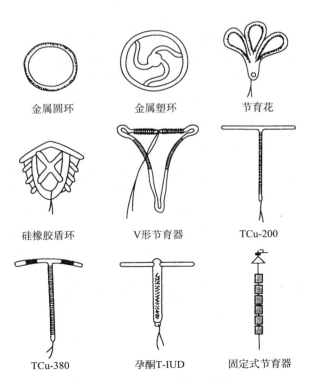

金属圆环　　金属塑环　　节育花

硅橡胶盾环　　V形节育器　　TCu-200

TCu-380　　孕酮T-IUD　　固定式节育器

图20-1　各种宫内节育器示意图

率和其他并发症，体积减小，质地柔韧，容易放置，能减少出血、疼痛等不良反应，尚处于研究阶段。

3. 宫内节育器放置术

（1）适应证：育龄期妇女无禁忌证、自愿要求放置 IUD 者。

（2）禁忌证：①妊娠或可疑妊娠；②生殖器官炎症；③生殖器官肿瘤；④生殖器官畸形；⑤宫腔 < 5.5 cm 或 > 9.0 cm 者；⑥宫颈过松、重度裂伤、狭窄或重度子宫脱垂；⑦月经频发、月经过多或不规则阴道流血；⑧较严重的全身急、慢性疾病；⑨有铜过敏史者，禁止放置含铜 IUD。

（3）操作方法：受术者排尿后取膀胱截石位。0.5% 聚维酮碘溶液消毒外阴，铺无菌洞巾，再次行双合诊检查子宫位置、大小及附件状况。阴道窥器暴露宫颈，消毒宫颈及阴道，宫颈钳钳夹子宫颈前唇，用子宫探针顺子宫屈向探测宫腔深度。子宫颈管较紧者可用扩宫棒依顺序扩至 6 号。用放环器将节育器推送入宫腔底部，若放置带有尾丝的节育器，应在宫颈外口 2 cm 处剪断尾丝。观察无出血后取出宫颈钳和阴道窥器。

（4）护理要点：① IUD 大小的选择：根据宫腔深度为育龄妇女选择合适的节育器，T 形 IUD 按其横臂宽度（mm）分为 26、28、30 号 3 种，通常宫腔深度 ≤ 7 cm 者用 26 号，宫腔深度 > 7 cm 者用 28 号。②放置时间：月经干净后 3 ~ 7 日无性交；产后 42 日子宫恢复正常，恶露已净，会阴切口已愈合；剖宫产术后半年；自然流产于转经后放置，药物流产 2 次正常月经后放置；人工流产吸宫术和钳刮术后，中期妊娠引产术后 24 h 内或清宫术后（子宫收缩不良、出血过多或有感染可能者除外）；含孕激素 IUD 在月经第 3 日放置；哺乳期或月经延期放置时应先排除早孕；紧急避孕应在性交后 5 日内。③健康指导：术前向受术者介绍 IUD 的避孕原理、放置术的目的和过程，使其理解并主动配合；术后休息 3 日，避免重体力劳动 1 周；2 周内忌性交及盆浴，保持外阴清洁，避免感染；放置 IUD 后可能有阴道出血、腰酸腹胀等不适，若出现发热、下腹疼痛加剧及阴道流血量多时应及时就诊；术后 3 个月每次行经或排便时注意观察有无 IUD 脱落；IUD 放置后 3、6、12 个月各复查 1 次，以后每年复查 1 次；不同宫内节育器使用时间有差异，当达到使用年限时，应及时将其取出。

4. 宫内节育器取出术

（1）适应证：①计划再生育者；②无性生活不再需要避孕、拟改用其他避孕措施或绝育者；③放置期限已满需要更换者；④副作用明显或出现并发症者；⑤围绝经期停经 6 个月以上者；⑥带器妊娠者。

（2）禁忌证：生殖器官急性、亚急性炎症或严重全身性疾病。

（3）操作方法：取 IUD 前应通过妇科检查、B 型超声或 X 线检查确定宫腔内有无 IUD、IUD 位置及其类型。0.5% 聚维酮碘溶液常规消毒外阴、阴道及宫颈，有尾丝者，用血管钳夹住后轻轻牵引取出；无尾丝者，先用子宫探针探查 IUD 位置，再用取环钩或长钳牵引取出。若取器困难，可在宫腔镜下或 B 型超声、X 线引导下取出。

（4）护理要点：取器时间以月经干净 3 ~ 7 日为宜，出血多者随时可取；术后休息 1 日，术后 2 周内禁止性生活和盆浴，并保持外阴清洁。

5. 宫内节育器副作用及护理

（1）阴道流血：常发生于放置 IUD 最初 3 个月内，主要表现为经量过多、经期延长或月经中期点滴出血，一般不需处理，3 ~ 6 个月后逐渐恢复。可根据情况给予止血、补铁、抗感染等治疗。若经上述治疗无效，应考虑取出 IUD，改用其他避孕方法。

（2）腰腹酸胀：IUD 与宫腔大小或形态不符时，可引起子宫频繁收缩而出现腰腹酸胀或下腹坠胀。轻者无须处理，重者应考虑更换合适的节育器或改用其他避孕方法。

6. 宫内节育器并发症及护理

（1）感染：放置 IUD 时未严格执行无菌操作、IUD 尾丝过长或术后护理不当等，均可导致上行性感染。一旦发生感染，应使用抗生素治疗并取出 IUD。

（2）IUD 嵌顿或断裂：由于放置 IUD 时损伤子宫壁、IUD 放置时间过长或绝经后取出 IUD 过晚，导致部分 IUD 嵌入子宫肌壁或发生断裂。一经确诊应尽早取出。

（3）IUD 异位：术前子宫位置和大小评估不够、术中操作不当而造成子宫穿孔，导致 IUD 游离于子宫外。哺乳期子宫壁薄且软，易发生子宫穿孔。当发生 IUD 异位时，应经腹或经阴道将 IUD 取出。

（4）IUD 脱落：容易发生在放置 IUD 术后第一年，尤其是最初 3 个月内。主要是 IUD 与宫腔大小、形态不符，放置时操作不规范，宫颈内口松弛或经量过多等原因造成。IUD 脱落常发生在月经期，与经血一起排出，不易被察觉。

（5）带器妊娠：IUD 放置位置不正确、大小与宫腔不匹配、子宫畸形（双子宫仅一侧宫腔放置 IUD）等均可导致带器妊娠。带器妊娠易发生流产，但也有妊娠至足月分娩者。一旦确诊，行人工流产终止妊娠。

7. 优缺点 宫内节育器是一种安全、有效、经济、简便、可逆性强的避孕措施，深受广大育龄妇女的欢迎。它最大的优点是长效，多数女性放置 IUD 后可以长期避孕。放置宫内节育器比较简便，痛苦小，避孕效果好，取出节育器后不影响生育能力。宫内节育器的避孕作用是局部的，不影响内分泌功能，不影响夫妻的性生活。不过，宫内节育器在给女性带来方便的同时，也同样存在着以下一些缺点，如引发疼痛，引起感染，导致月经过多、IUD 脱落、带器妊娠等。

三、药物避孕

1956 年 Pincus 等首先合成甾体激素避孕药物并用于临床，7 年后我国开始应用。目前常用的避孕药几乎全是女用避孕药，大多由雌激素和孕激素配伍而成。

1. 避孕原理 ①抑制排卵。抑制下丘脑释放 GnRH，垂体分泌 FSH 和 LH 减少，同时直接影响垂体对 GnRH 的反应，不出现排卵前 LH 峰，不发生排卵。此类药物多为由雌激素和孕激素配伍的复方制剂。②阻碍受精。改变宫颈黏液的性状，使宫颈黏液量减少且黏稠度增加，拉丝度降低，不利于精子穿透。杀死精子或影响精子功能，阻碍受精。此类药物有低剂量的孕激素、外用杀精剂等。③阻碍着床。子宫内膜功能和形态发生改变，使腺体和间质提早发生类似分泌期变化，抑制子宫内膜增生，使子宫内膜分泌不良，不适于受精卵着床。高效孕激素及其他事后避孕药均属于此类。

2. 类型 目前甾体激素避孕药发展较快，可分为口服避孕药、注射避孕针、缓释系统避孕药及避孕贴剂等。口服避孕药普遍应用的是含雌、孕激素的复方制剂，健康的育龄期女性均可服用，其中复方短效口服避孕药因其副作用小、使用方便、不影响生育而得到广泛使用。复方短效口服避孕药自月经周期第 5 天开始使用，每晚 1 片，连服 21 天，若漏服可于第 2 天清晨补服 1 片。多于停药后 2～3 天有撤药性出血，犹如月经来潮，于月经第 5 天开始服用下一周期药物，如停药 7 天无月经来潮，仍可于第 8 天进入第二周期用药。若第二个月仍无月经来潮，应停药就诊，查找原因。长效口服避孕药多由长效雌激素和人工合成的孕激素配伍制成，避孕有效率达 96%～98%，服药 1 次可避孕 1 个月。长效避孕针常为雌、孕激素混合型制剂，有效率达

98%，肌内注射 1 次可避孕 1 个月，可用于哺乳期避孕，但易并发月经紊乱。紧急避孕药是孕激素类制剂或雌、孕激素复合制剂，通常在无防护措施的性生活或避孕失败后的 3 天内服药以避免非意愿妊娠，紧急避孕药副作用较大，不能作为常规避孕方法使用。缓释避孕药是将避孕药（主要是孕激素）与具备缓慢释放性能的高分子化合物制成多种剂型，在体内持续恒定微量释放，起长效避孕作用，如皮下埋植剂可避孕 5 年，有效率为 99% 以上。还有缓释阴道避孕环、微球和微囊避孕针等，建议在医生指导下规范使用。

3. 适应证　健康育龄期妇女均可使用甾体激素避孕药。

4. 禁忌证　①严重心脑血管疾病；②急慢性肝炎或肾炎；③生殖系统肿瘤；④血液病或血栓性疾病；⑤哺乳期女性；⑥月经稀少或年龄大于 45 岁者；⑦原因不明的阴道异常流血；⑧精神疾病生活不能自理。

5. 药物的副作用及护理

（1）类早孕反应：妇女服药后可有食欲减退、恶心、呕吐、困倦、头晕、乳房胀痛、白带增多等类似早孕反应。轻者不需处理，常可自行缓解。重者给予对症处理，口服维生素 B_6、维生素 C 等。

（2）不规则阴道流血：多因漏服、迟服（不定时服药）或由个体差异服药后体内激素水平不稳定所致。若点滴出血，则不需处理；若出血量较多如月经量，或出血时间较长接近月经期者，应停止用药，并将此次流血作为一次月经来潮，进入下一周期用药，或更换避孕药。

（3）月经过少或停经：月经过少者可在医生指导下每日加服炔雌醇 1~2 片（0.005~0.01 mg）。绝大多数停经者，在停药后月经能恢复。若停药后月经仍不来潮，应在停药第 7 日开始服用下一周期避孕药，以免影响避孕效果。连续发生 2 个月停经，应考虑更换其他避孕药或采取其他避孕措施。

（4）色素沉着：少数女性面部皮肤出现蝶形淡褐色色素沉着，停药后多数可自行消退或减轻。

（5）体重增加：少数女性较长时间服用避孕药后会出现体重增加，其原因是避孕药中炔诺酮兼有弱雄激素活性，能促进体内合成代谢，加之雌激素使水钠潴留。这种体重增加不会导致肥胖症，不影响健康。

（6）其他：偶可见皮疹、皮肤瘙痒、头痛、复视、乳房胀痛等，严重者需停药进一步检查。

6. 优缺点　国内常用口服避孕药为人工合成的甾体激素类药物，几乎都是女用避孕药，由雌激素和孕激素配伍组成，其优点是安全、有效、经济、方便，是一种易为育龄妇女接受的避孕方法。避孕药使用范围广，不影响性生活，还可以减少卵巢癌、子宫内膜癌及结、直肠癌和乳腺良性肿瘤的发生。正确服用此类药物避孕成功率高，可逆性好，停药后生育功能恢复快，还可调整月经周期，减少月经量，缩短经期，减轻痛经，治疗月经失调。部分避孕药还有改善痤疮、多毛和脂溢性皮炎的作用。缺点是短效避孕药需每天服药，容易漏服，少数妇女会出现恶心、乳胀、体重增加及不规则阴道出血等不良反应，年龄大于 40 岁吸烟妇女服药后，发生心脑血管疾病、静脉血栓、高血压和肥胖的风险增加。

四、其他避孕方法

1. 体外排精避孕法　又称"中断性交法"，指在性交过程中男性即将射精时，迅速把阴茎抽离阴道，把精液射在女性身体外面，从而起到避孕作用的方法。目前，从性医学角度上看，这也是避孕失败风险最高的一种避孕方法。其缺点在于大部分男性在性交过程中不易把握阴茎抽离的时机，不少人在抽离时即已射精。其次男性在性兴奋启动时，从阴茎分泌出来的润滑液中，往往已含有少量的精子，有可能导致女性怀孕，并且性交过程中双方总是担惊受怕和需要控制性反应，长此以往会增加双方在性交过程中的紧张度，影响性生活质量。男性高潮时突然中断性交，久而久之，容易引发早泄、阳痿等问题。

2. 安全期避孕法　又称为自然避孕法或周期性禁欲，是指在每个月经周期中的"能孕期"避免性生活，从而起到避孕作用的方法。此方法是自然的，不需要使用器具、服用激素或行外科手术，根据女性排卵期和精子、卵子在女性生殖道里的存活时间，避开容易受孕的时期，从而达到避孕目的。对于月经周期正常的妇女，周期为 28～30 天，多在下次月经前 14 天排卵。根据卵子自卵巢排出后可存活 1～2 天，而受精能力最强时间是排卵后 24 h 内，精子进入女性生殖道可存活 2～3 天。因此，从生理的角度看在排卵前后 4～5 天内为易受孕期，其余的时间不易受孕故称为安全期。使用安全期避孕需事先确定排卵日期，通常根据基础体温测定、宫颈黏液检查或月经周期来推算。应当注意的是妇女排卵过程可受生理、情绪、性活动、健康状况及外界环境等因素影响而推迟或提前，还可能发生额外排卵，故安全期避孕法并不可靠、失败率达 20%，不推荐使用。

3. 免疫避孕法　在人类生殖系统中有许多特异性蛋白质，这些特异性蛋白质具有免疫性，称为生殖抗原。许多此类抗原引起的免疫反应能使生殖功能受到抑制。免疫避孕就是根据上述原理，试图从生殖抗原中筛选、制备出一些合适的抗原，发展为安全、有效的避孕疫苗，以达到控制生育的目的，但出于对安全性等问题的考虑，目前尚在实验阶段。

五、避孕方式的选择

避孕或节育的措施有多种，临床上应根据不同避孕原理，因人而异选择最佳的避孕措施，必要时还可合并或交替应用不同的避孕方法，以达到最佳的避孕效果和减少副作用。一般来讲，新婚夫妇可选择安全套、口服短效避孕药、外用避孕药避孕。有 1～2 个子女的夫妇可选择安全套、口服短效避孕药或宫内节育器避孕。有 3 个子女以上者应坚持长期避孕，可选择宫内节育器或皮埋、口服 / 注射长效避孕药，或采用绝育措施。哺乳者可采用安全套或宫内节育器避孕。围绝经期妇女仍可能有排卵，必须坚持避孕，可选用宫内节育器、安全套或外用避孕药避孕，既往已放置的宫内节育器，可继续使用到绝经后半年到一年内取出。未放置宫内节育器的围绝经期妇女可选择外用避孕药或安全套，不宜采用口服避孕药或注射避孕药。有性传播疾病风险的夫妇应使用安全套，可单独使用，也可与外用避孕药联合使用，既可预防感染又可提高避孕效果。

第二节　计划生育相关性输卵管手术

对于没有生育要求的夫妇可选择输卵管绝育术（女）或输精管绝育术（男）永久避孕。输卵管绝育术是通过切断、结扎、电凝、钳夹、环套输卵管或用药物粘堵、栓堵输卵管管腔，使精子与卵子不能相遇而达到绝育的目的，是一种安全、永久性的节育措施。手术操作可经腹壁或经阴道穹隆进入盆腔进行。

一、经腹输卵管绝育术

（一）适应证

1. 自愿接受女性绝育手术且无禁忌证者。
2. 严重全身性疾病不宜生育者。
3. 遗传性疾病不宜生育者。

（二）禁忌证

1. 急性生殖道和盆腔感染、腹壁皮肤感染等。
2. 24 h 内两次间隔 4 h 体温 ≥37.5℃。
3. 全身状况不良不能耐受手术者。
4. 严重的神经症。
5. 各种疾病的急性期。

（三）操作方法

根据术式和受术者情况选择适当的麻醉方法，可采用腰麻－硬膜外联合阻滞或局部浸润麻醉。受术者排空膀胱，取臀高头低仰卧位。常规消毒手术野，铺无菌巾。取下腹正中耻骨联合上两横指（4 cm）处行 2～3 cm 纵切口，产后则在宫底下 2～3 cm 处行纵切口。依次切开皮肤、皮下脂肪、腹直肌前鞘和腹膜直至打开腹腔。提取、辨认输卵管，同时检查卵巢有无异常，确认无误后结扎双侧输卵管。结扎输卵管主要有抽心近端包埋法和压挫结扎切断法两种方法。抽心近端包埋法失败率低，血管损伤少、并发症少，是目前我国常用的方法。压挫结扎切断法多用于剖宫产或妊娠足月分娩后。术后检查无出血，清点纱布、器械无误后按层缝合腹壁关腹，结束手术。

（四）术后并发症及处理

1. 出血或血肿　多因手术过度牵拉、钳夹而损伤输卵管或其系膜所致，也可因创面血管结扎不紧或漏扎而引起。一旦发生出血或血肿，应根据情况及时采取相应措施。
2. 感染　腹壁切口感染、盆腹腔感染，甚至全身感染。可因体内原有感染灶未很好控制或术中操作无菌观念不强等所致。因此，术前要严格掌握手术适应证和禁忌证，术中严格执行无菌操作，预防感染发生。
3. 脏器损伤　主要与解剖关系辨认不清、操作不熟练、动作粗暴有关。一旦发生脏器损伤应立即修补，并注意术后严密观察。
4. 绝育失败　偶有发生，主要是由于绝育方法本身缺陷、手术时技术误差引起。多发生宫内妊娠，也需警惕输卵管妊娠的可能。

（五）护理要点

1. 手术时间　非孕妇女以月经干净后 3～7 日为宜，人工流产或分娩后宜在 48 h 内施术，剖宫产实施同时即可做绝育术，哺乳期妇女绝育须先排除妊娠。
2. 术前准备　术前从生理－心理－社会全面评估受术者，耐心解答其所提出的各种疑问，解除其顾虑与恐惧。按腹部手术要求完成术前皮肤、肠道、交叉配血等准备。

3. 术后护理 保持腹部切口敷料干燥、清洁，防止感染。除行硬膜外麻醉外，受术者不需禁食，局部浸润麻醉者静卧数小时后可下床活动。术后注意观察受术者生命体征，评估有无腹痛、内出血或脏器损伤等，如有异常，及时报告医生。告知受术者术后休息3~4周，1个月内禁止性生活。

二、经腹腔镜输卵管绝育术

经腹腔镜输卵管绝育术安全可靠、方法简单、创伤性小、术后恢复快，目前在国内广泛推广。

（一）适应证

同经腹输卵管绝育术。

（二）禁忌证

盆腹腔脏器广泛粘连、心肺功能不全、膈疝等，余同经腹输卵管绝育术。

（三）操作方法

根据受术者情况采用局部麻醉、硬膜外麻醉或全身麻醉。常规消毒手术野，铺无菌巾，于脐孔下缘作1~1.5 cm横弧形切口，将气腹针插入腹腔，充二氧化碳2~3 L，膨腹，插入套管针换置腹腔镜。在腹腔镜直视下用弹簧夹钳夹或硅胶环套扎输卵管峡部，也可采用双极电凝烧灼输卵管峡部1~2 cm，阻断输卵管通道。

（四）护理要点

术后静卧4~6 h后可下床活动，注意观察受术者有无发热、腹胀、腹痛、内出血或脏器损伤的征象，余参照腹腔镜诊疗技术的护理。

第三节 避孕失败的补救措施

情境导入

张女士，28岁，已婚，G_3P_2，既往体健。现停经50日，尿hCG试验（+），因期间感冒服用多种药物要求终止妊娠。人工流产术中突感恶心、头晕、胸闷，出现面色苍白、大汗淋漓。查体，血压82/50 mmHg，心率50次/分。

请思考：

1. 该女性目前可能出现了什么情况？
2. 发生的原因可能有哪些？
3. 护理有哪些注意事项？

非意愿妊娠会对女性的身体、心理造成伤害，事先选择安全、有效、适宜的避孕节育措施可以预防和减少非意愿妊娠，但无论是药物避孕、工具避孕还是绝育手术，都有一定的失败率，宜早发现、早处理。人工终止妊娠（简称人工流产）是避孕失败的补救措施，亦适用于女性患有严重疾病不宜继续妊娠或产检发现胚胎异常需要终止妊娠者。人工流产（induced abortion）分为早期人工流产和中期妊娠引产，据《中国卫生健康统计年鉴》相关数据，2017 年我国人工流产 962.7 万例，育龄妇女人工流产率为 27.28‰。

拓展阅读 20-1
非意愿怀孕

一、早期妊娠终止方法

凡在妊娠 3 个月内人工终止妊娠称为早期妊娠终止。早期人工流产包括药物流产和手术流产，手术流产又分为负压吸引术和钳刮术。

（一）药物流产

药物流产（drug abortion）也称药物抗早孕，是指应用药物终止早期妊娠的方法，具有方法简便、无创伤等优点。常用药物为米非司酮配伍米索前列醇。米非司酮于 1992 年在我国上市，为甾体类药物，与孕酮的化学结构相似，与孕酮受体结合能力为孕酮的 3 ~ 5 倍，可与孕激素竞争受体，从而阻断孕酮活性终止妊娠。米索前列醇是前列腺素衍化物，可以兴奋子宫肌，有扩张和软化子宫颈的作用。单独运用米非司酮终止早孕的成功率约为 67%，米非司酮配伍米索前列醇终止妊娠，成功率可达 90% 以上。

1. 适应证

（1）B 型超声证实为宫内妊娠，停经≤49 天，本人自愿终止妊娠的健康妇女。

（2）不宜行手术流产的高危对象，如瘢痕子宫、多次手术流产及严重骨盆畸形等。

（3）对手术流产有疑虑或恐惧心理者。

2. 禁忌证

（1）米非司酮禁忌证，如肾上腺疾病、与甾体激素相关的肿瘤及其他内分泌疾病、妊娠期皮肤瘙痒史、血液病等。

（2）前列腺素药物禁忌证，如心血管疾病、青光眼、哮喘、癫痫等。

（3）其他过敏体质、带器妊娠、异位妊娠、妊娠剧吐及长期服用抗结核、抗癫痫、抗抑郁、抗前列腺素药等。

3. 用药方法

（1）顿服：用药第 1 日顿服米非司酮 200 mg，第 3 日上午口服米索前列醇 0.6 mg。

（2）分服：米非司酮 150 mg 分 2 ~ 3 天口服，服完米非司酮后，次日加用米索前列醇 0.6 mg 口服。

4. 护理要点

（1）术前应仔细评估停经时间、生育史、既往病史及药物过敏史，根据双合诊检查、hCG 检查和 B 型超声检查明确早期宫内妊娠诊断，并进行血常规、出凝血时间及白带常规等检查。

（2）介绍药物流产相关知识，关注妇女心理变化，减轻思想顾虑。

（3）告知妇女米非司酮、米索前列醇的使用剂量、次数、用药方法，每次服药前后禁食 1 h，温开水吞服。服药过程中部分妇女可出现恶心、呕吐或腹泻等胃肠道症状，这是由于米非司酮和米索前列醇抑制胃酸分泌和胃肠道平滑肌收缩所致。症状轻者无须特殊处理，症状较重者，遵医嘱对症处理。

（4）告知妇女服药后 6 h 内可出现腹痛、阴道流血，胎囊随之排出，指导妇女如厕时使用专用便器或一次性杯收集妊娠排出物。医务人员根据排出物判断妊娠囊大小、是否完整。

（5）密切观察阴道流血、腹痛等情况，若出血时间长、出血量较多、疑为不全流产时应及时行刮宫术，应用抗生素预防感染。因此药物流产必须在正规的具备抢救条件的医疗机构实施。

（6）药物流产后嘱妇女注意休息，保持外阴清洁，1 个月内禁止性生活及盆浴，预防感染。指导妇女采用合适的避孕措施。

（二）手术流产

根据受孕时间的长短，手术流产可采用负压吸引术和钳刮术。妊娠月份愈小，方法愈简便、安全，出血愈少。

1. 适应证

（1）妊娠 14 周内自愿要求终止妊娠而无禁忌证者。

（2）因疾病（包括遗传性疾病）不宜继续妊娠者。

2. 禁忌证

（1）生殖器官急性炎症期。

（2）各种疾病急性期或全身状况不良不能耐受手术者。

（3）术前 24 h 内两次间隔 4 h 体温≥37.5℃者。

3. 操作方法

（1）负压吸引术：适用于妊娠 10 周以内者。受术者排空膀胱后取膀胱截石位，常规消毒外阴、阴道，铺无菌巾，再次行双合诊复查子宫位置、大小及附件情况。放入阴道窥器，暴露宫颈并再次消毒。用宫颈钳夹持宫颈前唇，子宫探针探测宫腔方向及深度。用宫颈扩张器顺子宫方向扩张子宫颈，自 5 号起循序渐进扩至大于备用吸管半号或 1 号。扩张宫颈时注意用力均匀，避免强行扩张，以免发生宫颈内口损伤或用力过猛致子宫穿孔。根据孕周选择吸管及负压大小，一般控制在 400～500 mmHg。吸引前，先连接吸管进行负压吸引试验，无误后，将吸管头部缓慢送入宫底，开放负压，按顺时针方向吸引宫腔 1～2 圈，当感觉子宫缩小、吸管被包紧、子宫壁有粗糙感、吸管头部移动受阻时，表示妊娠物已被吸净，此时可捏紧折叠橡皮管，阻断负压后缓慢取出。必要时再用小刮匙轻刮宫底及两侧宫角，检查宫腔是否吸净。确认已吸净，取下宫颈钳，用棉球拭净宫颈及阴道血迹，观察无异常后取出阴道窥器，结束手术。检查吸出物，仔细查看有无绒毛、胚胎组织或水泡状物，所吸出量是否与孕周相符，若肉眼未发现绒毛或吸出组织异常，需送病理检查。

（2）钳刮术：指用机械方法或药物扩张宫颈，钳取胎儿及胎盘的手术，适用于终止 10～14 周妊娠。因胎儿较大，容易造成出血过多、宫颈裂伤、子宫穿孔等并发症，应当尽量避免大月份钳刮术。若孕周较大，为保障女性安全，应住院手术处理。为保证钳刮术顺利进行，应先作扩张宫颈准备。术前 12 h 将 16 号或 18 号无菌导尿管缓慢插入宫颈扩张宫颈管，次日行钳刮术时先取出导尿管，术前可口服、肌注或阴道放置前列腺素制剂使宫颈软化、扩张。扩张宫颈后，用大号吸管或卵圆钳进入宫腔，破膜，待羊水流尽，再将卵圆钳顺宫壁滑入宫底，退出 1 cm，夹住胎盘，左右轻轻摇动使胎盘剥离后夹出。钳取胎体时尽量保持胎儿纵位，避免胎儿骨骼伤及宫壁和宫颈。若妊娠月份较大，也可先取胎儿再取胎盘。最后用中号钝刮匙或 6～7 号吸管去除宫腔残留组织，测量术后宫腔深度，观察子宫收缩情况，纱布拭净阴道，取出宫颈钳和窥阴器。术后需仔细检查清出的宫腔内容物，查看有无胚胎组织或胎儿组织，是否与孕周大小相符，

拓展阅读 20-2
无痛人流术

肉眼观察吸出组织有无异常，有异常者立即送病理检查。术后使用抗生素、缩宫素等药物，预防出血和感染。

4. 护理要点

（1）术前应仔细评估停经时间、生育史、既往病史及药物过敏史，测量体温、脉搏和血压，根据双合诊检查、hCG 检查和 B 型超声检查明确早期宫内妊娠诊断，并进行血常规、出凝血时间及白带常规等检查。协助医师严格核对手术适应证和禁忌证，签署知情同意书。

（2）术前告知受术者手术过程及可能出现的情况，解除思想顾虑，取得配合。

（3）术中陪伴在受术者身边，告知手术进程，使用转移注意力或深呼吸等方法减轻不适。

（4）术后卧床休息 1 h，注意观察腹痛及阴道流血情况，遵医嘱用药。

（5）指导妇女保持外阴清洁，1 个月内禁止性生活及盆浴，预防感染。吸宫术后休息 3 周，钳刮术后休息 4 周。若有腹痛、发热、阴道流血增多等症状应及时就诊。

（6）向女性及其家属宣传避孕相关知识，帮助流产后女性选择合适的避孕方法，避免重复流产。

微课 20-1
人工流产并发症

5. 并发症及防治　人工流产可能引发各种并发症，对女性生理、心理危害大，近期可发生出血、感染、子宫穿孔，远期可发生慢性盆腔炎、继发不孕等，其中一些严重并发症甚至可危及生命。因此，要尽可能避免非意愿妊娠，人工流产终止妊娠只是避孕失败的补救措施，不能作为常用的节育方法。

（1）出血：妊娠月份较大时，因子宫较大，常常子宫收缩欠佳，出血量多。

（2）感染：是手术流产最常见并发症之一，可发生急性子宫内膜炎，偶有急性输卵管炎、盆腔炎等。

（3）子宫穿孔：是手术流产严重并发症之一，发生率低。如孕妇子宫过度倾屈、宫颈发育不良、年龄 < 20 岁或 > 50 岁（子宫颈和阴道弹性差，子宫收缩力较弱）、哺乳期子宫较软、子宫畸形等，均会给手术带来一定的困难，当手术器械如探针、子宫颈扩张器、吸管、刮匙等进入宫腔探不到宫底部时，提示子宫穿孔。子宫穿孔时患者多有突然剧烈腹痛，伴有恶心、呕吐、肛门下坠等不适，严重者面色苍白、出冷汗、四肢发凉，甚至昏厥等。此时应立即停止手术，采取相应检查及处理措施，以确保受术者的安全。

（4）人工流产综合征：在术中或术毕时，部分患者出现心动过缓、心律不齐、血压下降、面色苍白、头昏、胸闷、大汗淋漓，严重者甚至出现昏厥、抽搐等迷走神经兴奋的症状。大多数受术者停止手术后逐渐恢复。主要与宫体及宫颈受机械性刺激导致迷走神经兴奋、冠状动脉痉挛、心脏传导功能障碍等有关。也与受术者精神紧张、宫颈过度扩张牵拉和负压过高有关。在患有各种心脏病、贫血、哮喘、慢性肾炎等疾病时，受术者机体状况差，缺血或缺氧可加重上述症状，甚至出现心搏骤停。因此术前做好受术者心理护理，帮助其缓解紧张焦虑情绪，术中操作轻柔，充分扩张宫颈，吸宫时负压适度，进出宫颈关闭负压，吸净宫腔后避免反复吸刮宫壁等有利于预防人工流产综合征的发生。一旦发生，静脉注射阿托品 0.5 ~ 1 mg 可迅速缓解症状。

（5）吸宫不全：指人工流产术后部分妊娠物残留，术后阴道流血超过 10 天，血量过多，应考虑为吸宫不全，B 型超声检查有助于诊断。若无明显感染征象，应尽早行刮宫术，刮出物送病理检查，术后用抗生素预防感染；若同时伴有感染，应在控制感染后再次行刮宫术。

（6）漏吸：术时未吸出胚胎或胎盘绒毛。应复查子宫位置、大小及形状，并重新探查宫腔，及时发现异常情况，同时将吸出组织物送病理检查，排除宫外孕可能。确属漏吸，应再次行负压吸引术。

（7）羊水栓塞：极少见，偶可发生在人工流产钳刮术时。宫颈损伤、胎盘剥离使血窦开放，为羊水进入创造了条件，此时应用缩宫素可促使羊水栓塞的发生。

（8）远期并发症：可发生宫颈、宫腔粘连，慢性盆腔炎，继发不孕等，可能对女性以后的健康造成严重的影响。

总之，无论是药物流产还是手术流产，对女性生理、心理都会带来一定的伤害，正确进行避孕指导，不仅是对自己负责，更是对女性身心健康负责。

二、中期妊娠终止方法

妊娠 13 周至不足 28 周之间人工终止妊娠的方法，主要有依沙吖啶（利凡诺）羊膜腔内注射引产和水囊引产两种方式。

（一）依沙吖啶（利凡诺）羊膜腔内注射引产

依沙吖啶是一种强力杀菌剂，可使胎盘组织变性、坏死，增加前列腺素合成，引起宫颈软化，子宫平滑肌收缩；同时药物会损害胎儿主要器官，使胎儿中毒死亡。

1. 适应证

（1）检查发现胚胎异常者。

（2）因母体患各种疾病（包括遗传性疾病），不宜继续妊娠者。

2. 禁忌证

（1）急慢性肝肾疾病、心脏病、高血压、血液病患者或全身状况不良不能耐受手术。

（2）依沙吖啶过敏。

（3）穿刺部位皮肤感染或生殖器官感染尚未治愈。

（4）前置胎盘。

（5）术前 24 h 内体温两次超过 37.5℃。

3. 操作方法

（1）术前准备：术前 3 天禁止性生活，B 型超声行胎盘定位及穿刺点定位，局部皮肤准备。

（2）术中操作：①排空膀胱取平卧位，常规消毒、铺巾。②用腰椎穿刺针从 B 型超声定位的穿刺点或宫底下 2～3 横指，中线旁空虚部位垂直进针，经过两次落空感后即进入宫腔。拔出针芯，见羊水溢出，用注射器回抽羊水后，将 50～100 mg 依沙吖啶注入羊膜腔内（如回抽见血，暂不注药，重新调整穿刺部位和方向，重复穿刺不能超过 2 次）。③注药后迅速拔出穿刺针，局部用无菌纱布压迫数分钟后胶布固定。

（3）术后注意事项：若第一次引产失败，至少应在 72 h 后方可再次注药进行第二次依沙吖啶引产，用药剂量同第一次。如两次引产均失败，应采用其他方法结束妊娠。产妇可能出现产后出血、产道损伤、胎盘胎膜残留、感染、全身反应等并发症，应严密观察。

（二）水囊引产

水囊引产是将水囊置于子宫壁和胎膜之间，囊内注入一定量的生理盐水，使宫内压力增高，激发宫缩，使胎儿娩出的方法。

1. 适应证　同依沙吖啶（利凡诺）引产。

2. 禁忌证

（1）严重心脏病、高血压或全身状况不良不能耐受手术。

（2）生殖器官感染尚未治愈。

（3）子宫体或宫颈发育不良、瘢痕子宫。

（4）前置胎盘、妊娠期反复阴道流血不能排除胎盘位置异常。

（5）术前 24 h 内体温两次超过 37.5℃。

3. 操作方法

（1）术前准备：孕妇准备同依沙吖啶（利凡诺）引产术。备好无菌水囊。

（2）术中操作：①排空膀胱取平卧位，常规消毒、铺巾。②暴露宫颈，用扩宫器适度扩张宫颈口。③用敷料镊将水囊送入宫腔，使其处于宫壁与胎膜之间，用导尿管向水囊缓慢注入生理盐水 300～500 mL 后扎紧，阴道内填塞纱布。④一般放置 24 h 取出水囊，无论有无宫缩，水囊放置时间不超过 48 h。

（3）术后注意事项：一般放置数小时后开始宫缩，宫缩规律有力时可取出水囊。如宫缩过强、出血较多或有感染征象等，应提早取出水囊，尽快结束妊娠。水囊引产最好只行一次，如需再次放置应在无感染情况下，前次水囊取出 72 h 后进行。水囊引产并发症同依沙吖啶（利凡诺）引产。

（三）剖宫取胎术

剖宫取胎术的优点是在短时间内可取出胎儿，并可同时结扎输卵管。但剖宫取胎术对孕妇创伤大，术后近、远期并发症多，因此不轻易采用。目前仅限于不能耐受各种引产方法并要求绝育者，或在引产过程中出现严重并发症，必须迅速结束分娩者。

（武 倩）

数字课程学习

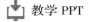 教学 PPT   本章小结   自测题   复习思考题及解析

▶▶▶ 第二十一章
妇产科常用护理技术

【学习目标】

知识：

1. 掌握妇产科常用护理技术的目的、适应证、操作步骤及注意事项。

2. 熟悉妇产科常用护理技术的操作前准备。

技能：

能为病人正确实施各项妇产科常用护理技术并做好相关的宣教。

素质：

护理操作时善于沟通，动作轻柔，注意隐私保护，体现人文关怀。

妇产科常用护理技术是专业性较强的操作技术。通过选择不同的妇产科护理操作技术，达到预防和治疗炎症、促进创口愈合的作用。本章主要介绍妇产科常用护理技术的目的、适应证、操作前准备、操作步骤及注意事项。

第一节 会阴擦洗/冲洗

会阴擦洗/冲洗是使用消毒液对会阴部进行擦洗/冲洗的技术。保持会阴部及肛门处的清洁干燥，是妇产科临床护理工作中最常用的护理技术。

> **情境导入**
>
> 夏女士，28岁，已婚未孕，外阴瘙痒3天，阴道分泌物增多，色黄，质黏，有异味。即来医院就诊。
>
> 妇科检查：外阴发育正常，阴毛分布正常，黏膜红肿。阴道通畅，黏膜充血，分泌物量多，色黄，有异味。白带常规检查白细胞+++，余（－）。
>
> **请思考：**
>
> 1. 可以为该病人采取哪项护理技术？
> 2. 为病人实施该项护理技术时，需注意哪些事项？

（一）目的

保持病人会阴部及肛门处清洁干燥，促进会阴伤口愈合，预防和减少生殖系统、泌尿系统的逆行感染，使病人感觉舒适。

（二）适应证

妇产科术后留置导尿管，会阴部手术后，产后会阴有伤口，自理能力受限，急性会阴炎。

（三）操作前准备

1. 评估病人并解释 评估病人的年龄、病情、意识、心理状态、自理能力、配合程度；会阴是否清洁干燥，会阴伤口有无红肿、硬结；阴道有无分泌物及异味。向病人及家属解释会阴擦洗/冲洗的目的、步骤及注意事项。

2. 病人准备 了解会阴擦洗/冲洗的目的、步骤及注意事项，排空膀胱。

3. 护士准备 护士仪表端庄，衣帽整洁，指甲已修剪，洗手，戴口罩。

4. 环境准备 房间宽敞明亮，安全安静。

5. 物品准备

（1）会阴擦洗包1个，盘内有无菌弯盘2个，无菌镊子2把，无菌干纱布2块，无菌干棉球若干，一次性手套1副，一次性医用护理垫或中单1张，手消毒液。行会阴冲洗时，准备500 mL冲洗壶一个，水温计1支，便盆1个。

（2）擦洗或冲洗液：0.02%聚维酮碘（碘伏）溶液或1∶5 000的高锰酸钾溶液等。

（四）操作步骤

1. 备齐用物，携物品至床旁，核对病人的床号、姓名。关闭门窗，拉上床帘，注意保护病人隐私。

2. 协助病人脱去对侧裤腿盖在近侧腿上，对侧腿用盖被遮盖，注意保暖，取屈膝仰卧位，暴露会阴部，将一次性医用护理垫或中单置于病人臀下。

3. 将会阴擦洗包打开后置于两腿中间，操作者戴一次性手套，一把镊子夹取干净的消毒棉球，再用另一把镊子夹住棉球进行擦洗。一般擦洗 3 遍。第一遍的擦洗顺序：由外向内，自上而下，先对侧后近侧，最后擦洗会阴及肛门，按照阴阜→大腿内上 1/3 →大阴唇→小阴唇→会阴→肛门的顺序擦洗。第二遍擦洗顺序：由内向外，自上而下，先对侧后近侧，一个棉球擦洗一个部位。如果会阴有伤口，需更换棉球，单独擦洗会阴伤口，最后擦洗肛门，避免会阴伤口、阴道口、尿道口被污染。第三遍擦洗顺序同第二遍。最后用无菌干纱布擦干会阴部。进行会阴部冲洗时，应将便盆放于一次性医用护理垫上，一手持冲洗壶，另一手用镊子夹住消毒棉球，边冲边擦洗，顺序同会阴擦洗，冲洗完毕后撤去便盆。

4. 擦洗或冲洗完毕后撤去臀下垫单，协助病人穿好衣裤，取舒适体位，整理床单位及用物，并告知注意事项。

（五）注意事项

1. 进行会阴擦洗或冲洗时，注意观察病人阴道分泌物的量、颜色、性状，有无异常气味。擦洗时动作应轻柔，注意保暖。

2. 有会阴伤口者，注意观察伤口有无红、肿、热、痛，有无脓性分泌物渗出等，发现异常及时记录并汇报医生。

3. 留置导尿管病人，注意观察尿管是否通畅，有无受压、扭曲、脱落等情况，同时观察尿量、颜色及性状。

4. 对于产后及会阴部手术的病人，每次大小便后均应行会阴擦洗，保持会阴部的清洁干燥，预防感染。

5. 操作前后，护士均需洗手。会阴擦洗时有伤口感染的病人最后擦洗，以防交叉感染。

第二节　会阴湿热敷

会阴湿热敷是应用热原理和药物化学反应，促进局部血液循环，增强局部白细胞的吞噬作用和组织活力的常用妇产科护理技术。

情境导入

罗女士，25 岁，G_1P_1，孕 39 周 LOA，顺产一女婴，体重 3 600 g，产程顺利，检查胎盘胎膜完整，会阴Ⅱ度裂伤行会阴缝合术。产后第 2 天，查体：子宫底位于脐下 2 指，阴道流出血性分泌物、量少，会阴伤口稍红，会阴水肿明显，产妇自述疼痛，影响活动。

请思考：
1. 可以为该病人采取哪项护理技术？
2. 为病人实施该项护理技术时，需注意哪些事项？

（一）目的

促进局部血液循环，增强白细胞的吞噬作用及组织活力，刺激局部组织生长与修复，促进炎症物质的吸收与消散，减轻局部的疼痛和水肿，促进伤口愈合。

（二）适应证

会阴部水肿、疼痛、血肿吸收期、伤口硬结及早期感染者等。

（三）操作前准备

1. 评估病人并解释　评估病人的年龄、病情、意识、心理状态、自理能力、配合程度；会阴是否清洁，会阴皮肤有无红肿、破溃等。向病人及家属解释会阴湿热敷的目的、步骤及注意事项。

2. 病人准备　了解会阴湿热敷的目的、步骤及注意事项，排空膀胱。

3. 护士准备　护士仪表端庄，衣帽整洁，指甲已修剪，洗手，戴口罩。

4. 环境准备　房间宽敞明亮，安全安静。

5. 物品准备

（1）会阴擦洗包1个（包内有无菌弯盘2个，无菌镊子2把，无菌纱布若干），医用凡士林，热源袋（热水袋或电热宝等），红外线灯，纱布垫1块，一次性医用护理垫或中单1张，手消毒液。

（2）湿热敷溶液：常用的溶液有50%硫酸镁溶液、95%乙醇溶液、温生理盐水等。

（四）操作步骤

1. 备齐用物，携物品至床旁。核对病人的床号、姓名。关闭门窗，拉上床帘，注意保护病人隐私。

2. 协助病人脱去对侧裤腿盖在近侧腿上，对侧腿用盖被遮盖，取屈膝仰卧位，双腿略外展，暴露会阴热敷处，臀下垫一次性医用护理垫。

3. 按会阴擦洗的方法，清洁外阴污垢，用纱布擦干。

4. 在湿热敷部位先涂一层凡士林，盖上纱布，再轻轻敷上热敷垫（浸有热溶液的纱布），外面覆盖棉布垫保温。

5. 每3~5 min更换热敷垫一次，湿热敷时间为15~30 min，可使用红外线灯照射以延长更换热敷垫的时间，照射距离为30 cm。

6. 湿热敷完毕，移去敷布，观察热敷部位皮肤情况，用纱布擦净皮肤上的凡士林。协助病人穿好衣裤，整理床单位及用物。

（五）注意事项

1. 会阴湿热敷的温度为41~46℃。

2. 会阴湿热敷的面积比病损范围大 2 倍。

3. 在湿热敷过程中要注意观察病人的反应及效果，对昏迷、休克、术后皮肤不敏感者，应密切观察皮肤颜色，防止烫伤。

第三节　坐　浴

坐浴借助水温及药液的作用，促进局部血液循环，增强抵抗力，减轻会阴局部组织的炎症及疼痛，有助于组织的恢复。

情境导入

张女士，35 岁，已婚，外阴皮肤黏膜瘙痒、疼痛、红肿，于性交后加重。妇科检查：外阴发育正常，阴毛分布正常，见外阴黏膜局部充血、肿胀、有抓痕。医疗诊断为：非特异性外阴炎。遵医嘱给予坐浴治疗。

请思考：

1. 病人实施坐浴的目的是什么？

2. 为病人实施该项护理技术时，需注意哪些事项？

（一）目的

清洁外阴，改善局部血液循环，增强抵抗力，减轻会阴部及肛周炎症和疼痛；同时清洁创面，有利于局部组织修复。

（二）适应证

外阴炎、阴道非特异性炎症或特异性炎症，子宫脱垂、膀胱阴道松弛，会阴伤口愈合不良的治疗或辅助治疗，外阴、阴道手术或阴式子宫切除术前准备。

（三）操作前准备

1. 评估病人并解释　评估病人的年龄、病情、意识、心理状态、自理能力、配合程度；会阴是否清洁干燥，会阴皮肤有无红肿、感染等；阴道有无分泌物及异味。向病人及家属解释坐浴的目的、步骤及注意事项。

2. 病人准备　了解坐浴的目的、步骤及注意事项，排空膀胱。

3. 护士准备　护士衣帽整洁，修剪指甲，洗手，戴口罩。

4. 环境准备　房间宽敞明亮，安全安静。

5. 物品准备

（1）坐浴盆 1 个，30 cm 高坐浴盆架 1 个，无菌纱布 2 块，水温计 1 个，量杯 1 个，手消毒液。

（2）常用坐浴溶液：根据医嘱选择溶液：①滴虫性阴道炎，常用 1% 乳酸或 0.5% 醋酸溶液。②假丝酵母菌性阴道炎：常用 2%~4% 碳酸氢钠溶液。③萎缩性阴道炎：常用 0.5%~1% 乳酸溶液。④外阴炎及其他非特异性阴道炎、外阴阴道手术前准备：可选用 1∶5 000 高锰酸钾溶液、0.02% 聚维酮碘溶液或洁尔阴等中成药液。

（四）操作步骤

1. 备齐用物，携物品至床旁。核对病人的床号、姓名，关闭门窗，拉上床帘，注意保护病人隐私。

2. 遵医嘱配制好足量的坐浴液，将坐浴盆放于坐浴架上，放置稳妥，检查水温。指导病人将臀部及外阴部完全浸泡于坐溶液中，坐浴时间 20 min，可适当加入热液以维持水温。

3. 根据病情不同可选用以下方法：

（1）热浴水温 39～41℃，适用于渗出性病变、急性炎性浸润，可先洗后坐。

（2）温浴水温 35～37℃，适用于慢性盆腔炎、术前准备。

（3）冷浴水温 14～15℃，刺激肌肉神经，使其张力增加，改善血液循环。用于膀胱阴道松弛、性无能及功能性无月经等，持续 2～5 min 即可。

4. 坐浴完毕后用无菌纱布擦干外阴部，协助病人穿好衣裤，告知注意事项。再次核对病人信息，整理用物。

（五）注意事项

1. 坐浴液应严格按照比例配制，液体浓度过高易造成皮肤黏膜烧伤，浓度过低则影响治疗效果。

2. 坐浴水温应适中，避免温度过高或过低，引起烫伤或不适。同时注意保暖，避免受凉。

3. 坐浴时需将臀部及外阴全部浸泡在药液中。

4. 月经期、阴道流血者、妊娠期及产后 7 日内禁忌坐浴。

5. 坐浴前将外阴及肛门周围擦洗干净。

第四节　阴道灌洗

阴道灌洗是使用消毒液对阴道进行清洗的技术，以保持阴道和宫颈的清洁，预防和治疗炎症。

情境导入

罗女士，30 岁，已婚已育。明晨拟行经腹全子宫切除术。遵医嘱行阴道灌洗。

请思考：

1. 病人实施阴道灌洗的目的是什么？

2. 为病人实施阴道灌洗时需注意哪些事项？

（一）目的

1. 保持宫颈和阴道清洁，促进局部血液循环，缓解局部充血，减少阴道分泌物，控制和治疗炎症。

2. 避免子宫切除过程中当阴道与盆腔相通时，病原体进入盆腔引起感染，减少术后阴道残端炎症等并发症。

（二）适应证

各种阴道炎、宫颈炎的局部治疗，经腹全子宫切除术或阴道手术的术前常规准备。

（三）操作前准备

1. 评估病人并解释　评估病人的年龄、病情、意识、心理状态、自理能力、配合程度等。会阴部皮肤是否清洁干燥、阴道有无分泌物及异味。向病人及家属解释阴道灌洗的目的、步骤及注意事项。

2. 病人准备　了解阴道灌洗的目的、步骤及注意事项，排空膀胱。

3. 护士准备　护士仪表端庄、衣帽整洁，指甲已修剪，洗手，戴口罩。

4. 环境准备　房间宽敞明亮、安全安静。

5. 物品准备

（1）消毒灌洗筒1个，橡皮管1根（橡皮管上有控制冲洗压力和流量的调节开关），灌洗头1个，弯盘1个，窥阴器1个，卵圆钳1把，无菌干棉球及无菌干纱布若干，一次性手套1副，一次性医用护理垫或中单1张，水温计1个，输液架1个，便盆1个，手消毒液。

（2）灌洗溶液：常用0.02%聚维酮碘溶液，1:5 000高锰酸钾溶液，2%~4%碳酸氢钠溶液，1%乳酸溶液，生理盐水，4%硼酸溶液，0.5%醋酸溶液等。

（四）操作步骤

1. 核对病人的床号、姓名。引导病人到治疗室或检查室，关闭门窗，拉上床帘，注意保护病人隐私。

2. 协助病人仰卧于妇科检查床，取膀胱截石位，臀下垫一次性医用护理垫，放好便盆。

3. 遵医嘱配制灌洗液500~1 000 mL，将装有灌洗液的灌洗筒挂于床旁输液架上，其高度距离床沿60~70 cm，排出管内空气，测试水温（41~43℃）适宜后备用。

4. 操作者戴一次性手套，右手持冲洗器，打开开关，用灌洗液先冲洗外阴部，然后用左手将小阴唇分开，将灌洗头沿阴道纵侧壁方向轻柔地插入阴道至后穹隆处，边冲洗边将灌洗头围绕子宫颈上下左右轻轻地移动。也可以选用阴道窥器暴露宫颈后再冲洗，冲洗时不停地转动阴道窥器，将整个阴道穹隆及阴道壁冲洗干净后，用干棉球擦干阴道穹隆处冲洗液，再将窥阴器取出。

5. 阴道灌洗液余100 mL左右，关闭开关，用阴道窥器者可将阴道窥器向下按，使阴道液体流出。拔出灌洗头和阴道窥器，再次冲洗外阴部。

6. 阴道灌洗结束，用干纱布擦干外阴部，撤去便盆和医用护理垫。

7. 协助病人穿好衣裤，下检查床，告知注意事项。再次核对病人信息，整理用物。

（五）注意事项

1. 灌洗液温度41~43℃为宜，温度过高会造成病人阴道黏膜的烫伤，温度过低可引起病人不适。

2. 灌洗筒与床沿的距离不超过 70 cm，避免压力过大使灌洗液或污物进入宫腔内。

3. 根据不同的灌洗目的，选择不同的阴道灌洗液。滴虫性阴道炎的病人应使用酸性溶液，假丝酵母菌阴道炎的病人应使用碱性溶液，非特异性阴道炎的病人应使用一般消毒液或生理盐水。术前病人阴道灌洗可使用聚维酮碘溶液或洗必泰溶液。

4. 在灌洗过程中动作应轻柔，避免损伤阴道壁或宫颈组织。

5. 妇科手术 2 周、产后 10 日后的病人，若合并阴道分泌物混浊、有异味或阴道壁伤口愈合不良、黏膜感染坏死等，可行低位阴道灌洗，灌洗筒与床沿的距离不超过 30 cm，避免污物进入宫腔或损伤阴道残端伤口。

6. 月经期、妊娠期、产褥期、人流术后子宫颈口未关闭、不规则阴道流血及宫颈活动性出血者禁忌行阴道灌洗，以防引起上行性感染。未婚女性不建议做阴道灌洗，必要时使用导尿管进行阴道灌洗。

第五节　阴道或宫颈上药

阴道或宫颈上药是将药物涂抹到病损的阴道壁或宫颈黏膜上，以达到局部治疗的目的。

情境导入

李女士，37 岁，已婚未孕，月经干净 10 天，阴道黏液脓性分泌物增多，外阴瘙痒及灼热感。妇科检查：外阴发育正常，阴毛分布正常，阴道壁充血水肿，宫颈充血，黏液脓性分泌物附着，接触性出血。遵医嘱给予宫颈上药。

请思考：

1. 该病人实施宫颈上药的目的是什么？
2. 实施该项护理技术时需注意哪些事项？

（一）目的

将外用药物置于阴道穹隆和宫颈部位，以达到局部治疗作用。

（二）适应证

适用于各种急慢性阴道炎、子宫颈炎及术后阴道残端炎等。

（三）操作前准备

1. 评估病人并解释　评估病人的年龄、病情、意识、心理状态、自理能力、配合程度；会阴部是否清洁干燥，阴道有无分泌物及异味。向病人及家属解释阴道或宫颈上药的目的、步骤及注意事项。

2. 病人准备　了解阴道或宫颈上药的目的、步骤及注意事项，排空膀胱。

3. 护士准备　护士仪表端庄，衣帽整洁，指甲已修剪，洗手，戴口罩。

4. 环境准备　房间宽敞明亮，安全安静。

5. 物品准备

（1）窥阴器 1 个，长短镊子各 1 把，无菌干棉球，无菌长棉签，带尾线大棉球或纱球，一次性无菌手套 1 副，一次性医用护理垫 1 张，手消毒液。

（2）常用药物：根据医嘱准备治疗药物，如甲硝唑、制霉菌素等药片、丸剂或栓剂，20% ~ 50% 硝酸银溶液、20% 或 100% 铬酸溶液、止血药、抗生素等。

（四）操作步骤

1. 备齐用物，携物品到床旁，核对病人的床号、姓名，引导病人到治疗室或检查室。关闭门窗，拉上床帘，注意保护病人隐私。

2. 协助病人仰卧于检查床，取膀胱截石位，臀下垫一次性医用护理垫或中单。

3. 进行阴道或宫颈上药，用窥阴器充分暴露阴道、宫颈后，用无菌干棉球擦去宫颈及阴道后穹隆、阴道壁的黏液及分泌物，使药物直接接触炎性组织以提高治疗效果。

4. 根据病情和药物性状的不同，可选用不同方法：

（1）阴道后穹隆上药：治疗滴虫性阴道炎、假丝酵母菌阴道炎、萎缩性阴道炎、慢性宫颈炎等。

（2）局部用药：药物包括非腐蚀性药物和腐蚀性药物，治疗宫颈炎及阴道炎的病人。

1）非腐蚀性药物：治疗假丝酵母菌阴道炎的病人，1% 甲紫，每天 1 次，7 ~ 10 日为一疗程；治疗急性或亚急性子宫颈炎或阴道炎的病人用新霉素及氯霉素。非腐蚀性药物用长棉签蘸取药液，均匀涂抹在阴道或宫颈病变处。

2）腐蚀性药物：治疗宫颈糜烂样改变，用长棉签蘸取少许 20% 硝酸银溶液和铬酸溶液直接涂在宫颈的糜烂面，并插入宫颈管内 0.5 cm，治疗结束用生理盐水棉球擦去表面残留的药液，用棉球吸干。硝酸银溶液每周用药 1 次，2 ~ 4 次为 1 疗程；铬酸溶液每 20 ~ 30 日上药一次，直至糜烂面完全光滑为止。

（3）宫颈棉球上药：用于子宫颈亚急性或急性炎症伴出血者。用阴道窥器充分暴露宫颈，用长镊子夹持带有尾线的棉球浸蘸药液后塞于子宫颈部，同时将阴道窥器轻轻退出阴道，然后取出镊子，避免退出阴道窥器时将棉球带出或移动位置，将棉球尾线露于阴道口外，用胶布固定于阴阜上方。嘱咐病人于放药 24 h 后牵引棉球尾线自行取出。

（4）喷雾器上药：用于非特异性阴道炎及萎缩性阴道炎病人，如土霉素、呋喃西林、己烯雌酚等药都可以使用喷雾器喷射，使药物粉末均匀散布在炎性组织表面。

（5）可指导病人自行放置，于临睡前洗净双手或戴指套，用一手食指将药片或栓剂沿阴道后壁推进至食指完全伸入为止。

5. 上药结束后，协助病人穿好衣裤，告知注意事项。再次核对病人信息，整理用物。

（五）注意事项

1. 使用非腐蚀性药物时，应轻轻转动窥阴器，使阴道四壁都能均匀涂抹药物。

2. 使用腐蚀性药物时，要注意保护好阴道壁和正常的组织，上药时可将干棉球或纱布垫于阴道后壁及阴道后穹隆，药液只涂宫颈或阴道病灶局部，避免药液灼伤正常组织，药液涂好后，立即如数取出所有垫的棉球或纱布。

3. 使用长棉签上药时，棉签上的棉花必须裹紧，涂药时向同一方向转动，防止棉花落入阴道难以取出。

4. 使用带尾线大棉球上药者，指导病人于放药 24 h 后，牵引尾线自行取出。

5. 使用阴道栓剂者，应于临睡前或休息时上药，以免起床后脱出，影响治疗效果。

6. 经期或阴道流血者，不宜阴道上药。

7. 用药期间禁止性生活，未婚女性上药时不能使用窥阴器。

（吴浪涛）

数字课程学习

教学 PPT　　　本章小结　　　自测题　　　复习思考题及解析

▶ ▶ ▶ 第二十二章
妇产科诊疗及手术病人的护理

【学习目标】

知识：

1. 掌握妇产科常用诊疗及手术前的评估、准备及护理配合。

2. 熟悉妇产科常用诊疗技术的适应证和禁忌证。

3. 了解妇产科常用诊疗检查结果的临床意义。

技能：

1. 能运用所学知识为妇产科检查或手术的病人进行护理和健康指导。

2. 能够及时发现妇产科检查或手术操作前、操作过程中及操作后的异常情况并配合医生处理。

素质：

1. 操作过程中动作轻柔、注意隐私保护，体现人文关怀。

2. 操作过程中具备高度责任心、团结协作精神和慎独精神。

随着医学科学发展，妇产科疾病的检查、诊断与治疗、手术等技术也在不断地更新，护士要及时更新知识，充分做好术前准备、术中配合及术后护理，为病人提供优质、安全的诊疗技术服务。

第一节　生殖道脱落细胞学检查

情境导入

某女士，35岁，已婚，因"接触性出血1个月"就诊。医生建议行生殖道脱落细胞学检查，护士小张和该女士交流检查的注意事项，询问该女士24 h内有无性生活，该女士不愿意回答，认为小张侵犯了她的个人隐私。

请思考：

1. 护士小张对该女士如何进行评估？
2. 在采集生殖道细胞的过程中，应如何指导病人进行配合？

女性生殖道上皮细胞受卵巢激素的影响出现周期性变化，妊娠期亦有变化。因此，通过检查生殖道脱落上皮细胞（包括阴道上段、子宫颈阴道部、子宫及输卵管的上皮细胞）可反映体内性激素变化，协助诊断不同部位的恶性病变及观察治疗效果，是一种简便、经济、实用的辅助诊断方法。

（一）适应证

1. 不明原因的闭经。
2. 异常子宫出血。
3. 流产。
4. 生殖道感染性疾病。
5. 妇科肿瘤的筛查。

（二）禁忌证

1. 生殖器官急性炎症。
2. 月经期。

（三）检查前评估

1. 病人心理状况　与其沟通，告知检查的目的、方法、注意事项及检查过程中可能出现的不适，取得病人的配合。
2. 检查及治疗史等　评估病人在采集标本前24 h内是否有性生活及阴道检查、阴道灌洗及上药等病史。

（四）检查前准备

1. 用物准备　阴道窥器 1 个、宫颈刮匙（木质小刮板）2 个或细胞刷 1 个、载玻片若干张、不同型号塑料管、无菌干燥棉签及棉球、0.9% 氯化钠溶液、装有固定液（95% 乙醇）的标本瓶 1 个或新柏氏液（细胞保存液）1 瓶、无菌手套。

2. 留取标本的用具必须无菌干燥。

（五）检查中配合

1. 体位　协助病人摆好膀胱截石位。

2. 涂片种类及采集方法

（1）阴道涂片：主要目的是了解卵巢或胎盘功能，检测下生殖道感染的病原体。已婚者一般用木质小刮板在阴道侧壁上 1/3 处轻轻刮取；无性生活者应签署知情同意书后，用浸湿的棉签伸入阴道，紧贴阴道侧壁卷取上皮细胞，薄而均匀地涂在玻片上，置于 95% 乙醇中固定。

（2）子宫颈刮片：是筛查早期宫颈癌的方法之一。子宫颈刮片取材应在宫颈外口鳞 – 柱状上皮交界处，用木质刮板以宫颈外口为圆心，轻刮一周，均匀涂于玻片上，避免损伤组织引起出血而影响检查结果。该取材方法已经逐渐被取代。

（3）子宫颈刷片：是目前宫颈癌筛查的重要方法。将"细胞刷"置于宫颈管内，达宫颈外口方 10 mm 左右，在宫颈管内旋转数周后取出，旋转"细胞刷"将附着于小刷子上的标本均匀地涂于玻片上或置于细胞保存液中。目前较常应用的检测为液基薄层细胞学检查（thin-prep cytology test，TCT），识别宫颈高度病变的灵敏度和特异度提高至 85% 和 90%。

（4）子宫颈脱落细胞 HPV 检测：是宫颈癌及其癌前病变的筛查方法。宫颈局部如果分泌物较多，可以用无菌干棉签将分泌物擦拭干净，将宫颈刷缓缓深入，将刷头导入宫颈管内向紧贴宫颈口四周沿轴缓慢旋转 3~5 周，将宫颈刷头推入细胞保存液保存，将细胞充分漂洗到保存液中，可以适当振荡瓶体。

（5）宫腔吸片：筛查宫腔内恶性病变，较阴道涂片及诊刮阳性率高。选择直径 1~5 mm 不同型号塑料管，一端连接无菌注射器，另一端送入子宫腔内达宫底部，边轻轻抽吸边上下左右转动方向，将吸出物涂片、固定、染色。停止抽吸再取出吸管，以免将宫颈管内容物吸入。或用宫腔灌洗法收集洗涤液，离心后取沉渣涂片。

3. 采集标本注意事项　动作应轻、稳、准，避免损伤组织引起出血。若阴道分泌物较多，应先用无菌干棉球轻轻擦拭后再取标本。涂片需均匀地向一个方向涂抹，禁止来回涂抹，以免破坏细胞。

（六）检查后护理要点

1. 取材后，标本立即放入固定液或细胞保存液中并做好标记，及时送检。

2. 观察检查后阴道流血情况，询问有无其他不适，发现异常及时通知医生。

3. 向受检者说明生殖道脱落细胞检查结果的临床意义。

（七）结果评定及临床意义

1. 正常女性生殖道脱落细胞的种类及其在内分泌检查方面的应用

（1）鳞状上皮细胞：阴道与宫颈阴道部被覆的鳞状上皮相仿，均非角化性的分层鳞状上皮。

上皮细胞分为底层、中层和表层，上皮细胞的生长与成熟受体内雌激素影响。女性一生中的不同时期及月经周期的各个阶段，各层细胞比例均不相同，细胞由底层向表层逐渐成熟。临床上常用嗜伊红细胞指数（theosophical index，EI）、成熟指数（maturation index，MI）、致密核细胞指数（karyopyknotic index，KI）及角化指数（codification index，CI）来代表雌激素水平。其中 EI、KI、CI 指数越高，提示上皮细胞越成熟，而 MI 在阴道细胞学卵巢功能检查中最常用。

（2）柱状上皮细胞：分为宫颈黏膜细胞和子宫内膜细胞两种，在宫颈刮片及宫颈管涂片中均可见到。

（3）非上皮成分：不属于生殖道上皮细胞，如吞噬细胞、淋巴细胞、红细胞等。

2. 生殖道脱落细胞在妇科疾病诊断方面的应用

（1）生殖道脱落细胞涂片的应用：可用于闭经、异常子宫出血、流产、生殖道感染性疾病的诊断。根据细胞有无周期性变化、MI 的结果和 EI 数值推断闭经病变部位、异常子宫出血的类型及流产的疗效评价。

拓展阅读 22-1
人乳头瘤病毒（HPV）
疫苗的临床应用

（2）涂片细胞形态的分析：推断生殖道感染的病原体种类，如 HPV 感染可见典型的挖空细胞。

3. 生殖道脱落细胞在妇科肿瘤诊断方面的应用　癌细胞主要表现在细胞核、细胞形态及细胞间关系的改变。癌细胞的细胞核增大、深染及核分裂异常等；细胞形态大小不等，形态各异，排列紊乱等。生殖道脱落细胞学诊断的报告方式有两种：一种是分级诊断，以往我国多用分级诊断，即巴氏分类法。另一种是描述性诊断，采用 TBS（the Bethesda system）分类法。巴氏分类法已逐步被 TBS 分类法所取代。

TBS 分类法使细胞学的诊断与组织病理学术语一致并与临床处理密切结合。1988 年美国制定了宫颈 / 阴道细胞 TBS 命名系统，国际癌症协会于 1991 年对子宫颈 / 阴道细胞学的诊断报告正式采用了 TBS 分类法，2001 年再次修订。TBS 分类法改良了以下三方面：将涂片制作质量作为细胞学检查结果报告的一部分，对病变的必要描述，给予细胞病理学诊断并提出治疗建议。对细胞形态特征的描述性诊断内容包括：①良性细胞学改变：包括感染及反应性细胞学改变；②鳞状上皮细胞异常：包括未明确诊断意义的不典型鳞状上皮细胞、鳞状上皮细胞内病变和鳞状上皮细胞癌；③腺上皮细胞异常：包括不典型腺上皮细胞、腺原位癌和腺癌；④其他恶性肿瘤细胞。

第二节　宫颈活组织检查

宫颈活组织检查简称宫颈活检，常用方法有局部活组织检查和诊断性宫颈锥形切除术，取材方法是自病变位置或可疑部位取小部分组织进行病理检查，结果常可作为诊断依据。

一、局部活组织检查

（一）适应证

1. 阴道镜诊断为高级别鳞状上皮内病变或可疑癌者。
2. TBS 分类鳞状上皮细胞异常，低度鳞状上皮内病变及以上者。

3. 阴道镜检查反复出现可疑阳性或阳性。

4. 可疑为宫颈恶性病变或宫颈特异性感染，需进一步明确诊断者。

（二）禁忌证

1. 生殖道急性或亚急性炎症者。

2. 月经期或有不规则子宫出血者。

（三）检查前评估

1. 评估病人的心理状况　告知检查的目的、方法、注意事项及检查过程中可能出现的不适，取得病人配合。

2. 评估病人生命体征及病史　询问病史，患有阴道炎者应治愈后再取活检。

3. 评估病人适宜检查时间　应在非妊娠期、月经期进行。

（四）检查前物品准备

阴道窥器 1 个、宫颈钳 1 把、宫颈活检钳 1 把、长镊子 2 把、纱布卷 1 个、无菌巾 1 块、棉球及棉签若干、手套 1 副、复方碘溶液、装有固定液的标本瓶 4~6 个及消毒液。

（五）检查中配合

1. 病人排空膀胱后取膀胱截石位，常规消毒外阴，铺无菌巾。

2. 放置阴道窥器，充分暴露宫颈后，用干棉球擦净宫颈表面黏液，局部消毒。

3. 在宫颈外口鳞－柱交界处或特殊病变处，持宫颈活检钳取适当大小的组织。临床明确为宫颈癌，只为确定病理类型或浸润程度者可以行单点取材；可疑宫颈癌者，应按时钟位置 3、6、9、12 点 4 处取组织；为提高取材准确性，可在阴道镜下取材，或在宫颈阴道部涂以复方碘溶液，选择不着色区域取材。

4. 手术结束以棉球或纱布卷局部压迫止血。

5. 将取出的组织分别放在标本瓶里，做好标记并及时送检。

6. 在手术过程中应观察病人反应，给予心理支持。

（六）检查后护理要点

1. 评估病人阴道流血情况，若出现大量阴道出血，应及时通知医生。嘱病人保持会阴清洁，术中在阴道内填塞棉球或纱布卷压迫止血者，24 h 后需及时取出。

2. 指导病人检查术后 1 个月内禁止性生活、盆浴及阴道灌洗。

3. 提醒病人按照要求拿取病理报告单并及时复诊。

二、诊断性宫颈锥形切除术

（一）适应证

1. 宫颈细胞学检查多次为高级别鳞状上皮内病变，而宫颈活检为低级别鳞状上皮内病变及以下。

2. 宫颈活检为高级别鳞状上皮内病变而临床可疑为浸润癌，为明确病变累及程度及确定手术范围者。

3. 宫颈活检为原位腺癌。

（二）禁忌证

1. 生殖道患有急性或亚急性炎症者。

2. 妊娠期、月经期或伴有不规则子宫出血者。

3. 患血液病有出血倾向者。

（三）术前评估

1. 评估病人心理状况　与其沟通，告知检查的目的、方法、注意事项及检查过程中可能出现的不适，取得病人的配合，消除紧张情绪。

2. 评估病人手术时间　用于治疗者应在月经干净后 3～7 日内进行。

（四）术前物品准备

无菌导尿包 1 个、阴道窥器 1 个、宫颈钳 1 把、宫颈扩张器 1 套、子宫探针 1 个、长镊子 2 把、尖手术刀 1 把（或高频电切仪 1 台、环形电刀 1 把、等离子凝切刀 1 把、电切球 1 个）、刮匙 1 把、肠线、持针器 1 把、圆针 1 枚、棉球及棉签若干、孔巾 1 块、无菌手套 1 副、复方碘溶液、标本瓶 1 个及消毒液。

（五）术中配合

1. 协助病人取膀胱截石位，消毒外阴阴道后，铺无菌孔巾。如果手术需麻醉，则配合做好麻醉前准备。

2. 用于诊断者，不宜用电刀、激光刀，以免破坏边缘组织，影响诊断。

3. 为病人导尿，协助医生放置阴道窥器，暴露宫颈，消毒阴道和宫颈。

4. 手术过程中及时拿取所需用物。

5. 切除组织做好标记后，装入标本瓶中做好标记、及时送检。

6. 手术完成后用无菌纱布卷压迫创面止血。若有动脉出血，需要缝扎止血，或加用吸收性明胶海绵或止血粉止血。

7. 行子宫切除者，手术最好在锥切术后 48 h 内进行，可行宫颈前后唇相对缝合封闭创面止血；若不能在短期内行子宫切除或无须做进一步手术者，应行宫颈成形缝合术或荷包缝合术，术毕探查宫颈管。

（六）术后护理要点

1. 评估病人阴道出血情况，有无头晕及血压下降等出血反应。告知病人注意事项，若出血多应及时就诊。

2. 术后保持会阴部清洁，抗生素预防感染。

3. 告知病人术后休息 3 日，2 个月内禁止性生活及盆浴。

4. 提醒病人 6 周后门诊复查，探查宫颈管有无狭窄。

第三节　诊断性刮宫术

诊断性刮宫术（diagnostic curettage）简称诊刮，是刮取宫腔内容物行病理学检查的一种诊断方法。怀疑同时存在子宫颈管病变时，需要对宫颈管及宫腔分别进行诊断性刮宫，简称分段诊刮。

（一）适应证

1. 异常子宫出血或阴道排液病人，需进一步诊断者。
2. 闭经、不孕症病人，需进一步了解子宫内膜变化及有无排卵等情况，可行一般诊断性刮宫。
3. 疑有子宫内膜结核者。
4. 宫腔内有残留组织者。

（二）禁忌证

1. 急性、亚急性生殖器炎症者。
2. 体温超过 37.5℃。

（三）检查前评估

1. 评估病人心理状况　与病人沟通，告知诊刮的目的、方法、注意事项及手术过程中可能出现的不适，取得病人配合，消除紧张心理。
2. 评估病人检查时间　不同诊断目的的检查时间不同。

（四）检查前物品准备

无菌刮宫包 1 个（内有阴道窥器 1 个、宫颈钳 1 把、卵圆钳 1 把、宫颈扩张器 1 套、子宫探针 1 个、长镊子 2 把、大小刮匙各 1 把、取环器 1 个、孔巾 1 块），棉球、棉签及纱布若干，无菌手套 1 副，标本瓶 2~3 个及消毒液。

（五）检查中配合

1. 协助病人排空膀胱后取膀胱截石位，双合诊查清子宫位置、大小及子宫屈向。
2. 消毒外阴阴道，铺无菌巾，放置阴道窥器，暴露宫颈，消毒阴道和宫颈。宫颈钳钳夹宫颈前唇，用探针探测宫腔深度，按子宫屈向逐渐扩张宫颈管，用刮匙刮取宫腔前壁、侧壁、后壁、宫底和两侧宫角部，将刮出组织装入标本瓶中送检。
3. 行分段诊刮时，先不探及宫腔，用小刮匙刮取宫颈内口及以下的宫颈管组织，再刮取宫腔内膜组织，并将宫颈管和宫腔组织分开装入标本瓶中，做好记录并及时送检。
4. 若宫颈内口过紧，可用宫颈扩张器扩张至小刮匙能进入为止。
5. 检查过程中密切观察病人生命体征的变化。
6. 检查中让病人做深呼吸等放松动作，分散注意力，以减轻疼痛。

（六）检查后护理要点

1. 观察病人阴道出血情况，有无头晕及血压下降等出血反应。告知病人注意事项，观察阴道流血量，若出血量大应及时就诊。

2. 术后保持会阴部清洁，给予抗生素预防感染。

3. 告知病人2周内禁止性生活及盆浴，按时间拿取病理检查结果后复诊。

第四节　输卵管通畅检查

输卵管通畅检查是了解宫腔和输卵管腔的形态及输卵管的通畅程度的检查方法，包括输卵管通液术（hydrotubation）和子宫输卵管造影术（hysterosalpingography，HSG）。近年来随着内镜技术的临床应用，腹腔镜直视下输卵管通液检查、宫腔镜下经输卵管口插管通液检查和腹腔镜联合检查等方法应用日益增多。

（一）适应证

1. 原发性或继发性不孕，疑有输卵管阻塞者。
2. 输卵管造口术或粘连分离术后检查手术效果。
3. 输卵管结扎、堵塞等绝育术后检查手术效果。
4. 输卵管再通术后，检查效果，并可防止吻合口粘连。
5. 轻度输卵管阻塞的治疗。

（二）禁忌证

1. 严重的全身性疾病，如心、肺功能异常者，不能耐受手术。
2. 生殖器官急性炎症或慢性炎症急性或亚急性发作者。
3. 月经期或有不规则阴道流血者。
4. 可疑妊娠者。
5. 体温 > 37.5℃者。
6. 碘过敏者不能行子宫输卵管碘油造影术。

（三）检查前评估

1. 评估病人心理状况，告知检查的目的、方法、注意事项及检查过程中可能出现的不适，消除病人紧张、焦虑心理，取得病人配合。
2. 评估病人生命体征并询问病史，排除禁忌证。
3. 评估病人检查时间，宜在月经干净后3~7日进行，术前3日禁止性生活。

（四）检查前准备

1. 病人准备
（1）嘱病人排空膀胱。

（2）造影术前，应询问其过敏史并做碘过敏试验，试验阴性者方可行碘油造影。

（3）必要时在行子宫输卵管造影术前半小时肌内注射阿托品 0.5 mg 解痉。

2. 物品准备　阴道窥器 1 个，宫颈导管 1 个，Y 形管 1 个，压力表 1 个，弯盘 1 个，长弯钳 1 把，卵圆钳 1 把，宫颈钳 1 把，子宫探针 1 根，宫颈扩张器 1 套，治疗巾、孔巾各一张，纱布、棉签、棉球若干，20 mL 注射器 1 支，氧气等。

3. 药品准备　输卵管通液术需 0.9% 氯化钠溶液 20 mL、庆大霉素 8 U、地塞米松 5 mg、透明质酸酶 15 000 U；子宫输卵管造影术需 40% 碘化油造影剂 1 支或 76% 泛影葡胺液 1 支等。

（五）检查中配合

1. 嘱病人排空膀胱后，协助取膀胱截石位，行双合诊检查了解子宫大小及位置。

2. 常规消毒外阴及阴道，铺无菌巾，放置阴道窥器，充分暴露宫颈，再次消毒阴道及宫颈。

3. 用宫颈钳钳夹宫颈前唇，置入宫颈导管，用 Y 形管将宫颈导管与压力表、注射器相连，缓慢推注、压力不超过 160 mmHg。同时观察推注时阻力，有无液体回流及病人有无下腹疼痛情况。所推注液体温度宜加温至接近体温，以免引起输卵管痉挛。

4. 行子宫输卵管造影术应将造影剂注满宫颈导管，排出空气，缓慢注入，在 X 线透视下观察造影剂流经输卵管及宫腔情况并摄片。如应用碘化油造影，需在 24 h 后再摄盆腔平片，以观察腹腔内有无游离造影剂；如应用泛影葡胺造影，应在注射后立即摄片，10~20 min 后再次摄片。若在注入造影剂后子宫角圆钝而输卵管不显影，应考虑输卵管痉挛，可保持原位，肌内注射阿托品 0.5 mg，20 min 后再透视、摄片；或停止操作，下次摄片前先使用解痉药物。

5. 在注射造影剂过程中严密观察病人生命体征，警惕造影剂栓塞，若病人出现呛咳，需立即停止注入，取出造影管，必要时按肺栓塞处理。

6. 检查过程中医护配合默契，检查结束后取出宫颈导管及宫颈钳，再次消毒宫颈、阴道，取出阴道窥器。

（六）检查后护理要点

1. 再次核对病人信息，协助病人整理好衣服。
2. 评估病人心理状况，做好心理护理。
3. 告知病人 2 周内禁止性生活和盆浴，遵医嘱应用抗生素。

第五节　常用穿刺检查

妇产科常用的穿刺检查有经腹壁腹腔穿刺、经阴道后穹隆穿刺和经腹壁羊膜腔穿刺。

一、经腹壁腹腔穿刺术

经腹壁腹腔穿刺术（abdominal paracentesis）是指在无菌条件下用穿刺针经腹壁进入腹腔抽出腹腔液体或组织，观察其颜色、性状并行化验检查、细菌培养及脱落细胞学检查等，以达到诊断、治疗目的。经腹壁腹腔穿刺术还可以用于人工气腹、腹水放液及腹腔化疗等。

（一）适应证

1. 协助诊断腹水的性质。
2. 确定盆腔及下腹部肿块性质。
3. 穿刺放出部分腹水。
4. 穿刺注入抗癌药物进行腹腔化疗。
5. 穿刺注入二氧化碳进行气腹造影。

（二）禁忌证

1. 疑有腹腔内的器官严重粘连时，特别是晚期的卵巢癌发生盆腹腔广泛转移致肠梗阻病人。
2. 疑是巨大的卵巢囊肿病人。
3. 大量腹水伴有严重电解质紊乱者。
4. 妊娠中、晚期孕妇。
5. 有弥散性血管内凝血者。

（三）检查前评估

1. 评估病人心理状况，鼓励病人，缓解紧张、恐惧情绪。
2. 评估病人对病情的了解程度，与病人沟通，告知腹腔穿刺目的、方法、注意事项及检查过程中配合要点。
3. 评估病人生命体征并询问病史，排除禁忌证。

（四）检查前准备

1. 物品准备　无菌腹腔穿刺包1个（内有孔巾1块、腰椎穿刺针或长穿刺针1个、弯盘1个、小镊子2把、止血钳1把），20 mL注射器1支，无菌手套1副，无菌纱布块若干，棉球若干，胶布，标本瓶，消毒液，根据需要准备无菌导管或橡胶管、引流袋、腹带等。
2. 药品准备　2%利多卡因注射液，根据需要准备化疗药物。

（五）检查中配合

1. 经腹超声引导穿刺时，膀胱需充盈；经阴道超声引导穿刺时，需排空膀胱。
2. 根据腹水量的多少协助病人摆好体位，准备好所需用物。若腹水较多或行囊内穿刺，应取仰卧位；若腹水量较少，取半卧位或侧卧位。
3. 为病人进行穿刺皮肤的消毒，铺无菌巾，注意无菌操作。
4. 通常穿刺不需要麻醉，若病人精神过度紧张，可用0.5%利多卡因给予局部麻醉。
5. 行穿刺术时准备注射器或引流袋，按需要量抽取液体或注入药物。
6. 操作结束，拔出穿刺针。再次消毒，用无菌纱布覆盖并固定。若针眼有腹水渗出可稍加压。

（六）检查后护理要点

1. 评估病人心理状况，做好心理护理。
2. 评估病人的生命体征、腹围、腹水性质及引流量并详细记录。

3. 评估引流是否通畅及引流速度，放腹水速度应缓慢，每小时不应超过 1 000 mL，一次放腹水不应超过 4 000 mL，以免腹压骤减出现休克征象。若病人出现异常，应立即停止放液，放液过程中逐渐束紧腹带或腹部加压沙袋。

4. 留取足量送检标本，腹水细胞学检查需 100～200 mL 液体，其他检查需 10～20 mL 液体，脓性液体应作细菌培养和药物敏感试验，抽出液体标记后及时送检。

5. 注入化疗药物应指导病人变换体位，使药物充分吸收。

6. 因气腹造影而行穿刺者，X 线摄片完毕需将气体排出。

7. 告知病人术后需卧床休息 8～12 h，遵医嘱给予抗生素预防感染。

二、经阴道后穹隆穿刺术

经阴道后穹隆穿刺术（transvaginal culdocentesis）是用穿刺针经阴道后穹隆刺入直肠子宫陷凹处，抽取积血、积液、积脓进行肉眼观察及生物化学、微生物和病理检查的方法，是妇产科常用的辅助技术。

（一）适应证

1. 疑有腹腔内出血时（如异位妊娠或卵巢黄体破裂等），可协助诊断。

2. 疑盆腔内有积液、积脓时，穿刺抽液可了解积液性质；若为盆腔脓肿，可穿刺引流及注入广谱抗生素治疗。

3. 盆腔肿块位于直肠子宫陷凹内，进行穿刺抽吸或行活检可明确诊断。

4. 超声引导下行卵巢子宫内膜异位囊肿或输卵管妊娠部位注药治疗。

5. 超声引导下经阴道后穹隆穿刺取卵，用于各种辅助生殖技术。

（二）禁忌证

1. 盆腔严重粘连，粘连肿块占据直肠子宫陷凹部位者。

2. 疑有子宫后壁和肠管粘连者。

3. 高度怀疑恶性肿瘤者。

4. 异位妊娠采取非手术治疗者。

（三）检查前评估

1. 评估病人心理状况，缓解紧张恐惧情绪。

2. 评估病人月经史、生育史及手术史，告知病人穿制目的、方法、注意事项及检查过程中可能出现的不适，取得病人配合。

3. 评估病人生命体征，对疑有盆腹腔内出血者做好急救准备。

（四）检查前物品准备

阴道窥器 1 个、宫颈钳 1 把、长镊子 2 把、腰椎穿刺针或 22 号长针头 1 个、5 mL 和 10 mL 注射器各 1 支、无菌试管数个、孔巾 1 块、纱布和棉球若干、手套 1 副、消毒液等。

（五）检查中配合

1. 病人排空膀胱后取膀胱截石位，调整检查光源，准备好所需用物，常规消毒外阴、阴道，铺无菌洞巾。

2. 用宫颈钳夹持宫颈后唇并向前提拉，充分暴露阴道后穹隆后，再次消毒。穿刺时嘱病人禁止移动身体，避免伤及子宫和直肠，用腰椎穿刺针或 22 号长针头接 5~10 mL 注射器，于宫颈后唇与阴道后壁黏膜交界处稍下方平行宫颈管进针 2~3 cm，有落空感后开始抽吸。

3. 抽吸满足标本检验量，即可拔出穿刺针，若针眼处有活动性出血，用无菌棉球压迫穿刺点片刻，血止后取出阴道窥器，及时送检标本。

（六）检查后护理要点

1. 评估病人的意识状况及生命体征并记录，重视病人的主诉。

2. 评估病人阴道流血情况，嘱其半卧位休息，保持外阴清洁。

3. 抽出液体应标记，及时送检，行常规检查或细胞学检查，脓性液体应行细菌培养和药物敏感试验；抽出液若为血液，应放置 5 min 观察是否凝固，出现凝固为血管内血液；或将血液滴注于纱布块上观察，出现红晕则为血管内血液；若放置 6 min 不凝固，可判定为腹腔内出血。

4. 对准备急诊手术的病人立即做好术前准备，建立静脉通路，监测生命体征。

三、经腹壁羊膜腔穿刺术

经腹壁羊膜腔穿刺术（amniocentesis）是指中晚期妊娠阶段，在无菌条件下用穿刺针经腹壁、子宫肌壁进入羊膜腔抽取羊水，进行生化和细胞学检测的方法，以了解胎儿成熟度和胎盘功能，也是胎儿先天性疾病的产前诊断及中期妊娠引产的主要手段。

（一）适应证

1. 产前诊断

（1）染色体、基因遗传病及先天代谢异常的产前诊断。

（2）孕早期应用可能致畸药物或接触大量放射线及怀疑胎儿有异常的高危孕妇等。

（3）羊水生化测定，了解宫内胎儿成熟度、胎儿血型及胎儿神经管缺陷。

2. 治疗

（1）胎儿异常或死胎需行依沙吖啶引产者。

（2）胎儿无畸形，若羊水过多，需抽出适量羊水者；若羊水过少，需羊膜腔内注入适量生理盐水者。

（3）胎儿未成熟但必须短时间内终止妊娠，需向羊膜腔内注射促进胎儿肺成熟药物者。

（4）母儿血型不合，需给胎儿输血者。

（5）胎儿无畸形而生长受限，需向羊膜腔内注入氨基酸等药物者。

（二）禁忌证

1. 孕妇有流产先兆者。

2. 各种疾病的急性阶段或心、肝、肾功能严重异常者。

3. 术前 24 h 内 2 次体温 >37.5℃。

（三）术前评估

1. 评估孕妇心理状态，向产妇及家属讲解手术目的及方法取得产妇的积极配合。

2. 评估孕妇的手术史、生育史、本次妊娠史、不良用药史等。

3. 评估孕妇孕周，配合医生选择合适的穿刺时间，产前诊断（羊水穿刺）宜在妊娠 16～22 周内进行，胎儿异常引产宜在妊娠 16～26 周内进行。

4. 评估孕妇生命体征，有发热者暂缓操作。

（四）术前物品准备

无菌腰椎穿刺针 1 个、弯盘 1 个、长镊子 2 把、孔巾 1 块、纱布和棉球若干、20 mL 注射器 1 支、标本瓶 1 个、2% 利多卡因注射液 1 支、手套 1 副、胶布、消毒液等。

（五）术中配合

1. 协助孕妇排空膀胱后取仰卧位，B 型超声下标记羊水暗区及胎盘位置，穿刺时尽量避开胎盘。

2. 常规消毒皮肤，铺无菌洞巾，局麻后用腰椎穿刺针向羊水量相对较多的暗区垂直刺入，拔出穿刺针芯，有羊水溢出，根据穿刺目的抽取羊水或注入药物。

3. 术中密切观察生命体征变化并注意孕妇有无呼吸困难、发绀等羊水栓塞征象。

4. 术中严格执行无菌操作。

（六）术后护理要点

1. 评估穿刺部位有无液体渗出。

2. 中期引产的孕妇，一般自羊膜腔注药到胎儿、胎盘娩出需 24～48 h，注意观察子宫收缩情况及产程进展；分娩后，保持外阴清洁，预防感染，遵医嘱给予退乳。

3. 穿刺用于产前诊断时，穿刺后严密观察胎心率和胎动变化，若有异常，立即通知医生处理。

第六节　妇科内镜诊疗技术

内镜检查（endoscopy）是利用连接于摄像系统和冷光源的内镜窥察人体体腔及脏器的一种诊疗技术。妇产科常用的内镜检查有阴道镜、宫腔镜和腹腔镜。

一、阴道镜诊疗技术

阴道镜（colposcope）是一种双目立体放大镜式的光学窥镜，将被观察的局部放大 10～40 倍以便于观察外阴、阴道和宫颈上皮结构及血管形态，从而发现肉眼看不到的微小病变，指导可疑病变部位的活组织检查，以明确诊断。

（一）适应证

1. 异常或不确定的宫颈癌筛查结果。

2. 症状或体征提示可疑宫颈癌、下生殖道异常出血、反复性交后出血或不明原因阴道排液。

3. 宫颈锥切术前确定切除范围。

4. 对可疑外阴、阴道、宫颈病变处进行指导性活检。

5. 对外阴、阴道和宫颈病变治疗后复查和评估。

（二）禁忌证

阴道镜检查无绝对禁忌证，其相对禁忌证如下：

1. 急性阴道、宫颈、盆腔炎症未经治疗。
2. 月经期。

（三）检查前评估

1. 评估病人心理状况，鼓励病人，缓解紧张、恐惧情绪。
2. 评估病人对阴道镜的了解程度，与病人沟通，告知检查目的、方法及注意事项，取得病人配合。
3. 评估病人病史、月经史等，确定合适的检查时间。

（四）检查前准备

1. 病人准备
（1）检查前至少 48 h 内避免性生活、阴道冲洗及阴道、宫颈用药。
（2）急性阴道、宫颈炎症病人治疗后再行检查。
（3）嘱病人排空膀胱。
2. 物品准备　阴道镜、阴道窥器 1 个、宫颈活检钳 1 把、卵圆钳 1 把、尖手术刀 1 把、阴道上下叶拉钩、棉球及长杆棉签若干、弯盘 1 个、标本瓶 4 个、纱布若干等。
3. 药品准备　生理盐水、3%～5% 醋酸溶液、复方碘溶液（碘试验用）、4% 中性甲醛溶液等。

（五）检查中配合

1. 检测系统　检查电视系统、镜头、光源是否处在正常工作状态。
2. 体位　协助病人取膀胱截石位。
3. 操作配合　用阴道窥器暴露宫颈，用生理盐水棉球轻轻擦去宫颈表面分泌物。协助医生调整阴道镜和检查台至合适的高度，将镜头放置距外阴 10 cm 的位置，将镜头对准宫颈，打开光源，连接好监视器，调节焦距。必要时加用绿色滤光镜片使光线柔和，加用红色滤光镜片进行精密血管的观察，检查过程中及时递送医生所需物品。检查结束前清点敷料和器械，检查结束后清洗和消毒器械。
4. 病理标本　将需活检的组织用相应溶液固定、标记并及时送检。

（六）检查后护理要点

1. 观察病人生命体征及阴道出血情况，若有异常及时通知医生。
2. 活检后阴道有纱布填塞者，指导病人 24 h 后自行取出。
3. 注意观察出血量，有情况随时复诊。
4. 指导病人 2 周内禁止性生活、盆浴，保持外阴清洁，预防感染。

二、宫腔镜诊疗技术

宫腔镜诊疗技术（hysteroscopy）是应用膨宫介质扩张宫腔，通过插入宫腔的光导玻璃纤维窥镜直视观察宫颈管、宫颈内口、子宫内膜及输卵管开口的生理与病理变化，并通过摄像系统将所见图像显示在监视屏幕上放大观看，对病变组织直观准确取材并送病理检查；同时也可在宫腔镜下直接手术治疗。

（一）适应证

1. 异常子宫出血者。
2. 原因不明的不孕症或反复流产者。
3. 疑宫腔异常者，如宫腔粘连、子宫畸形、内膜息肉、占位病变等。
4. 宫内异物（如节育器、流产残留物等）的定位及取出。
5. 子宫内膜切除或子宫黏膜下肌瘤及部分突向宫腔的肌壁间肌瘤的切除。
6. 宫腔镜引导下输卵管通液、注液及绝育术。

（二）禁忌证

1. 严重心肺功能不全者。
2. 严重血液系统疾病者。
3. 急性、亚急性生殖道感染者。
4. 近 3 个月内有子宫手术或子宫穿孔史者。
5. 宫颈癌、宫颈裂伤或松弛者为相对禁忌证。

（三）术前评估

1. 评估病人心理状况，鼓励病人，缓解紧张、恐惧情绪，积极配合手术。
2. 评估病人对宫腔镜的了解程度，告知目的、方法及注意事项。
3. 全面评估病人的健康状况，包括既往史、现病史、生命体征、异常检查检验结果等。
4. 评估病人宫颈情况、肠道及皮肤准备情况。
5. 评估病人有无腹痛、排尿困难。

（四）术前准备

1. 病人准备
（1）术前检查、肠道准备同妇科腹部手术。
（2）术前放置宫颈扩张棒，放置时间依据扩张棒的种类或遵医嘱。

2. 物品准备　宫腔镜、窥阴器 1 个、宫颈钳 1 把、卵圆钳 1 把、宫颈扩张器 1 套、无齿镊 1 把、探针 1 把、弯盘 1 个、纱布和棉球若干等。

3. 药品准备　5% 葡萄糖液 100 mL（糖尿病病人应选用 5% 甘露醇液）、庆大霉素 8 万 U1 支、地塞米松 5 mg 1 支等。

（五）术中配合

1. 系统检测　检查电视系统、摄像、光源、电刀、膨宫机是否处于正常工作状态。连接好摄像、电源线、膨宫液管、电刀电缆线、负极板回路垫。加入灌流液，铺好负极板回路垫后，打开开关，调节电切电流功率和电凝电流功率。

2. 体位　协助病人取膀胱截石位。

3. 常规消毒 协助医生碘伏消毒外阴阴道后，铺治疗巾。

4. 操作配合 接通电源后，将光学视管、电切环、滚球、电切手柄、闭孔器摄像头、光缆线、膨宫管连接，协助医生连接好镜头，调节镜头的清晰度，调整电切功率、宫腔压力。保持容器内有足够的灌流液，防止空气栓塞，记录出入量，当入量超过出量时，及时报告医生。配合医生控制宫腔总灌流量，葡萄糖液体进入病人血液循环量不应超过 1 L，否则易发生低钠水中毒。

5. 病理标本 管理好术中取出的病理标本，按要求及时送检。

（六）术后护理要点

1. 评估病人术后心理状况，做好心理护理。

2. 评估病人生命体征、阴道流血情况。

3. 评估病人有无腹痛、过度水化综合征等相关的并发症。

4. 讲解宫腔镜诊疗后注意事项，2 周内禁止性交及盆浴，若出现阴道出血增多、腹痛强烈等情况，及时复诊。

三、腹腔镜诊疗技术

腹腔镜诊疗（laparoscopy）是将接有冷光源照明的腹腔镜经腹壁插入腹腔，连接摄像系统，通过视频观察盆、腹腔内脏器的形态及有无病变，完成对疾病的诊断或对疾病进行手术治疗。20 世纪 80 年代后期，腹腔镜设备、器械不断更新，手术范畴逐渐扩大。

（一）适应证

1. 子宫内膜异位症的诊断和治疗。

2. 不明原因的急、慢性腹痛与盆腔痛。

3. 不孕症病人明确或排除盆腔疾病，判断输卵管通畅程度，观察排卵状况。

4. 卵巢及输卵管疾病的诊断和治疗。

5. 子宫肌瘤手术。

6. 早期子宫内膜癌和宫颈癌的手术治疗。

7. 计划生育手术及并发症的治疗。

（二）禁忌证

1. 严重心肺功能不全者。

2. 腹腔内大出血者。

3. 弥漫性腹膜炎或怀疑盆腔内广泛粘连者。

4. 大的腹壁疝或膈疝者。

5. 凝血功能障碍者。

（三）术前评估

1. 评估病人心理状况，鼓励病人缓解紧张、恐惧情绪，积极配合手术。

2. 评估病人对腹腔镜的了解程度，告知目的、方法及注意事项。

3. 全面评估病人的健康状况，包括既往史、现病史、生命体征、异常检查检验结果等。

4. 评估肠道及皮肤准备情况。

（四）术前准备

1. 病人准备

（1）术前检查、肠道和阴道准备同妇科腹部手术。

（2）皮肤准备：备皮范围同妇科腹部手术，特殊注意脐孔清洁。

2. 物品准备　腹腔镜1台、充气装置、气腹针、套管穿刺针、转换器、举宫器、阴道拉钩、分离器、剪刀、夹持钳、子宫探针、持针器、缝合器、窥阴器、带有刻度的拔棒、缝线、缝针、刀片、刀柄、棉球、纱布、敷贴、注射器等。

3. 药品准备　生理盐水、2% 利多卡因等。

（五）术中配合

1. 检测系统　连接好各内镜附件，打开各设备电源开关，确认腹腔镜处于完好备用状态。

2. 体位　病人先取平卧位，人工气腹阶段当充气1 L后，放低床头倾斜15°～25°，调整至头低臀高位。

3. 常规消毒　协助医生常规消毒腹部、外阴及阴道，留置导尿管，放置举宫器（有性生活史者）。

4. 操作配合　连接刀头与手柄，用扭力扳手加固，连接主机电源线，连接脚踏开关，连接主机和手柄，开机系统自检，刀头自检。接通各设备电源，接通二氧化碳气源，气腹机自检，设定好气腹压力，连接各设备管线，超声刀、高频电刀自检，放好脚踏开关；按下气腹机开始键，协助医生建立人工气腹；打开监视器、摄像主机、光源开关，根据医嘱调整各设备参数。协助医生将腹腔镜与冷光源、电视摄像系统、录像系统、打印系统连接，经鞘管插入腹腔。术毕协助医生用生理盐水冲洗盆腔，检查有无出血及内脏损伤。术毕清点敷料和器械。

5. 管理好病理标本　术中取出的病理标本，按要求及时送检。

（六）术后护理要点

1. 评估病人术后心理状况，做好心理护理。
2. 评估病人生命体征、切口有无渗出、引流液的性状及量。
3. 评估病人有无与气腹相关的并发症，如皮下气肿、上腹不适及肩痛等。
4. 术后常规留置导尿 24 h，留置期间做好护理。
5. 术后指导病人床上翻身及早期离床活动，根据医嘱指导病人饮食。

第七节　会阴切开及缝合术

会阴切开与缝合术是助产士及产科护士需掌握的常用技术操作。

（一）目的

1. 保护母体会阴部不受损伤。

2. 扩大产道，缩短第二产程。

（二）适应证

1. 会阴组织弹性差、过紧（充分扩张仍不足以娩出胎头）、水肿或脆性增加、瘢痕等，估计分娩时会阴撕裂不可避免者。

2. 产钳或胎头负压吸引器助产者（视母胎情况和手术者经验决定）。

3. 因母儿有病理情况急需结束分娩者。

4. 预防胎儿颅内出血，如早产儿、巨大儿胎头明显受压者。

（三）禁忌证

1. 估计不能或不宜经阴道分娩者。

2. 死胎分娩。

3. 存在难以控制的出血倾向，可在纠正凝血功能后方可使用。

（四）术前评估

1. 评估产妇心理状态，向产妇及家属讲解手术目的及方法，取得产妇的积极配合。

2. 评估产妇的手术史、药物过敏史，向产妇说明局部麻醉的作用，减轻其对疼痛的担心。

3. 评估产妇的宫缩情况、胎先露下降程度、会阴情况、骨盆底及胎心率变化情况。

4. 评估产妇生命体征情况及阴道流血、流液情况。

5. 评估胎儿大小及头盆是否相称等情况。

（五）术前准备

1. 环境准备　调节并保持产房温度在 25 ～ 28℃，空气清新。

2. 物品准备

（1）麻醉用物：22 号穿刺针、10 mL 或 20 mL 注射器、2% 利多卡因 10 mL 或 0.5% 普鲁卡因 10 ～ 20 mL、生理盐水 10 mL、医用棉签、消毒液。

（2）会阴切开用物：会阴切开剪、止血钳、纱布若干。

（3）会阴缝合用物：持针器、镊子（有齿、无齿各一）、弯盘、治疗巾、可显影有尾纱布，2.0、3.0 或 4.0 可吸收缝线若干，无影灯，必要时备阴道拉钩 1 副。

3. 人员准备

（1）操作者：着装规范、外科洗手、穿手术衣、戴无菌手套，铺无菌巾。

（2）产妇：普鲁卡因局麻药会导致过敏性休克，使用前应做皮试；会阴切开前产妇取屈膝仰卧位或膀胱截石位，常规会阴消毒。

（3）沟通：认真评估并向产妇解释操作目的、意义，知情同意并取得配合。

（六）术中护理

1. 体位　协助产妇取屈膝仰卧位或膀胱截石位。

2. 麻醉　常规冲洗消毒会阴并铺无菌巾，术者行阴部神经阻滞麻醉及会阴局部皮下浸润麻醉。选择麻醉药品并按要求配制：取 20 mL 注射器抽取 2% 利多卡因 10 mL 与生理盐水 10 mL 按 1：1 配制，连接穿刺针，排尽注射器内空气。

（1）会阴部神经阻滞麻醉：一手示指、中指伸入阴道，触及左侧坐骨棘作为指示点，另一手持注射器，取肛门至坐骨结节的连线中点进针，朝向坐骨棘方向，穿刺至坐骨棘内侧，回抽无血后，注入麻醉药 10 mL，然后一边退针一边继续注入剩余药物。

（2）会阴局部浸润麻醉：一手示指、中指伸入阴道，另一手持注射器在拟切开部位周围扇形注入麻醉药，以浸润皮内、皮下及阴道前庭黏膜下组织。

3. 会阴切开　严格把握会阴切开指征和时机，避免不必要的切开和因切开时间过久导致失血。

（1）切开时机：以胎头拨露后、着冠前、会阴高度扩张变薄时，于宫缩开始会阴部张力增加时切开，切开后 1~2 次宫缩即能娩出胎儿为宜。若切开过早，易导致创面出血多、切口暴露时间长、增加感染发生的可能；若切开过迟，可能会阴裂伤已经发生。

（2）会阴正中切开：沿会阴后联合正中垂直切开。切开的组织包括处女膜、会阴中心腱、皮肤及皮下组织、阴道黏膜、球海绵体肌。

（3）会阴侧斜切开：左右均可，临床上以左侧切开多见。自会阴后联合中线向左或后旁开 45° 切开会阴，如会阴高度膨隆，切开角度应增大至 60°，长度为 3~5 cm。切开组织包括处女膜、阴道黏膜及黏膜下组织、皮肤及皮下脂组织、球海绵体肌、会阴浅横肌、会阴深横肌、肛提肌内侧纤维。

4. 缝合切口　分娩后及时缝合会阴切口，缝合线应超出切口顶端上方 0.5~1.0 cm。注意逐层缝合、对合整齐、松紧适宜，不留死腔。缝合前、后均需要清点缝针、纱布及器械数目，避免遗留于体腔。

5. 术中护理　手术者用纱布压迫止血，操作过程中严格执行无菌操作规程；密切观察宫缩情况及胎心率的变化，发现异常及时终止妊娠，必要时产钳助产；建立静脉通路，根据需要给予缩宫素或止血药物等；分娩过程中用温和的语言与产妇交流，指导其正确运用腹压，给予鼓励，缓解其紧张、疼痛。

（七）术后护理要点

1. 术后　观察至产后 2 h，检查会阴局部无异常，产妇无特殊主诉送病房休息。

2. 擦洗会阴　每日 2 次，操作时观察会阴是否有水肿、血肿、硬结及感染征象并评估疼痛情况，鼓励产妇向健侧侧卧，减少恶露对伤口的污染。有感染征象者，予以清创缝合，应用抗生素。

第八节　胎头吸引术

胎头吸引术是利用负压吸引原理，将胎头吸引器置于胎头顶部，按分娩机制牵引胎头，配合产力，协助胎儿娩出的一项助产技术。

（一）适应证

1. 缩短第二产程者，如胎儿窘迫、瘢痕子宫、妊娠合并心脏病、妊娠高血压疾病子痫前期或合并其他疾病时，不宜在分娩时用力者。

2. 子宫收缩乏力导致第二产程延长，或胎头已拨露达半小时仍不能娩出者。

3. 持续性枕后位或者枕横位需做胎头旋转。

（二）禁忌证

1. 严重头盆不称、产道阻塞或畸形不能经阴道分娩者。

2. 胎位异常（面先露、横位、臀位）。

3. 胎头位置高或宫口未开全者。

（三）术前评估

1. 评估孕妇心理状况，向家属和孕妇说明胎头吸引术助产的目的、方法及必要性，缓解孕妇紧张、恐惧心理，取得孕妇及家属的同意并积极配合。

2. 评估孕妇胎头下降程度、宫颈扩张程度、会阴情况等。

3. 评估产妇宫缩情况、胎心率的变化、胎方位等。

（四）术前准备

1. 物品准备　胎头吸引器、负压吸引器、100 mL 注射器 1 个、一次性负压吸引管 1 根、血管钳 2 把、治疗巾 2 张、纱布若干、导尿包 1 个、无菌手套、消毒液、新生儿抢救设备等。

2. 药品准备　麻醉药品、新生儿抢救药品等。

（五）术中配合

1. 检查吸引器有无损坏、漏气、橡皮套是否松动等，以确保吸引装置处于完好备用状态。

2. 协助孕妇取膀胱截石位或屈膝仰卧位，导尿，冲洗后消毒外阴、套脚套，铺无菌巾。

3. 阴道检查，进一步确定宫口是否开全、胎膜是否破裂及胎位情况。

4. 评估会阴情况，若会阴体较长或会阴皮肤弹性较差者，应先行会阴后 – 侧切开术。

5. 协助术者放置胎头吸引器，检查吸引器已与胎头顶端紧贴，无宫颈及阴道壁组织夹入，调整吸引器横柄与胎头矢状缝相一致，以便做旋转胎头的标记，开启电动负压吸引器形成负压，一般牵引负压控制在 300～450 mmHg，再次确认吸引器与胎头之间无组织夹入，按分娩机制缓慢牵引。

6. 牵引过程中随时监测胎心率的变化，发现异常及时报告医生。

7. 待胎头双顶径超过骨盆出口时，协助术者解除负压，取下胎头吸引器，按分娩机制娩出胎头及胎体。

（六）术后护理要点

1. 评估产妇宫缩情况、阴道流血情况，遵医嘱给予缩宫素等。

2. 评估产妇软产道损伤情况，如有裂伤应及时缝合。保持外阴清洁，行会阴冲洗每日 2 次。

3. 评估产妇生命体征变化，进行严密监测，发现异常及时通知医生。

4. 密切观察新生儿有无头皮血肿及头皮损伤的发生，注意观察新生儿面色、反应、肌张力，警惕发生新生儿颅内出血；常规给予新生儿维生素 K 肌内注射，防止出血，24 h 内减少搬动新生儿。必要时将新生儿转入新生儿科给予监护治疗。

第九节 产 钳 术

产钳术是利用产钳作为牵引力，牵拉胎头娩出胎儿的助产技术。根据手术时胎头所处位置分为高位、中位、低位及出口产钳术。

（一）适应证

1. 同"胎头吸引术"。
2. 胎头吸引术失败而胎儿存活者。
3. 臀先露胎头娩出困难者。
4. 剖宫产娩出胎头困难者。

（二）禁忌证

1. 有明显头盆不称者。
2. 严重胎儿窘迫、估计短时间内不能结束分娩者。
3. 畸形儿、死胎、行穿颅术者。
4. 其他同胎头吸引术。

（三）术前评估

1. 评估孕妇心理状况，向家属和孕妇说明产钳术助产的目的、方法及必要性，缓解孕妇紧张、恐惧心理，取得孕妇及家属的同意并积极配合。
2. 评估胎头下降程度、孕妇宫颈扩张程度、会阴情况等。
3. 评估孕妇宫缩情况、胎心率的变化、胎方位等。
4. 评估胎儿体重、孕妇骨盆情况等。

（四）术前准备

1. 物品准备　无菌产钳1副、正常接产包1个、会阴切开包1个、导尿包1个、吸氧面罩1个、无菌手套2副、消毒液、新生儿抢救设备等。
2. 药品准备　麻醉药品、抢救药品等。

（五）术中配合

1. 协助孕妇取膀胱截石位，导尿以排空膀胱，常规消毒外阴、套脚套，戴无菌手套。
2. 阴道检查，明确胎位及施术条件。
3. 双侧阴部神经阻滞后，行会阴后 – 侧切开术。
4. 协助术者产钳置入，先左钳叶后右钳叶，分别放在胎头左右两侧，枕左前位时胎头矢状缝在两个钳叶正中，注意检查钳叶与胎头间无软组织或脐带。合拢试牵，按产轴方向向下、向后缓慢牵引，待胎头枕骨结节超过耻骨弓下方时，逐渐将产钳向前提，当胎头双顶径超过骨盆出口时，松开并取下产钳，按分娩机制娩出胎儿。

5. 手术过程中随时监测胎心率的变化，发现异常及时通知医生。

6. 术后检查宫颈、阴道壁及会阴切口情况并及时缝合。

（六）术后护理要点

同"胎头吸引术"，特别注意观察有无血尿发生。

第十节 剖宫产术

剖宫产术（cesarean section）是经腹切开子宫取出妊娠 28 周及以上的胎儿及其附属物的手术。

（一）手术方式

1. 子宫下段剖宫产术 是目前临床上最常用的剖宫产术式。切口在子宫下段，术时出血少，伤口愈合较好，瘢痕组织少，大网膜、肠管粘连较少见，再次分娩时发生子宫破裂率低。

2. 子宫体部剖宫产术 也称古典式剖宫产术。此法虽易掌握，但术中出血多，切口容易与大网膜、肠管、腹壁腹膜粘连，再次妊娠易发生子宫破裂，其适应证仅用于胎盘前置不能做子宫下段剖宫产术者。

3. 腹膜外剖宫产术 此术式虽较复杂，但不进入腹腔，可减少术后腹腔感染的危险，对于有宫腔感染者尤为适合。但因此术式较费时，有胎儿窘迫、胎儿巨大者，技术操作不熟练者不适用。

（二）适应证

1. 骨盆狭窄、胎儿过大及头盆不称者。

2. 胎位不正，如横位，臀位（初产妇足月单胎且估计胎儿体重 > 3 500 g），其他估计难以经阴道分娩的胎位异常等。

3. 产程异常。

4. 脐带脱垂及胎儿宫内窘迫不能立即经阴道分娩者。

5. 妊娠并发症及合并症需尽早终止妊娠但又不宜经阴道分娩者。

6. 前置胎盘、胎盘早剥。

7. 其他，如瘢痕子宫、软产道异常、软产道特殊感染等。

（三）禁忌证

1. 胎死宫内 原则上经阴道分娩。若胎儿过大或母亲有阴道流血，如前置胎盘、胎盘早剥等情况需行剖宫产术。

2. 胎儿畸形 若胎儿畸形阴道分娩有困难者可行剖宫产术。

3. 孕妇全身情况不佳暂不能耐受手术者 应积极有效治疗，待病情好转后再行手术。

4. 严重胎儿窘迫 胎心率 < 70 次 / 分，应告知产妇及家属剖宫产时死产的风险大大增加。

（四）术前评估

1. 评估产妇心理状况，告知产妇剖宫产术的目的，耐心解答有关疑问，缓解其焦虑情绪。

2. 评估并记录产妇生命体征及胎心率的变化。

3. 评估产妇的手术史、药物过敏史等。

4. 评估产妇的宫缩情况、胎先露下降程度、会阴情况等。

（五）术前准备

1. 物品准备　剖宫产手术包1个，内有25 cm不锈钢盆1个，弯盘1个，卵圆钳6把，1、7号刀柄各1把，解剖镊2把，小无齿镊2把，大无齿镊1把，18 cm弯血管钳6把，10 cm、12 cm、14 cm止血管钳各4把，组织钳4把，持针器3把，吸引器头1个，阑尾拉钩2个，腹腔双头拉钩2个，刀片3个，双层剖腹单1块，手术衣6件，治疗巾10块，纱布垫4块，纱布20块，手套6副，1、4、7号丝线各1个，可吸收缝线若干包。

2. 产妇准备

（1）做药物过敏试验、交叉配血试验、备血（估计在术中出血超过1 500 mL）等准备。

（2）腹部准备同一般开腹手术。

（3）术前禁用呼吸抑制剂，以防发生新生儿窒息。

（4）做好新生儿保暖和抢救工作，如气管插管、氧气、急救药品等。

（5）协助产妇取左侧卧位倾斜10°~15°，防止仰卧位低血压综合征的发生。

（六）术中配合

1. 密切观察并记录产妇生命体征及胎心音的变化。

2. 若因胎头入盆太深致取胎头困难，助手可在台下戴无菌手套自阴道向宫腔方向上推胎头。

3. 建立静脉通路，遵医嘱使用缩宫素等。

4. 麻醉后行留置导尿，观察并记录尿液颜色、性状及量。

5. 当刺破胎膜时，应注意产妇有无咳嗽、呼吸困难等症状，预防羊水栓塞的发生。

6. 配合进行新生儿抢救与护理。

（七）术后护理要点

1. 密切观察并记录产妇生命体征变化。

2. 评估产妇子宫收缩及阴道流血状况，术后24 h产妇取半卧位，以利恶露排出。

3. 评估手术切口有无红肿、渗出。

4. 根据情况留置导尿管，通常情况下留置导尿管24 h，拔管后指导产妇自行排尿。

5. 鼓励产妇勤翻身并尽早下床活动，根据肠道功能恢复情况指导饮食。

6. 指导产妇进行母乳喂养。

7. 指导产妇出院后保持外阴部清洁；落实避孕措施，哺乳者以工具避孕为宜，不哺乳者可选用药物避孕，至少应避孕2年；鼓励符合母乳喂养条件的产妇坚持母乳喂养；做产后保健操，促进骨盆肌及腹肌张力恢复；若出现发热、腹痛或阴道流血过多等，及时就医；产后42日去医院做健康检查。

第十一节 人工剥离胎盘术

人工剥离胎盘术是指胎儿娩出后，用人工的方法使胎盘剥离并取出的手术，又称徒手剥离胎盘术。

（一）适应证

1. 胎儿经阴道娩出后 30 min，胎盘尚未剥离者。
2. 剖宫产术胎儿娩出 5 ~ 10 min，胎盘仍未剥离者。
3. 胎盘部分剥离，引起子宫大量出血者。

（二）术前评估

1. 评估产妇心理状况，向产妇说明行人工剥离胎盘术的目的及必要性，取得配合。
2. 评估产妇生命体征情况，发现异常及时通知医师。
3. 评估产妇的宫缩情况、阴道流血情况、宫颈条件及宫颈口闭合情况。

（三）术前准备

1. 物品准备　无菌手套 1 副、无菌手术衣 1 件、导尿包 1 个、会阴消毒包 1 个、无菌孔巾 1 个、消毒液、5 mL 注射器、抢救车。
2. 药品准备　阿托品 0.5 mg 及哌替啶 50 mg、缩宫素注射剂、麦角新碱、抢救药品。

（四）术中配合

1. 产妇保持膀胱截石位或屈膝仰卧位，导尿以排空膀胱。
2. 重新消毒外阴，铺无菌洞巾，术者更换无菌手术衣及无菌手套。
3. 术者一手五指并拢，沿脐带伸入宫腔，找到胎盘边缘，掌心向上，以手掌尺侧缘钝性剥离胎盘，另一手在腹壁协助按压子宫底。待胎盘全部剥离，手握胎盘取出。若无法剥离，应考虑胎盘植入，切忌强行或暴力剥离。
4. 胎盘取出后应仔细检查是否完整，若有缺损应再次徒手伸入宫腔清除残留胎盘及胎膜，必要时行刮宫术。
5. 胎盘取出后立即测量出血量，遵医嘱给予止血剂。
6. 手术的全过程密切观察产妇的生命体征，必要时备血、输血。
7. 手术过程中严格执行无菌操作。

（五）术后护理要点

1. 密切观察产妇生命体征。
2. 评估产妇子宫收缩及出血情况，宫缩不佳时应按摩子宫，并遵医嘱给予缩宫素或麦角新碱。
3. 评估产妇宫颈、阴道、会阴是否有裂伤，发现裂伤及时缝合。

4. 评估产妇体温有无升高、下腹有无疼痛及阴道分泌物是否正常。遵医嘱应用抗生素预防感染。

（张英艳）

数字课程学习

⬇ 教学 PPT　　💬 本章小结　　📝 自测题　　🖥 复习思考题及解析

▶▶▶ 参考文献

[1] 谢幸，孔北华，段涛.妇产科学［M］.9版.北京：人民卫生出版社，2019.

[2] 安力彬，陆虹.妇产科护理学［M］.6版.北京：人民卫生出版社，2017.

[3] 熊永芳，张宏玉，徐鑫芬主译.梅斯助产学［M］.15版.北京：科学出版社，2021.

[4] 谢莉玲，张秀平.妇产科护理学［M］.3版.北京：人民卫生出版社，2020.

[5] 余艳红，陈叙.助产学［M］.北京：人民卫生出版社，2017.

[6] 李乐之，路潜.外科护理学［M］.6版.北京：人民卫生出版社，2017.

[7] 刘兴会，贺晶，漆洪波.助产［M］.北京：人民卫生出版社，2018.

[8] 曹云霞主译.围产医学新技术：妊娠合并症预测与预防［M］.北京：中国科学技术出版社，2021.

[9] 中国营养学会膳食指南修订专家委员会妇幼人群膳食指南修订专家工作组.孕期妇女膳食指南［J］.临床儿科杂志，2016，34（11）：877-880.

[10] 曾果.中国营养学会"孕期妇女膳食指南（2016）"解读［J］.实用妇产科杂志，2018，34（04）：265-267.

[11] 杨慧霞，李笑天，王子莲，等.电子胎心监护应用专家共识［J］.中华围产医学杂志，2015，18（7）：486-490.

[12] 中华医学会妇产科学分会妊娠期高血压疾病学组.高龄妇女妊娠前、妊娠期及分娩期管理专家共识（2019）［J］.中华妇产科杂志，2019，54（01）：24-26.

[13] 中华医学会妇产科学分会产科学组.妊娠合并心脏病的诊治专家共识（2016）［J］.中华妇产科杂志，2016，51（6）：401-409.

[14] 胡菲菲，蔡丽瑛，孙敬霞，等.2019年ACOG妊娠与心脏病指南解读［J］.现代妇产科进展，2021，30（01）：50-53.

[15] 陈露露，石海君，漆洪波.加拿大妇产科医师协会"妊娠期糖尿病指南（2019）"要点解读［J］.实用妇产科杂志，2021，37（01）：23-27.

[16] 中华医学会妇产科学分会产科学组，中华医学会围产医学分会妊娠合并糖尿病协作组.妊娠合并糖尿病诊治指南（2014）［J］.中华妇产科杂志，2014，49（8）：561-569.

[17] 中华医学会感染病学分会，中华医学会肝病学分会.慢性乙型肝炎防治指南（2019年版）［J］.临床肝胆病杂志，2019，35（12）：2648-2669.

[18] 中华医学会妇产科学分会产科学组，中华医学会围产医学分会.乙型肝炎病毒母婴传播预防临床指南（2020）［J］.临床肝胆病杂志，2020，36（7）：1474-1481.

[19] 中华医学会围产医学分会.妊娠期铁缺乏和缺铁性贫血诊治指南［J］.中华围产医学杂志，2014，17

（7）：451–454.

［20］中华医学会围产医学分会，中华医学会妇产科学分会产科学组.妊娠并发症和合并症终止妊娠时机的专家共识［J］.中华围产医学杂志，2020，23（11）：721–732.

［21］冉雨鑫，尹楠林，漆洪波.ACOG《胎膜早破临床实践指南（2020）》解读［J］.中国实用妇科与产科杂志，2020，36（08）：736–739.

［22］中华医学会妇产科学分会产科学组.前置胎盘的诊断与处理指南（2020）［J］.中华妇产科杂志，2020（01）：3–8.

［23］刘石萍，杨慧霞.美国妇产科医师学会"肩难产的临床实践指南"摘译［J］.中华围产医学杂志，2017，20（09）：695–695.

［24］中华医学会妇产科学分会产科学组，中华医学会围产医学分会.正常分娩指南［J］.中华妇产科杂志，2020，55（6）：361–370.

［25］中华医学会妇产科学分会产科学组.产后出血预防与处理指南（2014）［J］，中华妇产科杂志，2014，49（9）：641–646.

［26］贺晶，刘兴会，王谢桐，等.晚期产后出血诊治专家共识.中国实用妇科与产科杂志，2019，9（35）：1008–1013.

［27］薄海欣，葛莉娜，刘霞，等.加速康复妇科围手术期护理中国专家共识［J］.中华现代护理杂志，2019，25（6）：661–668.

［28］中国临床肿瘤学会肿瘤与血栓专家委员会.肿瘤相关静脉血栓栓塞症预防与治疗指南（2019版）［J］.中国肿瘤临床，2019，46（13）：653–660.

［29］吕永利，李沙沙，李霞，等.宫颈癌患者根治术后尿潴留预防及管理的最佳证据总结［J］.中华护理杂志，2019，54（7）：1097–1102.

［30］陈子江，刘嘉茵，黄荷凤等.不孕症诊断指南［J］.中华妇产科杂志，2019，54（8）：505–511.

［31］全松，黄国宁，孙海翔等.冷冻胚胎保存时限的中国专家共识［J］.生殖医学杂志，2018，27（10）：925–931.

［32］中华医学会生殖医学分会.中国高龄不孕女性辅助生殖临床实践指南［J］.中国循证医学杂志，2019，19（3）：253–270.

▶▶▶ 中英文名词对照索引

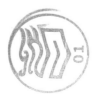

郑重声明

高等教育出版社依法对本书享有专有出版权。任何未经许可的复制、销售行为均违反《中华人民共和国著作权法》，其行为人将承担相应的民事责任和行政责任；构成犯罪的，将被依法追究刑事责任。为了维护市场秩序，保护读者的合法权益，避免读者误用盗版书造成不良后果，我社将配合行政执法部门和司法机关对违法犯罪的单位和个人进行严厉打击。社会各界人士如发现上述侵权行为，希望及时举报，我社将奖励举报有功人员。

反盗版举报电话　(010) 58581999　58582371
反盗版举报邮箱　dd@hep.com.cn
通信地址　北京市西城区德外大街4号　高等教育出版社法律事务部
邮政编码　100120

读者意见反馈

为收集对教材的意见建议，进一步完善教材编写并做好服务工作，读者可将对本教材的意见建议通过如下渠道反馈至我社。

咨询电话　400-810-0598
反馈邮箱　gjdzfwb@pub.hep.cn
通信地址　北京市朝阳区惠新东街4号富盛大厦1座　高等教育出版社总编辑办公室
邮政编码　100029

防伪查询说明

用户购书后刮开封底防伪涂层，使用手机微信等软件扫描二维码，会跳转至防伪查询网页，获得所购图书详细信息。

防伪客服电话　(010) 58582300